高等职业教育药学类与食品药品类专业第四轮教材

药学服务实务 第2版

（供药学类、中药学、药品经营与管理专业用）

主　编　陈地龙　姚晓敏

副主编　王桂梅　薛强　熊存全　赵丽霞

编　者　（以姓氏笔画为序）

王桂梅（山东药品食品职业学院）　　　刘利军（长沙卫生职业学院）

严艾文（江苏食品药品职业技术学院）　杜彪（重庆大学附属三峡医院）

何小霞（重庆三峡医药高等专科学校　　宋新丽（黑龙江农业经济职业学院）
　　　　　附属人民医院）

陈地龙（重庆三峡医药高等专科学校）　周娜（广州市司法局戒毒医院）

赵丽霞（山东医学高等专科学校）　　　钟雪梅（成都市新都区中医医院）

姚晓坤（浙江药科职业大学）　　　　　姚晓敏（浙江药科职业大学）

黄娇（重庆三峡医药高等专科学校）　　葛蕾（江苏食品药品职业技术学院）

熊存全（江苏医药职业学院）　　　　　薛强（重庆医药高等专科学校）

中国健康传媒集团

中国医药科技出版社

内容提要

本教材是"高等职业教育药学类与食品药品类专业第四轮教材"之一，根据药学类与食品药品类专业教学大纲的基本要求和课程特点编写而成。全书分为7个模块，共37个项目、21个实训，内容与医院药房及社会药店的工作岗位紧密联系，涵盖药学专业学生所需药学服务的知识与技能，包括认识药学服务、药师在药学服务工作中必备的职业素质、药学信息服务、用药咨询与健康教育、药品基础知识、药物相互作用及配伍禁忌、药物经济学、药物不良反应与药源性疾病、治疗药物监测与个体化给药、特殊人群用药、医院药品调剂的药学服务、社会药店的药学服务、常见病症的健康管理、常见疾病的用药指导等内容，贴近药学服务岗位需要，使教学更具针对性。本书为书网融合教材，配套有题库、微课、教学课件等数字资源，即纸质教材有机融合数字化教材，使教学资源更加多样化、立体化。

本书供高职高专院校药学类、中药学、药品经营与管理等专业教学使用，也可作为药学工作者继续教育学习和培训的参考用书。

图书在版编目（CIP）数据

药学服务实务/陈地龙，姚晓敏主编．—2 版．—北京：中国医药科技出版社，2021.8（2025.1 重印）.
高等职业教育药学类与食品药品类专业第四轮教材
ISBN 978 - 7 - 5214 - 2559 - 8

Ⅰ.①药…　Ⅱ.①陈…　②姚…　Ⅲ.①药物学 - 高等职业教育 - 教材　Ⅳ.①R9

中国版本图书馆 CIP 数据核字（2021）第 145228 号

美术编辑　陈君杞

版式设计　友全图文

出版　**中国健康传媒集团** | 中国医药科技出版社

地址　北京市海淀区文慧园北路甲 22 号

邮编　100082

电话　发行：010 - 62227427　邮购：010 - 62236938

网址　www. cmstp. com

规格　889×1194mm $^1/_{16}$

印张　25

字数　720 千字

初版　2017 年 1 月第 1 版

版次　2021 年 8 月第 2 版

印次　2025 年 1 月第 6 次印刷

印刷　北京印刷集团有限责任公司

经销　全国各地新华书店

书号　ISBN 978 - 7 - 5214 - 2559 - 8

定价　69.00 元

获取新书信息、投稿、为图书纠错，请扫码联系我们。

出版说明

"全国高职高专院校药学类与食品药品类专业'十三五'规划教材"于2017年初由中国医药科技出版社出版，是针对全国高等职业教育药学类、食品药品类专业教学需求和人才培养目标要求而编写的第三轮教材，自出版以来得到了广大教师和学生的好评。为了贯彻党的十九大精神，落实国务院《国家职业教育改革实施方案》，将"落实立德树人根本任务，发展素质教育"的战略部署要求贯穿教材编写全过程，中国医药科技出版社在院校调研的基础上，广泛征求各有关院校及专家的意见，于2020年9月正式启动第四轮教材的修订编写工作。

党的二十大报告指出，要办好人民满意的教育，全面贯彻党的教育方针，落实立德树人根本任务，培养德智体美劳全面发展的社会主义建设者和接班人。教材是教学的载体，高质量教材在传播知识和技能的同时，对于践行社会主义核心价值观，深化爱国主义、集体主义、社会主义教育，着力培养担当民族复兴大任的时代新人发挥巨大作用。在教育部、国家药品监督管理局的领导和指导下，在本套教材建设指导委员会专家的指导和顶层设计下，依据教育部《职业教育专业目录（2021年）》要求，中国医药科技出版社组织全国高职高专院校及相关单位和企业具有丰富教学与实践经验的专家、教师进行了精心编撰。

本套教材共计66种，全部配套"医药大学堂"在线学习平台，主要供高职高专院校药学类、药品与医疗器械类、食品类及相关专业（即药学、中药学、中药制药、中药材生产与加工、制药设备应用技术、药品生产技术、化学制药、药品质量与安全、药品经营与管理、生物制药专业等）师生教学使用，也可供医药卫生行业从业人员继续教育和培训使用。

本套教材定位清晰，特点鲜明，主要体现在如下几个方面。

1. 落实立德树人，体现课程思政

教材内容将价值塑造、知识传授和能力培养三者融为一体，在教材专业内容中渗透我国药学事业人才必备的职业素养要求，潜移默化，让学生能够在学习知识同时养成优秀的职业素养。进一步优化"实例分析/岗位情景模拟"内容，同时保持"学习引导""知识链接""目标检测"或"思考题"模块的先进性，体现课程思政。

2. 坚持职教精神，明确教材定位

坚持现代职教改革方向，体现高职教育特点，根据《高等职业学校专业教学标准》要求，以岗位需求为目标，以就业为导向，以能力培养为核心，培养满足岗位需求、教学需求和社会需求的高素质技能型人才，做到科学规划、有序衔接、准确定位。

3. 体现行业发展，更新教材内容

紧密结合《中国药典》（2020年版）和我国《药品管理法》（2019年修订）、《疫苗管理法》（2019

年）、《药品生产监督管理办法》（2020年版）、《药品注册管理办法》（2020年版）以及现行相关法规与标准，根据行业发展要求调整结构、更新内容。构建教材内容紧密结合当前国家药品监督管理法规、标准要求，体现全国卫生类（药学）专业技术资格考试、国家执业药师职业资格考试的有关新精神、新动向和新要求，保证教育教学适应医药卫生事业发展要求。

4. 体现工学结合，强化技能培养

专业核心课程吸纳具有丰富经验的医疗机构、药品监管部门、药品生产企业、经营企业人员参与编写，保证教材内容能体现行业的新技术、新方法，体现岗位用人的素质要求，与岗位紧密衔接。

5. 建设立体教材，丰富教学资源

搭建与教材配套的"医药大学堂"（包括数字教材、教学课件、图片、视频、动画及习题库等），丰富多样化、立体化教学资源，并提升教学手段，促进师生互动，满足教学管理需要，为提高教育教学水平和质量提供支撑。

6. 体现教材创新，鼓励活页教材

新型活页式、工作手册式教材全流程体现产教融合、校企合作，实现理论知识与企业岗位标准、技能要求的高度融合，为培养技术技能型人才提供支撑。本套教材部分建设为活页式、工作手册式教材。

编写出版本套高质量教材，得到了全国药品职业教育教学指导委员会和全国卫生职业教育教学指导委员会有关专家以及全国各相关院校领导与编者的大力支持，在此一并表示衷心感谢。出版发行本套教材，希望得到广大师生的欢迎，对促进我国高等职业教育药学类与食品药品类相关专业教学改革和人才培养作出积极贡献。希望广大师生在教学中积极使用本套教材并提出宝贵意见，以便修订完善，共同打造精品教材。

数字化教材编委会

主　编　陈地龙　姚晓敏

副主编　王桂梅　薛　强　熊存全　赵丽霞

编　者　(以姓氏笔画为序)

王桂梅 (山东药品食品职业学院)

刘利军 (长沙卫生职业学院)

严艾文 (江苏食品药品职业技术学院)

何小霞 (重庆三峡医药高等专科学校附属人民医院)

宋新丽 (黑龙江农业经济职业学院)

张　琦 (江苏医药职业学院)

陈地龙 (重庆三峡医药高等专科学校)

周　娜 (广州市司法局戒毒医院)

赵丽霞 (山东医学高等专科学校)

钟雪梅 (成都市新都区中医医院)

姚晓坤 (浙江药科职业大学)

姚晓敏 (浙江药科职业大学)

黄　娇 (重庆三峡医药高等专科学校)

梅新路 (浙江药科职业大学)

崔相一 (浙江药科职业大学)

葛　蕾 (江苏食品药品职业技术学院)

熊存全 (江苏医药职业学院)

薛　强 (重庆医药高等专科学校)

前言 《

本教材是"高等职业教育药学类与食品药品类专业第四轮教材"之一，第1版自2017年出版发行以来，得到了使用学校师生的充分肯定。为了更好地满足药学类相关专业教育教学改革的需要，在中国医药科技出版社的组织规划下，我们编写了《药学服务实务》（第2版）。

药学服务实务是药学类、中药学、药品经营与管理等专业的一门专业课。本课程以药学类相关专业的人才培养目标为依据，围绕药师在日常工作中针对不同药学服务对象、不同工作岗位所需要掌握的各种专业知识与技能以及人文素养等展开阐述，为学生毕业后进入医院药房、社会药店等开展处方调剂、用药咨询、用药指导、合理用药及药物不良反应监测等药学服务工作奠定基础，让学生学会运用专业知识与技能为患者提供"药学服务"，培养学生树立以患者为本的"药学服务"意识。

本次修订继续注重体现"三基"（基本理论、基本知识、基本技能）、"五性"（思想性、科学性、先进性、启发性、适用性）和"三特定"（特定对象、特定要求、特定限制）的原则。本次修订兼顾理论与实践，一是进一步完善教材结构，由第1版的14个项目调整为37个项目；将"常见病症和疾病的用药指导"分拆为"常见病症的健康管理"和"常见疾病的用药指导"两个模块，常见病症增加了普通感冒、流行性感冒、腹泻、便秘，常见疾病增加了冠心病、高尿酸血症与痛风、尿路感染、病毒性乙型肝炎、失眠症、痴呆，使教材知识内容更加充实完善。二是进一步创新教材形式，每个项目在丰富"岗位情景模拟""知识链接""即学即练""知识回顾""实训项目"和"目标检测"等内容的基础上，增加了"学习引导"栏目，融入课程思政，更好地提升药学生的职业道德素养。同时，注重纸质教材与数字资源的融合，在纸质教材中增加二维码，通过手机扫码，获得线上增值服务，包括教学课件、同步练习题库、微课等丰富媒体形式，便于教师多元化教学与学生自主学习。

全书分为7个模块，共37个项目、21个实训，内容与医院药房及社会药店的工作岗位紧密联系，涵盖药学类专业学生所需药学服务的知识与技能。全书由陈地龙（项目一）、姚晓敏（项目三、项目十六和实训二）、王桂梅（项目二十四、项目二十五、项目二十七、项目三十和实训十四、实训十五、实训十六、实训十八）、薛强（项目二十六、项目二十八、项目二十九、项目三十一和实训十七、实训十九）、熊存全（项目三十五、项目三十六、项目三十七和实训二十一）、赵丽霞（项目二、项目五、项目三十四和实训一）、宋新丽（项目十七、项目十八、项目二十一）、刘利军（项目十九、项目二十和实训十三）、周娜（项目十三、项目十四、项目十五和实训九、实训十、实训十一）、严艾文（项目十、实训五）、杜彪（项目七）、何小霞（项目四、实训三）、姚晓坤（项目二十二、项目二十三和实训十二）、钟雪梅（项目六、项目八和实训四）、葛蕾（项目三十二、项目三十三和实训二十）、黄娇（项目九、项目十一、项目十二和实训六、实训七、实训八）编写。

在本教材的编写过程中，我们汲取和借鉴了大量前沿的专家共识、临床指南、政策法规、专著论文等相关资料，得到了各编者所在单位的大力支持，在此表示诚挚的感谢。本教材是全体编者辛勤劳动的结晶，由于编者学术水平、编写时间所限，书中难免存在疏漏之处，敬请各位专家和读者批评指正，以便进一步修订完善。

编　者

2021年6月

目录

CONTENTS

模块一　药学服务与咨询

2　**项目一　认识药学服务**

2　**任务一　药学服务**

2　一、药学服务的概念

3　二、药学服务的产生背景

4　三、药学服务的意义

4　四、药学服务的对象

4　五、药学服务的工作内容

6　**任务二　药学服务的发展现状**

6　一、国外药学服务发展现状

8　二、我国药学服务发展现状

10　**项目二　药学服务道德礼仪**

10　**任务一　药学服务的道德**

10　一、药学服务道德的概念

11　二、药学服务道德的基本原则

12　三、药学服务道德规范与范畴

14　**任务二　药学服务的礼仪**

14　一、药学服务礼仪的基本原则

14　二、药学服务礼仪要求

15　三、药学服务礼仪的作用

16　四、药师沟通技能

17　五、接待投诉与处理纠纷

21　**项目三　药学信息服务**

21　**任务一　药学信息**

21　一、药学信息的概念与特点

22　二、药学信息的分类

22　三、药学信息的来源与获取途径

27　四、药学信息的收集、整理与评价

28　**任务二　药学信息服务**

28　一、药学信息服务的方式

29　二、药学信息服务的发展现状

30　三、药学信息服务的质量要求

33　**项目四　用药咨询与健康教育**

33　**任务一　用药咨询**

33　一、概述

34　二、患者用药咨询

36　三、医师用药咨询

37　四、护士用药咨询

39　五、社会公众用药咨询

39　**任务二　健康教育**

39　一、概述

39　二、健康教育的传播

40　三、用药教育

42　**任务三　用药依从性和用药指导**

42　一、概述

42　二、用药依从性

44　三、药品服用的适宜时间

47　四、剂型的正确使用

48　五、服用药品的特殊提示

模块二　药学服务基本理论

54　**项目五　药学计算**

54　一、给药剂量的计算

55　二、浓度的计算
58　三、抗生素及维生素计量单位的换算
59　四、肠外营养的能量配比计算

61　项目六　药物相互作用及配伍禁忌
62　**任务一　体外药物相互作用**
62　一、体外药物相互作用的概念与分类
62　二、常见注射剂配伍变化发生原因
63　三、注射剂配伍变化的预防
64　**任务二　药动学方面的相互作用**
64　一、吸收过程的药物相互作用
65　二、分布过程的药物相互作用
66　三、代谢过程的药物相互作用
67　四、排泄过程的药物相互作用
68　**任务三　药效学方面的相互作用**
68　一、协同作用
70　二、拮抗作用

74　项目七　药物经济学
74　一、药物经济学的概念和意义
75　二、药物经济学的两个基本要素
77　三、药物经济学评价方法

模块三　用药安全

82　项目八　药物不良反应与药源性疾病
82　**任务一　药物不良反应的概述**
82　一、药物不良反应的分类
83　二、药物不良反应的临床表现
84　三、药物不良反应的影响因素
86　四、药物不良反应的预防原则
87　**任务二　药物不良反应因果关系评定**
87　一、药物不良反应因果关系评定依据的方法
88　二、药物不良反应因果关系评定
89　**任务三　药物不良反应监测和报告**
89　一、药物不良反应监测的目的与意义
90　二、药物不良反应报告
90　三、"药品不良反应/事件报告表"的填写
91　**任务四　药源性疾病**

91　一、药源性疾病的概念
91　二、药源性疾病的分类
92　三、影响药源性疾病的因素
92　四、常见药源性疾病
93　五、药源性疾病的诊断与防治
93　六、药物警戒

98　项目九　治疗药物监测与个体化给药
98　**任务一　治疗药物监测**
98　一、治疗药物监测的概念及意义
100　二、需要治疗药物监测的药物
102　三、治疗药物监测的工作流程
103　**任务二　药物基因组学与个体化给药**
103　一、药物基因组学
104　二、个体化给药
105　三、药物基因检测的工作流程

107　项目十　特殊人群用药
107　**任务一　妊娠期和哺乳期妇女用药**
107　一、妊娠期药动学特点
108　二、药物在胎盘的转运特点
109　三、药物对胎儿的影响及危险分级
111　四、妊娠期用药原则
111　五、哺乳期妇女用药
112　**任务二　儿童用药**
113　一、新生儿用药
113　二、婴幼儿用药
113　三、儿童期用药
115　四、儿童合理用药原则
117　五、儿童用药剂量的计算方法
117　**任务三　老年人用药**
118　一、老年人的生理特点及其影响
120　二、老年人合理用药原则
120　三、老年人各系统药物的合理应用
122　**任务四　肝功能不全患者用药**
122　一、肝功能不全对药动学与药效学影响
122　二、肝功能不全患者用药原则
122　三、肝功能不全患者给药方案调整
123　四、肝功能不全患者慎用的药物

123　**任务五　肾功能不全患者用药**
123　一、肾功能不全对药动学与药效学影响
123　二、肾功能不全患者用药原则
124　三、肾功能不全患者给药方案调整
124　四、肾功能不全患者慎用的药物
125　**任务六　驾驶员用药**
125　一、驾驶员的工作特点
125　二、驾驶员慎用的药物
126　三、防范措施
126　**任务七　运动员用药**
127　一、运动兴奋剂的种类
127　二、运动员使用兴奋剂的危害

模块四　药学服务技能

133　**项目十一　处方调剂**
133　**任务一　处方认知**
133　一、处方的基本知识
135　二、处方的管理制度
136　三、处方常用缩写词
137　**任务二　处方审核**
137　一、定义和基本要求
138　二、处方审核内容
141　三、审核结果
142　**任务三　处方调剂**
142　一、西药处方调剂
144　二、中药处方调剂
146　三、处方调剂差错的防范与处理
148　四、处方点评

153　**项目十二　静脉用药集中调配中心的**
　　　　　　　　药学服务
154　一、静脉用药集中调配概述
154　二、静脉用药集中调配的工作流程
158　三、静脉用药集中调配中心（室）建设
　　　　基本要求
160　四、危害药品静脉用药的调配
162　五、肠外营养液的调配
163　六、静脉用药集中调配工作的管理

166　**项目十三　药品陈列**
166　一、货位布局
168　二、药品陈列的目的、基本原则和要求
172　三、药品陈列的流程、方法和技巧

176　**项目十四　药品储存和养护**
176　一、药品储存的工作流程
178　二、药品常规养护

184　**项目十五　药品零售**
184　一、非处方药零售的基本流程
186　二、处方药零售的基本流程
187　三、中药饮片零售的基本流程
188　四、药品销售推荐的基本原则

模块五　常见病症的健康管理

191　**项目十六　发热**
191　一、概述
193　二、治疗原则与常用药物
195　三、用药指导与健康教育

198　**项目十七　头痛**
198　一、概述
200　二、治疗原则与常用药物
201　三、用药指导与健康教育

203　**项目十八　咳嗽**
203　一、概述
205　二、治疗原则与常用药物
206　三、用药指导与健康教育

209　**项目十九　普通感冒**
209　一、概述
210　二、治疗原则与常用药物
211　三、用药指导与健康教育

215　**项目二十　流行性感冒**
215　一、概述
216　二、治疗原则与常用药物

217　三、用药指导与健康教育

220　项目二十一　消化不良

220　一、概述

222　二、治疗原则与常用药物

223　三、用药指导与健康教育

225　项目二十二　腹泻

225　一、概述

226　二、治疗原则与常用药物

228　三、用药指导与健康教育

231　项目二十三　便秘

231　一、概述

232　二、治疗原则与常用药物

234　三、用药指导与健康教育

模块六　常见疾病的用药指导

239　项目二十四　高血压

239　一、概述

241　二、治疗原则与常用药物

246　三、用药指导与健康教育

250　项目二十五　血脂异常

250　一、概述

252　二、治疗原则与常用药物

256　三、用药指导与健康教育

258　项目二十六　冠心病

258　一、概述

260　二、治疗原则与常用药物

262　三、用药指导与健康教育

265　项目二十七　糖尿病

265　一、概述

267　二、治疗原则与常用药物

271　三、用药指导与健康教育

275　项目二十八　高尿酸血症与痛风

275　一、概述

277　二、治疗原则与常用药物

279　三、用药指导与健康教育

282　项目二十九　骨质疏松症

282　一、概述

284　二、治疗原则与常用药物

286　三、用药指导与健康教育

289　项目三十　缺铁性贫血

289　一、概述

291　二、治疗原则与常用药物

292　三、用药指导与健康教育

295　项目三十一　支气管哮喘

295　一、概述

298　二、治疗原则与常用药物

304　三、用药指导与健康教育

306　项目三十二　消化性溃疡

306　一、概述

308　二、治疗原则与常用药物

311　三、用药指导与健康教育

315　项目三十三　尿路感染

315　一、概述

317　二、治疗原则与常用药物

318　三、用药指导与健康教育

321　项目三十四　病毒性乙型肝炎

321　一、概述

322　二、治疗原则与常用药物

325　三、用药指导与健康教育

328　项目三十五　失眠症

328　一、概述

329　二、治疗原则与常用药物

331　三、用药指导与健康教育

335　项目三十六　帕金森病

335　一、概述

336　二、治疗原则与常用药物

338　三、用药指导与健康教育

342　项目三十七　痴呆

342　一、概述
344　二、治疗原则与常用药物
345　三、用药指导与健康教育

模块七　实践实训

349　实训一　药学服务沟通技巧训练
351　实训二　药品科普宣传册的制作
352　实训三　用药咨询
354　实训四　药物不良反应/事件的收集与上报
358　实训五　特殊人群的用药指导
359　实训六　处方调配模拟实训
360　实训七　处方点评
361　实训八　静脉用药集中调配实训
362　实训九　药品陈列和药店 POP 的制作

363　实训十　药品储存与养护技能实训
365　实训十一　非处方药的推荐和介绍
366　实训十二　腹泻的用药指导
367　实训十三　普通感冒的用药指导
369　实训十四　高血压的用药指导
370　实训十五　血脂异常的用药指导
371　实训十六　糖尿病的用药指导
372　实训十七　骨质疏松症的用药指导
373　实训十八　缺铁性贫血的用药指导
374　实训十九　支气管哮喘的用药指导
376　实训二十　消化性溃疡的用药指导
378　实训二十一　帕金森病的用药指导

380　**附录　常用实验室检查指标参考值**
384　**参考文献**

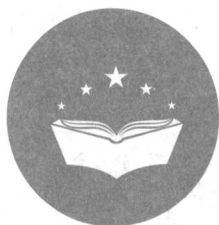

模块一
药学服务与咨询

项目一　认识药学服务
项目二　药学服务道德礼仪
项目三　药学信息服务
项目四　用药咨询与健康教育

学习引导

健康是促进人类全面发展的必然要求，药师是提供药学服务，开展健康教育，保护和促进公众健康不可或缺的专业力量。2018年11月国家卫生健康委和国家中医药管理局联合印发了《关于加快药学服务高质量发展的意见》，指出要进一步提高对药学服务重要性的认识。那么你知道什么是药学服务吗？药学服务该怎么实施呢？工作内容是什么呢？

本项目主要介绍药学服务的概念，药学服务产生的背景、来源、对象以及药学服务的工作内容，国内、外药学服务发展的现状。

学习目标

1. **掌握** 药学服务的定义、对象、工作内容。
2. **熟悉** 药学服务的产生背景、意义。
3. **了解** 国内、外药学服务的发展历程。

任务一 药学服务

药物作为当今人类治疗疾病的最主要手段，对全人类的健康发展、种族繁衍发挥着巨大的作用。伴随着新药品、新剂型、新制剂的不断涌现及人类疾病谱的变化，药物的临床应用也越来越复杂，加上人们对医药卫生保健和用药安全的需求不断增加，这也从客观方面促进了临床药学学科的产生和发展，并对药学专业技术人员的药学服务水平提出更高要求。"药学服务"这一概念一经问世，就在全世界医疗行业中引起了广泛关注。药学服务现已成为全球药师共同追求的目标，实施全程化、立体化的药学服务是广大药学专业技术人员的神圣使命和共同责任。

一、药学服务的概念

药学服务（pharmaceutical care）是指药学专业技术人员应用药学专业知识和技能向社会公众（包括医护人员、患者及其家属和普通公众）提供直接的、负责任的且与药物使用相关的服务，以提高药物治疗的安全性、有效性、经济性和适宜性，从而改善和提高人类的生命质量。

"药学服务"一词起源于20世纪70年代，其理念源自"为药物使用负责（drug–use control）"的思想，与传统的药学基础服务（供应、调剂）有很大的区别，1990年美国学者Hepler和Strand等人进一步明确了药学服务的定义。我国是在 20 世纪 90 年代初引入"药学服务"这一概念，虽然翻译的词汇不同（包括药学保健、药学监护、药疗保健、药疗服务、药师照顾、药学关怀等），但其内涵和实质是一致的。而药学服务在我国真正付诸实践，是从 20 世纪 90 年代后期开始的。经过广大药学工作者的不懈努力，药学服务的理念已经得到广大药学专业技术人员的认同和接受，药学服务工作已在各级医疗机构和社会药房逐步展开。

药学服务最基本的要素是"与药物使用有关"的"服务"。这种服务，主要是以提供专业的知识和信息的形式满足患者在药物治疗上的特殊需求，包括药物的选择、给药途径与给药方法、不良反应监测、疗效评估、健康教育等。药学服务是全程化的服务，涵盖药物使用的整个过程，包括用药前的教育、用药过程中的咨询、用药后的监测与评价等；药学服务还必须落实到药物的使用效果上，即以改善和提高患者的生命质量作为目标。

药学服务中的"服务"不同于一般意义上的行为功能，还包含药学服务工作人员对患者的关怀和责任。药学服务的服务中心是患者，涉及全社会所有用药的患者，包括住院、门诊、社区和家庭患者，是一种以患者为中心的主动服务。因此，药学服务具有很强的社会属性。药学服务的社会属性不仅表现在服务于治疗性用药，还包括关注预防性用药和保健性用药，即向公众宣传合理用药知识、开展健康教育指导。

二、药学服务的产生背景

随着社会经济的发展，人们对安全、合理用药的要求和期望不断提高，享受药学服务已成为所有药物使用者的权利，实施全程化、立体化的药学服务是社会发展的迫切需要。

1. 人类疾病谱的变化 疾病从发生、发展到结束的自然进程是一个连续的过程，该过程有多种表现形式，包括亚临床表现、临床表现和结局所呈现的所有表现形式，这些表现形式被称为疾病谱。随着社会发展和环境变化，人类的疾病谱亦在发生变化，人类对疾病的发生、发展及结局都有了新的认识。人类疾病谱的变化是实施药学服务的前提。

2. 社会公众对提高生命质量的期望 随着人们的物质、文化和生活水平的提高，人们对生命质量和健康水平的期望越来越高，自我保健、自我药疗的意识也逐步增强。现今日益严重的老龄化社会，心脑血管疾病、代谢性疾病、神经系统疾病等已成为常见病和多发病，这些疾病一般病程较长，甚至伴随患者终身，患者必须长期依赖于药物治疗。随着上述慢性非传染性疾病患病率的上升，如何保证更加安全、有效、经济地使用药品受到越来越多人的关注；同时，新药的研发、用药复杂性的增加、药价的虚高、虚假药品广告的蔓延、药物不良反应和药源性疾病等药害事件的频频出现，而社会医疗保险支付体系能力有限。综上所述，致使社会公众出于对药品使用安全性的需要，对药师的要求已不再满足于仅仅是为他们提供安全、有效的药品，而且要求提供与药物治疗有关的全方位药学服务。因此，社会公众的迫切需求是实施药学服务的社会基础。

3. 医药科技的进步和药学学科的发展 随着现代生命科学的发展和医药科技的进步，药学学科得到了快速的发展。随着药物作用机制及靶向作用位点的详细阐明，药物治疗方面的知识也越来越完善，加之药物基因组学、治疗药物监测（therapeutic drug monitoring, TDM）促进了个体化给药方案的实施；药学信息学对合理用药进行了解释和设计，药物经济学对药物治疗的成本 - 效果提供了比较和选择，循证药学为研究药品疗效、药物不良反应的发生等提供了重要方法和依据。因此，临床药学、临床药物治疗学、药物经济学、药学信息学、循证药学等学科的发展为药学服务的产生奠定了坚实的理论基础。

4. 药品分类管理制度的建立　药品分类管理是国际通行的管理办法，美国国会在1951年通过了由一位药师参议员提出的《Durham - Humphrey Amendment》（即《处方药修正案》），规定了处方药与非处方药的分类标准，在世界上首创药品分类管理制度。我国于1999年颁布了《处方药与非处方药分类管理办法（试行）》，此后相继颁布了第1~6批《国家非处方药目录》名单，并建立了一整套管理法规。上述药品分类管理制度很好地确立和深化了处方药与非处方药的合理使用，增强了社会公众自我保健、自我药疗的意识，从而使药师在自我药疗与保健中的作用更加突出，满足了公众对药学服务的需求，促进了我国社区药学服务工作的开展。因此，药品分类管理制度是实施药学服务的制度保障。

5. 药学专业技术人员素质的提高　药师是药学服务的主体，药师的专业技能与素质是"药学服务"实施成功与否的关键。为了适应现代药学事业的发展，满足公众对药学服务的需求，以及药学服务岗位对药学专业技术人才培养的要求，许多医药院校和高职院校药学、药品经营与管理等专业的课程体系构建中，增加了临床医学概论、临床药物治疗学、药学服务等课程，促进学生知识结构、能力和素质的全面提升，使其能够更好地胜任药学服务岗位的要求。截至2021年4月底，全国执业药师职业资格注册人数为612404人（平均每1万人口执业药师人数为4.3人）。药学专业技术人员素质的不断提高以及队伍的不断壮大，为实施药学服务和提高药学服务水平提供了重要的人才保障。

三、药学服务的意义

（1）协助医护人员制订适宜的药物治疗方案，指导患者正确用药，对治疗过程进行监测，提高药物的疗效、减少不良反应，最终改善和提高患者的生命质量。

（2）进行健康教育，促进公众采取健康的生活方式，合理饮食、适量运动、正确保健，积极预防疾病，减少和降低疾病的发生率、复发率、并发症和死亡率，提高公众的健康生活水平。

（3）通过对药物的利用研究与评价，对药物使用情况进行监测，合理配备资源，为医疗卫生政策的调整提供技术支持，节约有限的医疗卫生资源。

（4）获得社会的尊重与认可，以实现药师的自身价值。

四、药学服务的对象

药学服务的对象是社会公众，包括患者及其家属、医护人员、药品消费者和健康人群。药学服务的重点对象主要包括：用药周期长或需要长期甚至终身用药的慢性病患者；患有多种疾病，需要同时应用多种药品者；特殊人群，如婴幼儿、老年人、妊娠期和哺乳期妇女、肝肾功能不全者、特殊体质者、血液透析者等；药物治疗效果不佳，需要重新选择药品或调整用药方案者；用药后容易出现不良反应者；使用特殊剂型和特殊途径给药的患者；药物治疗窗窄需做监测者。

即学即练

药学服务的对象为（　）

答案解析　A. 社会公众　　B. 护士　　C. 患者　　D. 患者家属　　E. 医生

五、药学服务的工作内容

药学服务是一种实践，必须在患者治疗过程中实施并获得效果。药学服务的内容包含与患者用药相关的全部需求，服务的场所涉及医院、社区、家庭、社会药房，服务内容也由单纯的药物治疗发展到预防、保健、康复等。药学服务的具体工作内容包括以下几个方面。

1. 处方调剂　处方调剂是药学专业技术人员直接面向患者的最基本工作，是联系和沟通医、药、患之间最重要的纽带。根据医师处方或医嘱单进行药品调配，包括处方的审核、调配、核对、发药及用药交代，使患者获得合格、正确的药品，掌握正确的用法、用量及注意事项，从而提高患者用药的有效性、依从性。随着药师工作的转型，处方调剂工作正从"具体操作经验服务型"向"药学知识技术服务型"转变。现阶段新兴的静脉药物调配方式与静脉用药集中调配也属于处方调剂的一部分，其目的是保证药品质量体系的连续性，提高患者用药的安全性、有效性和经济性。

2. 药物治疗管理　是指通过药师提供的药学服务，达到优化药物治疗方案和改善患者治疗结局的效果。2004 年，美国多家药师协会/学会共同定义了"药物治疗管理"：通过重整患者的医嘱药物或药疗方案，评估药物治疗的有效性、安全性和经济性，核查患者的用药依从性。这要求药师除应针对疾病症状进行对症用药外，还需综合考虑患者年龄、职业、既往病史、遗传和基因组学、家族病史等，制订和实施合理的个体化药物治疗方案，以获得最佳的临床治疗效果，承受最低的治疗风险。

3. 个体化药物治疗　在药物代谢动力学/药物效应动力学原理指导下，应用现代先进的药物监测、药物基因组学分析技术进行治疗药物监测（TDM）。在 TDM 指导下，根据患者的具体情况，监测患者用药全过程，分析药物代谢动力学/药物效应动力学参数，与临床医生一起制订和调整适合患者的个体化给药方案，是药物治疗发展的必然趋势，也是药师参与临床药物治疗、提供药学服务的重要方式和途径。

4. 药物利用研究和评价　药物利用研究和评价是对全社会的药品市场、供给、处方及临床使用进行研究，重点研究药物引起的医药、社会和经济等各方面后果以及各种药物和非药物因素对药物利用的影响，其目的就是保证用药的合理化。

5. 药物警戒　用药风险可来自药物不良事件、用药错误和药品质量缺陷。在药品使用过程中，药师需要对可能发生的药物不良反应进行监护，建立药物不良反应监测报告制度，及时发现并正确认识不良反应，保证不良反应的申报信息渠道畅通和准确，减少药源性疾病的发生，保障社会公众用药安全；并及时上报，为评价、整顿、淘汰药品提供依据，为临床用药提供信息，保证科学诊治决策，发挥药物不良反应的"预警"作用。

6. 处方点评　处方点评的目的是提高处方质量，促进合理用药，保障医疗安全。在实践中，提高临床药物治疗学水平。

7. 药学信息服务　药师应及时掌握大量的最新药物信息，建立药学信息系统，收集并整理国内、外药物治疗方面的研究进展和经验总结等信息，使者用药更安全、有效、合理。

8. 用药咨询和健康教育　药学人员应主动向患者介绍药品用法、贮存方法、不良反应及注意事项，正确、耐心地解答患者用药的各种困惑，提高其用药的依从性，提升医疗服务质量。药师还应对患者出院带药进行用药教育，达到全程化药学服务的目的。药师还可通过开展医药卫生健康知识讲座、提供科普教育材料以及提供药学咨询等方式，讲授并传播相应的自我保健知识。重点宣传合理用药的基本常识，宣教自我保健、自我药疗知识，促使人们自觉采纳有益于健康的行为和生活方式，从而有效预防疾病、促进健康和提高生命质量。

任务二　药学服务的发展现状

一、国外药学服务发展现状

药学服务的概念首先由美国学者提出，美国作为临床药学的发源地，其药学服务的发展历程可分为三个阶段：被动服务阶段、由被动向主动转变的过渡阶段、药学监护阶段。①被动服务阶段：这段时期药师主要在医院内部开展工作，工作重心围绕药品供应和质量控制，药师对患者的药物治疗结果不承担直接责任；②过渡阶段：药学服务工作范围进一步扩大，药师参与患者的具体药物治疗工作，注重面对面的患者服务，并且将服务对象向医院以外人群的合理用药及健康保健领域延伸；③药学监护阶段：20世纪90年代以后，药学服务的概念发生了根本转变，工作模式从传统的"以药物为中心"转向"以患者为中心"，药师的工作职能和范围进一步拓宽，开始直接面向患者、面向所有的医疗机构、面向整个社会公众，目的也不仅仅是促进合理用药，而是改善和提高患者的生命质量，提升医疗质量和公众生活健康水平，同时降低卫生资源的无效消耗。

美国医疗政策和医疗保险制度的变革对其药学服务的发展有重要影响。为了有效管控和降低医疗费用、提高医疗质量，医疗机构和药学机构进行了多项医疗经济学和药物经济学研究。美国《1990 综合协调预算法案》（the Omni bus Budget Reconciliation Act of 1990，OBRA 90）要求各州以法规的形式赋予药师向患者提供用药指导的责任。由此可见，药师的角色与功能已经获得社会认可。目前在美国，平均每百张病床配备各类药学人员17.37人，绝大多数医院能够开展形式多样的临床药学服务，提供涵盖以下内容的药学服务：药物合理使用、药品信息咨询、患者用药教育、药物利用评价、治疗药物监测、药物不良反应（adverse drug reaction，ADR）监测与报告等，为患者提供全方位的专业药学服务。

美国较多地区的药学服务呈现专科化发展趋势，可以进一步提高药学服务的品质；此外，药师融入医疗团队中发挥作用也得到关注和重视。2014年，美国临床药学学会提出"建立以患者为中心的医疗之家服务模式，实现对患者的全面药学服务"。这种模式不同于传统的基本药学服务，强调以患者为中心的团队性综合医疗服务，通过医疗、护理、药学人员的多方协作，开展预防疾病和健康管理教育，从多方面提升患者生命质量及降低医疗费用。

在美国，相对完备的临床药学教育体系为其药学服务质量的提升奠定了坚实的基础。美国的临床药学教育已经全面实施6年制的 Pharm. D（药学博士）教育，即药学博士学位已成为唯一的药师实践准入"门槛"。再者，毕业后规范化继续教育也为药师开展药学服务提供了有力保障。

欧洲高校的临床药学教育注重将药学与医学相结合，着眼于纯学术研究的同时也为学生提供实践机会。例如，意大利的临床药学是五年制本硕连读，不同于我国的药学课程主要以化学为主，培训方向也是侧重于实验室药学研究；意大利等欧洲国家的临床药学教育已经接近生物医学或生物－心理－社会医学培养模式，使药学课程（药物化学、药剂学、药理学等）与医学课程（病理生理学、诊断学、内科学等）、临床药学课程（临床药物治疗学、毒理学、药学服务等）完美地结合在一起，且在课程达到一定的学分之后，必须参与临床用药实践且至少达到900个学时。因此，其所培养出来的药学人员基本能满足医院药房或社区药房等对药学服务的需求。

在意大利等欧洲国家，临床药师主要分为两种，即医院等健康机构临床药师和社区药房临床药师。医院各项检查及诊断完全免费，但医院一般只负责急诊和重大疾病，需要预约及等待。医院的临床药师具体工作内容：收集药物应用信息，从治疗角度为医生及患者提供药学信息；帮助医师在开具处方时选择和确定治疗药物；进行药物不良反应监测与报告；治疗药物监测；药品管理与应用；参与药物临床试验；处方评审；新药评价；停药计划的制定与咨询；参与护士及医务工作者教育培训工作。而社区药房的临床药师主要是为普通疾病患者提供药学服务：对于非处方药品，通过患者主诉，药师根据其症状对患者进行药物治疗，为患者详细讲解药物使用方法与剂量等相关内容，促进其合理用药；对于处方药品，一般由家庭医生（在欧洲，基本每个人都会有自己的家庭医生，也称全科医生）开具处方，患者持处方前往药店，药师对其处方进行审核并调配，必要的情况下还需进行处方点评，并反馈给医生以进行药物干预。

丹麦的药学服务模式与美国不同，其医疗服务全面免费，药学部是独立行政单位，不隶属于任何一家特定的医院；每年药学部会根据医院要求，配备一定比例人员，与医院协商签订服务协议，完成服务条款，药学部的主要责任是协助医师，提供安全、有效的药物治疗及为医院节省不必要的医疗开支。

另外，社区和社会（药房）也是药师提供药学服务的重要场所。英国、德国的社会药师需要给患者提供个体化健康方案和长期指导，其工作内容涉及预防保健和护理服务等药学服务的各个方面。丹麦、荷兰的社会药师干预疾病模式目前已得到关注和推广。芬兰、葡萄牙和澳大利亚的社会药师参与慢性病的管理，深入社区疾病防治管控，实施家庭存药管理评价以及健康促进工作等。加拿大社会药师除提供传统药品调剂服务之外，还为患者提供术后药学服务和家庭护理，并参与初级卫生保健、长期护理和针对某些特殊人群的专业性药学服务（如老年药学服务）等。

目前，国外药学服务实践范围广泛，并已形成专科化趋势，如抗凝管理服务、艾滋病的临床药学服务、疼痛管理服务等，药学服务逐渐向更高层次发展。临床药师地位较高，综合能力强，同时具备医学及药学相关知识，能从药物治疗的角度为患者和医生提供合理的建议，其未来的发展方向主要集中在利用和借助药物基因组学，研究个体化用药。随着人类基因研究的进展，基因诊断、基因治疗已经成为现实；随着基因芯片技术的推广应用，未来的药物治疗将依据每个人的基因型来决定，实现真正意义的个体化用药。

▶▶ 岗位情景模拟

情景描述　患者，男性，70岁，由于重度疼痛，按照医师处方使用芬太尼透皮贴，药师只简单地将药品发给患者，并未向患者交代使用时的注意事项，未告知患者在用药期间如果身体遇热会使药物加速释放而引发危险。由于患者睡觉时使用电热毯，导致体温升高，使血中药物浓度超过正常浓度的100倍，最终因发生严重药物不良反应而死亡。这起事件中，药师并未觉得自己有错。

讨　论　1. 现今药师的工作只是简单发药就行了吗？
　　　　　2. 现今药学服务的发展现状是什么？

答案解析

二、我国药学服务发展现状

我国药学的发展主要经历三个阶段：①传统的药品调配、供应，以保障药品供应为中心的阶段。②现代的参与临床用药实践，促进合理用药为主的临床药学阶段；临床药学逐渐成为医院药学部门工作的重心，但此阶段药师关注的重点依然是药物或药物治疗本身。③更高层次的以患者为中心，强调改善患者生命质量的药学服务阶段。

与欧美国家相比，我国药学专业人员数量相对偏少，专业水平也有待进一步提升。随着药学服务理念的普及，许多药学院（系）开始探索药学教育改革。1987年，华西医科大学率先在我国设立临床药学专业。随后，我国更多医学院校陆续开设了临床药学专业或研究方向，更多地增加开展药学服务所需要的医学知识、文献检索、循证医学、沟通与交流、临床药物治疗学等课程设置；2005年，我国卫生主管部门启动临床药师岗位项目，借鉴国外的成功经验，加速专科专职临床药学人才的培养；2007年12月，医疗管理部门也适时地颁布了医疗机构药事管理暂行规定，为促进合理用药而建立了临床药师制度，并指定多家医院作为临床药师制度实施试点以及遴选临床药师培训机构等工作的开展单位，大幅加快了药学服务的普及与开展。临床药师与临床医生、护理人员共同查房、讨论病案，参与临床药物治疗工作。窗口药学咨询服务的普及和社区药学服务的实施，标志着药师已经走出药房，其专业服务逐渐被社会公众所认可。经过广大药学工作者的不懈努力，积极开展国内外学术交流、学习并引进国外先进的药学服务理念和工作模式，我国的药学服务已取得了较快发展，药学专业人员的数量和质量都有了大幅度的提高。

2017年7月，原国家卫生计生委发布《关于加强药事管理转变药学服务模式的通知》，要求各地区须结合医学模式转变，推进药学服务从"以药物为中心"转变为"以患者为中心"，从"以保障药品供应为中心"转变为"在保障药品供应的基础上，以重点加强药学专业技术服务、参与临床用药为中心"。促进药学工作更加贴近临床，努力提供优质、安全、人性化的药学专业技术服务。2018年11月，国家卫生健康委和国家中医药管理局联合印发了《关于加快药学服务高质量发展的意见》，指出要进一步提高对药学服务重要性的认识，各级卫生健康行政部门（含中医药主管部门）和各级各类医疗机构必须高度重视药学服务，适应新形势下的新要求，加快药学服务模式转变，加强药师队伍建设，探索构建适应人民群众需求的药学服务体系，促进新时期药学服务的高质量发展。2020年2月，经国务院同意，国家卫生健康委等六部委印发了《关于加强医疗机构药事管理促进合理用药的意见的通知》，进一步加强医疗机构的药事管理和药学服务体系建设，加大药品使用改革力度，全链条推进药品领域改革，促进合理用药，更好地保障人民健康。

目标检测

答案解析

一、A 型选择题

1. "药学服务"一词最早是由（　　）的学者提出

    A. 美国   B. 日本   C. 中国

    D. 德国   E. 加拿大

2. 药学服务的目的在于（　　）

    A. 提高患者生命质量   B. 依照医师处方给予患者正确用药

  C. 快速治愈患者疾病   D. 实施以药品为中心的服务

  E. 防止药源性疾病的发生

3. 药学服务的内容不包括（ ）

  A. 开展治疗药物监测   B. 药学信息服务

  C. 药物不良反应观察   D. 参加药学学术会议

  E. 处方分析

4. 现今药学的工作模式是（ ）

  A. 以药物为中心   B. 以患者为中心

  C. 以用药指导为中心   D. 以药品买卖为中心

  E. 以药物治疗为中心

二、X 型选择题

5. 下列现代药学发展所经历的三个阶段，正确的有（ ）

  A. 药物治疗管理阶段

  B. 传统的以药品供应为中心的阶段

  C. 以提供药学信息和知识为中心的药学服务阶段

  D. 参与临床用药实践、促进合理用药的临床药学阶段

  E. 以患者为中心、改善患者生命质量的药学服务阶段

书网融合……

知识回顾   微课   习题

（陈地龙）

PPT

学习引导

近年来，零售药店的普及给人们购药带来较大的便利。张同学和王同学毕业后同时来到某零售药店连锁企业的一门店工作。张同学在工作中言谈举止规范，接待顾客热情，服务态度恭敬，能为顾客提供专业的服务，一年后被评为"优秀员工"并受到总公司表扬；而王同学则因为责任心不强，专业知识缺乏，接待顾客不规范屡遭投诉而被辞退。你知道造成两位同学不同结局的主要原因是什么？服务道德和服务礼仪是否会影响药学服务质量？要为公众提供主动、专业、周到的药学服务应具备怎样的药学服务道德和礼仪？

本项目主要介绍药学服务道德的概念、基本原则、规范与范畴；药学服务礼仪的基本原则、要求、作用与意义；药师沟通技能；接待投诉与处理纠纷的技巧。

学习目标

1. **掌握**　药学服务道德规范的基本内容；药学服务道德范畴的内容；药学技术人员礼仪要求；药学服务的沟通技巧；处理投诉及纠纷的解决方法。
2. **熟悉**　药学服务道德的概念、基本原则；药学服务道德规范的概念、特点。
3. **了解**　药学服务礼仪的概念、特征、原则；药学服务礼仪的作用和意义。

药学服务道德礼仪及沟通技巧已成为现代药师的必备素质，将直接影响药学服务工作的质量。《中国执业药师职业道德准则》中明确指出：药学技术人员应"以专业知识、技能和良知，尽心、尽职、尽责为患者及公众提供药品和药学服务，保证公众用药安全、有效、经济、适当"。在药学服务过程中，应讲究服务礼仪，主动、周到地为患者提供服务，做好与患者的沟通工作是药学技术人员的基本职业修养和道德要求。

任务一　药学服务的道德

一、药学服务道德的概念

药学服务道德是指药学技术人员在依法开展药学服务活动时必须遵循的道德标准。药学服务道德是一般社会道德在药学服务领域中的体现，是从事药学服务工作者的职业道德，它具有很强的专属性、广泛的适用性和鲜明的时代性。高尚的药学服务道德要求药学技术人员既要掌握扎实的药学知识与技能，又要具有良好的人文精神，以适应新形势下社会公众对药学服务的要求。药学技术人员应当对社会公众健康具有高度的责任感和献身精神。在药学服务工作中要求认真、仔细；关心患者，热忱服务，一视同仁，平等对待；语言亲切，态度和蔼；尊重人格，保护隐私。

二、药学服务道德的基本原则

药学服务道德的基本原则是药学技术人员在药学服务领域活动实践过程中应遵循的根本指导原则，它协调着药学服务领域中的各种人际关系，统帅着药学服务道德的一切规范和范畴，贯穿于药学服务道德发展过程的始终，是评价与衡量药学服务领域内所有人员之个人行为和思想品质的最高道德标准。

（一）保证药品安全有效

优质且安全的药品直接关系到社会公众的健康，甚至影响整个社会的稳定和经济的发展。药学服务道德要求药学技术人员坚持"以人为本"，从治愈疾病和提高患者生活质量出发，在保证药品安全有效的前提下，尽可能提供经济而合理的药品，真心实意地为患者提供药学服务，以满足社会公众防病治病的需求。

（二）实行人道主义

人道主义的核心是尊重人的生命。一视同仁地维护健康、关心患者是传统医药道德的精华所在。在我国所提倡的人道主义，不仅是对个人的尊重、肯定个人的价值、关心个人的幸福，还应该扩展到对社会群体健康的关怀，并贯穿于整个医药卫生事业之中，从各个方面提供和保证优质的药学服务。

（三）全心全意为公众健康服务

药学技术人员在具体工作过程中，要真正做到全心全意为公众健康服务，必须处理好以下三个方面的关系。

1. 正确处理药学技术人员自身与服务对象的关系　药学技术人员的直接服务对象是患者，通常情况下，药学技术人员处于主动地位，患者处于被动地位。这就需要药学技术人员时刻以服务对象的利益为重，主动热情地提供与药品使用有关的各种服务，以高度负责的精神确保药品质量和用药安全，维护和促进社会公众健康。

2. 正确处理个人利益与集体利益的关系　药学服务工作需要依靠集体的力量来完成。因此，药学技术人员之间的密切配合尤为重要。在个人利益与集体利益发生矛盾时，应牺牲个人利益，以广大社会公众的生命健康利益为重，不可因个人或小集体利益损害社会公众的权益。

3. 正确处理"德"与"术"的关系　药学技术人员要做到全心全意为社会公众的生命健康服务，既要有良好的道德品质，又要有过硬的技术本领，二者缺一不可。

📱 **知识链接**

加强"德"与"术"，助力公众健康

2005年中国残疾人艺术团表演的舞蹈《千手观音》带给人们莫大的视觉冲击与心灵震撼，参加这项舞蹈表演的全部都是聋哑演员。令人震惊的是，总共21名演员中有18人因药物致聋。在这18位聋哑演员中，绝大部分又都是在两岁前后，因为发烧时使用了庆大霉素等氨基糖苷类抗生素导致的药源性

耳聋。

造成这种悲剧的主要原因是不合理使用抗生素，为了预防此类药害事件的发生，药学技术人员不仅应具备扎实、全面的药学知识，面对疾病和药物的发展还应不断学习新知识、新技术，加强道德修养，提高专业水平，将公众的身体健康和生命安全放在首位，用专业知识、技能和良知，尽心、尽职、尽责为公众提供药品和药学服务。

三、药学服务道德规范与范畴

（一）药学服务道德规范的概念

药学服务道德规范是指药学技术人员在依法开展药学服务活动时必须遵守的行为准则和道德规范，用以指导人们的言行，协调药学服务领域中的各种人际关系，是社会对药学技术人员行为基本要求的概括，是药学服务道德基本原则的具体表现、延伸展开和深入补充。药学服务道德规范也是道德行为和道德关系普遍规律的反映，是衡量和评价药学技术人员道德水平与行为的具体标准，它体现了社会对药学技术人员道德行为的基本要求。

（二）药学服务道德规范的特点

1. 针对性　药学服务道德是针对药学技术人员中存在的不良道德现象所提出的具体职业道德要求。

2. 理想性　药学服务道德既含有基本的道德要求，又包含较高理想的道德要求，药学技术人员要对患者有高度的责任心并甘于为药学事业献身。

3. 现实性　药学服务道德要求药学技术人员在执业过程中将患者及公众的身体健康和生命安全放在第一位，尊重患者，依法执业，严格遵守药事管理法律和法规，科学指导用药，拒绝调配错误处方等。药学服务道德规范是药学技术人员在药学服务实践的基础上提出的，因此通过努力完全可以实现。

（三）药学服务道德规范的基本内容

1. 药学技术人员对服务对象的道德规范

（1）仁爱救人，文明服务　药学技术人员必须将服务对象的健康和安全放在首位，对待服务对象要有仁爱之心，同情、体贴患者疾苦。在药学服务工作过程中，要维护用药者的合法权益，尊重服务对象的人格，公平对待、一视同仁，保证合理的药物治疗。

（2）严谨治学，理明术精　药学服务工作具有很强的技术性，药学技术人员需要不断完善和扩充自己的专业知识，以科学求真的态度对待药学服务实践活动，保证药品质量，提供合格药品，开展药学服务，全力维护公众用药安全、有效。

（3）济世为怀，清廉正派　药学服务工作是一项解除患者疾苦，促进人类健康的高尚职业。药学技术人员在工作中，应为服务对象保守秘密，确保其享有接受安全、有效治疗的权利；自觉抵制各种诱惑，不利用自身在专业上的优势欺诈患者，牟取私利。

2. 药学技术人员对社会的道德规范

（1）坚持公益原则，维护人类健康　药学技术人员在实践中运用自己所掌握的知识和技能为服务对象工作的同时，还肩负着维护社会公共利益的责任。药学技术人员应以发展药学事业为目标，只能通过自己的服务获取公正合理的报酬，做到对服务对象负责与对社会公众负责的高度统一。

（2）宣传医药知识，承担保健职责　在药学服务工作中，药学技术人员应向社会宣传医药卫生知识，积极开展健康教育，实现社会公众的安全、合理用药。

3. 药学技术人员间的道德规范

（1）谦虚谨慎，团结协作　谦虚的态度是一切求知行为的保障。药学技术人员要孜孜不倦地钻研业务知识，以谦虚谨慎的态度向他人学习，尊重他人的价值和能力，对同事应主动热情地给予帮助，与有关人员和机构通力合作，以促进药学服务质量的提高。

（2）勇于探索创新，献身医药事业　解除人类疾病痛苦，不断满足社会公众对健康的需求，不断在科学发展的道路上探索新理论、新技术、新产品，是药学技术人员的神圣使命和职责。药学技术人员应树立献身于药学事业的精神，追求至善至美的境界，不断促进药学服务事业的健康发展。

（四）药学服务道德范畴

1. 药学服务道德范畴的概念
药学服务道德范畴既是对药学服务道德实践普遍本质的概括和反映，又是一般道德范畴和药学服务实践相结合的产物，反映了一般道德范畴在药学服务实践中的应用。

2. 药学服务道德范畴的内容

（1）良心　它是一定的道德观念、道德情感、道德意志和道德信念在个人意识中的统一，是人们在履行对他人、对社会的义务过程中所形成的道德责任感和自我评价能力。药学服务道德范畴中的良心是指药学技术人员在处理与服务对象及社会之间的关系时，对自己的职业行为所具有的道德责任感和自我评价能力。药学技术人员凭借这种药学道德良心，在没有任何外来压力、监督和社会舆论的情况下，能够自觉地履行自身义务，并对自己的道德行为进行自我评价。

因此，药学技术人员在从业过程中应时刻以职业良心来约束自己，秉持"慎独"精神真正把患者的利益放在首位，对患者充满同情、爱护，以积极、热心的态度为患者和社会公众服务。

（2）责任　它是一定的社会或阶级在一定的社会条件下表达或规定的个人应尽义务。药学服务道德范畴中的责任关系着患者的生命安危，因此要以高度负责的态度对待工作，认真调配每张处方、解答患者的每个问题，确保社会公众的用药安全。

（3）信誉　它是人们通过一个具体的行为所赢得的社会信任和赞誉，是一种行为人或团体高尚的道德追求，反映了行为人的意志品质和心理特征。信誉的获得主要通过多种形式的舆论表达，尤其是群众舆论，它表现为一种广泛性和深刻性的评价能力。信誉一经获得，会对行为人的全部其他行为产生深远的影响。所以，药学技术人员应以信誉为动力，踏实工作，全心全意地为守护社会公众健康服务。

（4）职业理想　它是人们在职业上依据社会要求和个人条件，凭借想象而确立的奋斗目标，即个人渴望达到的职业境界。职业理想是人类特有的一种精神现象，是与人生奋斗目标紧密联系并具有实现可能性的想象，是鼓舞人生奋斗前进的巨大精神力量。药学技术人员应树立崇高的职业理想，立志为药学服务事业的健康发展贡献力量。

即学即练

下列属于药学服务道德基本原则的是（　　）

A. 实行人道主义　　　　　　　　B. 勇于探索创新，献身医药事业

C. 济世为怀，清廉正派　　　　　D. 严谨治学，理明术精

E. 仁爱救人，文明服务

答案解析

任务二　药学服务的礼仪

服务礼仪是指服务人员在工作中，通过言谈、举止、行为等对客户表示尊重和友好的行为规范。服务礼仪是体现服务的过程和手段，使无形的服务有形化、规范化、系统化。做好服务工作，不仅需要职业技能，更需要懂得服务礼仪规范，良好的服务礼仪能让服务人员在与服务对象的交往中赢得理解、好感和信任。服务人员应具备热情周到的态度、敏锐的观察能力、良好的口语表达能力以及灵活、规范的事件处理能力。

一、药学服务礼仪的基本原则

1. 尊重的原则　孔子说："礼者，敬人也！"这是对礼仪核心思想的高度概括。所谓尊重，就是要将对服务对象的重视、恭敬和友好放在第一位，这是礼仪的重点与核心。因此，在服务过程中，敬人之心要长存。

2. 真诚的原则　真诚就是要表达对服务对象的尊敬和友好，若仅把礼仪当作一种道具和伪装，在具体操作礼仪规范时口是心非、言行不一，则有悖礼仪的基本宗旨。

3. 宽容的原则　宽容就是要求我们在服务过程中既要严于律己，更要宽以待人。要多体谅他人、多理解他人，学会与服务对象进行心理换位，而不能求全责备、咄咄逼人。

4. 从俗的原则　由于国情、民族、文化背景的不同，存在着"十里不同风，百里不同俗"的现象。从俗就是要求我们在服务过程中坚持入乡随俗，确保自己的言行与所身处社会环境中绝大多数人的习惯做法保持一致，切勿目中无人、自以为是、唯我独尊，随意批评和否定他人的习惯性做法。

5. 适度的原则　适度就是要求应用礼仪时，为了保证取得成效，必须注意技巧、合乎规范，特别要注意做到把握分寸、认真得体。凡事过犹不及，假如做过了头，或者做不到位，都不能正确地表达自己的自律和敬人之意。

二、药学服务礼仪要求

药学服务礼仪是礼仪在药学服务行业的具体运用，是药学技术人员在自身工作岗位上向服务对象所提供的标准、正确的药学服务行为，它包括药学技术人员的仪容仪表、着装服饰、形体仪态、语言措辞和岗位规范等基本内容。拥有良好的药学服务礼仪是药学技术人员必备的职业素质之一。

（一）仪容仪表和服饰规范

大方、端庄、稳重的仪容，既能体现自尊自爱，又能表示对他人的尊重与礼貌，包括面部化妆和穿戴服饰等内容。基本要求如下。

（1）头发整洁，发型美观大方。男性不宜留长发，大鬓角和胡须，不烫发；女士头发不应遮住面部，应化淡妆，给人以清新、淡雅和自然的形象，不宜使用香味浓重的香水。

（2）指甲长短适宜，保持清洁。制剂人员不得佩戴戒指，药房窗口人员不得佩戴手套调配和发药。

（3）口腔保持清洁，工作时间不吃零食。

（4）应按照规定穿着工作服上岗，保持服装干净，并佩戴好工作牌。工作服、衬衣等应熨烫平整，男士领带以素色为宜，工作时间不穿拖鞋。

（二）体态、仪态规范

体态是一种不说话的"语言"，是内涵极为丰富的"语言"。药学工作者待客接物举止庄重大方、动作干净利索，会给人以温文尔雅、彬彬有礼的感觉。

1. 站姿 两脚着地，合上足跟和膝盖，足尖分开微向外，挺胸直背，两臂自然下垂，置重心于足掌，姿态优美、文明、富于规范化。

2. 手势 向顾客介绍、引导、指明方向时，手指自然并拢，手掌向上倾斜，以肘关节为轴，指向目标，上身稍向前倾。

3. 表情 目视前方，表情开朗得体、面带微笑，情绪饱满热情，精力集中、持久，兴奋适度，态度谨慎。

（三）接打电话

（1）听到电话铃响，应尽快接听，通话时应先问候："您好！"仔细听取并记录对方讲话要点，结束时礼貌道别，待对方切断电话后方可放下话筒。

（2）通话内容应简明扼要，不应在电话中聊天。

（3）对自己不能处理的电话内容，应做出合理解释或向上级反映。

（四）文明礼貌用语

使用文明礼貌的用语，体现对他人的尊敬和友爱。在药学服务中的文明礼貌用语主要包括如下。

1. 打招呼 应在服务对象进门 2 秒内主动打招呼，落落大方，微笑相迎，使其有宾至如归的感觉。

2. 介绍用语 要求热情、诚恳、实事求是，突出药品特点，抓住顾客心理，当好顾客的参谋。

3. 收款 要求唱收唱付，吐字清晰，交付清楚，将找回的差款递送到顾客手中。

4. 包装 要求在包装过程中关照顾客注意事项，将药品双手递交给顾客。

5. 道别 要求谦逊有礼，和蔼亲切，使顾客感觉愉快和满意。

即学即练

答案解析

下列不符合药学服务礼仪的体态与仪态要求的是（　　）

A. 抬头挺胸　　　　　B. 挺直颈部、腰部　　　　　C. 叉腰、抱手

D. 脚跟并拢，脚掌分开　　　　E. 双肩自然下垂

三、药学服务礼仪的作用

仪表是内在素质的体现，药师的基本素质是真诚、自信、尊重和具有专业知识。人类活动在受到自然规律的影响和制约的同时，还受到社会规律及其所决定的社会规范的影响和制约。在这些社会规范中，除了道德规范和法律规范以外，还有一个很重要的方面，这就是礼仪规范。礼仪作为在人类历史发展中逐渐形成并积淀下来的一种文化，始终以某种精神的约束力支配着每个人的行为。礼仪是人类文明进步的重要标志，是适应时代发展、促进个人进步和成功的重要途径。

作为以"救死扶伤，实行人道主义"为宗旨的药师，所从事的是具有特殊重要性的"窗口"行业，因此，加强个人礼仪修养显得尤为必要。良好的礼仪能使人感到完善、亲切，使人产生健康愉悦的情绪，并进而产生积极的态度和行为，这不仅易于与交往对象产生认同感，获得交往的成功与有效的沟

通，同时也能大大改善医患关系，提高服务质量。

四、药师沟通技能

（一）沟通的意义

沟通与交流是人与人之间、人与群体之间思想与感情的传递和反馈过程，以求达成思想和感情的一致。通过药学技术人员与患者之间的沟通与交流，有助于建立相互信任、开放透明的药患关系，使患者获得有关用药的指导，利于疾病的治疗，提高用药的依从性、安全性和有效性，减少药疗事故的发生。同时，药学技术人员从中可获取患者的相关信息和问题，并通过科学、专业、严谨、耐心的回答，有效解决患者在药物治疗过程中的问题，解除患者的疑虑、恐惧、顾忌，形成心理－生理的良性循环。伴随着沟通的深入、交往频率的增加，药学技术人员和患者加强联系并增进情感，药学技术人员的服务更贴近患者，患者对治疗的满意度增加，可确立药学技术人员的价值感，树立药学技术人员的职业形象，提高公众对其的认可度。

（二）沟通的内容

（1）回答患者问题，如有关用药目的、服药方法、用药剂量、注意事项、药物不良反应、所服用的药品是否影响工作和生活、药品有效期、合并用药等。

（2）普及用药常识、疾病防治知识、合理用药知识。

（3）接待投诉，纠正发药错误，安抚患者情绪，解决纠纷与问题。

（4）获得信息，收集有关药物不良反应、药品质量、服务质量和效果的反馈。

（三）沟通的技巧

灵活应用沟通与交流的技巧可以得到患者的信任、促进疾病康复，又可避免药学服务纠纷。沟通成功与否不仅在于沟通的内容，而且在于沟通的方式。药学技术人员要做到在药学服务中游刃有余，需培养出有效的沟通技巧。常用的沟通和交流技巧如下。

1. 运用同理心　同理心是指站在对方立场设身处地进行思考的一种方式。即在与患者沟通过程中，能够体会患者的情绪和想法、理解患者的立场和感受，体贴患者疾苦，并站在患者的角度思考和处理问题。这是药师与患者进行有效沟通以建立药疗同盟关系最重要的因素。

2. 学会观察　在沟通前认真分析或通过察言观色（包括年龄、服饰、语言、态度、行为等），了解患者的个人特征和需求。

3. 用心倾听　药师应认真倾听患者的陈述，要表现出应有的同情心，设身处地依照患者的表达思路，并将患者引导到所要沟通讨论的议题上来，使患者感到自身价值和尊重。具体注意以下几点。

（1）不断向患者传递接纳、信任与尊重信号，在交谈中不要轻易打断患者谈话的内容或强行转换话题，可适时回应谈话内容，把话题引向预定方向，择机转换发言者和倾听者角色，达到有效沟通。

（2）端正坐姿，并使身体稍向前倾，面向患者，在对方讲话过程中，不时地做笔记。保持与患者的眼神接触，但又要避免长时间地盯着患者。不要东张西望，若有所思，避免跷着二郎腿、双手抱胸、双目仰视天花板或者斜视患者。

（3）以热诚、友善的态度倾听，避免任何冷漠、自我优越感、吹毛求疵的行为。

（4）要有心理准备听取不同意见，即使患者所说的话伤害了你，也绝不要即刻在表情、语调上表现出来,至少要让患者把话说完。

4. 注意语言表达 应多使用服务用语和通俗易懂的语言,尽量避免使用专业术语,谈话时尽量使用简明扼要的短句,以便患者领会和理解。在语气和语调上应让患者感觉到对其人格的尊重,对其所罹患疾病的同情和理解及发自内心的真诚帮助,以增强患者战胜疾病的信心。

5. 运用肢体语言 在沟通时,措辞和话语占7%、语气和语调占38%、肢体语言占55%。在沟通时注意运用微笑、点头、目光接触、体态、手势等进行信息交流,有更强的表现力和吸引力,更富有感染力,可以获得患者的信任,增加有效沟通。

6. 注意掌握时间 沟通谈话的时间不宜过长,一次性提供的信息也不宜过多,否则患者不易掌握。可事先准备好一些宣传资料(如宣传单、小册子、展板、壁报等),也可利用微信公众号或网络平台编制用药指导的视频,既可以节省谈话时间,也方便患者阅读了解。

7. 关注特殊人群 对特殊人群,如婴幼儿、孕妇、老年人和多元文化背景的患者,需要特别详细提示服用药物的方法。老年人的视力、听力减退,用药依从性差,应反复交代药品的用法与用量、禁忌证和注意事项,直至其完全明白;同时老年人容易忘服或误服药品,甚至因商品名的不同而导致重复用药,甚至过量用药的现象时有发生,因此,宜选择每日仅服用1~2次的药品,书面写清楚用法与用量并交代清晰(或贴附提示标签)。

五、接待投诉与处理纠纷

接待患者投诉和处理纠纷是在药学服务过程中经常遇到的棘手问题。患者投诉属于危机事件,需要及时处理。正确妥善地处理患者的投诉,可以改善药学服务效果,增进患者的信任。

(一)投诉的类型及处理方法

1. 服务态度和质量 药学技术人员的服务态度不尽如人意、工作效率低、患者等候时间长,这些问题的存在直接影响患者的心情及药物治疗的安全性和有效性。在以患者为中心的药学服务过程中,要求药学技术人员将责任心、爱心、细心、耐心渗透于整个药学服务过程,从而提高药学服务的质量。

2. 药品数量 这类投诉占比较大。通过加强药学技术人员的工作责任心,严格执行核对制度,可大幅减少此类投诉的发生。

3. 药品质量 部分患者取药后发现与过去的用药外观有所差异,因此怀疑药品的质量存在问题而投诉。药学技术人员对确定属于药品质量有问题者,应立即予以退换;但对因品牌更换、包装改变等而导致患者产生疑问时,应耐心、细致地予以解释。

4. 用药后发生严重不良反应 对此类投诉应联合医护人员共同应对,原则上应先处理药物不良反应,减轻对患者的伤害。

5. 价格异议 医疗机构和社会药房应严格执行国家药品价格政策。如因招标或国家药品价格调整而导致价格上涨时,应耐心向患者解释。但对价格或收费有误时,应立即查明原因并退还多收费用。

6. 退药 《医疗机构药事管理规定》指出,为保证患者用药安全,除药品质量原因外,药品一经发出,不得退换。但遇特殊情况,确需退药时,各级各类医疗机构、社会药房都制定了相关的规章制度。对退药投诉应坚持原则,注意方式与方法,妥善处理。

▶▶ 岗位情景模拟

情景描述 韩大爷，70岁，2型糖尿病病史10年，近来每天早、中、晚三餐前30分钟各服用 2片格列吡嗪片（规格为2.5mg/片）控制血糖，效果良好。前几日韩大爷又到医院开方取药，但医院只有规格为5mg/片的格列吡嗪片，在药房拿到药物后，由于和以前的药物外观不同，强烈要求退药。经过药师与韩大爷的沟通，妥善解决此纠纷，并对韩大爷进行回访，服药后没有出现不良反应。

讨 论 针对这个案例，如果你是当值药师，应如何解决此纠纷？

答案解析

（二）对患者投诉的接待技巧

1. 选择合适地点 接待患者的地点宜选择办公室、会议室等场所，以利于谈话和沟通。发生投诉时，应尽快将患者带离现场，以缓和患者的情绪，转移其注意力，尽量避免事件对其他患者造成影响。

2. 选择合适人员 接待投诉的人员必须具备较强的亲和力、具有一定的经验且善于沟通。一般性质的投诉，可由当事人的主管或同事接待；事件比较复杂或患者反映的问题较严重时，则应由科主任、店长或经理亲自接待。但无论是即时或是事后，均不宜由当事人接待患者。

3. 尊重患者 接待患者投诉时，接待者通过行为、语言等细节使患者感到被尊重，使投诉过程由抱怨、谈判转变为倾诉和协商，有利于投诉问题的解决。接待者应表现出积极主动处理问题的态度，用平和的语气稳定患者激动的情绪，站在患者的立场为对方设想，主动做好投诉细节的记录，重复并确认患者所投诉的问题重点所在，就事论事，援引相关法律法规和政策制度，耐心地解释、处理。对超出权限范围的问题，首先向患者说明，并迅速请示上级管理者。对于确实属于药学技术人员失误者，要迅速与相关的管理者一同处理投诉。暂时无法处理者，可将事情详细记录，留下患者的联系电话，并承诺尽快答复。最后应感谢患者对药学服务工作所提出的不足，并表示今后一定改进工作，对由于服务工作失误而造成患者的不便予以道歉。

4. 重视保全证据 对于患者投诉的问题应有确凿的证据，在工作中应当注意保存有形的证据，如处方、清单、病历、药历或电脑存储的相关信息，以应对患者的投诉。

5. 用适当的语言和方式使患者"移情" 所谓"移情"，是指换位思考。很多投诉是患者对服务方的制度、程序或其他制约条件不够了解，以致对服务不满意。此时，要通过适当的语言或方式使患者尝试站在药师的立场上，理解、体谅药学服务工作，使双方在一个共同的基础上达成谅解。

目标检测

答案解析

一、A型选择题

1. 未体现药学服务礼仪的是（　　）

    A. 双手递药品给患者　　　　　　　　　B. 始终直视患者

    C. 站姿端正自然　　　　　　　　　　　D. 向患者问好

    E. 向患者道别

2. 在接待投诉时，下列不合适的做法是（ ）

    A. 选择合适的地点

    B. 选择合适的人员

    C. 保存证据

    D. 立即拒绝答复患者投诉的超权限问题

    E. 明确患者投诉的问题

3. 药学技术人员应对"即时投诉"患者时，首先应采取的措施是（ ）

    A. 给患者示座、倒水   B. 用微笑化解患者的怨气

    C. 尽快将患者带离现场   D. 引导患者换位思考

    E. 认真聆听患者倾诉

4. 不适合接待投诉的人员是（ ）

    A. 当事人的同事   B. 当事人   C. 店长

    D. 经理   E. 主任

5. 面对因排队时间长而情绪激动的患者，较好的回复表达方式是（ ）

    A. 医院有规定，必须排队取药

    B. 都是电脑联网，急也没用

    C. 现在是取药高峰，都在这儿等着呢

    D. 排队取药，天经地义

    E. 请仔细看好大屏幕，出现您的名字就可以取药了，我们会尽快为您服务

二、X 型选择题

6. 药学服务道德的基本原则包括（ ）

    A. 保证药品安全有效

    B. 实行人道主义

    C. 全心全意为公众健康服务

    D. 坚持公益原则，维护人类健康

    E. 宣传医药知识，承担保荐职责

7. 应对患者投诉的正确处理技巧包括（ ）

    A. 尽快将患者带离现场   B. 注意保存有形的证据

    C. 采用适当的方式和语言   D. 一般投诉由当事人接待

    E. 尊重投诉人

8. 从事药学服务应具备的沟通技巧包括（ ）

    A. 关注特殊人群   B. 掌握交流时间

    C. 多使用服务用语   D. 适当运用非语言方式

    E. 注意语言的表达

9. 药学技术人员在从事药学服务过程中进行沟通的意义在于（ ）

    A. 提高公众对药学技术人员的认可度

    B. 加强患者和药学技术人员之间的联系并促进感情

C. 能获得患者的信息、需求及存在的问题

D. 患者获得有关用药的指导

E. 提高患者用药的依从性、有效性和安全性

书网融合······

| 知识回顾 | 微课 | 习题 |

（赵丽霞）

随着"互联网＋医药"时代的来临，利用互联网获取最新的药学信息已成为重要手段。而药学信息服务是以提供药物相关信息和知识的形式满足患者在药物治疗上的特殊需求，将其应用于临床诊疗而有助于降低药物不良反应的发生率，提高用药依从性，进而改善患者预后。药师应该如何收集药品信息并向医生、护士、患者及家属提供药学信息服务呢？

本项目主要介绍药学信息的含义、分类、来源和获取途径，药学信息的收集、整理与评价，药学信息服务的概念、具体工作内容，药学信息服务的方式和质量评价标准。

学习目标

1. **掌握**　药学信息的分类、来源和获取途径；药学信息服务的概念、具体工作内容。
2. **熟悉**　药学信息的概念；药学信息服务的方式和质量评价标准；药学信息的收集、整理与评价。
3. **了解**　药学信息服务的发展现状。

任务一　药学信息

一、药学信息的概念与特点

药学信息（pharmaceutical information，PI）也称为药物信息或药品信息（drug information，DI），是指与药学密切相关的各种信息的总称，包括与药物直接相关的信息如药代动力学、药物作用机制、药物不良反应、药物相互作用、妊娠用药危险度、药物经济学等，也包括与药物间接相关的信息如疾病变化、病理生理状态、耐药性、健康保健等，还包括药品研制信息、专利信息、生产和上市信息、价格信息、监督和管理信息以及药学教育信息等。药学信息是开展药学信息服务工作的基础，只有掌握全面、可靠的信息，才能有效地开展药学信息服务工作。现今，药学信息学已经成为一门独立的分支学科。

药学信息的特点是载体多样、传递快捷；分布广泛、交叉分散；内容丰富、数量激增；历史悠久、蕴意精深。

二、药学信息的分类

药学信息的来源丰富，信息的类型也有很多种，比如印刷型、声像型、缩微型和电子数字型等。随着互联网技术的发展，目前大量医药学期刊及数据库都发布了网络版本。利用互联网对数据库进行检索，能够很方便地获取最新的医药学文献信息。药学信息按照其最初来源通常分为三级，即一级信息、二级信息和三级信息。

1. 一级信息　是指以期刊发表的原创性论著为主的信息资源。主要包括实验研究结果、病例报道、一些评价性和描述性的研究结果，即一些原始资料，在国内期刊、国外期刊、学术会议交流的论文、高等院校的学位论文、研究部门上报的科研成果、药学专利、药物经济学和法规、临床试验药物疗效的评价和病例报告等药学资料中可查阅。比如《中国药房》《中国药业》《中国药事》《中国药学（外文版）》等。

2. 二级信息　是指以引文和摘要服务为主的信息资源。实际上是把一级信息资源的文献加工、整理后形成各种目录、索引和文摘。二级信息资源主要用于检索一级信息。二级信息可提供摘要、引文、索引（包括或不包括）及目录，全文数据库或文摘数据库是获取文献信息的常用二级信息资源。比如国内最常用的是《中国药学文摘》（CPA）、《中文科技资料目录·医药卫生》与《中文科技资料目录·中草药》，国外最常用的是《国际药学文摘》（IPA），此外还有《医学索引》（IM）、《化学文摘》（CA）、《医学文摘》（EM）、《生物学文摘》（BA）等。

3. 三级信息　是指从原创性研究中提取出被广泛接受的数据信息，对其进行评估而发表的结果。也就是在一级、二级信息的基础上归纳、综合、整理后的出版物，包括药品集、药典、百科类、教材类、专著类及工具书等医药图书、光盘或在线数据库、药学应用软件以及临床实践指南、系统评价或综述性的文章等。其中，药品集是以面向临床介绍药品为主，所以是临床药师和执业药师必备的参考工具书。如：《新编药物学》是我国目前知名度最高、发行量最大的药品集；《马丁代尔特殊药典》名为药典，实际上不是由国家编印和出版，而是英国皇家药学会编辑、出版的药品集，该书的特点是结合临床，参考文献丰富，知识更新及时。工具书常用的有《英汉化学化工词汇》《英汉医学名词汇编》《中国药品通用名称》《化学名词》等。

即学即练

下列为二级信息的药学文献是（　　）

A. 中国药学文摘　　　　　　B. 药学杂志　　　　　　C. 药物信息手册

D. 中国国家处方集　　　　　E. 中国药典

答案解析

三、药学信息的来源与获取途径

（一）药品说明书

药品说明书（package insert 或 prescription label）是包含药品安全性、有效性的重要科学数据、结论和信息，用以指导安全、合理使用药品。它是由国家药品监督管理部门在药品注册管理过程中审批，并成为法定的文件，是最重要的药学信息，是医生、药师确定和执行用药方案的依据，具有技术上和法律上的意义。药品说明书可以作为药品管理领域一系列法律事实的认定依据，包括判定假药劣药、缺陷药品、虚假药品广告和药品召回对象的认定依据。

《药品说明书和标签管理规定》（国家食品药品监督管理局令第 24 号）于 2006 年 3 月 10 日经国家食品药品监督管理局局务会审议通过，自 2006 年 6 月 1 日起施行。《化学药品和治疗用生物制品说明书规范细则》规定了说明书的具体格式和内容。

药品说明书的内容应包括药品的名称、主要成分、性状、药理毒理、药代动力学、适应证或功能主治、用量、用法、禁忌、药物不良反应和注意事项、特殊人群用药、药物相互作用、规格、生产企业、药品批准文号、产品批号、有效期，中药制剂说明书还应包括全部活性成分或组方中全部中药药味、性状、药理作用、贮藏要求等。注射剂和非处方药还应列出所用全部辅料名称。若含有可能引起严重不良反应的成分或辅料，都应予以说明，且其核准日期和修改日期应当在说明书中醒目标示。药品说明书能提供用药信息，是医务人员、患者了解药品的重要途径。说明书的规范程度与医疗质量密切相关。

知识链接

电子监管码

中国药品电子监管码管理系统是针对药品在生产及流通过程中的状态进行实时监管，实现监管部门及生产企业产品追溯和管理，维护药品生产商及消费者的合法权益。电子监管码是中国政府为每件产品赋予的标识。每件产品的电子监管码唯一，即"一件一码"，好像商品的身份证，简称监管码。目前电子监管码已经从 16 位升级到 20 位，企业准确登记其产品的商品编码后，电子监管码可以建立与商品编码的对应关系，在销售过程中将销售信息传输到监管网数据库中，这些数据信息可供消费者进行真假与质量查询，有助于政府进行执法打假、质量追溯和产品召回管理，便于企业了解市场供求情况、渠道销售情况和涉假信息。

2016 年 7 月 20 日，《药品经营质量管理规范》（以下简称"GSP"）根据《关于修改〈药品经营质量管理规范〉的决定》（国家食品药品监督管理总局令第 28 号）作相应修改并公布。主要修订方向就是取消药品电子监管码，强化药品的可追溯体系建设。原国家食品药品监督管理总局（CFDA）发布《关于进一步完善药品追溯体系的意见（征求意见稿）》。意见稿指出，建立食品药品追溯体系是企业的主体责任，食品、药品企业如不建立追溯体系，将涉嫌违法犯罪。

（二）工具书和专著

工具书和专著在药学信息服务中所提供的药学信息内容比较规范、权威、系统又全面，但是也会存在信息更新比较滞后的问题。

1. 药学信息专著

（1）《中国国家处方集》　2010 年 2 月 7 日，为规范医院用药行为、保障患者用药安全，原卫生部发布了《中国国家处方集（化学药品与生物制品卷）》。它是我国第一部统一的国家级权威性的处方集，它既是合理用药的指导性文件，也是实施国家药物政策的重要文件。其参照《英国国家处方集》和《世界卫生组织示范处方集》，结合我国实际疾病治疗情况，按疾病系统分为 20 章，采取"以病带药"的编写模式，收录药物 1336 种，以优先使用基本药物为选用原则，针对临床上 20 个治疗系统中常见、多发和以药物治疗为主的 199 种疾病，提出了用药原则和具体药物治疗方案，并详细列举了每个病种的症状和治疗策略及药物适应证、禁忌证、不良反应、合理用药提示等。针对儿童，还发布了《中国国家处方集（化学药品与生物制品卷·儿童版）》。

（2）《国家基本药物处方集》 国家基本药物政策是新医改重要方案中的重要政策，其在药品使用、生产和销售等环节均将起到非常重要的作用。《国家基本药物处方集》（化学药品和生物制品）（2018 年版）分为总论和各论两部分。总论部分包括合理用药概述、药物不良反应概述与监测、药物的体内过程、影响药物作用的因素、特殊人群的用药、肝肾功能不全患者的用药等内容；各论部分的各章节分述各器官系统常见病、多发病的选药、用药，首先根据各类药物在作用机制或临床应用方面的共性进行提纲挈领地叙述，再按药物品种分项进行系统论述，包括药品通用名称（中文、英文）、药理作用、适应证、用法和用量、禁忌证、不良反应、注意事项、药物相互作用、剂型和规格、贮存等项目。对涉及儿童用药的剂型，在"用法和用量"部分专项列出。本书对于临床药物治疗学实践具有重要的指导意义。

（3）《中华人民共和国药典临床用药须知》 由国家药典委员会编写，分为化学药和生物制品卷、中药饮片卷和中药成方制剂卷。主要收载药品的适应证、药理、不良反应、禁忌证、注意事项、药物相互作用、给药说明、用法与用量、制剂与规格等项目。其收集药品品种众多，信息广博，内容科学、翔实，论述严谨、有序，具有较强的实用性和较高的权威性，是一部密切结合临床实际、反映目前我国用药水平的学术性著作，也是广大临床医务工作者案头必备的工具书。

（4）《新编药物学》 该书已出版 60 余年，现在是第 18 版。在"准（确）、新（颖）、实（用）、全（面）"这一编写方针的指导下，紧跟医药学科的发展并不断满足临床医师和药学工作者的需要，以安全合理使用药物为重点，为读者提供了丰富的医药学知识。现行最新版本在药物品种方面推陈出新，补充国内批准上市的新品种，淘汰临床实践中确已不用的品种；在编写内容方面注重循证，参考国家批准的药品说明书，并符合国家临床诊疗指南和临床路径中的有关药物治疗内容；加强特殊用药人群的安全用药资料，尤其是儿童用法、用量相关内容；强化药物相互作用的准确性和实用性；加强药物分类的严谨性和各类别中各个药物品种的科学排序。该书不断地发展提高和修订再版，为我国的医药卫生事业做出了应有的贡献。

（5）《马丁代尔药物大典》 由英国皇家药学会汇集全球成千上万名医药学专家智慧精华，造就经典之作，容纳海量信息，全书逾 1000 万字，收录 5500 余种药物专论、128000 种制剂、40700 篇参考文献，涉及 660 余种疾病。用药数据经全球临床用药实践检验及反馈，值得信赖。为临床医师、药师提供最前沿、最准确的全球用药资讯；数据库中随时收入全球临床用药信息变化，并及时更新；医药紧密结合，每一章先介绍疾病，再介绍药物，可谓"医中有药、药中有医"；编排新颖独特，有利于快速检索各种信息。

除以上专著外，还有《美国医院处方集服务：药物信息》《药物事实与比较》《医师案头参考》《美国药典药物信息》《英国国家处方集》《药物信息手册》《药物不良反应》《梅氏药物副作用》《最新 450种中西药物注射剂配伍禁忌应用检索表》《注射药物手册》《药物相互作用的分析与处理》《妊娠期和哺乳期用药》《治疗学的药理学基础》《药物治疗学：病理生理学的方法》等。

2. 药典

（1）《中华人民共和国药典》（2020 年版） 主要分为四部出版。即一部为中药，二部为化学药，三部为生物制品，四部为通则和药用辅料。现行最新版本共收载品种 5911 种；其中，新增 319 种，修订 3177 种，不再收载 10 种，品种调整合并 4 种。一部中药收载 2711 种，其中新增 117 种、修订 452种；二部化学药收载 2712 种，其中新增 117 种、修订 2387 种。《中华人民共和国药典》（2020 年版）

持续完善了以凡例为基本要求、通则为总体规定、指导原则为技术引导、品种正文为具体要求的药典架构，不断健全以《中华人民共和国药典》为核心的国家药品标准体系。贯彻药品全生命周期的管理理念，强化药品研发、生产、流通、使用等全过程的质量控制。

（2）《美国药典》/《美国药典－国家处方集》　由美国政府所属的美国药典委员会编辑、出版，是美国政府对药品质量标准和检定方法进行的技术规定，也是药品生产、使用、管理、检验的法律依据。美国药典正文药品名录分别按法定药名字母顺序排列，各药品条目大都列有药名、结构式、分子式、CAS 登记号、成分和含量说明、包装和贮藏规格、鉴定方法、干燥失重、炽灼残渣、检测方法等常规项目，正文之后还有对各种药品进行测试的方法和要求的通用章节及对各种药物的一般要求的通则。可根据书后所附的《美国药典》（USP）和《国家处方集》（NF）的联合索引查阅本书。

（3）《英国药典》　由英国药品委员会编辑、出版，是英国卫生和社会安全部颁布施行的英国国家药品标准。《英国药典》于 1864 年首版，最新版本为 2021 版，印刷版共 6 卷。书后附药典所有内容的关键词供索引。《英国药典》在世界各国药典中享有一定信誉，如在国际贸易中，一些贸易机构和贸易商常以《英国药典》标准签订合同，作为药品质量检验的依据。

此外，常用的药典还有《欧洲药典》《日本药典》以及《国际药典》等。

3. 医学信息工具书和专著

（1）《实用内科学》　全书分上、下册，共 24 篇。内容覆盖内科学的各个学科、专业，与传统教科书相比，内容更加丰富；而和某一专科的医学专著相比，则更侧重于实用。主要包括各种内科疾病和临床综合征的诊断方法、诊断标准和成熟的治疗方法，对各病种有关病因、发病机制、诊断和治疗方面的新发展。其主要从临床实际出发（而不是从基础医学角度）进行深入的论述。本书内容丰富、图文并茂、涉及面广、实用便利、编辑严谨，每四年修订出版一次，以保持其内容能够及时反映国内外进展，保持先进性。

（2）《西塞尔内科学》　是一部世界医学经典名著，被各国医学界誉为"内科学标准参考书"。该书汇集世界医学研究的最新理论和最新技术，详细介绍了内科各种疾病的概念、发病机制、病理生理学、临床表现、诊断和治疗，充分反映了国际内科学研究的最新成就和最高水平。

此外，常用的医学信息工具书和专著还有《哈里逊内科学原理》《默克诊疗手册》等。

（三）期刊

1. 常用的中文药学期刊　很多药学类中文期刊以各种形式收载原始文献和数据资料，这些资料数量大、品种多，但各有侧重。如《中国医院药学杂志》主要记载医院药学、临床合理用药等方面的数据资料；《中国新药杂志》跟踪报道我国新药开发研究与应用方面的最新成果，宣传新药政策法规等；《药学服务与研究》则收录临床上有关合理用药、用药咨询、不良反应等方面的数据资料；《中国药理学报》主要以报道最新药理学研究数据资料为主；《中国中药杂志》则主要以报道中药方面的研究数据资料为主。总之，国内中文期刊数量大，在药学信息服务中起着关键性的作用。

2. 常用的英文药学期刊　国外的英文药学期刊种类多，记载数据质量高，主要包括药理学、药物治疗学、药事管理、药物利用评价、药师继续教育等方面的研究数据资料。有些期刊还包括病例报道、研究综述、调查研究等。常见的英文药学期刊主要有《Pharmacotherapy》《Biomedicine & Pharmacotherapy》《Expert Opinion on Pharmacotherapy》《Psychopharmacology》《Neuropharmacology》《Neuropsychopharmacology》《Biochemical Pharmacology》《Alimentary Pharmacology & Therapeutics》《Clinical and Experimental Pharmacology and Physiology》等。

（四）网络药学信息资源

1. 数据库和软件　在原卫生部合理用药专家委员会、国家药典委员会、原国家食品药品监督管理局信息中心、药品审评中心、中国医师协会和中国执业药师协会的支持下，四川美康医药软件研究开发有限公司开发了具有处方审查功能的合理用药监测系统（PASS）、集成国内外权威临床信息的合理用药信息支持系统（MCDEX）和上市药品标准化基础数据库信息系统（CDD）等医药信息化产品，这些数据库中涵盖了国内外药品的基本信息、药品说明书、药物相互作用、药学专论、注射剂配伍等信息，为医疗卫生专业人员实现对医药信息的有效掌握和利用、预防用药差错提供了一系列重要的技术手段；此外还有上海大通公司的《合理用药咨询软件》。医院购买后将这些系统或软件嵌入到医院的 HIS（信息管理）系统，一旦发现处方或医嘱中有用药不合理之处即会报警提示，从而减少药物不良事件的发生。

除以上数据库软件以外，还有一些医药文献数据库可提供药学信息。如国家科技图书文献中心网络资源、CNKI 全文数据库、万方数据库、维普科技期刊数据库、中文科技期刊数据库、Embase 数据库、Pubmed/Medline 数据库、CA 数据库、Springer Link 数据库、OVID 全文数据库等。这些国内外数据库记载大量药学相关信息供临床医生和药师查阅。

2. 互联网站　通过网络搜索引擎、药学信息资源整合与利用药学数据库和药学信息资源网站，将这些信息进行有效的组织、整理，建立资料库，能够使大家方便、及时地掌握和查询网上最新的专业学术信息。互联网上有着非常丰富的药学信息资源，专业网站与普通公共搜索引擎相比，专业性和可信度都较高，且日益成为我国药学领域广大科研、教学人员获取学术信息的重要渠道。

📱 知识链接

常用药学信息网站

1. 中华人民共和国国家卫生健康委员会	http：//www. nhc. gov. cn/
2. 国家药品监督管理局	https：// www. nmpa. gov. cn/
3. 国家中医药管理局	http：//www. satcm. gov. cn/
4. 中国食品药品检定研究院	https：//www. nifdc. org. cn/nifdc/
5. 美国食品药品管理局	https：//www. fda. gov/
6. 美国国立卫生研究院	https：//www. nih. gov/
7. 欧盟药监局	https：//www. ema. europa. eu/
8. 中华医学会	https：//www. cma. org. cn/
9. 中国药学会	https：//www. cpa. org. cn/
10. 美国糖尿病学会	https：//www. diabetes. org/
11. 美国癌症学会	https：//www. cancer. org/
12. 365 心血管网	http：//www. 365heart. com/
13. 好医生网	https：//www. haoyisheng. com/

3. 微信公众号　随着智能手机的普及，手机阅读已成为公众获取信息的主要方式之一，丰富多样的微信公众号提供了大量的药学信息。

（五）治疗指南

临床治疗指南是指将临床经验与文献证据整合起来，为临床医生提供临床诊断和治疗的详细方案。其主要形成相对标准化的详细诊治流程，能够体现本领域的最佳研究和诊疗现状，指导并规范临床医生的诊断和治疗，故临床治疗指南目前已成为临床医生和临床药师极其欢迎的使用工具之一。比如《临床诊疗指南·肠外肠内营养学分册》《中草药相关肝损伤临床诊疗指南》《临床诊疗指南·神经病学分册》《临床诊疗指南·小儿内科分册》《性病临床诊疗指南》《中医临床诊疗指南》等。

四、药学信息的收集、整理与评价

（一）药学信息的收集

药学信息种类繁多，药师主要通过以下几种方式来收集与获取药学信息：第一，专业期刊是药学信息的源泉，其采用各种方式来储存药学信息；第二，利用计算机建立咨询服务系统，为临床解决实际问题储存信息；第三，学术会议、继续教育讲座也是获取药学信息的途径；第四，在临床工作中，药师与医师、护士学习交流获取药学信息。

（二）药学信息的整理与评价

药学信息的处理必须经过五个循环往复阶段，即信息寻找阶段、信息收集阶段、信息整理阶段、信息再生阶段和再生信息传递阶段。对于传统的信息资料管理方法主要有卡片式摘录、笔记本式摘录、剪辑式摘录；对于药学信息资料的计算机管理，一般利用 Word、Excel、Access 等电脑软件处理文献目录信息和期刊目次信息，但需注意电脑的管理，防止文件丢失；还可利用文献信息管理系统进行药学信息管理，此系统可帮助用户处理所汇集的各种期刊、工具书等目录信息，使用者可通过输入如关键词、作者、标题等字段进行检索，还可进行排序、增删记录等操作。

药学信息评价是指利用科学、系统的方法对检索到的药学信息进行客观、合理的分析评价，精选出有专业证据的高质量信息，指导临床合理用药。药师要根据一、二、三级药学信息的特点来进行专业的评价。

1. 一级信息的评价　一级信息具有以下三方面的优点：①所提供的信息比二级和三级信息的内容更新；②使用一级信息可以看到有关研究的具体细节，如实验设计方法、研究对象的一般资料和对数据的统计分析，以及对研究结果可靠性的评估；③读者可以自己对文献进行评价，不受他人观点的影响。同时，它也存在一些缺点，即如果是单一临床试验得到的信息，其结果或结论有可能是错误的，可能会误导读者；要求读者具有对药学或医学文献进行评价的专业能力；由于是原始文献，故阅读大量的一级文献需要花费较长时间。

对一级信息的评价是药师必须掌握的专业技能，也是药师在药学信息服务实践活动中向医务人员或患者提供客观、准确信息的保证。药师需要对药物治疗研究论文的前言、材料与方法、研究结果、讨论和结论部分进行评价，尤其是研究结果、结论部分更需重点评价。

2. 二级信息的评价　二级信息具备两方面优点：①读者利用索引或文摘服务可以很方便地对想要的一级文献的信息、数据和文章进行筛选；②对于查询的药学信息可以提供丰富的内容供读者参考。其缺点是：①每一个索引或文摘服务所提供数据库中的杂志与期刊量都是有限的，故要想获得更全面的信息，只使用一个检索工具是不够的；②由于从文章的发表到建立引文索引需要一定时间，故会影响到最新信息的检索服务；③文摘是对原始文献的概括，文摘提供的信息不够全面甚至会存在错误，这些都需要药师查阅和评价原文。因此，药师要根据所使用的索引数据库的特点，充分利用检索工具进行文献检索，并利用专业知识分析评价文献。

3. 三级信息的评价 三级信息具备三方面优点：①对一个具体问题提供的信息简明扼要；②所涉及内容广泛，使用方便；③有的还能提供疾病与药物治疗的基础知识。其缺点则是，由于编写书籍时间长，故教科书中所提供的内容并不一定是该领域最新内容，仍需从其他途径获得更新或补充信息；作者为编写书籍所准备的资料可能不够充分，或由于篇幅限制，导致书中有些内容的论述不够全面细致；作者可能对一级信息和二级信息的理解存在错误、偏倚，这样就会造成作者转录的数据有误。故读者查阅三级信息资源时，需要利用书中列出的参考文献，自己去验证内容的真实性和准确性。

鉴于此，需要从以下五个方面来考虑对三级信息的评价：作者是否为该领域的专家；查看出版日期，判断提供的内容是否相对前沿；所附参考文献是否支持所提供的信息内容；是否提供相关信息的引文或链接；信息内容有无偏倚或较明显的错误。

任务二　药学信息服务

药学信息服务（drug information service）或称药学信息活动，是指所有涉及药学信息的活动，即药师进行的药学信息的收集、整理、评价、传递、提供和利用等工作。

一、药学信息服务的方式

药学信息服务的具体工作内容包括：药学信息的收集；药学信息的整理和保存；建立和维护医院药品处方集；收集并汇总上报药物不良反应报告；提供药学信息的培训教育工作；开展药学信息服务的研究工作等。同时，药学信息服务主要通过以下几种方式得以体现。

1. 编写文字资料 通过编写药学信息的文字资料，是药学信息传递的重要方法，其主要的形式有医院处方集、药讯、新药介绍、黑板报等。

2. 提供咨询服务 药师主要向医生、护士、患者及其家属、公众等提供药学咨询服务。咨询服务的内容主要有药品的用法与用量、药代动力学、不良反应、药物相互作用、药物疗法、治疗效果以及药品鉴别等。药师应该从患者的肝功能、肾功能、联用药物等方面进行考虑，利用工具书、专著等参考书以及参考文献，提炼、归纳并总结药学咨询结果，最终填写药学咨询表。

3. 药师参与临床药物治疗活动 2016年原卫生和计划生育委员会《医疗机构药事管理规定》明确提出：临床药学工作应面向患者，在临床诊疗活动中实行医药结合，逐步建立临床药师制度。药师在协助制订更加合理的用药方案时，应更多注意防范潜在的药物不良反应。临床药师通过病区查房，以患者主诉的不适、异常实验室指标为依据，分析患者疾病史、用药史与目前用药品种、用法、用量，通过收集药学信息来分析可能发生的药源性不良反应。此外，药师运用掌握的药学信息，以患者易理解的语言和方式，向其讲解用药知识、用药后果、注意事项等，进一步提高患者的用药依从性。

4. 提供辅助工具服务 医院信息系统（hospital information system，HIS）是指应用计算机和网络通信设备与技术，为医院及其所属各部门提供患者医疗以及药品信息、财务核算、行政管理和决策分析等统计信息的计算机应用软件系统，已成为现代化医院必不可少的基础设施与技术支撑环境。医院药学信息系统的建设，可以将药物治疗信息咨询系统和实时处方审查系统，以及电子药历系统等第三方软件嵌入网络，实现处方的实时审查、药物相互作用审查、药物过敏史审查、剂量审查、重复用药审查、禁忌证审查、药物配伍禁忌审查、药物不良反应自动监测、特殊人群用药审查以及药物使用情况动态监测等功能。还可在局域网上建立主页，发布电子药讯、新药介绍、合理用药、医院药事动态等栏目，医护人员既可上网浏览、查询药学信息，也可在网上进行药物不良反应报告的填写、特殊药品使用申请审批等；临床药师可通过建立 BBS 论坛与微信公众号平台，开展在线药物咨询，方便医生、药师、护士之间的信息交流。

5. 其他方式 还可利用传统大众媒介如报纸、电视、广播传播药学信息；医院可利用宣传栏、电子屏幕设置药物知识宣传栏发布药学信息；在社区可以利用派发传单、上门服务、举办药学知识讲座等进行用药咨询、药物不良反应的收集和咨询工作。

> ### 岗位情景模拟
>
> **情景描述** 患者，男，4 岁，因"过敏性鼻炎"至门诊。医师开具"西替利嗪滴剂 5 滴，qd，口服"。次日家长咨询药师，诉患儿用药后哭闹，表示鼻子难受。经详细询问发现，患儿家长误以为西替利嗪滴剂是滴鼻治疗鼻炎的，出现给药途径错误，导致患儿出现不适。
>
> **讨　　论** 1. 如何避免类似事件的发生？
>
> 　　　　　 2. 药师是否应该制作用药宣传手册，并发放给患者？
>
> 答案解析

二、药学信息服务的发展现状

美国是世界上最早开展药学信息服务的国家之一。美国的药学信息服务是自 20 世纪中期提出并发展起来的。1959 年，美国医院药师协会（American Society of Health – System Pharmacists，ASHP）出版了《美国医院处方药物信息》，帮助药师在药物治疗中为医生提供准确的药学信息。1962 年，美国肯塔基大学医疗中心创建了世界上第一个药物信息中心（drug information center），该药物信息中心的建立被视作药学信息服务的里程碑。英国也是世界上较早提出并开展药学信息服务的国家。1970 年，英国成立了药学信息中心；1976 年，建立了国家药学信息网。

与欧美发达国家相比，我国的药学信息服务工作开展的较晚些。药学信息服务工作的主要目的是保证患者的用药安全、有效和经济。原卫生部制定的《医院药剂工作条例》《医疗机构药事管理暂行规定》和医院等级评定的相关文件中均要求医院建立药学情报室，提供药学信息服务。《处方管理办法》中也对药师的药学服务职责做出明确的规定："药师应当按照操作规程调剂处方药品，应当对处方用药适宜性进行审核"。国家还在各省市、各地区建立了医药情报所等机构来提供药学信息。药学信息学是药学情报学的新称谓，在互联网时代，药学信息学迅速发展，信息的传播与交互让药学服务迅速发展，工作效率也迅速提高。但是，我国以患者为中心的药学服务工作还处于发展阶段，药学信息服务工作尚处于起步阶段，主要在一些大型综合医院中开展。目前，有关药学信息服务工作应具备的条件、标准、内容、模式等还没有形成相应规范，仍在探索发展过程。

针对医院药学信息服务而言，以现有的 HIS 系统为基础，构建药学信息服务咨询系统、临床药物医疗决策（或称临床处方设计）系统、实时处方审查（或称临床处方分析）系统、电子药历系统、抗生素合理应用监控系统、电脑控制给药系统、药学保健系统、药物不良反应监测系统等。总之，随着医疗体制改革的进一步深化，医药分家制度和医疗保险制度的进一步实施，药学信息服务将会有更远大的市场需求和更广阔的发展空间。

三、药学信息服务的质量要求

药学信息服务在实施过程中对其质量提出一定要求，即需要具备可靠性、针对性、及时性、系统性和公开性。

1. 可靠性　药学信息服务是全程化药学服务的精髓，是医院药学存在和发展的根本。通过提供药学信息服务，消除医护人员和患者用药过程中的情报信息障碍，是药师的基本责任。因此，药师必须要以高度的责任感，通过查阅文献、工具书以及利用专业知识，确保所提供的用药信息内容准确可靠。

2. 针对性　药学信息服务应该具有针对性。由于医生主要关注药物的疗效，护士关注用药的配伍禁忌，而药师应该有针对性地关注药物不良反应、药物相互作用、疗效等信息，在回答咨询时要注重实用性。

3. 及时性　药学信息的及时性实际上是药学信息服务存在的理由所在，是药学信息的基本要求。考察信息的及时性主要是查看信息的出版和报告时间，特别是那些定期修订出版的信息资源值得信赖，可提供最新的药学信息。此外，网络药学信息具备及时性，从速度上看，基本与广播、电视、报纸同步，又能兼有期刊可重复阅读的特点；与报纸比，网站又具有可大容量累积和分类保存的优点。特别是一些政策法规、药学新闻，网站信息往往独具优势。

4. 系统性　药学信息服务的内容要具有系统性，其主要是针对不同的信息资源评价。例如，药物手册所收载的药品品种的数量就是观察其系统性的指标，品种越多，系统性越好。不同的信息资源，观察系统性的指标不一样，有些是信息资源所收载或可查询的期刊、杂志数量的多少，有些是病种的多少等。循证医学的 Meta 分析法对评价信息的质量也很有帮助。

5. 公开性　药学信息服务的宗旨是面向医生、护士、患者和公众提供药学信息。药物相关信息如新药专利、科研成果以及应用报告等都是公开报道，在互联网时代，很多都是无偿公开查阅，因为可以依靠广告，而不是依靠查询者交费，这已成为一些网站的收入模式。互联网使我们能通过 FDA 药品信息公开制度的实施，了解美国 FDA 针对某药进行辩论的会议记录、审批报告及批复结果，甚至官员签名。

目标检测

答案解析

一、A 型选择题

1. 下列资料中属于一级信息的是（　　）

　　A. 杂志　　　　　　　B. 药典　　　　　　　C. 摘要

　　D. 参考书　　　　　　E. 数据库

2. 下列药物信息资源中，归属一级信息资源的是（　　）

　　A. 新编药物学　　　　　　　　　B. 中国药学杂志

　　C. 中国药学文摘　　　　　　　　D. 中国药学年鉴

　　E. 中国药典临床用药须知

3. 二级信息的优点叙述，最正确的是（　　）

    A. 读者能自己评价信息，免受他人观点影响

    B. 有的还能提供疾病与药物治疗的基本知识

    C. 对一个具体问题提供的信息简明扼要

    D. 读者利用索引或文摘服务可以很方便地对想要的一级文献的信息、数据和文章进行筛选

    E. 所提供的信息最新

4. 《中国药典》属于几级信息（　　）

    A. 一级　　　　　　　B. 二级　　　　　　　C. 三级

    D. 四级　　　　　　　E. 五级

5. 关于《中国国家处方集》性质的阐述，正确的是（　　）

    A. 我国第一部统一的权威性的文献集

    B. "以药带病"的处方集

    C. 国家级权威性的专业指导文献

    D. 是国务院药品监督管理部门颁布的国家药品标准

    E. 是国家规范处方行为和指导临床合理用药的指导性文件

6. 在临床用药实践中，使用最为广泛的药学信息资源是（　　）

    A. 一级信息　　　　　B. 二级信息　　　　　C. 三级信息

    D. 专业期刊　　　　　E. 学术会议论文集

7. 有关三级信息特点的叙述中，最正确的是（　　）

    A. 很方便地对所需要的一级信息资料进行筛选

    B. 能看到研究细节如实验设计、数据处理等

    C. 提供的信息最新

    D. 内容广泛、使用方便

    E. 读者可以对文献进行评价

8. 以下所列项目中，不属于评价二级信息标准的是（　　）

    A. 检索路径多少及费用

    B. 索引的完备程度

    C. 出版或更新的频率

    D. 提供的信息内容是否有参考文献的支持

    E. 收载杂志的数量、专业种类

二、X型选择题

9. 药学信息中属于二级信息的包括（　　）

    A. 《药典》　　　　　B. 《新编药物学》　　　C. 《药物不良反应》

    D. 《医学索引》　　　E. 《医学文摘》

10. 对三级信息的评价可以从以下哪几个方面来考虑（　　）

    A. 作者是否为该领域的专家

    B. 提供的内容是否相对前沿

    C. 提供的信息内容是否有参考文献的支持

D. 信息中是否有相应的引文或链接

E. 信息内容有无偏倚或明显的差错

书网融合……

知识回顾　　　　微课　　　　习题

（姚晓敏）

PPT

学习引导

随着《中华人民共和国基本医疗卫生与健康促进法》的颁布实施，国家将健康教育纳入国民教育体系。作为新时代的药师，如何做好药学服务？用药教育就是我们最好的切入点。那么何谓用药咨询与健康教育呢？二者之间有什么联系呢？作为药师应该如何开展用药教育？面对不同人群，用药教育的策略及技巧应该如何有针对性地实施？

本项目主要介绍用药咨询与健康教育的概念、内容和模式，用药依从性和用药指导的内容，用药教育的方法和技巧。

学习目标

1. **掌握** 用药咨询的内容及模式；面对不同咨询对象的注意事项；用药依从性的概念及意义、药品服用的适宜时间、各种剂型的正确使用。
2. **熟悉** 健康教育的模式；用药咨询的对象及咨询内容；饮水、饮食及吸烟对药物疗效的影响。
3. **了解** 健康教育的传播要素；用药咨询的由来；产生用药依从性差的主要原因及其评价方法。

任务一 用药咨询

一、概述

（一）用药咨询的发展现状

用药咨询是药师利用药学专业知识和工具向患者及其家属、医务人员以及社会公众提供药学信息，宣传合理用药知识，交流用药相关问题的过程。以提高药物治疗的安全性、有效性、经济性和依从性。

用药咨询是药学服务的具体表现形式之一，在临床药学的基础上发展而来。随着医疗体制改革的不断深入，药师的职责已发生了翻天覆地的变化。药师从"以药物为中心"转变为"以患者为中心"，从"以保障药品供应为中心"转变为"在保障药品供应的基础上，以重点加强药学专业技术服务、参与临床用药为中心"。促进药学工作更加贴近临床、贴近社会，努力提供优质、安全、人性化的药学专业技术服务。

（二）用药咨询的对象

用药咨询的范围非常广泛，与"药"有关的人员都是用药咨询的对象。用药咨询的对象包括患者、医师、护士、社会公众。不同的对象，其需要了解的药品相关知识也会有所差异。药师不仅要对患者的用药剂量与疗程、药物的选择、药物不良反应及相互作用等进行全面分析，还要关注患者的心理、行为、环境、经济、生活方式、职业等影响药物治疗的各种自身或社会因素可能对康复或用药疗效产生的影响。

（三）用药咨询需要掌握的技能

1. 医药学基础知识 扎实的医药学基础知识是用药咨询的基础。面对丰富多样的问题，药师必须具备相关学科的基础知识。所涉及的学科十分广泛，包括生理学、生物化学、病理生理学、微生物学、天然药物化学、药剂学、药理学、药物化学、药动学、药物治疗学等。将这些学科的理论知识融会贯通，才能全面分析患者存在的问题并给予准确的解答。

2. 沟通技巧 建立相互理解、信任和支持的融洽医患关系是良好用药咨询的基础，而患者和药师等多方面因素都会影响药患关系的建立。多数患者因缺乏医疗常识，使其在沟通与理解方面存在障碍；病态的生理状况（如存在认知障碍）导致交流障碍等也会影响药患关系的建立。同时，作为药师，有时因为工作繁忙会导致对患者的耐心不足，这也会在很大程度上影响咨询的质量。养成良好的咨询习惯是顺利开展用药咨询的关键。用药咨询时应注意以下几点。

（1）在咨询过程中应有耐心，不要轻易打断患者的说话。

（2）在咨询过程中注意非语言形式的交流，如适时地点头、微笑并赋予手势等。

（3）站在患者的角度考虑问题，设身处地为患者着想，真正地解决患者的问题。

（4）在咨询过程中进行详细记录非常重要，不仅要记录患者的基本情况和问题，避免对患者的病情及问题有所遗漏；还要对咨询内容进行分析整理，及时总结回顾，以不断提高应答的能力。

（5）适时做出回应，体现对患者的尊重，及时整理思路，回答患者的咨询。

3. 文献查阅能力 用药咨询过程中经常会遇到一些暂时解决不了的问题，需要检索文献。通过文献的查阅可以了解国内、外对于某一领域研究的最新进展，从而为药师进行咨询应答提供循证支持。除了具备文献检索的能力以外，对于文献评价以及分析整理的能力也应该具备。

4. 投诉应对能力 医疗知识的不对等使医患关系成为社会普遍关注的问题之一。药师作为医生和患者之间的桥梁，可以在调解医患关系方面起到关键作用。用药咨询是药师面向患者的窗口，投诉应对能力在现阶段更显得尤为重要。如何化解患者对医疗工作的不满情绪，通过沟通帮助患者了解药品及其应用，建立更好的信任关系，是药师在用药咨询的过程中应该掌握的基本技能。

二、患者用药咨询

医药领域是专业性非常强的特殊领域，绝大多数患者不可能掌握较全面的医学或药学知识，药师作为药学专业技术人员，应利用自己掌握的专业知识指导患者用药，最大程度地提高患者的药物治疗效果与用药依从性，保证用药安全、有效。

（一）咨询环境

用药咨询应选择在紧邻门诊药房或药店大堂、环境舒适、适当隐秘的地方，并有明确的标志。配备药学、医学的参考资料、书籍以及面向患者发放的用药教育宣传资料。有条件的可以配备装有数据库的计算机及打印机，可当场打印患者所需的文件。

（二）咨询方式

对于咨询服务药师来说，咨询方式分为主动方式和被动方式。药师应该主动向患者讲授安全用药知识，向患者发放一些合理用药宣传材料或通过互联网向大众宣传促进健康的科普知识。另外，药师日常接待的咨询内容以被动咨询居多，往往采用面对面的方式和借助其他通信工具，比如电话、网络或信函询问等。由于患者的情况各异，涉及专业角度也不同，希望了解问题的深度也各不相同。因此，药师在接受咨询时需要尽量了解全面的信息，应首先问清患者希望咨询的问题，还可通过开放式提问的方式了解患者更多的背景资料，以便从中判断患者既往用药是否正确，存在哪些问题，然后告之其正确的用药信息。

（三）咨询内容

1. 药品名称　包括通用名、商品名、别名。

2. 适应证　药品适应证与患者病情相对应。

3. 用药方法　包括口服药品的正确服用方法、服用时间和用药前的特殊提示，栓剂、滴眼剂、气雾剂等外用剂型的正确使用方法；缓释制剂、控释制剂、肠溶制剂等特殊剂型的用法与注意事项；如何避免漏服药物以及漏服后的补救方法。

4. 用药剂量　包括首次剂量、维持剂量；每日用药次数、间隔；疗程。

5. 用药疗效　服药后预计疗效及起效时间、维持时间。

6. 不良反应　药物不良反应与药物相互作用。

7. 替代药物　替代药物或其他疗法。

8. 药品贮存　药品的鉴定辨识、贮存和有效期。

9. 药品价格　药品价格、药品的报销方式，是否进入医疗保险报销目录等。

（四）药师应主动向患者提供咨询的情况

1. 患者同时使用2种或2种以上含同一成分的药品时；或合并用药较多时。

2. 当患者用药后出现不良反应时；或既往有同种或同类药物不良反应史。

3. 当患者用药依从性不好时；或患者认为疗效不理想或当前剂量不足以有效时。

4. 如病情需要，处方中药品超适应证、剂量超过规定剂量时（需医师、药师双签字确认）；处方中用法、用量与说明书不一致时。

5. 患者正在使用的药物中有配伍禁忌或配伍不当时（如有明显配伍禁忌，应第一时间联系医师，以避免纠纷的发生）。

6. 需要进行血药浓度监测（TDM）和药物基因监测的患者。

7. 近期药品说明书有修改（如商品名、适应证、禁忌证、剂量、有效期、贮存条件、药物不良反应的修订与更新）。

8. 患者所用药品近期发现严重或罕见的不良反应。

9. 使用麻醉药品、精神药品的患者；或应用特殊药物（抗生素、抗真菌药、抗凝药、抗肿瘤药、双膦酸盐、镇静催眠药、抗精神病药等）与特殊剂型（缓释和控释制剂、透皮制剂、吸入制剂）者。

10. 当同一种药品有多种适应证或用法、用量复杂时。

11. 药品被重新分装，而包装的标识物不清晰时。

12. 使用需特殊贮存条件的药品时；或使用临近有效期的药品时。

（五）需要特别关注的问题

1. 提供个体化咨询服务 药师向患者提供咨询服务活动中，要注意到患者对信息内容及解释的需求存在种族、文化背景、性别及年龄的差异，应采用适宜的方式与方法，并注意尊重患者的个人意愿。

2. 对特殊人群需注意的问题 老年人的记忆力减退，视力、听力和用药依从性差，认知能力下降，因此向他们做解释时语速宜慢，应反复交代药品的用法和禁忌证直至患者听懂；还可以适当采用文字、图片形式以方便他们理解和记忆；有条件者可配备分剂量药盒，并叮嘱老年患者亲属或看护人员督促老年人按时、按量服用。对于女性咨询患者，还要注意问询是否已经怀孕或有否准备怀孕的打算，是否正在哺乳，这些都是需要在解答问题中应特别注意的地方。患者的疾病状况也是不能忽视的问题，如患者有肝、肾功能不全，会影响药物的代谢和排泄，易致药物不良反应的发生甚至中毒。

3. 解释的技巧 对于患者的咨询要采用通俗易懂的语言。

4. 对特殊患者应尽量提供书面的宣传材料 如第一次用药的患者；使用地高辛、茶碱等治疗窗窄药物的患者；用药依从性不好的患者。

5. 尊重患者的意愿，保护患者的隐私 在药学实践工作中，一定要尊重患者的意愿，保护患者的隐私，更不应该将咨询档案等患者的信息资料用于商业目的。

6. 及时回答不拖延 对于患者所咨询的问题，能够给予当即解答的就当即解答。不能当即答复的，或者目前答案尚不十分清楚的问题，不要冒失地回答，要问清对方何时需要答复；待进一步查询相关资料以后尽快给予正确的答复，拖延太久的答案时常会失去它的意义。因此，如何有效利用资源，能够用较少的时间来回答问题，不仅受条件设施的影响，还与药师自身的知识结构和技术素质有关。

三、医师用药咨询

医师的咨询侧重于药物资讯、处方用药配伍禁忌的问题，包括药物的药效学与药动学、治疗方案和药品选择、国内外新药动态、新药临床评价、药物相互作用、药物基因组学和肝细胞色素同工酶系对药物代谢的影响、妊娠期及哺乳期妇女或肝肾功能不全者禁用药品、药物不良反应、药物与化学品的中毒鉴别与解救等信息。药师可着重从以下几个方面向医师提供用药咨询服务。

（一）提高药物治疗效果方面

1. 新药信息 随着药品研发和制药工业的迅猛发展，新药和新剂型不断涌现，带给医师更多的治疗选择，同时也带给他们更多的困惑，加之大量仿制药和"一药多名"现象也使得医师在处方时无所适从。此时，需要给予医师以信息支持，了解新药作用机制、作用靶位、药效学/药动学指标、临床评价等信息，为临床合理使用提供依据。

2. 合理用药信息 特别是在合理使用抗菌药物方面。由于抗菌药物种类多，医师在合理使用方面希望得到药师的信息咨询；特殊人群如肝、肾功能不全患者用药有些需要调整剂量。对不同年龄的小儿用药限制需要关注说明书的警示，并结合患儿年龄和体质调整剂量。

3. 个体化用药指导 目前主要有血药浓度监测和药物基因监测，已从最初的地高辛、万古霉素、抗癫痫药的血药浓度监测扩展到器官移植者的免疫抑制剂（环孢素、吗替麦考酚酯）的监测和抗高血压药、抗肿瘤药等的药物基因监测。通过监测，及时了解每个患者的个体血浆药物水平，规避中毒风险，保证治疗药物的安全、有效，延长患者的存活时间。

（二）降低药物治疗风险方面

1. 药物不良反应　药师在及时发现、整理和上报药物不良反应的同时，尚要搜寻国内外有关药物不良反应的最新进展和报道，并提供给临床医师参考。如抗病毒药阿昔洛韦可致急性肾衰竭、肾功能异常及肾小管损害；利巴韦林可致畸胎、肿瘤和溶血性贫血；人促红细胞生成素可引起纯红细胞再生障碍性贫血；肝素诱发血小板减少症，出现血栓栓塞性并发症。

2. 禁忌证　药师有责任提示医师防范有用药禁忌证的患者，尤其是医师在使用本专业（科室）以外的药物时。如加替沙星对糖尿病患者可能增加其出现低血糖或高血糖症状的隐患，并影响肾功能，故糖尿病患者禁用。坦洛新（坦索罗辛）为高选择性肾上腺素能 α_1 受体阻断剂，其中 α_1 受体又分为 α_{1A}、α_{1B}、α_{1C} 受体亚型，α_{1A} 受体主要分布于前列腺、膀胱颈、尿道平滑肌，而 α_{1B} 主要分布于血管平滑肌；坦洛新主要选择性阻断泌尿道平滑肌上的 α_{1A} 受体，可改善尿频、排尿困难等症状，并可减少残尿量，主要用于治疗良性前列腺增生症，而非降压，因此不能作为抗高血压药应用，尤其是女性。

3. 药物相互作用　抗抑郁药氟西汀、帕罗西汀若与单胺氧化酶抑制剂（包括呋喃唑酮、异烟肼、吗氯贝胺、帕吉林、司来吉兰等）合用，易引起 5 - 羟色胺综合征，出现高热、兴奋、意识障碍、癫痫发作、肌震颤、高血压危象，甚至死亡，两类药物替代治疗时应至少间隔 14 日。羟甲戊二酰辅酶 A 还原酶抑制剂（他汀类）在治疗剂量下与 CYP3A4 抑制剂如环孢素、伊曲康唑、酮康唑、克拉霉素、罗红霉素等合用能显著增高他汀类的血药浓度水平；尤其不宜与吉非罗齐、烟酸合用，可能出现致死性横纹肌溶解症；因此，其初始剂量宜小，并将其可致肌病的危险性告之患者，叮嘱他们及时报告所发生的肌痛或肌无力，并定期监测氨基转移酶（AST、ALT）和肌酸激酶（CK）水平。

（三）医师用药咨询注意事项

1. 专业性与时效性　药师作为医疗团队中合理用药的保障者，应该提供及时、准确的药品信息。面对医师的咨询时，回答所涉及的信息知识点及其用词必须专业准确；医学是一门实践学科，信息化社会使得医疗技术的更新十分迅速，医师对于最新的药品信息需求十分迫切，因此药师在回答医师咨询的过程中，提供具有时效性的信息是十分必要的。

2. 整理与归纳的重要性　目前我国患者量巨大，特殊情况层出不穷，这需要药师在回答医师咨询问题的同时，应尽可能地整理与归纳、搜集并查找最新资料，并对资料进行评价，用最简洁的语言呈现出最全面的信息，帮助临床医生以最少的时间，高效了解药学信息。

四、护士用药咨询

鉴于护理工作在于执行医嘱、实施药物治疗（注射给药和口服用药），需要更多地获得有关口服药物剂量、用法，注射药物配制溶剂、稀释容积与浓度、静滴速度、输液药物的稳定性和配伍禁忌等信息。

（一）药物的适宜溶剂

1. 不宜选用氯化钠注射液溶解的药物　①多烯磷脂酰胆碱注射液不宜选用氯化钠注射液溶解，以免出现浑浊。②奥沙利铂与氯化钠注射液生成二氯二氨铂，使疗效降低。③两性霉素 B 应用氯化钠注射液溶解可析出沉淀。④红霉素静滴时若以氯化钠或含盐类的注射液溶解，可形成溶解度较小的红霉素盐酸盐，产生胶状不溶物，使溶液出现白色浑浊或结块沉淀；故配制时应先将红霉素溶解于灭菌注射用水 $6 \sim 12ml$ 中，再稀释于 5% 或 10% 葡萄糖注射液中。此外，红霉素在酸性溶剂中破坏而致疗效降低；故其一般不宜与低 pH 的葡萄糖注射液配伍，可在 5% ~ 10% 葡萄糖注射液中添加维生素 C 注射液（含抗坏血酸钠 1g）或 5% 碳酸氢钠注射液 0.5ml，使 pH 升高至 5.0 以上，则有助于提高药物稳定性。⑤哌库溴铵与氯化钾、氯化钠、氯化钙等注射液联合使用，可使其疗效降低。⑥氟罗沙星应用氯化钠、氯化钙等注射液溶解，可出现结晶。

2. 不宜选用葡萄糖注射液溶解的药物 ①青霉素结构中含有 β – 内酰胺环，极易裂解而失效，与酸性较强的葡萄糖注射液配伍，可促进青霉素裂解为无活性的青霉酸和青霉噻唑酸，宜将一次剂量溶解于 50 ~ 100ml 氯化钠注射液中，于 0.5 ~ 1 小时滴毕，既可在短时间内形成较高的血药浓度，又可减少因药物分解而致过敏反应。②大多数头孢菌素类属于弱酸强碱盐，葡萄糖注射液在制备中加入盐酸，两者可发生反应而产生游离的头孢菌素，若超过溶解度许可，会产生沉淀或浑浊，建议更换氯化钠注射液溶解或加入 5% 碳酸氢钠注射液（3ml/1000ml）。③苯妥英钠属于弱酸强碱盐，与酸性的葡萄糖注射液配伍可析出苯妥英沉淀。④阿昔洛韦属于弱酸强碱盐，与酸性的葡萄糖注射液直接配伍可析出沉淀，宜先以灭菌注射用水溶解。⑤瑞替普酶与葡萄糖注射液配伍可使效价降低，溶解时宜用少量灭菌注射用水溶解，不宜用葡萄糖注射液稀释。⑥依托泊苷、替尼泊苷、奈达铂等在葡萄糖注射液中不稳定，可析出细微沉淀；故配制时宜用氯化钠注射液、灭菌注射用水等充分稀释，溶液浓度越低，药物稳定性越大。

（二）药物的稀释容积

注射药物的溶解或溶解后稀释的容积十分重要，不仅直接关系到药物的稳定性，且与疗效和不良反应密切相关。如地诺前列素 2mg 与碳酸钠 1mg 溶解于 0.9% 氯化钠注射液 10ml 中，摇匀后稀释于 5% 葡萄糖注射液 500ml 中；静滴速度因适应证而不同，孕中期引产滴速为 4 ~ 8μg/min，足月引产滴速 1μg/min。

（三）药物的滴注速度

静脉滴注速度不仅关系到患者心脏负荷，且关系到药物的疗效和稳定性，部分药物滴注速度过快可导致过敏反应和毒性反应（死亡）。如万古霉素不宜肌内注射或直接静脉注射，滴注速度过快可致由组胺引起的非免疫性剂量相关反应（出现"红人综合征"），故其滴注速度必须严格控制。

（四）药物的配伍禁忌

临床上，多种药物同时使用较为常见，药物的配伍禁忌必须得到足够的重视。应用酚妥拉明 20mg + 多巴胺 20mg + 呋塞米 20mg 加入 5% 葡萄糖注射液 250ml 静脉滴注过程中，可出现黑色沉淀。盐酸多巴胺为一种酸性物质，其分子中有两个游离的酚羟基，易被氧化为醌类，最后形成黑色聚合物，在碱性条件下更明显；呋塞米注射液呈碱性，与盐酸多巴胺配伍后溶液呈碱性，可使多巴胺氧化而形成黑色聚合物沉淀。因此不宜配伍使用。

即学即练

药师在接受护士咨询时，应重点关注的内容是（ ）

A. 药品经济学知识　　　　　B. 药物制剂的等效性

C. 药品的生产厂商和批号　　D. 注射剂的配制和滴注速度等

E. 药品在人体内的药动学参数

答案解析

五、社会公众用药咨询

伴随社会的高速发展、文明程度的提高和医药学知识的普及，公众的自我保健意识也不断加强，人们更加注重日常保健和疾病预防，也常常会自行在社会药店购买药物进行自我药疗。药师需要承担起新的责任，主动承接公众自我保健的咨询，尤其是在常见病症的健康管理、减肥、补充营养素等方面给予科学的用药指导。除了药品的用法、适宜的给药时间、注意事项、禁忌证、不良反应及相互作用等信息外，还应提供药品的贮存注意事项、运输、携带等方面的信息，提升公众对药物的合理使用。

任务二　健康教育

一、概述

健康教育是指医务人员通过有计划、有组织、有系统的教育活动，使人们树立健康观念，自觉地采纳有益健康的行为与生活方式，消除或减轻影响健康的危险因素，从而预防疾病、促进健康和提高生命质量。它是以传播健康知识和技能、改善与干预健康行为，并最终维护健康为目标。整个实施过程需要有完整的计划、具体的实施步骤，并已制定能够有效评价是否达到健康教育目标的方法和项目活动等。

通过健康教育，普及健康知识，倡导科学、文明、健康的生活方式，培养健康的心理素质和保健能力，可以提高公众健康素养，树立正确的健康观；帮助人们建立健康的生活方式；促进人们合理利用医疗卫生资源；提高自我保健意识；形成"健康为人人，人人为健康"的共识。

📱 知识链接

健康四大基石

合理膳食：合理膳食的核心是保持膳食平衡，即保持摄入和排出的平衡，使体重处于正常水平，既不肥胖也不消瘦，方法是按每日的实际消耗确定进食量。老年人的膳食很有讲究，除平衡之外，还需保持适度、清淡、卫生、多样。

适量运动：科学运动的核心是适量，适量的关键在于"度"，运动所致的热量消耗应与摄入保持出入量的平衡。

戒烟限酒：吸烟对身体没有任何益处，适量饮酒对健康有一定益处。

心理健康：心理平衡是心理健康的重要组成部分，是人体健康的基础和重要保证。有研究表明，人类65%～90%的疾病与心理上的压抑感有关。紧张、愤怒和敌意等不良情绪不仅有损人体健康，还可导致早衰和死亡。

二、健康教育的传播

健康传播是指通过各种渠道，运用多种传播媒介和方法，为促进人类健康而收集、制作、传播和分享健康信息的过程。健康教育的传播活动是应用广义的传播策略来告知、影响、激励大众、社区及专业人员，促进相关个人及组织掌握健康知识与信息、采纳有利于健康的行为活动。

（一）健康教育传播的要素

健康传播的过程十分复杂，很多因素都能在各环节上直接、间接地影响传播效果。研究影响传播效果的因素，防止和排除干扰因素的产生，能够使健康传播更加通畅、更加高效。

1. 信息　信息是健康传播的递质，直接决定着健康传播的有效性，具备以下几点可使健康传播效果更好。

（1）具有科学性、针对性、指导性　合格的健康信息应能高效地指导大众的健康行为，内容单一、目标明确，实现目标的方法具体、简便、可行。

（2）选择热点话题　根据目标教育人群的实际需求，选择信息传播内容，才能获得更好的传播效果。如传播对象为老年人，则多选择血脂异常、高血压、糖尿病、健康饮食等话题，切入生活。

（3）反复强化重点信息　重点信息反复强化，可使受传者加强记忆，获得更好的传播效果。

2. 传播者　传播者是主体，需具备一定的医学、药学知识及必要的传播技巧，同时还要有收集、制作及传递健康信息，评价传播效果等多项技能，因此其自身素质及水平直接影响到传播效果。

3. 受传者　健康教育的受传者通常都是社会大众，他们由于个体差异，对健康及信息的需求呈现多样化，因此也影响了传播效果。

4. 媒介　在健康教育的传播中通常采用大众、人际、群体、组织等多种传播形式并用的综合性教育活动模式。利用多种媒介资源，优势互补，提升传播效果。

5. 环境　在受传者周围对其有重要影响的人构成了影响传播效果的微观环境，传播过程中要事先考虑，并在计划设计及实施全过程中密切关注，有利于提高教育效果。如对患者进行健康教育的同时，兼顾家属、陪护的健康教育。

（二）健康教育的传播模式

为了更好的传播健康知识，帮助人们树立健康理念和健康行为，常用多种传播模式，分为大众传播、人际传播和综合传播。

（三）健康教育的传播内容

由于受教育对象的个体特征、疾病、病种、生活习惯等多种因素的影响，健康教育的传播内容十分丰富，主要包括健康知识教育、健康行为教育、用药教育及心理健康教育四方面。

三、用药教育

（一）概述

用药教育是通过直接与患者、家属及公众交流，解答疑问，并介绍药物和疾病知识，提供用药咨询服务的行为。用药教育是健康教育的重要组成部分，疾病治疗过程中必须得到患者本人及其家属的支持与配合，因此，合理、准确开展用药教育使药物发挥最佳疗效，预防药物不良反应的发生，提高患者用药依从性，降低用药错误的发生率，提高公众生命质量。

（二）用药教育方式

用药教育的方式应包括语言教育、书面教育、实物演示、可视听辅助设备教育、宣教讲座、电话或互联网教育等。

1. 对发药窗口的患者，宜通过语言教育、用药注意事项标签等方式实施教育。当发药窗口无法满足患者用药教育需求时，应引导患者至相对独立、适于交流的环境中，通过语言、书面、实物演示、视频演示、互联网在线教育等方式做详细的用药教育。

2. 对住院患者，应于患者床旁通过语言、书面、实物演示、视频演示进行用药教育。

3. 对社区公众，可采取集中宣教讲座、科普视频宣教、电话或互联网用药教育等方式进行用药教育，对重点人群可开展专题专项用药教育。

（三）用药教育步骤

用药教育的步骤应包括如下。

1. 向患者进行自我介绍，说明此次教育的目的和预期时间。

2. 收集患者疾病史、用药史、文化程度等信息，根据初步沟通确定用药教育的方式（口头或书面），充分考虑患者的特殊情况，如视力、听力、语言不通等。

3. 评估患者对自身健康问题和用药情况的了解和期望、能正确使用药物的能力以及对治疗的态度。

4. 通过开放式询问的方式，了解患者对用药目的、药物服用方法、服用剂量、服药疗程、用药注意事项、常见不良反应等的掌握程度；结合患者的现有用药知识基础，制定个体化用药教育方案。

5. 采取一种或多种适合个体患者的教育方式进行用药教育，使患者充分了解药物治疗的重要性和药品的正确使用方式。

6. 用药教育结束前，需验证患者对药物使用知识的掌握程度，请患者复述用药教育重点内容，根据患者的接受效果调整用药教育方式，并再次进行用药教育直至患者完全掌握。

7. 如实记录用药教育记录。

（四）用药教育内容

用药教育涉及患者药物治疗及药物本身的所有信息，适用于所有使用药物治疗的患者，所有能够增加用药依从性、提高治疗效果的措施都属于用药教育范畴，主要包括以下内容。

1. 药物合理选择教育　①疾病的发生、发展、变化分析，了解疾病的进展程度；②疾病的主要治疗原则介绍，使患者了解治疗方案的思路；③治疗药物种类、药物特点的讲解分析，包括使用药物的共性、个性特点，使患者理解药物对于自身疾病的适应性，有利于增加用药积极性；④详细介绍用药医嘱中有关药物的一般知识，如药物名称、作用机制、适应证、剂型特点、临床疗效及预期治疗效果；⑤了解患者想法，通过疾病、药物特点分析，消除患者对用药依从性的顾虑。

2. 药物使用方法教育　①给药途径；②给药剂量；③用药时间；④给药频次；⑤服药方法；⑥合适的疗程。

3. 用药安全教育　药物在发挥治疗作用的同时，常常会发生一些与治疗无关的作用，药师需对可能发生的常见药物不良反应进行防范及应对措施教育，并兼顾禁忌证。

4. 用药依从性教育　依从性低是导致药物治疗效果差的主要原因之一。药学服务的主要内容之一就是提高患者的用药依从性。

情景描述 一位67岁老年女性患者，初发2型糖尿病，入院诊治后出院。出院医嘱为：盐酸二甲双胍片0.5g，tid。

讨　　论 1. 药师如何为该患者进行用药教育？

2. 针对本例患者的特殊情况，用药教育应着重体现在哪些方面？

答案解析

即学即练

一名新入院的冠心病患者，药师为其进行用药教育，以下不符合其用药教育内容的是（　）

A. 药物合理选择教育　　B. 药物使用方法教育　　C. 用药安全教育

D. 药品价格教育　　E. 用药依从性教育

答案解析

（五）用药教育的服务对象

1. 门诊患者　门诊用药教育是患者接受用药教育的最主要模式，通常在发放药品时进行，药师在发放药品过程中应尽可能多地主动告知药物使用的注意事项、特殊药品使用方法、需注意的贮存事项等信息。

2. 住院患者　住院患者用药教育由临床药师或具有药师以上专业技术职务任职资格的人员开展，根据教育场所的不同可分为院内用药指导及院外随访两部分，前者通常在病区进行，后者可以通过电话、药学复诊等形式进行。

3. 社会大众　社会大众范围广泛，包括药店患者、社区患者及关注用药知识的普通人群。由于人群特征的不同，导致用药教育的方式及传播途径存在差异，通常采用"一对一"药品教育、团体教育及网络药学服务等。

任务三　用药依从性和用药指导

一、概述

依从性也称顺从性、顺应性，是指患者按照医师规定进行治疗、与医嘱一致的行为，反映了患者对其医疗行为的配合程度。患者能遵守医师的治疗方案并服从医疗人员对其进行的健康指导时，就认为患者具有依从性；反之，称为非依从性。在临床医疗实践中，好的治疗效果不仅取决于医师的正确用药，还取决于患者是否合作、是否严格执行医嘱用药。事实上，约有将近一半的患者没有按医嘱用药，甚至擅自不用药或中途停药，因此造成诸多不良后果。另外给予患者正确的用药指导也极其重要，可从药品服用的适宜时间、剂型的正确使用及服用药品的特殊提示等方面给予指导。

二、用药依从性

（一）依从性的意义及非依从性的危害

依从性对患者的药物治疗成功与否具有重要意义，是药物治疗有效性的基础。正确的药物治疗方法是治愈疾病的前提，若患者不服从治疗、不能按规定用药，则不能达到预期的目的和效果。所以，患者的依从性与患者的治疗和康复有着密切的联系，是保证药物治疗质量的一个重要条件。

患者非依从性的危害可以是多种多样的，轻者贻误病情，不良反应增强，耐药性增加，导致疾病防治失败；重者将会发生药物中毒，甚而危及生命。此外，非依从性可能加重患者及社会的经济负担，从而导致患者产生对医疗的不信任。

（二）产生非依从性的原因

归纳起来，患者的非依从性来源于四个方面：医务人员、疾病和药物、患者本身和社会。具体而言，产生患者非依从性的原因如下。

1. 医师、药师与患者缺少联系，对患者缺乏指导　例如：医师草率看病，不认真查体，不与患者交流。药师不说指导、提醒注意之类的话，就把封好的药袋交给患者，致使一些患者错用药物；或按说明书服药而不遵守医嘱，导致剂量错误，甚至把外用药内服。

2. 疾病因素　一些慢性病及急性病的恢复期治疗，如肾病综合征、糖尿病等，需要长期用药治疗，有些少数患者往往由于某些原因不能坚持和不按时规范用药，影响临床治疗效果。

3. 用药方案复杂　非依从性与用药方案的复杂性有着直接相关性。据报道，处方开具的药物数目由 1 种增加到 4 种时，漏服率增加 1 倍；同样，服药次数由每天 1 次增加到每天 4 次时，漏服率也增加 1 倍。用药方案越复杂，产生非依从性的可能性就越大。

4. 药物不良反应大　大多数药物或多或少的伴有一些不良反应，如过敏反应、胃肠道反应等。药物的不良反应可以助长患者产生非依从性，不良反应越明显，患者的非依从性就越大。

5. 患者心理因素的影响　患者的心理因素是产生非依从性的一个重要因素。有的患者对药物治疗期望过高，康复保健要求过强，害怕受疾病折磨的痛苦，要求治疗效果快速，因而出现乱投医、乱用药等行为，听从不规范的药品广告宣传误导，不遵医嘱，盲目自购药品服用，轻则影响治疗，重则出现严重药物不良反应，造成危重后果。

6. 社会和经济的影响　由于受社会上某些不良宣传广告的影响，有的患者盲目听从虚假广告的误导，擅自乱服所谓的民间偏方、秘方，不但没有治好疾病，反而导致严重的不良后果，致使患者对疾病治疗失去信心。有的患者家庭条件较差，治疗费用过高，经济上不能承受高额的治疗费用而中断或放弃治疗，或擅自换用价格低的药品，而造成疗效较差、不良反应较大，以致影响治疗效果。

（三）依从性的评价

随着医学研究和制药工业的快速发展，新药临床试验对于客观性、准确性的要求越来越严格，因而影响临床试验结果偏倚性的重要因素——依从性的量化评价变得越来越重要，也越来越引起临床治疗的重视。虽然目前还没有一种足够可靠、有效、敏感的测量依从性的"金指标"，但已有以下几种方法应用于临床实践中。

1. 药片计数法　此方法简单、易行，是常用的方法之一。计算公式如下：依从性 =（实服药片数/医嘱应服药片总数）×100％。

2. 自我报告法　即设计调查表，采用问卷调查的方式，让患者自己报告服药情况，以评价其依从性。这种方法的结果可信度较药片计数法高，在国外应用较为普遍。

3. 面询法　通过定期直接询问患者或其家属的方法来评价依从性，这种方法简单易行，适用范围广，但客观性较差，且为非连续评价。

4. 正确服药日数计数法　通过计算患者正确服药的日数所占的比例来评价依从性，计数公式如下：依从性 =（正确服药的日数/应该服药的总日数）×100%。

5. 观察药物不良反应法　通过观察药物的不良反应来评估依从性。比如：服用利尿剂会出现尿频现象；服用抗胆碱药物出现口干现象；口服铁剂可出现大便变黑的现象。从而评价依从性，但此方法的可靠性比较低。

6. 其他方法　国外有人利用药瓶盖上的特殊电子记忆装置，自动记录并存储患者打开瓶盖的日期和服用的药片片数，将此记录结果输入电脑进行分析，进而评价依从性。此法很有前景，但是费用昂贵，不利于大规模实施。

（四）提高患者依从性的方法

药师在提高患者依从性方面的工作可以概括为沟通"医、药、患"三者关系：满足医师对药品信息的需求，避免药物的不合理使用与配伍，简化治疗方案，降低毒副反应的发生率，提高治疗质量；发挥药师专业技术特长，结合临床实践，开发、研究、生产出速效、高效、长效、低毒、使用方便且色香味俱佳、患者乐于接受的新制剂产品，促使患者依从；对患者进行用药指导，向患者宣传药品知识，消除疑虑，提高患者的依从性。

在以上三方面的工作中，药师对患者进行细致、清楚、正确的用药指导是提高患者用药依从性的关键，能加深患者对正确使用药物和提高用药依从性的认识与理解，从而减少患者因缺乏用药依从性造成的治疗失败。

三、药品服用的适宜时间

现代医学研究证实，很多药物的作用、毒性和不良反应与人体的生物节律（生物钟）有着极其密切的关系。同一种药物在同等剂量下，因给药时间不同，可产生不同的作用和疗效。药师运用时辰药理学知识来制定合理的给药方案，选择最适宜的服用药品时间，使给药时间与人体生物节律同步，使用药更加科学、有效、安全、经济，可达到以下效果：①顺应人体生物节律的变化，充分调动人体内积极的免疫力和抗病因素；②增强药物疗效，或提高药物的生物利用度；③减少和规避药物不良反应；④降低给药剂量和节约医药资源；⑤提高用药依从性。

人体的生物钟规律即指在人体内调控某些生化、生理和行为现象而有节奏地出现的生理机制。如肝脏合成胆固醇的时间多在夜间；胃酸分泌有昼夜规律，在清晨5时至中午11时最低、下午2时至次日凌晨1时最高；而胰腺的胰岛B细胞每日分泌胰岛素约50IU，其分泌有节律性，清晨始升高、午后达高峰、凌晨跌至低谷。因此，临床用药时不仅要考虑到剂量大小，还要考虑到时间因素，即选择最佳的给药时间，以期把药物的疗效发挥到最好而毒性或副作用降至最低，这就是药物的时辰治疗法或择时给药法。

📱 **知识链接** ···

时辰药理学

时辰药理学又称时间药理学，其依据生物学上的时间特性，研究药物作用的时间规律，从而选择合适的用药时机，以达到最小剂量、最佳疗效、最小毒性，提高患者用药效果。

（一）生物节律性影响

1. 生物节律性对药动学的影响

（1）**药物吸收的时间性差异**　人体对多数脂溶性药物以早晨服用较傍晚服用吸收快。因此服用这些药物，为维持疗效，尤其是一天服用一次时，尽量选在晚上给药。例如硝酸异山梨酯早晨给药的达峰时间显著短于傍晚给药。

（2）**药物分布的时间性差异**　卡马西平、利多卡因等药物在动物体内的血浆浓度呈昼夜变化。在人体内凌晨2点到早晨6点之间血浆游离苯妥英钠或丙戊酸含量最高，而早晨游离地西泮和卡马西平含量最低，顺铂与血浆蛋白结合量的最高值在下午、最低值在早晨。药物与血浆蛋白结合时间的变化只对高结合率（＞80%）者有显著临床意义。成人口服地西泮5mg，测定其代谢产物N-去甲基地西泮血药浓度随投药时间而异，早上7点给药者血药浓度在1小时后达最高峰值，而晚上7点给药者在4小时后方能达到最高峰值；前者半衰期为3小时，后者则显著延长。上述产生昼夜节律性变化的原因是由于组织分布的时间性差异，而不是药物的生物转化作用所致。

（3）**药物代谢的时间性差异**　肝、肾、脑等器官中很多药物代谢酶活性具有昼夜节律性，与机体对药物的反应性差异有关。健康人仰卧位肝血流量呈昼夜节律性，早上8点肝血流量最高。因此咪达唑仑等主要经肝代谢药物的人体血浆清除率在早晨最高。

（4）**药物排泄时间性差异**　肾小球滤过率、肾血流量、尿pH和肾小管重吸收等肾功能指标水平具有昼夜节律性。酸性药物（如水杨酸）傍晚给药较早晨给药的肾排泄快；顺铂于早上6点给药，肾排泄增加，但与其较高的肾毒性有时间对应。

2. 生物节律性对药效学的影响　机体对药物的反应性往往受到生物节律性的影响。例如：心脏病患者对强心苷类药物的敏感性以凌晨4点为最高，此时给药可减少剂量但同样可达到应有的药理作用；哮喘患者的血浆肾上腺素、最大呼气量均有明显的昼夜节律性，两者几乎平行，即下午4点为最高值，而凌晨4点为最低值，故肾上腺素类药物防止哮喘发作最好在午夜以后给药以得到较好的治疗效果；其他如抗贫血药铁剂于晚上7点服药可获得较好的效果。

药物的毒性强度不是恒定不变的，而随时间、昼夜、季节呈现周期性波动。许多药物如神经精神系统、心血管系统用药以及激素、抗生素、抗肿瘤药物等对于机体的毒性作用大小都具有昼夜节律变化，称为毒性节律。药物毒性节律的发现，对临床用药无疑具有重要意义。如果能够选择在毒性较低而疗效较高的时间给药，显然可以提高疗效、降低毒性，进一步保证临床用药治疗的安全、合理、有效。常用药品适宜的服用时间见表4-1。

表4-1　常用药品适宜的服用时间

服用时间	药品类别	药品名称	注　释
清晨	糖皮质激素	泼尼松、泼尼松龙、地塞米松	减少对下丘脑-垂体-肾上腺皮质系统的反馈抑制而避免导致肾上腺皮质功能下降
	抗高血压药	氨氯地平、依那普利、贝那普利、拉西地平、氯沙坦、缬沙坦	有效控制构型高血压
	抗抑郁药	氟西汀、帕罗西汀、瑞波西汀	抑郁、焦虑、猜疑等症状常表现为晨重晚轻
	利尿药	呋塞米、螺内酯	避免夜间排尿次数过多
	泻药	硫酸镁	盐类泻药可迅速在肠道发挥作用

续表

服用时间	药品类别	药品名称	注　释
餐前	胃黏膜保护药	硫糖铝、复方铝酸铋	可充分地附着于胃壁，形成一层保护屏障
	收敛止泻药	鞣酸蛋白	可迅速通过胃进入小肠，遇碱性小肠液而分解出鞣酸，起到止泻作用
	促胃动力药	甲氧氯普胺、多潘立酮、莫沙必利	以利于促进胃蠕动和食物向下排空，帮助消化
	降糖药	氯磺丙脲、格列本脲、格列齐特、格列吡嗪、格列喹酮、罗格列酮	餐前服用疗效好，血浆达峰浓度时间比餐中服用提早
	钙、磷调节药	阿仑膦酸钠（晨起空腹给药）、丙氨膦酸二钠、氯膦酸二钠	便于吸收，避免对食管和胃的刺激
	抗菌药物	头孢拉定、头孢克洛、氨苄西林、阿莫西林、阿奇霉素、克拉霉素、利福平	进食可延缓药物吸收
	广谱抗线虫药	伊维菌素	餐前1小时服用可增强疗效
餐中	降糖药	二甲双胍、阿卡波糖、格列美脲	减少对胃肠道的刺激和不良反应
	助消化药	酵母、胰酶、淀粉酶	发挥酶的助消化作用，并避免被胃酸破坏
	非甾体抗炎药	①舒林酸 ②吡罗昔康、美洛昔康、奥沙普秦、依索昔康	①与食物同服可使镇痛作用持久 ②与食物同服减少胃黏膜出血发生率
	肝胆辅助用药	熊去氧胆酸	于早、晚进餐时服用，可减少胆汁、胆固醇的分泌，利于结石中胆固醇的溶解
	抗血小板药	噻氯匹定	进餐时服用可提高生物利用度并减轻胃肠道不良反应
	减肥药	奥利司他	进餐时服用，可减少脂肪的吸收率
	分子靶向抗肿瘤药	伊马替尼	进餐时服用或与大量水同服可减少对消化道的刺激
	抗结核药	乙胺丁醇、对氨基水杨酸	进餐时服用可减少对消化道的刺激
餐后	非甾体抗炎药	阿司匹林、二氟尼柳、贝诺酯、对乙酰氨基酚、吲哚美辛、布洛芬、双氯芬酸	减少对胃肠道的刺激
	维生素	维生素 B_1、维生素 B_2	随食物缓慢进入小肠以利于吸收
	H_2受体阻断剂	西咪替丁、法莫替丁	餐后服比餐前服效果佳，因为餐后胃排空延迟，有更多的抗酸和缓冲作用时间
睡前	催眠药	水合氯醛、咪达唑仑、艾司唑仑、地西泮、硝西泮、苯巴比妥	失眠者可择时按需选用，服后安然入睡
	平喘药	沙丁胺醇、二羟丙茶碱	哮喘多在凌晨发作，睡前服用止喘效果更好
	调节血脂药	洛伐他汀、辛伐他汀、普伐他汀、氟伐他汀	肝脏合成胆固醇峰期多在夜间，晚餐后服药有助于提高疗效
	抗过敏药	苯海拉明、异丙嗪、氯苯那敏、赛庚啶、酮替芬	服后易出现嗜睡、困乏，睡前服用安全并有助于睡眠
	钙剂	碳酸钙	以清晨和睡前服用为佳，以减少食物对钙吸收的影响
	缓泻药	比沙可啶、液状石蜡	服后约12小时排便，于次日晨起泻下
	H_2受体阻断剂	西咪替丁	对基础胃酸分泌抑制较好，睡前服用可用于消化性溃疡急性期或病理性胃酸高分泌状态

四、剂型的正确使用

为获得最大的疗效，必须正确使用不同剂型的药物。不正确地使用药物不但无法发挥疗效，甚至可能会发生危险。

1. 滴丸　滴丸剂多用于病情急重者，如冠心病与急、慢性支气管炎等。主要供口服，亦可供外用和局部如眼、耳、鼻、直肠、阴道等使用。服用滴丸时，应仔细阅读说明书中所列药物的服用方法，剂量不能过大；宜以少量温开水送服，有些可直接含于舌下。滴丸在保存中不宜受热。

2. 泡腾片　泡腾片应用时宜注意：①供口服的泡腾片一般宜用100～150ml凉开水或温开水浸泡，可迅速崩解和释放药物，应待完全溶解或气泡消失后再饮用；②不应让幼儿自行服用；③严禁直接服用或口含；④药液中有不溶物、沉淀、絮状物时不宜服用。

3. 舌下片　舌下片应用时宜注意：①给药时宜迅速，含服时把药片放于舌下；②含服时间一般控制在5分钟左右，以保证药物充分吸收；③不能用舌头在嘴中移动舌下片以加速其溶解，不要咀嚼或吞服药物，含服过程中不要吸烟、进食、嚼口香糖，保持安静，不宜多说话；④含服后30分钟内不宜吃东西或饮水。

4. 咀嚼片　咀嚼片常用于维生素类、解热药和治疗胃部疾病的氢氧化铝、硫糖铝、三硅酸镁等制剂。服用时宜注意：①在口腔内的咀嚼时间宜充分，如复方氢氧化铝片，嚼碎后进入胃中很快地在胃壁上形成一层保护屏障，从而减轻胃内容物对胃溃疡的刺激；如酵母片，因其制剂中含有的黏性物质较多，如不嚼碎易在胃内形成黏性团块，影响药物的作用。②咀嚼后可用少量温开水送服。③用于中和胃酸时，宜在餐后1～2小时服用。

5. 软膏剂、乳膏剂　应用软膏剂和乳膏剂时宜注意：①涂敷前将皮肤清洗干净；②对有破损、溃烂、渗出的部位一般不要涂敷；③涂布部位有烧灼或瘙痒、发红、肿胀、出疹等反应，应立即停药，并将局部药物洗净；④部分药物，如尿素，涂敷后采用封包法可显著地提高角质层的含水量，封包条件下的角质层含水量可由15%增至50%，增加药物的吸收，亦可提高疗效；⑤涂敷后轻轻按摩可提高疗效；⑥不宜涂敷于口腔、眼结膜。

6. 含漱剂　含漱剂多为水溶液，使用时宜注意：①含漱剂中的成分多为消毒防腐剂，含漱时不宜咽下或吞下；②对幼儿以及恶心、呕吐者暂时不宜含漱；③按说明书的要求稀释浓溶液；④含漱后不宜马上饮水和进食，以保持口腔内药物浓度。

7. 滴眼剂　使用滴眼剂的步骤：①清洁双手，将头部后仰，眼向上望，用食指轻轻将下眼睑拉开成一钩袋状。②将药液从眼角侧滴入下眼袋内，一次1～2滴；滴药时应距眼睑2～3cm，勿使滴管口触及眼睑或睫毛，以免污染。③滴后轻轻闭眼1～2分钟，用药棉或纸巾擦拭流溢在眼外的药液，用手指轻轻按压眼内眦，以防药液分流致眼内局部药物浓度降低及药液经鼻泪管流入口腔而引起不适。④多次打开和连续使用超过1个月的滴眼剂不要再用。

8. 眼膏剂　使用眼膏剂的步骤：①清洁双手，打开眼膏管口；②头部后仰，眼向上望，用示指轻轻将下眼睑拉开成一钩袋状；③压挤眼膏剂尾部，使眼膏呈线状溢出，将约1cm长的眼膏挤进下眼袋内（如眼膏为盒装，将药膏抹在灭菌棉签上涂敷于下眼袋内），轻轻按摩2～3分钟以增加疗效，但注意眼膏管口不要直接接触睫毛或眼睑；④眨眼数次，尽量使眼膏分布均匀，然后闭眼休息2分钟；⑤用脱脂棉擦去眼外多余眼膏，盖好管帽；⑥多次开管和连续使用超过1个月的眼膏不要再用。

9. 滴耳剂　滴耳剂主要用于耳道感染或疾病。滴耳剂的使用方法：①将滴耳剂用手捂热以使其接近体温；②头部微偏向一侧，患耳朝上，抓住耳垂轻轻拉向后上方使耳道变直，一般一次滴入5～10

滴，一日 2 次，或参阅药品说明书的剂量；③滴入后稍事休息 5 分钟，更换另侧耳；④滴耳后用少许药棉塞住耳道；⑤注意观察滴耳后是否有刺痛或烧灼感；⑥连续用药 3 天患耳仍然疼痛，应停止用药，及时去医院就诊。

10. 滴鼻剂　滴鼻剂的使用方法：①滴鼻前先呼气；②头部向后仰倚靠椅背，或仰卧于床上；③对准鼻孔，瓶壁不要接触到鼻黏膜，成人一次滴入 2~3 滴，儿童 1~2 滴，一日 3~4 次或每间隔 4~6 小时给药 1 次；④滴后保持仰位 1 分钟，随后坐直；⑤如滴鼻液流入口腔，可将其吐出；⑥过度频繁使用或延长使用时间可引起鼻塞症状的反复，连续用药 3 天以上症状未缓解者应向医师咨询；⑦同时使用几种滴鼻剂时，首先滴用鼻腔黏膜血管收缩剂，再滴入抗菌药物；⑧含剧毒药的滴鼻剂尤应注意不得过量，以免引起中毒。

11. 鼻用喷雾剂　鼻用喷雾剂的使用方法：①喷鼻前先呼气；②头部稍向前倾斜，保持坐位；③用力振摇气雾剂并将其尖端塞入一个鼻孔，同时用手堵住另一个鼻孔并闭上口唇；④按压气雾剂的阀门喷药，成人一次喷入 1~2 揿，儿童 1 揿，一日 3~4 次，或参阅说明书的剂量，同时慢慢地用鼻部吸气；⑤喷药后将头尽力向前倾，置于两膝之间，10 秒后坐直，避免药液流入咽部，用口唇呼吸；⑥更换另一侧鼻孔重复前一过程，用毕后可用凉开水冲洗喷头。

12. 栓剂　栓剂依据施用腔道的不同，分为直肠栓、阴道栓和尿道栓，尿道栓现在很少应用。在炎热的天气下，栓剂容易变软、变形而无法使用。下面以直肠栓为例，介绍其正确使用方法：①将栓剂放入冰箱、冰水或流动的凉水中，直到其基质变硬为止（通常只需几分钟）。②插入栓剂前，先去掉外面的包装。③在插入栓剂时，可以戴橡胶指套或一次性橡胶手套，患者取左侧卧位并弯曲右膝。④将栓剂尖端朝前，推入直肠中的适宜深度；力争在给药后 1 小时内不要排便（刺激性泻药的栓剂除外）。⑤如果插入有困难或有疼痛感，可将栓剂表面涂上一层薄的凡士林或矿物油。

13. 透皮贴剂　使用透皮贴剂时宜注意：①用前将所要贴敷部位的皮肤清洗干净，并稍稍晾干；②从包装内取出贴片，揭去附着的薄膜，但不要触及含药部位；③贴于无毛发或是刮净毛发的皮肤上，轻轻按压使之边缘与皮肤贴紧，不宜热敷；④皮肤有破损、溃烂、渗出、红肿的部位不要贴敷；⑤不要贴在皮肤的皱褶处、四肢下端或紧身衣服底下，应选择一处不进行剧烈运动的部位，如胸部或上臂；⑥定期或遵医嘱更换，若发现给药部位出现红肿或刺激症状，可向医师咨询。

14. 气雾剂　气雾剂指将药物与适宜的抛射剂制成的澄明液体、混悬液或乳浊液，装于具有特制阀门系统的耐压密闭容器中，使用时借抛射剂的压力将内容物呈雾状喷出的制剂。使用气雾剂时，宜按下列步骤进行：①尽量将痰液咳出，口腔内的食物咽下；②用前将气雾剂摇匀；③将双唇紧贴近喷嘴，头稍微后仰，缓缓呼气以尽量让肺部的气体排尽；④于深呼吸的同时揿压气雾剂阀门，使舌头向下，准确掌握剂量，明确 1 次给药揿压几下；⑤屏住呼吸 10~15 秒，后用鼻部呼气；⑥含激素类制剂用后须以温水漱口。

15. 缓、控释制剂　服用缓、控释片剂或胶囊时，需要注意：①服药前一定要阅读说明书或请示医师，因为各制药公司的缓、控释剂型口服药的特性可能不同；另有些药采用的是商品名，未标明"缓释"或"控释"字样，但若在其外文药名中带有"SR 或 ER"时，则属于缓释剂型。②除另有规定外，一般应整片或整丸吞服，严禁嚼碎和击碎分次服用。③缓、控释制剂每日仅用 1~2 次，服药时间宜固定。

五、服用药品的特殊提示

（一）饮水对药物疗效的影响

1. 宜多饮水的药物

（1）平喘药　如茶碱或茶碱控释片、氨茶碱、胆茶碱、二羟丙茶碱等。

（2）利胆药　如苯丙醇、羟甲香豆素、去氢胆酸和熊去氧胆酸。

（3）蛋白酶抑制剂　如利托那韦、茚地那韦、奈非那韦、安普那韦、洛匹那韦等。

（4）双膦酸盐　如阿仑膦酸钠、帕屈膦酸钠、氯膦酸二钠等。

（5）抗痛风药　如苯溴马隆、丙磺舒、别嘌醇等。

（6）抗尿结石药。

（7）电解质　如口服补液盐（ORS）。

（8）磺胺类药。

（9）氨基糖苷类抗生素　如链霉素、庆大霉素、卡那霉素、阿米卡星。

（10）氟喹诺酮类药物。

2. 限制饮水的药物

（1）某些治疗胃病的药物　①苦味健胃药；②胃黏膜保护剂：如硫糖铝、果胶铋等；③需要直接嚼碎吞服的胃药。

（2）止咳药　如止咳糖浆、甘草合剂等。

（3）预防心绞痛发作的药物　如硝酸甘油片、麝香保心丸等。

（4）抗利尿药　如加压素、去氨加压素。

3. 不宜用热水送服的药物

（1）助消化药　如含消化酶的药物。

（2）维生素类　如维生素 B_1、维生素 B_2、维生素 C。

（3）减毒活疫苗。

（4）含活性菌类药物　如乳酶生、整肠生（地衣芽孢杆菌活菌胶囊）等。

（二）饮食及吸烟对药物疗效的影响

1. 饮酒　药物与酒的相互作用结果有两方面：一是降低药效；二是增加不良反应发生率。因此服药前、后宜注意饮酒对药物疗效的影响。

2. 饮茶　茶叶中的鞣酸可与药物中的多种金属离子结合而发生沉淀，从而影响药物的吸收；与胃蛋白酶、胰酶、淀粉酶、乳酶生中的蛋白质结合，使酶或益生菌失去活性，减弱助消化药效。服用四环素类、大环内酯类抗生素时不宜饮茶。茶叶中的鞣酸与生物碱、苷类药物相互结合而形成沉淀。茶叶中的咖啡因与催眠药的作用相拮抗。服用抗结核药利福平时不可饮茶，以免妨碍其吸收。茶叶中的茶碱可降低阿司匹林的镇痛作用；与抗心律失常药的作用相悖；不宜与单胺氧化酶抑制剂合用。

3. 饮咖啡　长期饮用咖啡也能影响药效。

4. 食醋

（1）食醋不宜与磺胺类药同服，后者在酸性条件下溶解度降低，可在尿道中形成磺胺结晶，对尿路产生刺激，出现尿闭和血尿。

（2）应用氨基糖苷类抗生素时宜使尿液呈碱性，其目的有两个：一是在碱性环境下抗生素的抗菌活性增加；二是此类抗生素对肾脏的毒性大，在碱性尿液中可避免药物解离。宜多喝水并加快药物的排泄，食醋则会加重其毒性作用。

（3）服用抗痛风药时不宜多食醋，宜同时服用碳酸氢钠，以减轻药物对胃肠道刺激并利于尿酸的排泄。

5. 食盐　肾炎、风湿病伴有心脏损害、高血压患者，要严格限制食盐的摄取，建议一日的摄入量控制在 6g 以下。

6. 脂肪与蛋白质

（1）口服灰黄霉素时，可适当多食脂肪。

（2）口服脂溶性维生素（维生素 A、D、E、K）或维 A 酸时，可适当多食脂肪性食物，以促进药物的吸收，增进疗效。

（3）口服左旋多巴治疗震颤麻痹时，宜少吃高蛋白食物。

（4）服用肾上腺皮质激素治疗类风湿关节炎时，宜多吃高蛋白食物。

（5）服用抗结核药物异烟肼时，不宜食用富含组胺的鱼类。

（6）高蛋白饮食或低碳水化合物饮食可增加茶碱的肝清除率。

（7）高蛋白饮食还可以降低华法林的抗凝效果。

7. 吸烟　在药效学上与吸烟存在相互作用的药物如下。

（1）抗凝药　如华法林、肝素等。

（2）H$_2$ 受体阻断剂　如西咪替丁。

（3）中枢兴奋药　如咖啡因。

（4）平喘药　如茶碱。

（5）麻醉药　如丙泊酚。

（6）苯二氮䓬类药物　如阿普唑仑、地西泮。

（7）精神治疗药物　如氯丙嗪、氯氮平、氟哌啶醇。

（8）抗心律失常药　如利多卡因、美西律。

8. 葡萄柚汁　葡萄柚汁主要影响 CYP3A4 代谢并可抑制 CYP3A4 的活性。很多通过 CYP3A4 代谢的药物与葡萄柚汁同服会引起生物利用度增加。

（1）二氢吡啶类钙通道阻滞剂　如非洛地平、硝苯地平等。

（2）其他钙通道阻滞剂　如维拉帕米。

（3）免疫抑制剂　如口服环孢素。

（4）羟甲戊二酰辅酶 A 还原酶抑制剂　如辛伐他汀、洛伐他汀、阿托伐他汀。

（5）镇静催眠药　如三唑仑、咪达唑仑、地西泮等。

（6）其他药物　沙奎那韦、蒿甲醚、西沙必利等。而与奥美拉唑同服时，其代谢物奥美拉唑砜的 AUC（药 - 时曲线下面积）减少。

目标检测

答案解析

一、A 型选择题

1. 药师需要主动向患者提供咨询的情况不包括（　　）

　　A. 使用需要进行治疗药物监测（TDM）的患者

　　B. 患者使用剂量明确、疗效确切的非处方药时

　　C. 当同一种药品有多种适应证或用法、用量复杂时

　　D. 患者所用药品近期说明书有修改时

E. 患者所用药品近期发现严重不良反应时

2. 不宜选择葡萄糖注射液作为溶剂的药物是（　　）

A. 阿昔洛韦　　　　　　B. 两性霉素B　　　　　C. 多烯磷脂酰胆碱

D. 环丙沙星　　　　　　E. 甲硝唑

3. 氯化钾注射液的正确给药方法是（　　）

A. 直接静脉注射　　　　　　　　　　B. 稀释后静脉滴注

C. 直接肌内注射　　　　　　　　　　D. 稀释后肌内注射

E. 以上都可以

4. 与头孢曲松钠注射液混合可产生肉眼难以观测到的白色细微沉淀的注射液是（　　）

A. 氯化钠注射液　　　　　　　　　　B. 葡萄糖注射液

C. 葡萄糖氯化钠注射液　　　　　　　D. 乳酸钠林格注射液

E. 氯化钾注射液

5. "简化治疗方案"是提高患者依从性的有效方法，以下方案中最符合此原则的是（　　）

A. 少用药的方案

B. 短疗程的方案

C. 注射给药方案

D. 使用半衰期较长的药物或缓、控释制剂，每日1次给药

E. 给予单剂量的普通包装或一日量的特殊包装的药品

6. 适用于临睡前服用的药物是（　　）

A. 他汀类　　　　　　　B. 利尿剂　　　　　　　C. 氨基糖苷类

D. 糖皮质激素　　　　　E. 维生素B_2

7. 下列有关剂型的使用，不正确的是（　　）

A. 滴丸剂多用于病情急重者，如心绞痛急性发作

B. 滴丸剂在保存中不宜受热

C. 泡腾片剂可迅速崩解和释放药物

D. 泡腾片剂宜用凉开水或温开水浸泡，待完全溶解或气泡消失后再饮用

E. 泡腾片剂可以直接服用或口含

二、X型选择题

8. 对患者提供咨询服务时需要特别关注的问题，下述错误的有（　　）

A. 尽可能不要使用任何医学术语

B. 应多使用数字

C. 对用药依从性不好的患者应提供书面材料

D. 应保护患者隐私

E. 应有效利用资源，用较少的时间回答问题

9. 患者用药咨询的内容包括（　　）

A. 药品名称　　　　　　　　　　　　B. 适应证

C. 药品价格　　　　　　　　　　　　D. 药品的鉴定辨识

E. 有否替代药品或其他疗法

10. 下列属于医师用药咨询的内容有（ ）

    A. 新药临床评价   B. 国内外新药动态

    C. 药物不良反应   D. 药物相互作用

    E. 药物适宜溶剂

11. 下列哪些是依从性评价的方法（ ）

    A. 药片计数法   B. 自我报告法   C. 面询法

    D. 正确服药日数计数法   E. 观察药物不良反应法

12. 选择适宜的服药时间可达到的效果包括（ ）

    A. 提高用药依从性

    B. 增强药物疗效

    C. 减少和规避药物不良反应

    D. 降低给药剂量和节约医药资源

    E. 顺应人体生物节律的变化，充分调动人体内积极的免疫力和抗病因素

13. 使用气雾剂时的注意事项包括（ ）

    A. 使用前应尽量将痰液咳出，口腔内的食物咽下

    B. 使用前气雾剂需摇匀

    C. 使用气雾剂应准确掌握剂量，明确一次给药撤压几下

    D. 使用气雾剂给药后应屏住呼吸 10～15 秒

    E. 含激素类制剂用后须以温水漱口

14. 服药后不宜食醋的药物有（ ）

    A. 碳酸氢钠   B. 胰酶   C. 链霉素

    D. 磺胺类药   E. 左氧氟沙星

书网融合……

知识回顾   微课   习题

（何小霞）

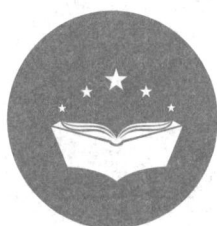

模块二
药学服务基本理论

项目五　药学计算
项目六　药物相互作用及配伍禁忌
项目七　药物经济学

PPT

学习引导

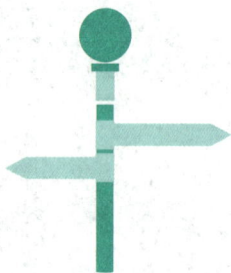

在进行药品销售时，我们经常需要解答患者提出的诸如"这种药我每次需要用几片"等问题。在进行溶液配制时，会遇到如何调节成等渗溶液、如何进行浓度换算等问题。要解决这些问题，就必须掌握常规药学计算方法，树立药物剂量关系患者生命的意识。

本项目主要介绍给药剂量的计算、浓度的计算、抗生素及维生素计量单位的换算、肠外营养的能量配比计算。

学习目标

1. **掌握**　药品规格与剂量单位换算；滴速的计算；几种浓度的概念；简单的稀释、混合等相关浓度计算。
2. **熟悉**　几种浓度之间的换算关系；抗生素及维生素计量单位换算。
3. **了解**　等渗浓度计算；肠外营养的能量配比计算。

药学计算是药学专业技术人员需要掌握的药学服务基本理论的重要内容。准确的药学计算，能够提高药学专业技术人员的工作责任心，为公众提供严谨、周到的药学服务，保证药物治疗的安全性和有效性，是现代药师的必备素质。以下主要介绍在药学服务中常用的药学计算方法。

一、给药剂量的计算

（一）药品规格与剂量单位换算

1. 换算剂量　在药品标识的剂量单位表示上，主要可进行换算的质量单位有五级，即千克（kg）、克（g）、毫克（mg）、微克（μg）和纳克（ng）。可进行换算的容量单位有三级，即升（L）、毫升（ml）、微升（μl）。因此，在服药前宜教会患者如何计算剂量。

题例1　红霉素肠溶胶囊 1 次口服 0.25g 或 0.5g，标识规格为每粒 250mg。按换算关系，250mg = 0.25g、500mg = 0.5g，因此每次可服 1 粒或 2 粒。

题例2　维生素 B_{12} 注射剂每次肌内注射 50 ~ 200μg，标识规格为每支 0.1mg。按换算关系，0.1mg = 100μg，因此每次可给予 0.05 ~ 0.2mg，即注射 1/2 ~ 2 支。

答案解析

岗位情景模拟

情景描述 患者，男，56岁，凭处方到药店购买标识规格为每粒250mg的阿奇霉素胶囊。要求服用方法：首剂0.5g，以后每日0.25g，疗程5日。

讨　论 如果你是药店销售人员，应如何为该患者解释用量？

2. 由药物的总量计算其某一组分的含量 这一类型的计算在药学工作中经常遇到，如大量输液时，溶剂中Na^+的含量对体内电解质平衡的影响；同一种药物有多种组成形式，虽然它们起主要治疗作用的有效成分相同，但由于其他组成各异，同等质量所含的有效药量也不同。

题例3 1500ml的生理盐水中含Na^+多少克？

解：1500ml生理盐水中含氯化钠的量 = 0.9% ×1500 = 13.5g；NaCl的分子量 = 58.45，Na的原子量 =23；Na^+的含量 =13.5 ×23/58.45 =5.31（g）。

题例4 多少毫克的重酒石酸去甲肾上腺素与1mg的去甲肾上腺素相当？

解：去甲肾上腺素分子量为169.18，重酒石酸去甲肾上腺素分子量为337.28，重酒石酸去甲肾上腺素的量 =1 ×337.28/169.18 =2（mg）。所以2mg重酒石酸去甲肾上腺素与1mg的去甲肾上腺素相当。

（二）滴速的计算

每毫升溶液所需要的滴数为该输液器的滴系数，滴系数一般记录在输液器的外包装上。常用的输液器滴系数有10、15、20三种型号，即1ml有10滴、15滴、20滴。输液时间（min） =要输入的液体总量（ml）×滴系数/每分钟的滴数。

题例5 某患者输注万古霉素0.5g溶解至100ml生理盐水中，已知每毫升相当滴数为15滴，要求滴注时间不得少于1小时，请问每分钟滴数最多为多少？

解：根据上述公式：每分钟的滴数 =要输入的液体总量（ml）×滴系数/输液时间（min） =100×15/60 =25。

二、浓度的计算

（一）各类浓度的表示方法

1. 百分浓度

（1）质量比质量百分浓度 指100g溶液中所含溶质的克数，以符号"%（g/g）"表示。计算公式为：

质量比质量百分浓度 [%（g/g）] = [溶质质量（g）/溶液质量（g）] ×100%

（2）质量比体积百分浓度 指100ml溶液中所含溶质的克数，以符号"%（g/ml）"表示。计算公式为：

质量比体积百分浓度 [%（g/ml）] = [溶质质量（g）/溶液体积（ml）] ×100%

（3）体积比体积百分浓度 指100ml溶液中所含溶质的毫升数，以符号"%（ml/ml）"表示。计算公式为：

体积比体积百分浓度 [%（ml/ml）] = [溶质体积（ml）/溶液体积（ml）] ×100%

2. 摩尔浓度   指1L溶液中含有溶质的摩尔数，以符号"mol/L"表示。计算公式为：

摩尔浓度（mol/L）=溶质摩尔数（mol）/溶液体积（L）

=［溶质质量（g）/溶质摩尔质量（g/mol）］/溶液体积（L）

3. 比例浓度   是以1份溶质质量与溶液体积份数的比例公式来表示的溶液浓度，以1：x 表示（x 表示溶液的体积），如1：5000 高锰酸钾溶液，即5000ml 高锰酸钾溶液中含1g 高锰酸钾。

4. 百万分浓度（10^{-6}）   是指以一百万份质量的溶液中所含有溶质的质量份数来表示的溶液浓度，"$1×10^{-6}$"即表示百万分之一的浓度。如$1×10^{-6}$的铅溶液即指铅含量为百万分之一的溶液。

（二）高浓度向低浓度稀释

$$C_{浓}×V_{浓}=C_{稀}×V_{稀}$$

需用高浓度液体的体积 =（所需稀释低浓度×所需要稀释的体积）/高浓度液体的浓度

题例6 若需用70%乙醇1000ml，现有95%乙醇，应如何配制？

根据上述公式：需用95%乙醇的体积 =（70%×1000）/95% = 736.8（ml），即配制70%乙醇1000ml，需取95%乙醇736.8ml，加水稀释至1000ml。

（三）两种浓度混合的换算

可应用交叉法计算：

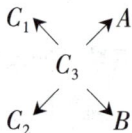

C_1为浓溶液浓度；C_2为稀溶液浓度；C_3为混合溶液浓度；A 为浓溶液体积；B 为稀溶液体积。其中 $A=C_3-C_2$，$B=C_1-C_3$。交叉公式表示：浓度为 C_1、体积为 A 的浓溶液与浓度为 C_2、体积为 B 的稀溶液混合后，可得浓度为 C_3 的溶液，其体积为 $A+B$。

题例7   治疗需用10%葡萄糖注射液1000ml，现仅有50%和5%浓度的葡萄糖注射液，问如何配制？

方法一（交叉法）：$A=10-5=5$，则 $B=50-10=40$；表示50%葡萄糖注射液5ml 加5%葡萄糖注射液40ml 可得10%葡萄糖注射液45ml。设配制10%葡萄糖注射液1000ml 需50%葡萄糖注射液 x ml，则 $5：45=x：1000$，求得 $x=111$；需要5%葡萄糖注射液（1000－111）ml=889ml。

方法二（方程式法）：设需取50%葡萄糖注射液 x ml，则取5%葡萄糖注射液（1000－x）ml。列方程式为：

$$50x+5×（1000-x）=10×1000$$

求得 $x=111$

（1000－111）ml=889ml

即配制10%葡萄糖注射液1000ml 需取50%葡萄糖注射液111ml，5%葡萄糖注射液889ml。

（四）几种浓度之间的换算

1. 质量比体积百分浓度［%（g/ml）］与摩尔浓度（mol/L）间的换算

摩尔浓度（mol/L）=［%（g/ml）×1000］/（摩尔质量×100）

2. 质量比体积百分浓度［%（g/ml）］与比例浓度（1：x）间的换算

$$1：x=1：100/［%（g/ml）］$$

题例 8 某 NaCl 溶液的摩尔浓度为 0.1mol/L，计算其质量比体积百分浓度〔% （g/ml）〕。

解：根据质量比体积百分浓度与摩尔浓度间的换算关系，质量比体积百分浓度 = 摩尔浓度 × 摩尔质量 × 100/1000 = 0.1 × 58.45 （NaCl 摩尔质量） × 100/1000 = 0.5845，即该溶液的质量比体积百分浓度为 0.5845〔% （g/ml）〕。

即学即练

生理盐水的摩尔浓度是（　　）（mol/L）

答案解析　A. 1.5　　　　B. 0.9　　　　C. 0.5845　　　　D. 0.15　　　　E. 0.05845

（五）等渗浓度的计算

渗透压是指两种不同浓度的溶液被一种理想的半透膜隔开，只透过溶剂而不能透过溶质，溶剂从低浓度溶液向高浓度溶液转移，促使其转移的力即渗透压。根据血浆成分可计算出正常人血浆总渗透浓度为 298mmol/L。所以临床上规定：渗透浓度在 280～310mmol/L 的溶液为等渗溶液，渗透浓度小于 280mmol/L 的溶液为低渗溶液，渗透浓度大于 310mmol/L 的溶液为高渗溶液。静脉注射低渗溶液，会引起红细胞被水分子胀破而发生溶血；如果静脉注射高渗溶液，则可能引起红细胞失水皱缩。因此，很多静脉注射溶液需要调节成等渗溶液；脊髓腔内注射，由于易受渗透压影响，也必须调节为等渗制剂；而一些眼用溶液、肌内注射溶液的渗透压也需要调节至一定范围内。调节等渗溶液的计算方法主要如下。

1. 冰点降低数据法　一般情况下，血浆或泪液的冰点值为 −0.52℃，根据物理化学原理，任何溶液的冰点降到 −0.52℃，即与血浆或泪液等渗。

当某药物 1% 溶液的冰点下降值已知时，配制等渗溶液所需药量可按下式计算：$W = 0.52 \times V/(100 \times b)$。其中，$V$ 为需配制等渗溶液的体积，b 为该药的 1% 冰点下降值，W 为所需加入的药量。

当某药溶液是低渗时，需要加入其他药物调节等渗，可按下式计算：$W = (0.52 - b \times c) \times V/(100 \times b')$。其中，$W$ 为需添加的其他药物的量，b 为主药的 1% 冰点下降值，c 为主药百分浓度，V 为所配制溶液的体积，b' 为所添加药物的 1% 冰点下降值。

常见药物的 1% 冰点下降值可以查阅"药物水溶液的冰点下降值和氯化钠等渗当量"表。

题例 9　配制 2% 盐酸丁卡因注射液 100ml 等渗溶液，需加氯化钠多少克？

解：查表知，盐酸丁卡因的 b 值为 0.109，0.9% 氯化钠溶液的 b 值为 0.578。配制 100ml 盐酸丁卡因等渗溶液，需要加入盐酸丁卡因的量为 $W = 0.52 \times 100/(100 \times 0.109) = 4.8$ （g），2% 盐酸丁卡因注射液为低渗溶液，需要加入氯化钠配制成等渗溶液，加入氯化钠的量为 $W = (0.52 - 0.109 \times 2) \times 100/(100 \times 0.578) = 0.522$ （g）。

2. 氯化钠等渗当量法　指与 1g 的药物成等渗的氯化钠质量。如硼酸的氯化钠等渗当量为 0.47，即 1g 硼酸与 0.47g 氯化钠可产生相等的渗透压。

配制等渗溶液所需的药物可按下式计算：$W = 0.9\% \times V/E$。其中，W 为配制等渗溶液所需加入的药量（g），V 为所配制溶液的体积（ml），E 为 1g 药物的氯化钠等渗当量。

等渗调节剂的用量可用下式计算：$W = (0.9 - C \times E) \times V/100$。其中，$W$ 为配制等渗溶液需加入的氯化钠的量（g），V 为溶液的体积（ml），E 为 1g 药物的氯化钠等渗当量，C 为溶液中药物的百分浓度。

常用药物的氯化钠等渗当量值可查阅相关表格。

题例 10 配制 2% 盐酸普鲁卡因 100ml，调节成等渗溶液需要氯化钠多少克?

解：查表得盐酸普鲁卡因的氯化钠等渗当量为 0.21。配制盐酸普鲁卡因等渗溶液需要盐酸普鲁卡因的量 $W = 0.9\% \times 100/0.21 = 4.29$（g），2% 盐酸普鲁卡因为低渗溶液，需要加入氯化钠配制成等渗溶液，加入氯化钠的量为 $W = (0.9 - 2 \times 0.21) \times 100/100 = 0.48$（g）。

三、抗生素及维生素计量单位的换算

（一）抗生素效价与质量的换算

抗生素按照生产和提纯方法不同可分成天然、半合成和全合成抗生素，前两者依据性质的不同，分别以质量或效价单位表示，其剂量与效价的换算有一定比例。

1. 理论效价 系指抗生素纯品的质量与效价单位的折算比率，多以其有效部分的 1μg 作为 1IU（国际单位），如链霉素、土霉素、红霉素等以纯游离碱 1μg 作为 1IU。少数抗生素则以其某一特定的盐 1μg 或一定质量作为 1IU，如青霉素 G 钠盐以 0.6μg 为 1IU；青霉素 G 钾盐以 0.6329μg 为 1IU；盐酸四环素和硫酸依替米星以 1μg 为 1IU。

2. 原料含量的标示 系指抗生素原料在实际生产中混有极少的但质量标准许可的杂质，不可能为纯品。如乳糖酸红霉素的理论效价是 1mg 为 672IU，但《中华人民共和国药典》规定 1mg 效价不得少于 610IU，所以产品的效价在 610 ~ 672IU 之间，具体效价需在标签上注明，并在调配中进行换算。

题例 11 若配制规格为 8ml：40000 IU 的硫酸新霉素滴眼剂 200ml，应称取效价为 650IU/mg 的硫酸新霉素多少毫克?

解：滴眼剂规格为 8ml：40000IU，即每毫升含硫酸新霉素 5000IU，需要硫酸新霉素 5000 × 200 = 1000000（IU），1000000/650 = 1538.5（mg）。

（二）维生素类药物常用单位与质量的换算

维生素 A 的计量常以视黄醇当量（RE）表示，世界卫生组织（World Health Organization，WHO）1960 年规定，每 1IU 维生素 A 相当于 RE 0.344μg。《中华人民共和国药典临床用药须知》规定，食物中的维生素 A 含量用 RE 表示，1U 维生素 A = 0.3μg 维生素 A = 0.3RE。

维生素 D 每 40000U = 1mg。维生素 E 的计量也可以生育酚当量表示，《中华人民共和国药典临床用药须知》规定，维生素 E 现多以 α - 生育酚当量（α - TE）替代以往应用的单位（U），维生素 E 1U 相当于 1mg 合成 α - 生育酚醋酸酯。

📱 **知识链接** ──

维生素 D 的使用

维生素 D 缺乏和不足是全球公共卫生问题之一，涉及各个年龄阶段，尤其对 5 岁以下儿童的影响尤为突出。我国 3 ~ 5 岁儿童维生素 D 不足率为 43.0%，其中城市为 44.4%、农村为 42.1%。儿童期维生素 D 不足可导致佝偻病，并明显增加成年骨质疏松症、呼吸道感染、肠道炎症、过敏反应和哮喘的风险。目前我国儿童维生素 D 缺乏与儿童户外活动过少和膳食摄入量不足有关，因此常规给予预防剂量维生素 D 对儿童的生长发育有着不可替代的益处。

儿童预防性补充维生素 D（每天 400IU）是安全的。但维生素 D 是一种脂溶性维生素，排到体外需要一定时间，有的家长未能充分了解维生素 D 制剂的用量及疗程，给儿童长期过量服用，可能会出现中毒现象，表现为厌食、烦躁、呕吐、腹泻、脱水等症状，严重者可出现昏迷甚至死亡。药学专业技术人员必须指导公众准确的计算各种制剂的剂量、充分了解正确的用量及疗程，防止中毒现象的发生，切实保障用药安全，推进健康中国建设，提高人民健康水平。

四、肠外营养的能量配比计算

肠外营养是指营养物从肠外，如静脉、肌内、皮下、腹腔内等途径供给，其中以静脉为主要途径，因此肠外营养亦可狭义地称为静脉营养。静脉营养是指通过静脉途径为无法经胃肠道摄取营养物满足自身代谢需要的患者，给予适量的蛋白质（氨基酸）、脂肪、碳水化合物、电解质、维生素和微量元素，以抑制分解代谢、促进合成代谢并维持结构蛋白的功能，达到营养治疗目的的一种方法。

肠外营养物质的组成主要有糖、脂肪、氨基酸、电解质、维生素和微量元素。肠外营养的供给量因患者及疾病状态不同而异，一般成人热量需求为 24 ~ 32kcal/（kg·d），应根据患者的体重计算营养配方。

（一）葡萄糖、脂肪、氨基酸与热量

1g 葡萄糖提供 4kcal 热量；1g 脂肪提供 9kcal 热量；1g 氮提供 4kcal 热量，但是氨基酸转化成蛋白质时不提供能量。

（二）糖、脂肪、氨基酸的配比

非蛋白质（non – protein caloric，NPC）在肠外营养中最佳的能量来源应是由糖和脂肪所组成的双能源系统。蛋白质（氨基酸）不是主要的供能物质，而是人体合成蛋白质及其他生物活性物质（抗体、激素、酶类）的重要底物，在人体内具有特殊的生理功能，是维持生命的基本物质。

1. 热氮比　热量和氮之比一般为 150kcal∶1g 氮；当创伤等应激严重时，应增加氮的供给，甚至可将热氮比调整为 100kcal∶1g 氮，以满足代谢支持的需要。

2. 糖脂比　葡萄糖和脂肪作为提供能量的主要物质。一般情况下，70% 的 NPC 由葡萄糖提供，而 30% 由脂肪乳剂提供。当创伤等应激时，血糖浓度增高，机体对糖利用率下降，而脂肪廓清加快，可适当增加脂肪乳剂的供给而相对减少葡萄糖的用量，两者提供的能量可各占 50%。

目标检测

答案解析

一、A 型选择题

1. 若需要 25% 乙醇 1000ml，现有 95% 的乙醇，应如何配制（　）
   A. 取 263.2ml 95% 的乙醇，加水稀释至 1000ml
   B. 取 36.8ml 95% 的乙醇，加水稀释至 1000ml
   C. 取 666.7ml 95% 的乙醇，加水稀释至 1000ml
   D. 取 263.2ml 95% 的乙醇，加 1000ml 水
   E. 取 36.8ml 95% 的乙醇，加 1000ml 水

2. 治疗需用 25% 葡萄糖注射液 500ml，现在有浓度为 50% 和 10% 的葡萄糖注射液，应如何配制（　）
   A. 用 50% 浓度葡萄糖 18.7ml，10% 浓度葡萄糖 31.3ml

B. 用50%浓度葡萄糖28.7ml，10%浓度葡萄糖21.3ml

C. 用50%浓度葡萄糖287.5ml，10%浓度葡萄糖212.5ml

D. 用50%浓度葡萄糖187.5ml，10%浓度葡萄糖312.5ml

E. 用50%浓度葡萄糖222.2ml，10%浓度葡萄糖277.8ml

3. 若配制规格为8ml：40000 IU的硫酸庆大霉素滴眼剂150ml，应称取效价为600IU/mg的硫酸庆大霉素（　　）（mg）

A. 125　　　　　　　　B. 250　　　　　　　　C. 500

D. 1000　　　　　　　E. 1250

4. 质量比体积百分浓度为8%的NaOH溶液，其摩尔浓度为（　　）

A. 0.1mol/L　　　　　B. 0.5mol/L　　　　　C. 1mol/L

D. 2mol/L　　　　　　E. 3mol/L

二、X型选择题

5. 下列关于浓度的说法，正确的有（　　）

A. 摩尔浓度系指1L溶液中含有溶质的摩尔数，以符号"mol/L"表示

B. 百万分浓度系指以一百万份质量的溶液中所含有溶质的质量份数表示的溶液浓度

C. 比例浓度系以1份溶质质量与溶液体积份数的比例公式来表示的溶液浓度

D. 百分浓度包括质量比质量百分浓度、质量比体积百分浓度、体积比体积百分浓度

E. "1×10^{-6}"即表示百万分之一的浓度

书网融合……

| 知识回顾 | 微课 | 习题 |

（赵丽霞）

学习引导

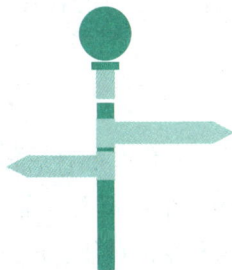

两种或多种药物联合使用是临床常见有效的治疗方法，但是能否合用、如何合用却并不简单，不可随意为之。在联合用药时，应避免药物相互作用而产生的不良反应，力求达到疗效提高或（和）毒性减轻的临床用药目的。

本项目主要介绍药物相互作用的概念与分类、发生原因，如何预防注射剂配伍变化以及药动学、药效学方面的相互作用。

学习目标

1. **掌握**　药动学、药效学方面的相互作用。
2. **熟悉**　药物体外相互作用。
3. **了解**　常见注射剂配伍变化的发生原因及预防方法。

狭义的药物相互作用是指2种或2种以上药物同时或在一定时间内先后应用时，在机体因素（药物代谢酶、药物转运蛋白、药物结合蛋白、药物基因多态性等）的影响下，因为彼此之间的交互作用而发生的药动学或药效学变化，临床表现为药效增强和（或）毒副作用加重，也可表现为药效减弱和（或）毒副作用减轻。理想的联合用药应力求达到药效增强和毒副作用减轻的临床药物治疗目的。

广义的药物相互作用是指能使合用药物发生药动学或药效学改变的所有因素（药物、疾病、基因型、食物、饮料等）与药物之间的交互作用，以及药物导致其他因素（如医学检验值等）发生变化的交互作用。因此，广义的相互作用包括药物－药物相互作用、药物－食物相互作用、西药－中药相互作用、药物－疾病相互作用、药物－基因型相互作用及药物－实验室检查相互作用。

药物相互作用可分为体内药物相互作用和体外药物相互作用。①体内药物相互作用又分为药动学方面和药效学方面的相互作用，前者主要包括吸收、分布、代谢、排泄过程的相互作用，后者则包括药物效应与毒副作用的相加、协同和拮抗。②体外药物相互作用，即一般所指的理化性配伍变化，其多发生于液体制剂，如在静脉输液中或注射器内即可发生；静脉输液（如氯化钠或葡萄糖溶液中加入一种或多种药物）是临床常用的治疗措施，但必须认识到不是任何药物都可以随意加入静脉输液的。药物配伍可发生药物中和、水解等化学不稳定性，亦可能出现浑浊、沉淀、产气、变色等物理不相容性；这种配伍改变了药物性状，使药物失效或产生有毒物质，是不可行的，即配伍禁忌。

任务一　体外药物相互作用

一、体外药物相互作用的概念与分类

（一）概念

体外药物相互作用又称为药物配伍变化，包括物理性配伍变化和化学性配伍变化。体外药物相互作用是指药物尚未进入机体之前，药物之间发生物理或化学性相互作用，产生物理相容性或化学稳定性的变化，这样必然会影响药物疗效。

（二）分类

1. 可见配伍变化　表现为溶液浑浊、产气、沉淀、结晶及变色等。可见配伍变化在混合后仔细观察，大多数可以避免。例如，20%磺胺嘧啶钠注射液（pH 9.5～11.0）与10%葡萄糖注射液（pH 3.5～5.5）混合后，溶液pH明显改变（pH<9.0），可使磺胺嘧啶结晶析出，这种结晶可能造成血管栓塞；酸性药物氯丙嗪注射液与碱性药物异戊巴妥注射液混合，可发生沉淀反应；多巴胺注射液与碳酸氢钠注射液配伍后会逐渐变成粉红色至紫色。

2. 不可见配伍变化　包括水解反应、聚合反应、效价下降、光敏反应、肉眼不可见的微粒形成（直径$50\mu m$以下）等潜在因素影响药物的安全性和有效性。如维生素C注射液在pH>6时易被氧化，不宜与碱性的氨茶碱、谷氨酸钠等注射液合用，否则会因氧化分解而失效；氨基酸注射液中不可加入任何药物，因为对酸不稳定的药物在其中易降解，与青霉素类合用时可形成变态反应结合体，加重青霉素类的变态反应。

二、常见注射剂配伍变化发生原因

（一）沉淀

配制多种液体药物时，由于理化因素产生沉淀，影响疗效。产生沉淀的原因如下。

1. 注射液溶媒组成改变　为了利于药物溶解、制剂稳定，某些注射液含非水溶剂，如乙醇、丙二醇、甘油等。将这类药物加入水溶液中，可使溶媒性质发生改变而析出药物、产生沉淀。如将地西泮注射液加入5%葡萄糖或0.9%氯化钠注射液中，可析出地西泮沉淀。

2. pH改变　两种药物溶液的pH相差较大，发生配伍禁忌的可能性也大。pH发生改变时，药物的溶解性也会发生变化，产生沉淀或加速分解。如将5%硫喷妥钠加入5%葡萄糖注射液中会产生沉淀。

某些药物在不同的pH环境中，其分解速度也不同。如青霉素G与葡萄糖注射液配伍后，pH 4.5时效价4小时损失10%；pH 3.5时效价1小时损失10%，4小时则将损失40%。

3. 电解质的盐析作用　亲水胶体加入含有电解质的溶液中，会因盐析作用而凝集析出。如两性霉素B注射液与0.9%氯化钠注射液合用可发生盐析作用，出现沉淀。

4. 直接作用　某些药物可直接与输液中的成分发生反应。如头孢菌素类与Ca^{2+}、Mg^{2+}等金属离子形成难溶性络合物而析出沉淀；四环素与含钙盐的输液在中性或碱性环境下，产生不溶性螯合物。

5. 混合顺序　改变注射用药物配伍时的混合顺序，可避免某些药物产生沉淀。如1g氨茶碱与300mg维生素B_3配伍，先将氨茶碱用输液稀释至100ml，再缓慢加入维生素B_3可得澄明溶液；若两种药物先混合再稀释则会析出沉淀。

岗位情景模拟

情景描述 患者王某，女，37岁，因急性支气管肺炎到某医院静脉输液治疗。护士遵医嘱给予250ml生理盐水加入痰热清注射液2.0g、乳酸环丙沙星氯化钠注射液100ml（100ml：0.2g），各1瓶。当输完环丙沙星更换液体时，护士在输液滴管中发现白色絮状物。

讨　论 1. 为什么该患者在输液过程中，输液滴管会出现白色絮状物？

　　　　2. 临床治疗中应如何避免此类现象发生？

答案解析

（二）变色

由药物间发生化学反应，产生有色物质或受光线、空气影响而引起，变色可影响药效甚至完全失效。如四环素与铁盐、镁盐混合分别形成红色、绿色螯合物。

（三）产气

碳酸盐、碳酸氢盐与酸性药物配伍，铵盐与碱性药物配伍均可产生气体，引起药效变化。产生的气体可冲开瓶塞，使药物喷出，甚至发生容器爆炸。

（四）光敏感性

某些药物对光敏感，如两性霉素B、阿霉素、氟罗沙星等与溶剂配伍后遇光不稳定，遇强光则极不稳定，易发生分解，疗效降低。

（五）效价下降

某些药物在输液环境中不稳定，易分解失效；或与其他药物合用，分解可能加速，药效大幅降低。如氨苄西林在含乳酸根的复方氯化钠注射液中，效价4小时损失20％；红霉素乳酸盐与葡萄糖氯化钠注射液混合配制，前者的效价降低。

即学即练

注射液配伍发生的物理或化学变化，不包括（　　）

答案解析　A. 变色　　　B. 沉淀　　　C. 升华　　　D. 产气　　　E. 结晶

三、注射剂配伍变化的预防

1. 使用新药前，应认真阅读药品说明书及相关药学资料，全面了解新药特性，避免盲目配伍。

2. 充分了解所用药物的特性，熟悉各类药物之间的配伍禁忌，合理选择配伍药物，包括适宜的溶剂品种和剂量，避免发生理化反应。

3. 静脉输液尽量现配现用，避免药物在放置过程中出现药效下降、不良反应增加等变化。

4. 合理安排药物的输入顺序，存在配伍禁忌的药物不能使用同一输液器连续输入，应间隔充分时间。

5. 光敏性药物配伍后要避光保存，给药时也需避光输注。

6. 严格执行注射器单用制度，避免残留药物与配制药物之间发生配伍变化。

任务二　药动学方面的相互作用

药动学方面的相互作用是指一种药物的吸收、分布、代谢、排泄四个环节均有可能受联用药物的影响而有所改变，从而使体内药量或血药浓度增减，导致药效或不良反应的增强或减弱。

一、吸收过程的药物相互作用

药物经过不同的给药途径被吸收进入血液循环，因此药物在给药部位的相互作用将影响其吸收，多数表现为妨碍吸收，少数会促进吸收。口服是最常用的给药途径，此类相互作用发生于消化道中。药物在胃肠道被吸收时相互影响的因素如下。

1. 胃肠道 pH　药物在胃肠道的吸收主要通过被动扩散的方式进行，药物的脂溶性是决定被动扩散过程的重要因素。药物的非解离部分脂溶性较高，易扩散并透过生物膜被吸收；解离部分脂溶性低，扩散能力较差，吸收少。pH 对药物解离程度有重要影响：酸性药物在酸性环境或碱性药物在碱性环境解离度低，脂溶性高，易被吸收；反之，酸性药物在碱性环境或碱性药物在酸性环境解离度高，脂溶性低，吸收减少。因此，药物与能改变胃肠道 pH 的其他药物合用时，其吸收将受到影响。例如，水杨酸类、磺胺类药物与碳酸氢钠、H_2 受体阻断剂或质子泵抑制剂合用，将使吸收减少。

2. 络合作用　许多药物口服时，在胃肠道相互作用形成络合物（螯合物）或复合物，使吸收状况发生改变。含二价或三价金属离子（钙、镁、铁、铋、铝）的化合物可与四环素类抗菌药物形成难溶性络合物，使抗菌药物在胃肠道的吸收受阻，在体内达不到有效抗菌浓度。因此，服用四环素类药物时，不宜与铁剂、碳酸钙、氧化镁或氢氧化铝等含金属离子药物同服。

3. 吸附作用　某些药物如考来烯胺是一种阴离子交换树脂，可以吸附酸性药物分子如阿司匹林、保泰松、地高辛、华法林、洋地黄毒苷、甲状腺素等形成难溶性复合体，使后者吸收减少。某些具有吸附性能的药物如活性炭、白陶土，可吸附合用药物，影响其吸收。例如，林可霉素与白陶土同时服用，前者的血药浓度只有单独服用时的 1/10；大剂量的活性炭能明显减少对乙酰氨基酚在胃肠道的吸收。

4. 胃肠运动影响　由于大多数药物在小肠上部被吸收，因此改变胃排空、肠蠕动的速率等因素能明显影响药物到达小肠吸收部位的时间和在小肠滞留的时间。胃肠蠕动增快，药物很快通过胃到达小肠，药物起效快，但在肠道滞留时间短，可能吸收不完全；相反，胃肠蠕动减慢，药物经胃到达小肠的时间延长，药物起效慢，但在肠道停留时间长，可能吸收完全。例如，多潘立酮通过加速胃排空，加快其他药物起效速率；泻药明显加快肠道蠕动，可减少药物的吸收。

5. 肠吸收功能影响　某些药物如新霉素、对氨基水杨酸、环磷酰胺等能损害肠黏膜的吸收功能，从而影响其他药物吸收。例如，对氨基水杨酸可使与之合用的利福平血药浓度降低一半。

6. 食物因素　食物在多数情况下可减少药物的吸收，但有时食物在吸收总量不变的情况下，可延缓药物的吸收。此外，食物中的脂肪可增加脂溶性药物的吸收，如脂溶性药物灰黄霉素与高脂肪的食物同服，可明显增加吸收量。

7. 其他因素　阿托品及三环类抗抑郁药等引起的唾液分泌减少，可影响硝酸甘油的崩解，减缓其从舌下吸收，影响疗效；局麻药中加入缩血管药，可减少局麻药吸收，减轻全身作用，延长麻醉时间；长期服用抗菌药物可抑制肠道正常菌群，干扰维生素 K 的合成，从而增强口服抗凝药的抗凝活性。

二、分布过程的药物相互作用

药物在分布过程中的相互作用方式，可表现为相互竞争血浆蛋白结合部位，改变游离型药物的比例，或者改变药物在某些组织的分布量，进而影响其消除过程。

（一）竞争血浆蛋白结合位点

药物被吸收进入血液循环后，有一部分与血浆蛋白发生可逆性结合而呈结合型，另一部分称为游离型。结合型药物表现为药物的贮存性，其特点是：不呈现药理活性；不能透过血－脑屏障；不被肝脏代谢；不被肾脏排泄。只有游离型药物呈现出药理活性。

不同的药物与血浆蛋白结合的能力有差别。同时使用两种或多种药物时，其相互之间可能在蛋白结合位点发生竞争。结合力强的药物分子占据血浆蛋白结合位点，使结合力较弱的药物分子被置换出来变成游离型，或者失去或减少与血浆蛋白结合的机会，从而使结合力较弱者有更多的游离型药物作用于靶位受体；这样在剂量不变的情况下，加强了该药物的药理作用，同时也加大其毒性。这种现象在药物与血浆蛋白结合率高的药物合用中应予以注意。常见的血浆蛋白结合率高的药物有水杨酸类、保泰松、丙磺舒、香豆素类抗凝药、苯妥英钠、硫喷妥钠、氯贝丁酯、青霉素类、磺胺类、磺酰脲类降糖药等。例如，阿司匹林增加甲氨蝶呤的肝脏毒性；水合氯醛使华法林的抗凝血作用加强（表6－1）。某些血浆蛋白含量低的患者，药物与血浆蛋白结合率低，在应用常规剂量时，体内游离型药物的比率增高，因而药物效应增强，不良反应也相应增加。例如，血浆白蛋白水平低于25g/L的患者使用泼尼松的不良反应发生率比正常患者高一倍。

表6－1　某些药物在血浆蛋白结合位点的置换作用

被置换药物	置换药物	结果
甲苯磺丁脲	水杨酸盐、保泰松、磺胺类药	低血糖
华法林	水杨酸盐、氯贝丁酯、磺胺类药	出血
甲氨蝶呤	吲哚美辛、磺胺类药	粒细胞缺乏症
硫喷妥钠	磺胺类药	麻醉时间延长
胆红素	磺胺类药	新生儿黄疸

知识链接

血浆蛋白结合的竞争置换对药效的影响

通过体外试验很容易证明，许多药物间存在血浆蛋白结合的置换现象。过去一度认为这是临床上许多药物相互作用的一个重要机制，但进一步的研究得出结论：大多数置换性相互作用并不产生任何有临床意义的结果。因为置换使游离型药物增多，被肾小球滤过和代谢的药物也增多；这些置换下来的药物很快离开血浆，血中游离型药物的浓度一般只经过短暂的升高，随即又重新恢复原有的平衡，所以对于肝、肾功能正常者通常不致引起较大的药理效应改变。

（二）改变组织分布量

1. 改变组织血流量　某些作用于心血管系统的药物能够改变组织的血流量。例如，去甲肾上腺素减少肝脏血流量，使利多卡因在肝脏中的代谢减慢，结果使血液中利多卡因浓度增高；反之，异丙肾上腺素能增加肝脏血流量，因而增加利多卡因在肝脏中的分布及代谢，使其血药浓度降低。

2. 改变组织结合位点上的竞争置换　药物在血浆蛋白结合位点发生置换的类似反应，也可发生在组织结合位点上，被置换出的游离型药物使血药浓度升高。由于组织结合位点的容量一般都很大，这种游离型药物浓度升高通常是短暂的，但有时也能产生有临床意义的药效变化。例如，奎尼丁能将地高辛从其骨骼肌的结合位点上置换出来，增高地高辛的血药浓度，引起毒性反应。

三、代谢过程的药物相互作用

大部分药物主要由肝脏的肝微粒体酶（肝药酶）催化代谢，使脂溶性药物转化为极性较高的水溶性代谢物，再经肾脏排出体外；在其他组织中的酶（如血浆或肾脏中的酶）对药物也有转化作用，但属于次要途径。因此，肝药酶活性的高低直接影响到许多药物的代谢。肝药酶的活性和含量是不稳定的，且个体差异大，其活性易受到药物影响，故某些药物可通过对肝药酶的干扰而影响另一药物的代谢，其作用形式有两种。

（一）酶诱导

某些药物能增加肝药酶的合成或提高肝药酶的活性，从而加速药物自身或其他药物的代谢，称之为酶诱导。由于大多数药物在体内经生物转化后，其代谢产物失去药理活性；因此在大多数情况下，酶诱导的结果是使受影响药物的作用减弱或药效维持时间缩短。有些药物的药效或不良反应是由其活性或毒性代谢物产生，故此时酶诱导则表现为药效增强或毒性增强。

不少药物具有酶诱导作用，如苯巴比妥、水合氯醛、格鲁米特、甲丙氨酯、苯妥英钠、扑米酮、卡马西平、尼可刹米、灰黄霉素、乙醇（慢性酒精中毒者）、利福平、螺内酯等。如患者口服抗凝药双香豆素期间加服苯巴比妥，后者使双香豆素代谢加快，抗凝血作用减弱；癫痫患儿长期服用苯巴比妥及苯妥英钠易出现佝偻病，因为这两种药物均有酶诱导作用，可促进维生素 D 代谢，从而影响钙的吸收；服用泼尼松控制哮喘发作的患者，在加服苯巴比妥之后，可增加泼尼松的代谢，降低其血药浓度，导致哮喘发作次数增加；异烟肼经由 N – 乙酰基转移酶代谢的产物具有肝毒性，与卡马西平合用，后者的酶诱导作用将加重异烟肼的肝毒性（表6 – 2）。

表6 – 2　某些药物之间的酶诱导相互作用及后果

酶诱导药物	合用药物	相互作用及后果
苯巴比妥	口服抗凝药	抗凝药加速代谢导致失效
苯巴比妥	多西环素	多西环素抗菌作用减弱
苯巴比妥	维生素 K	维生素 K 减效，可引起出血
苯巴比妥	环磷酰胺	代谢为醛磷酰胺后发挥药效，代谢加速，增强细胞毒性
利福平	口服避孕药	避孕药加速代谢导致失效，可引起意外妊娠或突破性出血

▶▶ 岗位情景模拟

情景描述　患者，女，65 岁，四肢关节疼痛十余年，近半年出现多饮、多尿、多食及消瘦，医生诊断为类风湿关节炎、糖尿病。医生给予格列齐特片、保泰松片口服，以及其他对症治疗。患者首次服药 1 小时后出现饥饿、头晕、心悸、出汗，30 分钟后昏迷不醒，送至医院后医生诊断为低血糖昏迷。经静脉注射高渗葡萄糖后症状缓解，半小时后恢复正常。

讨　论　1. 患者出现低血糖症状的原因是什么？

　　　　　2. 药师应如何对该患者进行用药指导？

答案解析

（二）酶抑制

某些药物能减少肝药酶的合成或降低肝药酶的活性，从而延缓药物自身或其他药物的代谢，称之为酶抑制。肝药酶被抑制的结果是使另一种药物的代谢减少，因而加强或延长其作用。常见的肝药酶抑制剂有氯霉素、西咪替丁、双硫仑、异烟肼、三环类抗抑郁药、吩噻嗪类抗精神病药、保泰松、胺碘酮、红霉素、克拉霉素、阿奇霉素、甲硝唑、咪康唑、酮康唑、氟喹诺酮类、普萘洛尔、丙戊酸钠、维拉帕米等。例如，口服甲苯磺丁脲的糖尿病患者在服用氯霉素之后易发生低血糖昏迷；氯霉素与双香豆素合用，明显加强双香豆素的抗凝血作用，引发出血；西咪替丁与华法林合用，增强后者的抗凝血作用（表6-3）。

表6-3　某些药物之间的酶抑制相互作用及后果

酶抑制药物	合用药物	相互作用及后果
氯霉素	双香豆素类	双香豆素代谢受阻，可引起出血
环丙沙星或红霉素	茶碱	茶碱血药浓度升高，出现不良反应，甚至致死
呋喃唑酮或麻黄碱	间羟胺	间羟胺血药浓度升高，血压异常升高
别嘌醇	巯嘌呤	别嘌醇抑制黄嘌呤氧化酶，使巯嘌呤代谢受阻，效应增强，有危险性

有些药物在体内通过各自的灭活酶而被代谢，若这些酶被抑制，则加强相应药物的作用。例如，食物中的酪胺在吸收过程中被肠壁和肝脏的单胺氧化酶灭活，因而对机体无影响；在服用单胺氧化酶抑制剂期间若食用酪胺含量高的食物（如奶酪、红葡萄酒等），被吸收的酪胺未经单胺氧化酶破坏，大量到达去甲肾上腺素能神经末梢，引起末梢中的去甲肾上腺素大量释放，导致动脉血压急剧上升，产生高血压危象，危及患者生命。在静脉滴注普鲁卡因进行全身麻醉期间，加用骨骼肌松弛药琥珀胆碱要特别慎重，因两者均被胆碱酯酶代谢灭活，普鲁卡因竞争胆碱酯酶，影响琥珀胆碱的水解，加重其对呼吸肌的抑制作用。

四、排泄过程的药物相互作用

除吸入麻醉药外，大多数药物由肾脏排泄出体外，主要通过肾小球过滤、肾小管分泌的途径。肾小管还有被动重吸收和主动重吸收的功能。肾脏排泄过程中药物相互作用对于那些体内代谢少，以原型排出的药物影响较大，主要表现在改变肾小球滤过、改变肾血流量、干扰药物从肾小管排泄、改变药物从肾小管重吸收等方面。

1. 改变肾小球滤过　当血流通过肾小球时，与血浆蛋白结合的药物不能通过肾小球滤过膜，仍滞留在血液中；而对于游离型药物，只要分子大小适当，可经肾小球滤过膜进入原尿。从理论上讲，能影响某药物与血浆蛋白结合的药物即可使肾小球滤过发生改变，影响该药物自肾排泄。但实际临床意义不大。

2. 改变肾血流量　肾血流量决定肾小球滤过率，减少肾血流量的药物可妨碍某药物经肾排泄，但这种情况临床不常见。肾血流量部分受到肾组织中扩血管的前列腺素生成量的调控；因此，非甾体抗炎药可通过抑制前列腺素的合成，降低锂的排泄量并伴有血清锂的升高。

3. 干扰药物从肾小管排泄　肾小管的排泄是一个主动转运过程，要通过特殊的转运载体，包括酸性转运系统和碱性转运系统。如果两种或两种以上药物都是通过相同转运系统从肾小管排泄，那么这些药物在分泌部位就会出现竞争性抑制现象。当两种酸性药物或碱性药物合用时，可相互竞争酸性或碱性转运系统，竞争力强的药物会占据肾小管分泌孔道，使竞争力弱的药物排泄减少，造成后者在体内蓄积，药效增强，甚至出现毒性反应。例如，青霉素与丙磺舒均为酸性药物，青霉素主要以原型从肾脏排出，其中 90% 通过肾小管分泌；若同时使用丙磺舒，后者竞争性占据酸性转运系统，阻碍青霉素经肾小管的分泌，延缓青霉素的排泄，从而使其抗菌作用更为持久。又如，高效利尿药呋塞米与依他尼酸均能妨碍尿酸的排泄，造成尿酸在体内蓄积，引起痛风；阿司匹林妨碍甲氨蝶呤的排泄，加大后者的毒性；双香豆素与保泰松都能抑制氯磺丙脲的排泄，加强后者的降糖效应。

4. 改变药物从肾小管重吸收 肾小管重吸收可分为被动重吸收与主动重吸收，以被动重吸收为主。与胃肠道的吸收过程类似，药物的脂溶性、解离度是决定药物被动扩散过程的主要因素。大多数药物为有机弱电解质，解离型与非解离型同时存在于肾小管滤液中，非解离部分脂溶性较大，易被肾小管重吸收；解离部分脂溶性小，不易透过肾小管上皮，难以被重吸收。这两型的比例取决于药物的酸碱性以及肾小管滤液（即尿液）的 pH。当尿液为酸性时，弱酸性药物如阿司匹林、苯巴比妥、双香豆素的解离度小，脂溶性大，易被肾小管重吸收，故尿液中排出量较少；反之，弱酸性药物在碱性尿液中，解离度大，脂溶性下降，重吸收减少，从尿中排出增多。如对苯巴比妥中毒患者输入碳酸氢钠等药物碱化尿液，促进苯巴比妥从尿液中排出，有利于患者的中毒解救；同理，弱碱性药物中毒，可以输入氯化铵、氯化钙等注射液，促进弱碱性药物的排泄。强酸性和强碱性药物在尿液的生理 pH 范围内均完全解离，其清除不受尿液 pH 改变的影响。

近几十年来随着研究的不断深入，已确定 P - 糖蛋白在具有排泄功能的细胞膜上起着外流转运体的作用，有的药物（如塞利洛尔、地高辛）均通过 P - 糖蛋白的泵出作用排泄入肠腔。有临床研究证实，利福平对 P - 糖蛋白有诱导作用，与塞利洛尔合用将促进后者经肠排泄；维拉帕米是 P - 糖蛋白的抑制剂，与塞利洛尔合用时，则使后者的经肠排泄受到抑制。

任务三　药效学方面的相互作用

药效学方面的相互作用是指一种药物增强或减弱另一种药物的药理学效应，而对药物的血药浓度无明显影响。

在药效学方面，药物可通过对靶位的影响而作用于同一生理系统或生化代谢途径，或改变药物输送机制，或改变电解质平衡等多种方式产生作用。各种方式的作用结果可分为药物效应的协同作用与拮抗作用。

药物合用后，发生药物效应变化，表现为：药效增强，或不良反应减轻，这是联合用药的目的；或药效减弱，不良反应增强，对治疗不利，应该尽量避免。临床用药要特别注意药物效应协同作用引起的严重不良反应，避免联合用药时产生的严重不良反应是临床合理用药需注意的重要内容。

一、协同作用

药物效应的协同作用指两种药物同时或先后使用，可使原有的药效增强，称为协同作用，包括相加作用、增强作用和增敏作用。部分药物的协同作用见表 6 - 4。

1. 相加作用 如果两种药物合用产生的效应是其分别作用的效应之和，称为相加作用。在高血压的治疗中，常采用不同作用环节与作用机制的药物合用，可使降压作用相加，而各药用量减少，不良反应降低；如卡托普利与氢氯噻嗪合用后，降压作用相加。

两种药物合用，一种药物的治疗作用与另一种药物的不良反应也可相加。如治疗帕金森病的抗胆碱药苯海索等与有抗胆碱作用不良反应的其他药物如氯丙嗪、H₁受体阻断剂、三环类抗抑郁药合用，可引起胆碱能神经功能过度低下的中毒症状，表现为中毒性精神病、回肠无力症、高温环境易中暑等。

2. 增强作用　如果两药合用时的作用大于单用时的作用之和，称为增强作用。例如，磺胺甲噁唑与甲氧苄啶分别作用于二氢叶酸合成酶与二氢叶酸还原酶，两者合用，可使细菌的叶酸代谢受到双重阻断，抗菌作用可增加 10 倍，由抑菌效应变为杀菌效应；硫酸阿托品与胆碱酯酶复活药解磷定合用，可减少阿托品的用量和不良反应，提高治疗有机磷中毒的疗效。

两药合用可保护药物免受破坏，增强疗效。亚胺培南在肾脏中可被肾脱氢肽酶破坏，制剂中加入肾脱氢肽酶抑制剂西司他丁，可阻断亚胺培南在肾脏的代谢，保证药物疗效；β-内酰胺酶抑制剂可竞争性或非竞争性抑制β-内酰胺酶，可使青霉素类、头孢菌素类等β-内酰胺类抗菌药物免受开环破坏，故二者制成的复方制剂如阿莫西林-克拉维酸钾、头孢哌酮-舒巴坦、哌拉西林-他唑巴坦等，其体外的抗菌活性是单用β-内酰胺类抗菌药物的几倍至几十倍，体内抗菌活性显著优于单用β-内酰胺类抗菌药物。

两药合用可促进吸收，增加疗效。如维生素 C 与铁剂联合应用，前者作为还原剂可促使三价铁转化为二价铁，从而促进铁的吸收。

两药合用可延缓或降低抗药性，增强疗效。抗疟药青蒿素与乙胺嘧啶、磺胺多辛联用可延缓其抗药性的产生；磷霉素与β-内酰胺类、氨基糖苷类、大环内酯类、氟喹诺酮类抗菌药物联用，可增强抗菌疗效，减少耐药菌株产生。

另外，两药合用时不良反应也可增强。非甾体抗炎药本身具有胃肠道刺激的不良反应，还可抑制血小板功能，降低血浆凝血酶原水平，与华法林合用加重其抗凝血功能，诱发胃出血；链霉素与肌松药合用可加强或延长肌松药的肌松作用，甚至引起呼吸麻痹；髓袢利尿剂可增加氨基糖苷类抗菌药物的肾脏毒性，应避免联用。

3. 增敏作用　两药合用时，一种药物使组织或受体对另一种药物的敏感性增强，称为增敏作用。排钾利尿剂如呋塞米、皮质类固醇、两性霉素等引起血钾离子浓度降低，从而使心脏对强心苷类药敏感化，易发生心律失常；应用利血平或胍乙啶后能导致肾上腺素受体发生类似去神经性超敏感现象，从而使拟肾上腺素药的升压作用增强；近年来研究的钙增敏药可作用于心肌收缩蛋白，增加肌钙蛋白 C 对钙离子的亲和力，从而在不增加细胞内钙离子浓度的条件下，增强心肌收缩力。

表 6-4　药物效应协同作用

A 药	B 药	相互作用结果
抗胆碱药	抗胆碱药（抗帕金森病药，丁酰苯类、吩噻嗪类抗精神病药，三环类抗抑郁药）	抗胆碱作用增强：高温环境易中暑，麻痹性肠梗阻，中毒性精神病
降血压药	引起低血压的药物（硝酸酯类药、血管扩张药、吩噻嗪类抗精神病药）	增加降压作用，导致直立性低血压
中枢神经抑制药	中枢神经抑制药（乙醇、镇吐药、抗组胺药、镇静催眠药、抗神经病药）	损害神经运动机能，降低灵敏性，导致困倦、呼吸抑制、昏迷甚至死亡
甲氨蝶呤	复方磺胺甲噁唑	巨幼细胞贫血
肾毒性药	肾毒性药（氨基糖苷类、第一代头孢菌素）	增加肾毒性，甚至出现肾衰竭
肌松药	神经-肌肉阻滞药（氨基糖苷类）	加强神经-肌肉接头拮抗作用，延长呼吸抑制时间
补钾药	升高血钾的药物（保钾利尿剂、血管紧张素转换酶抑制剂）	高钾血症

知识链接

警惕日常生活中可影响药效的食物

服用抗过敏药期间忌食奶酪等富含组氨酸的食物，组氨酸在体内转化成组胺，而抗过敏药抑制组胺分解，造成组胺蓄积，诱发头晕、头痛、心慌等不适症状。

服用抗菌药物前、后2小时不可饮用牛奶或果汁，因为牛奶会降低抗菌药物药效，果汁中的果酸会加速抗菌药物溶解，不仅降低药效，还增加不良反应。

茶水中含有鞣质，在体内易被分解成鞣酸，鞣酸会沉淀复方黄连素中的生物碱，降低其药效。

服用降压药时不能饮用西柚汁，因为西柚汁中的柚皮素会抑制肝药酶的活性，进而影响降压药的代谢，造成血药浓度过高，降压作用增强。

二、拮抗作用

药物效应的拮抗作用是指两种或两种以上药物合用所产生的效应小于其中任何一种药物单用的疗效（表6-5）。在临床上，通常要尽量避免药物治疗作用的相互拮抗，但也可通过药理作用的拮抗减轻甚至避免药物不良反应。

药物可在靶位受体上通过直接竞争特殊受体产生拮抗作用，如在M胆碱受体上阿托品阻断乙酰胆碱与受体的结合；酚妥拉明阻断肾上腺素对α受体的激动作用；β受体阻断剂可阻断异丙肾上腺素的β受体激动作用；H_1组胺受体阻断剂苯海拉明可阻断H_1组胺受体激动剂的作用。

药物能在某些关键部位，或通过生理、生化控制链发生拮抗作用。例如，青霉素对正在进行细胞壁合成的繁殖旺盛的细菌有强大杀菌作用，而对静止期的已合成细胞壁的细菌作用弱。抑制细菌生长的药物如四环素、氯霉素与红霉素等与青霉素联用则会拮抗青霉素的杀菌作用；克林霉素与红霉素联用，后者阻碍前者与细菌核糖体50S亚基结合，从而产生拮抗作用。左旋多巴可透过血-脑屏障，在中枢神经被多巴脱羧酶转变为多巴胺，用于治疗帕金森病；外周组织中亦有大量多巴脱羧酶，使得一部分左旋多巴在外周被脱羧变为多巴胺，多巴胺不可透过血-脑屏障，因此不能发挥药效。维生素B_6是多巴脱羧酶的辅酶，如果与左旋多巴合用，会增加外周多巴脱羧酶的活性，加速左旋多巴在外周脱羧变成多巴胺，减少左旋多巴进入中枢神经的量，降低左旋多巴的疗效，所以左旋多巴不宜与维生素B_6合用。

即学即练

青霉素与某种药物合用会降低药效，该药物是（ ）

A. 丙磺舒　　B. 阿司匹林　　C. 保泰松　　D. 红霉素　　E. 吲哚美辛

答案解析

某些作用于肾上腺素能神经元的药物，在其他药物的影响下其输送机制发生改变，不能到达作用部位，影响药效。如氯丙嗪、氟哌啶醇、间接作用的拟交感胺和三环类抗抑郁药能抑制末梢膜上的胺类神经递质释放，阻止胍乙啶及其同类药物的摄取，使之不能发挥降压作用。

某些药物之间的拮抗作用也可发挥治疗效应。例如，交替使用毛果芸香碱和阿托品治疗虹膜炎，可防止虹膜粘连；吗啡中毒引起严重的呼吸抑制，可用阿片受体阻断剂纳洛酮进行救治，能使患者的呼吸抑制得到迅速的逆转；肝素过量引起的出血可静滴鱼精蛋白进行解救，因为带强大阳电荷的鱼精蛋白与带强大阴电荷的肝素形成稳定的复合物，使肝素的抗凝作用迅速消失。

表6-5　药物效应拮抗作用

受影响药物	影响药物	相互作用结果
华法林	维生素K	抗凝作用下降
甘珀酸	螺内酯	妨碍溃疡愈合
降糖药	糖皮质激素	影响降糖作用
催眠药	咖啡因	影响催眠效果
左旋多巴	有震颤麻痹副作用的抗精神病药	抗震颤麻痹作用下降

目标检测

答案解析

一、A 型选择题

1. 下列属于不可见配伍变化的是（　　）

　　A. 水解　　　　　　　　B. 沉淀　　　　　　C. 变色

　　D. 结晶　　　　　　　　E. 分离

2. 氯化钙与碳酸氢钠溶液配伍，可能会出现（　　）现象

　　A. 变色　　　　　　　　B. 沉淀　　　　　　C. 产气

　　D. 水解　　　　　　　　E. 分离

3. 下列不属于合并用药目的的是（　　）

　　A. 提高疗效　　　　　　B. 提高机体的耐受性　　C. 减少药物不良反应

　　D. 增强患者战胜疾病的信心　　　　　　E. 治疗出现在患者身上的多种疾病或症状

4. 下列叙述正确的是（　　）

　　A. 金属阳离子有利于四环素的吸收

　　B. 与强吸附性药物合用的药物的血药浓度一般较高

　　C. 酸性药物在碱性环境下不利于排泄

　　D. 局麻药中加入缩血管药，可增加局麻药的全身性反应

　　E. 高脂肪的食物有利于脂溶性药物的吸收

5. 癫痫患儿长期服用苯妥英钠易出现佝偻病的原因是（　　）

　　A. 影响维生素D吸收　　　　　　B. 抑制肝药酶活性

　　C. 促进维生素D代谢　　　　　　D. 血浆蛋白置换作用

　　E. 促进维生素D排泄

6. 纳洛酮用于解救吗啡中毒的机制是（　　）

　　A. 相加作用　　　　　　B. 增强作用　　　　　C. 增敏作用

　　D. 拮抗作用　　　　　　E. 减少药物不良反应

7. 氨基糖苷类抗菌药物与呋塞米合用时，（　　）不良反应会增加

　　A. 过敏反应　　　　　　B. 神经－肌肉阻滞　　C. 耳毒性

　　D. 肝毒性　　　　　　　E. 肾毒性

8. "奶酪反应"是指正在应用单胺氧化酶（MAO）抑制剂的患者，摄入含高酪胺的食物后，可发生（　　）

  A. 心律失常   B. 严重低血压   C. 严重胃肠道反应

  D. 心绞痛   E. 高血压危象

9. 关于卡比多巴增强左旋多巴疗效的原因是（　　）

  A. 卡比多巴减少了左旋多巴的排泄

  B. 卡比多巴抑制了维生素 B_6 的活性

  C. 卡比多巴与左旋多巴发挥协同药理作用

  D. 卡比多巴增加了左旋多巴在中枢神经的分布

  E. 卡比多巴增加了左旋多巴的吸收

二、X 型选择题

10. 常见注射剂配伍变化的发生原因包括（　　）

  A. 注射液溶媒组成变化   B. 药物配伍时的混合顺序不当

  C. 产气   D. 变色

  E. pH 改变

11. 下列变化可能引起沉淀的有（　　）

  A. 电解质的盐析作用   B. 注射液溶媒组成改变

  C. 溶液 pH 改变   D. 氧化反应

  E. 形成螯合物

12. 临床在配制注射液时应注意的事项包括（　　）

  A. 选择适宜的溶媒

  B. 输液不可浑浊

  C. 光敏感性药物在输注时需避光

  D. 配制后放置一会儿再用

  E. 输完一种药物后接着输另一种药物

13. 联合用药后，药动学方面的改变包括（　　）

  A. 药物的解离度   B. 药物与血浆蛋白结合情况

  C. 影响胃肠道吸收功能   D. 影响肝药酶的活性

  E. 影响排泄过程

14. 诱导肝药酶活性的药物有（　　）

  A. 苯巴比妥   B. 水合氯醛   C. 卡马西平

  D. 氯霉素   E. 克拉霉素

15. 下列会减少四环素吸收的离子有（　　）

  A. Al^{3+} B. Fe^{2+} C. Na^+

  D. Ca^{2+} E. K^+

16. 下列不属于药效学相互作用的有（　　）

  A. 药物之间发生化学反应

  B. 药物协同作用

C. 肝药酶抑制药增加其他药物的药效

D. 血浆蛋白结合位点的竞争增强药物作用

E. 竞争肾小管排泄导致药物作用增强

书网融合……

知识回顾　　　微课　　　习题

（钟雪梅）

学习引导

随着新的药物和新的治疗手段不断出现以及人口数量的增长和日益严重的老龄化现象，使得医疗总需求不断增加，医疗费用迅速增长，给社会、医疗保险机构、家庭和患者都带来了沉重的经济负担。我国庞大人口所致全社会资源的稀缺性决定了医药领域可用资源的有限性，因此在客观上决定了优化配置、高效利用药物资源的必要性。

本项目主要介绍药物经济学的概念、意义、基本要素、评价方法等内容。

学习目标

1. **掌握** 药物经济学的概念和意义。
2. **熟悉** 药物经济学的两个基本要素。
3. **了解** 药物经济学的评价方法。

随着人们健康水平的不断提高，对药物的需求也在不断增长。而相对于人们对生命质量及健康水平需求的无限性，用于满足这种需求的药物资源却是有限的。药物经济学正是研究人们对健康水平需求的无限性与药物资源的有限性这种矛盾现象的学科，为药物资源的合理配置及提高其使用效率提供科学依据，使有限的药物资源最大限度地发挥作用，提高公众生命质量，产生最大化的健康效果。

一、药物经济学的概念和意义

（一）药物经济学的概念

药物经济学是应用现代经济学的研究手段，结合流行病学、决策学、生物统计学等相关学科的知识，全方位地分析药物治疗备选方案（包括非药物治疗方案）以及药物治疗与其他方案（如手术治疗方案）的成本（cost）、效益（benefit）或效果（effectiveness）及效用（utility），研究医药领域有关药物资源利用的经济问题和经济规律，研究如何提高药物资源的配置和利用效率，以有限的药物资源实现健康状况的最大限度改善的科学。它是一门为医药资源及其相关决策提供经济学参考依据的应用性学科。

（二）药物经济学的意义

1. 提高药物资源的配置效率　全社会资源的稀缺性决定了可用于药品的研究开发、生产、流通和使用过程中的药物资源及技术、资金、人员、时间等的有限性，进而导致了可供人们选择和使用药品的品种、质量和数量的有限。鉴于此，广泛而深入地开展药物经济学评价是最大限度降低药物资源短缺、节约药物研发成本、提高现有药物资源总利用率的有效方法。

2. 促进临床合理用药，控制药品费用增长　医疗费用的急速增长已经严重制约着我国医疗卫生事业的发展，而临床药物的不合理使用是最主要的原因之一，不仅造成药物资源的极大浪费，而且也延误了病情，损害了患者的身心健康，同时也增加了药物不良反应和药源性疾病的发生。

3. 研究医药和经济的相互关系，探讨医药与经济相互促进、协调发展的途径　医药资源对人力资源的健康状况有着非常重要的作用和影响。从维护人力资源健康这一角度而言，医药成本是投资。但是，人的社会角色是多样的，抛开生产力而从其他角度来看，医药成本又是消费。无论将医药投入视为投资还是消费，医药投入的多少都与经济实力的强弱密切相关。医药与经济之间存在着相互作用、相互影响、相互制约、相互促进的关系。

4. 为药品市场营销提供科学依据　通过药物经济学研究可以对一些刚上市新药、老药新适应证用药、新型制剂等药品进行市场价格定位以及科学合理调配。由于药品的竞争力来自低成本、高效率，所以药物经济学的作用在于为完善竞争提供支持。药物经济学的评价结果可以提供有力的证据向患者和医生说明药品的价值，为同类药物的价值比较和选择提供参考，增强药品的市场竞争力。

5. 为政府制定药品政策提供决策依据　政府药品管理部门可根据广泛的药物经济学调研，评估药物利用率及各类药物使用占比来制订报销目录或为临床治疗提供用药依据，利用科学的评价准则选择成本－效果较好、社会收益高的药物进入诊疗规范，从而完善医疗保险决策。

📱 知识链接

"灵魂砍价" 背后的民生大账

2020 年 11 月 25 日，为惠民节约药费，山东省医药专家们一次次砍出"灵魂一刀"。山东省首批 40 种省级集中带量采购药品的整体价格下降 67.3%，最大降幅 98.6%。价格对应着成本、利益，更发挥着市场"指挥棒"的作用，患者负担、医保负荷、药企发展都需要统筹纳入考量。医疗保障具有公益普惠性质，有着兜底保障的功能。无论是新药入列，还是药价降低，扩容升级的国家医保药品目录让患者受益面更广、受益力度更大，这不仅有助于减轻群众就医负担，增进民生福祉，更对维护社会和谐稳定有着重要意义。医保药品目录调整，也是医疗改革不断向纵深推进，医疗改革成果更广泛、更公平地惠及百姓的生动写照。老百姓支付得起，医保承担得起，同时跟上医药卫生发展水平，满足当下老百姓的治病需求，这就是"灵魂砍价"背后的民生大账。

二、药物经济学的两个基本要素

药物经济学研究与评价的主要目的在于以有限的药物资源实现最大化的健康状况的改善。而药物资源的消耗可以用成本来反映，健康状况的改善可以用收益来反映；因此，成本和收益是药物经济学研究与评价的两个基本要素。成本和收益的识别与计量的准确、合理与否，直接关系到药物经济学研究与评价结果的准确性、合理性。

（一）成本

1. 成本的概念及分类　药物经济学中的"成本"是指实施预防、诊断或治疗项目所消耗的资源

（人力、财力、时间等）和所付出的代价（恐惧、痛苦、行动不便等）。它既不等同于实际支付的费用额，也有别于价格或资金的流动。包括直接成本、间接成本和隐性成本。直接成本是指在医疗服务活动中直接发生的成本，包括直接医疗成本和直接非医疗成本。直接医疗成本是指某种治疗方案所消耗的医疗资源，如出诊时间、药费、手术费、诊疗费、护理费、材料费、病房费、检验费及其他保健成本；直接非医疗成本是指患者因寻求医疗服务而直接消耗的医疗资源以外的资源，如交通费、食宿费、营养食品费等。一般情况下，直接非医疗成本因条件不同而差异较大，难以准确计算；因此如果所占比例较小，在研究中可将其忽略。间接成本是指由于疾病、伤残或死亡造成的患者和其家庭的劳动时间和生产率损失，包括休学、休工、早亡等所造成的工资损失等。隐性成本是指因疾病或实施预防、诊断等医疗服务所引起的疼痛、忧虑、紧张等生理上和精神上的痛苦及不适，通常不单独测量，因为：①隐性成本难以用货币准确测量，且计量隐性成本本身通常要付出较多的成本；②在测量效用时，隐性成本已被包含在产出的测量中，无需重复测算。

2. 成本的识别　从患者角度进行药物经济学研究与评价时，患者的目标是在取得预期的预防、诊断效果的前提下尽可能仅付出最小的代价。例如，某疾病全部诊治中的自费部分是患者观点下的成本，而其中的非自费部分虽用于患者却无需患者支付，因而不是患者观点下的成本。从全社会的角度进行药物经济学研究与评价，以有限的全社会药物资源实现国民总体健康水平最大化的目标，所研究与评价的问题的界限是整个国家，因此，凡是减少全社会药物资源可用量或降低国民总体健康水平的就是全社会观点下的成本，也即全社会观点下的成本是医疗服务活动中所投入的全部要素和资源消耗的总和。例如，全社会观点下的对某疾病的诊治成本，既包括患者的自费部分，也包括非自费部分。此外，全社会观点下的药物经济学研究与评价还要考虑外部效果，如传染病对健康人群的危害等。

3. 成本的计量　成本的计量是在识别成本的基础上进行的，包括计数每一种资源或代价的单位量和赋予资源或代价以货币价值体现这两部分内容。对每一种资源，都应确定或识别其使用单位或消耗单位，并以单位来计数资源的消耗量。例如，药品的使用单位可确定为剂量，也即药品的消耗量可表示为若干剂量。将资源消耗量以计数单位来计量有助于我们对不同货币价值的影响作出判断。例如，每位患者"需要消耗价值 100 美元的药师服务"和"需要共计 4 小时，每小时价值 25 美元的药师服务"这两种表达方式相比，前者所揭示的信息少于后者。

即学即练

在成本研究中，患病造成痛苦是属于（　　）

A. 直接医疗成本　　　　　B. 间接成本　　　　　C. 隐性成本

答案解析　D. 直接非医疗成本　　E. 经济成本

（二）收益

1. 收益的概念及分类　在药物经济学研究与评价中，收益是指实施预防、诊断或治疗措施而产生的有利或有益的结果。通常根据不同的需要，按照不同的划分标准把收益划分为以下几类。

（1）直接收益与间接收益　①直接收益是指实施预防、诊断或治疗措施而直接产生的有利或有益的结果；如对患者的健康得到的恢复和促进等。②间接收益是指实施预防、诊断或治疗措施而间接产生的有利或有益的结果；如某一疾病的有效治疗措施大幅缩短了患者治疗时间，从而减少了误工损失和家人陪护的损失，这些减少了的损失就是该治疗措施产生的间接收益。

（2）有形收益与无形收益　①有形收益是指实施预防、诊断或治疗措施而产生的可用临床指标或生命健康指数来表示或反映的健康收益，以及可用货币予以量化的经济收益；包括直接收益与间接收益。②无形收益是指实施预防、诊断或治疗措施所减少或避免的无形成本；如所产生的患者及其亲人的舒适、喜悦，以及医院声誉的提高、社会状况的祥和稳定等。

（3）效益、效果和效用　在药物经济学研究与评价中，根据计量指标的不同，可以把收益划分为效益、效果和效用。①效益是有益结果的货币表现，是以货币计量的收益。②效果是以临床指标或生命治疗指标、健康指标计量的收益。③效用是以人们对实施预防、诊断或治疗措施所产生结果的满意程度来计量的收益，是患者接受预防、诊断或治疗措施后对自身健康状况的主观判断。

2. 收益的识别　识别收益就是识别实施预防、诊断或治疗措施所产生的有益的结果。明确目标和评价观点是正确识别收益的前提。进行药物经济学研究与评价所代表的利益主体不同，所要实现的目标就不同，因而所秉持的评价观点或所占的评价立场亦不同，收益的范畴和内容随之而异。

3. 收益的计量　药物经济学研究与评价中常用的收益形式是效益、效果或效用。为便于分析，收益的计量方法也按照此分类方式分别予以介绍。

（1）效益的计量　实施预防、诊断或治疗措施所产生的全部收益中，有些易于货币化计量，如减少的住院、手术、药品等费用等，这些费用的减少只随诊治方案的变化而变化；有些收益可以货币化计量，但有一定的难度，如减少的误工损失、延长的生命价值等就比较难以计量；有些收益则难以货币化计量，如健康的改善、延长的生命的价值、减少的痛苦等，对这类收益进行货币化计量，不仅在实现方法上有较大的难度，还会涉及价值观、伦理、人道主义等多方面因素。综上所述，效益的计量目前还仅限于对那些易于货币化计量或虽有一定难度但仍可货币化计量的收益进行，对难以货币化的收益尚无方法计量。

（2）效果的计量　在药物经济学中，效果的主要计量对象是特定的预防、诊治方案的有益的临床指标，通常表现为与反映药物疗效、预期寿命得以维持或延长、健康状况的改善、生命质量的提高等相关的健康效果。

（3）效用的计量　效用通常指健康效用，是经质量调整的效果产出量。效用的计量以临床指标为衡量参数，并综合考虑不同的诊治结果对生活质量的影响。

>> **岗位情景模拟**

　　情景描述　医院原有治疗高血压的 A 药，现又购入 B 药与 C 药；B 药与 C 药的效果比 A 药好，但价格也高。到底选哪药好呢？

　　讨　　论　可以用哪些方法来评价？

答案解析

三、药物经济学评价方法

成本和收益的识别与计量以及参数的确定都是为科学合理地比较方案的收益与成本。对收益和成本进行科学、合理的比较，离不开适宜的评价方法和评价指标。

（一）成本－效益分析

成本－效益分析法（cost－benefit analysis，CBA），是将备选方案的成本和收益均用货币予以计量和描述，并对货币化之后的成本和收益进行比较的一种方法。它是一般经济评级的常用方法，也是最为基本的方法，同时也是成本－效果分析法和成本－效用分析法的基础，常用评价指标是效益－成本比（B/C）或成本－效益比（C/B），属于效率型指标。通常情况下，只有效益不低于成本的方案才是可行方案。在目前的实际评价过程中，因效益－成本比指标的经济含义能更好地反映药物经济学研究的目的和要求，故在药物经济学评价中采用效益－成本比指标更为适宜。

（二）成本－效果分析

成本－效果分析法（cost－effectiveness analysis，CEA），是将备选方案的成本以货币形式计量，收益则以临床指标来表示，进而对各备选方案的成本和效果进行分析及比较的一种方法。其与成本－效益分析法的不同之处在于对备选方案所产生的收益的计量方式不同，成本－效果分析法中的收益直接采用治疗或干预方案实施后所产生的健康效果或临床指标（如治愈率以及血糖、血脂等指标的变化值等）予以描述和计量，而无需进行货币化计量。其常用的评价指标是效果－成本比（E/C）或成本－效果比（C/E），在实际评价过程中，采用成本－效果比还是效果－成本比，常常因研究、评价人员的不同偏好而异，尚没有规范性要求与规定。由于某些临床效果指标具有整体性和不可分割性，此时成本－效果比指标更能反映临床治疗的经济意义，因此从国内的实际应用情况看，目前使用较多的是成本－效果比指标。

随着近些年对药物经济学研究方法的不断改进，现代的成本－效果分析法已不再是上述传统意义上的成本－效果分析的概念，而是有着较为广泛性适用范围的成本－效果分析法。它是将一些收益不便于或无法用临床指标表示的潜在或间接的（经济）收益，如实施某方案所带来的减少并发症的收益。处理这类问题通常是从被评价方案的总成本中减去这部分经济收益，从而得到一个新的成本——净成本，它是将可以货币化而又无法在临床指标中予以反映的被评价方案的效果以货币化形式进行计量，进而在总成本中予以扣除所得的差值，其对应的指标亦可称为净成本－效果比（ΔC/ΔE）或净效果－成本比（ΔE/ΔC），用保留下来的较优方案与剩余方案依次类比，最终保留下来的方案就是效果－成本比最佳的方案，也即最经济的方案。

需要特别注意的是，成本－效果分析中的成本与效果值必须是完备的备选方案的全部成本和全部效果，而不能只是全部成本或全部效果中的一部分。成本－效果分析法不能判定单一方案的绝对意义上的经济性（总收益大于总成本），只能在两个或两个以上的方案中比较进而选择相对最优的方案，因此也就无法保证所选择的相对最优方案具有绝对意义上的经济性。

（三）成本－效用分析

成本－效用分析法（cost－utility analysis，CUA），是将预防、诊治或干预项目的成本以货币形态计量，收益则以效用指标来描述，并对成本和收益进行比较，进而对备选方案的经济性进行比较选择的方法，常用评价指标是成本－效用比（C/U）或效用－成本比（U/C）。前述效益－成本比指标比成本－效益比指标更为适宜，同理，效用－成本比指标比成本－效用比指标更为适宜。

成本－效用分析是在成本－效益分析和成本－效果分析的基础上形成的最新的评价方法，它与成本－效果分析法有较多相似之处，成本－效用分析和成本－效果分析的相同之处在于两者都是以货币形态来计量方案的成本，都是以临床指标作为首要的衡量参数；不同之处在于成本－效果分析所用的效果指标是单纯的生物指标，而成本－效用分析所用的效用指标则不仅以生物指标作为衡量参数，同时考虑了患者对生活质量的要求，所用指标是综合性质的（生活质量调整年），而非单纯的生物指标变化。因此，采用成本－效用分析可使不同疾病的预防、诊治方案之间具有可比性，应用范围较广。

（四）最小成本分析

最小成本分析法（cost－minimization analysis，CMA），是指对预防、诊断或干预项目的收益或结果相同的两个或两个以上的备选方案的成本进行比较，进而选择成本最小的方案的一种分析方法。最小成本分析法实质是在备选方案的收益或结果相同（即效益、效果或效用相同）的情况下，成本－效益分析、成本－效果分析或成本－效用分析的特例。

最小成本分析法的适用条件是备选方案的收益或结果相同。但在实际应用中备选方案的收益或结果完全相同的情况较少，因此，最小成本分析法的适用范围较小。但最小成本分析法有其自身的优势，那就是计算简便、评价结论易于理解，特别是对多个互斥方案进行评价时，可直接依据指标值的大小排序，择优选择，简单易行。因此，在符合适用条件的情况下，最小成本分析法是进行药物经济学评价的首选方法。

综上所述，从以上对药物经济学常用评价方法的介绍不难看出，凭借现有的计量收益的方法和手段，在符合评价方法适用条件的情况下，药物经济学评价方法的优先选择顺序依次是最小成本分析法、成本－效益分析法、成本－效果分析法、成本－效用分析法；也即首选最小成本分析法，当不具备最小成本分析法的适用条件时，就首选成本－效益分析法。

（五）不确定性分析

影响方案经济性的客观因素较多，且各种影响因素的未来变化都存在程度不同的不确定性，加上研究设计方法、预测方法和工作条件的局限性等原因，预测数据与实际发生的数据之间很可能存在偏差，从而导致评价结果发生偏倚甚至错误。为了避免有关的选择或决策失误，需要了解各种影响因素发生变化时对评价结果的影响程度，并了解预防、诊治方案对各种影响因素变化的承受能力，分析各种不确定性因素发生不同幅度变化的概率分布及其对方案经济性的影响程度等。不确定性分析将有助于上述问题的解决。因此，不确定性分析是药物经济学研究与评价中不可缺少的重要组成部分。

目标检测

答案解析

一、A 型选择题

1. 关于药物经济学的叙述，哪一项是错误的（　　）

    A. 评价不同治疗方案的经济学价值的差别

    B. 其研究结合流行病学、决策学、生物统计学等多学科的研究成果

    C. 分析不同药物治疗方案的成本、效益或效果及效用

    D. 应用现代管理学为研究手段

    E. 研究如何提高药物资源的合理配置和利用效率

2. 关于药物经济学的研究意义，哪一项是错误的（　　）

    A. 提高药物资源的配置效率、促进临床合理用药、控制药品费用增长

    B. 调控药品市场占有份额

    C. 探讨医药和经济的相互关系，使其相互促进、协调发展

    D. 为药品市场营销提供科学依据

E. 为政府制定药品政策提供决策依据

3. 药物经济学研究的 4 种方法主要差别在于（　　）

A. 用药成本的不同测量上

B. 计算不同类型的成本

C. 对于用药结果的不同测量

D. 所采用的实验研究方法不同

E. 研究对象不同

二、X 型选择题

4. 体现成本－效果分析结果的有（　　）

A. 成本－结果比

B. 成本－效果比

C. 平均成本－效果比

D. 净成本－结果比

E. 净成本－效果比

5. 关于药物经济学的应用，以下说法正确的有（　　）

A. 我国药物经济学评价结果已成为其各类药学服务对象决策的重要参考

B. 有助于完善临床合理用药证据，规范药品配置

C. 已成为一门完善的、成熟的学科

D. 为药物研究开发工作指明方向，减少新药研究开发失败的损失率

E. 是一门正在发展和完善的新兴学科

书网融合……

知识回顾　　　　微课　　　　习题

（杜　彪）

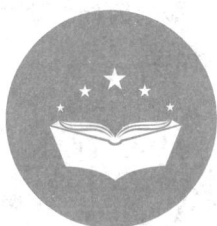

模块三
用药安全

项目八　药物不良反应与药源性疾病
项目九　治疗药物监测与个体化给药
项目十　特殊人群用药

学习引导

药品作为一种特殊的商品，具有两面性，既能防治疾病、维护健康，也能损害身体、引起不良反应。药品安全问题关系到每一个人的生命健康。一般来说，大多数药物不良反应是较轻微的、可耐受的，但某些药物的严重不良反应可使人致病、致残甚至致死。目前，我国已初步建立药品安全监督的法律法规和质量标准体系，但我国药品安全面临的形势仍然十分严峻。

本项目主要介绍药物不良反应监测的目的与意义；药物不良反应及药源性疾病的分类、临床表现、影响因素、预防原则；"药物不良反应/事件报表"的填写等工作内容。

学习目标

1. **掌握**　药物不良反应的分类、临床表现、影响因素、预防原则和因果关系评定依据的方法；"药品不良反应/事件报告表"的填写。
2. **熟悉**　药物不良反应监测的目的与意义；药源性疾病的概念、分类及影响因素。
3. **了解**　常见的药源性疾病及其临床表现与防治；药物警戒。

任务一　药物不良反应的概述

药物不良反应（adverse drug reaction，ADR）是指合格药品在正常用法、用量情况下，出现的与用药目的无关的有害反应。药物不良反应是药品的固有属性。严格来讲，几乎所有药品在一定条件下都可能引起不良反应。

一、药物不良反应的分类

（一）病因分类法

目前，世界卫生组织（WHO）将药物不良反应分为 A、B、C 三种类型。

1. A 型不良反应　即剂量相关性不良反应。A 型不良反应是药物常规药理作用的延伸和持续所致，与药物剂量明确相关，具有可预期性、发生率高、致死率低的特点。A 型不良反应的发生与用药者的个体状况（如年龄、性别、机体状态等）有很大关系，包括副作用、毒性反应、继发效应、首剂效应、撤药反应等。

2. B 型不良反应　即剂量不相关性不良反应。B 型不良反应是与药物正常药理作用和用药剂量完全无关的异常反应，由药物异常或用药者体质异常引起，具有不可预期性、发生率低、致死率高的特点。

本类型不良反应包括特异质反应和过敏反应。①特异质反应大多具有遗传药理学基础，由于机体内某些代谢酶的不足使药物或其代谢物在体内蓄积，引起不良反应。例如琥珀胆碱的特异质反应，先天性缺乏血浆假性胆碱酯酶的患者，在应用琥珀胆碱后会延长肌肉的松弛作用持续时间而引起呼吸暂停。②过敏反应是药物作为外来抗原性物质与体内抗体发生的异常免疫反应，个体差异大，与机体状态密切相关。临床最常见的过敏反应是青霉素过敏。

3. C 型不良反应　本类型不良反应发生机制尚不明确，大多是用药时间长、潜伏期长，且与反应发生无固定时间关系，难以预测。例如，妊娠期服用己烯雌酚，子代女婴甚至第三代女婴青春期后患阴道腺癌。本类型不良反应包括"三致"作用，即致突变、致畸、致癌。

> ### 即学即练
>
> "沙利度胺用于治疗妊娠呕吐，导致海豹胎儿"属于（　　）
> A. 特异质反应　　　　　B. 继发反应　　　　　C. 毒性反应
> D. "三致"作用　　　　E. 后遗效应
>
> 答案解析

（二）九类分类法

鉴于病因分类法的局限性，新的不良反应分类方法将 ADR 分为 A ~ H 和 U 九类。

1. A 类（扩大反应）　最常见不良反应类型，药物对机体呈剂量相关性不良反应，可根据药物或赋形剂的药理学和作用模式来预知，停药或减量可部分或完全改善。

2. B 类（过度反应或微生物反应）　由于药物促进某些微生物生长引起，这类反应可预测。如抗菌药物引起的肠道菌群失调。

3. C 类（化学反应）　取决于赋形剂或药物的化学性质，以化学刺激为基本形式，其严重程度主要与药物浓度有关，如静脉炎、药物外渗反应等，可根据药物的物理化学性质预测。

4. D 类（给药反应）　由给药方式引起，改变给药方式，不良反应停止发生。如注射液中的微粒引起血管栓塞。

5. E 类（撤药反应/依赖性）　停止给药或剂量减少时，出现"生理依赖性"与"心理依赖性"，再次用药症状改善。常见的引起该类反应的药物有阿片类、苯二氮䓬类、三环类抗抑郁药等。

6. F 类（家族性反应）　仅发生在由遗传基因缺陷所致的代谢障碍的敏感个体中，具有家族性。如苯丙酮尿症、镰状细胞贫血症等。

7. G 类（基因毒性反应）　引起基因损伤的不良反应，如致畸、致癌。

8. H 类（过敏反应）　作用机制不明，与剂量无关，必须停药。如光敏性皮炎。

9. U 类（未分类反应）　机制不明的反应。如吸入性麻醉药引起的恶心、呕吐。

二、药物不良反应的临床表现

药物不良反应从总体上可涉及人体的各个系统、器官和组织，其临床表现与常见病、多发病表现相似，如表现为皮肤及其附件反应、消化系统反应、神经系统反应、泌尿系统反应、心血管系统反应、血液系统反应、内分泌系统反应、全身性反应等。常见临床表现见表 8－1。

表8-1 药物不良反应累及系统与临床表现

累及系统	临床表现
皮肤及其附件	皮疹、荨麻疹、瘙痒、色素沉着、过敏性紫癜、静脉炎
消化系统	恶心、呕吐、腹痛、腹泻、上腹部不适、便秘、肝功能异常
神经系统	头痛、头晕、惊厥、谵妄、失眠、烦躁、兴奋、感觉异常
泌尿系统	尿频、尿痛、尿血、少尿
心血管系统	心悸、胸闷、血压异常、心力衰竭、心律失常
血液系统	血细胞计数变化
内分泌系统	血糖升高、月经紊乱
全身性反应	全身不适、寒战、发热、过敏性休克、过敏样反应

>> **岗位情景模拟**

情景描述 一日暴雨，李某外出未带雨具，淋雨后次日出现头痛、发热、鼻塞、咳嗽、全身乏力等不适症状，于是到药店购买药品。驻店药师推荐李某购买对乙酰氨基酚、头孢克肟及某中成药，并嘱李某按疗程服药。李某服用药物3天后，之前的症状明显缓解，但又出现上腹不适、恶心、嗳气等不适症状，于是自行停药，停药后不适症状自行缓解并逐渐消失。

讨　论 1. 为什么李某服用药物后会出现新的不适症状？

2. 其原因是什么？

答案解析

三、药物不良反应的影响因素

（一）药物因素

1. 化学结构 药物的化学结构是药理作用的基础，也是产生不良反应的重要原因。如解热镇痛药阿司匹林分子结构中因含有羧基而呈酸性，故有刺激胃黏膜的不良反应；但如果降低酸性，虽然能保持阿司匹林的镇痛作用，但抗炎活性降低。

化学结构相似的同类药物常有类似的药理作用和不良反应。如青霉素类抗菌药物的分子中均含有 β-内酰胺环，该环是此类药物发挥生物活性的必需基团，同时此类药物都能引起过敏性肾病或间质性肾炎。

药物化学结构中基团的增减变化也可使药物的理化性质发生变化，其中包括获得新的药理活性或新的不良反应。如卡托普利可致干咳，经过结构改造后的卡托普利增加了脂溶性，利于机体吸收，同时降低了干咳的不良反应。

2. 药物选择性 由于某些药物缺乏受体或作用靶位的高度选择性，可产生与治疗目的无关的药理作用，对机体产生不良反应甚至毒害作用。如抗肿瘤药物在杀灭肿瘤细胞的同时也杀伤宿主的正常细胞，导致不良反应发生。

3. 药物大剂量长时间使用 在药品说明书规定的用法、用量情况下，药物的剂量越大、使用时间越长，发生不良反应的可能性随之增加。如长期或大剂量使用广谱抗菌药物可致肠道正常菌群失调，引发腹泻、真菌感染、伪（假）膜性肠炎。

4. 给药途径与方法　静脉给药直接进入体循环，不经过首过消除，起效迅速，所以不良反应发生率明显高于肌注和口服给药。静脉给药高浓度快速滴注也易发生不良反应，例如万古霉素输注速度过快可发生"红人综合征"。

（二）药品的质量控制

合格药品的质量会因生产厂家、产品批号不同，制剂工艺、技术条件、管理水平等因素影响而有所差异，其不良反应的发生率也不同。如不同厂家或不同批号的青霉素在生产过程中产生微量级差异的青霉烯酸和青霉噻唑酸，可引起不同概率的过敏反应；中药注射剂成分复杂，如果在制备过程中分离提纯不够将明显增加不良反应发生风险。

（三）药物相互作用

临床上常将两种或两种以上药物同时或相继使用，药物之间或药物与机体之间可能产生相互影响。不适当的联合用药会加重不良反应。有两种常见的药物不良相互作用类型：①药理作用相似的药物联用，产生毒性蓄积作用，如抗血小板药阿司匹林与抗凝药华法林联用可增加出血倾向；②药物间相互作用，药理作用发生变化导致不良反应发生，如氨茶碱与西咪替丁联用，前者主要由 CYP 酶代谢，而后者抑制 CYP 酶活性，导致氨茶碱血药浓度升高，出现中毒症状。

（四）生理因素

1. 种族　不同种族之间由于存在基因多态性而使药物在体内代谢存在差异，继而导致不良反应的差异。如药物进入机体需经过乙酰化过程被代谢转化，乙酰化过程在不同人种间有明显差异，有快型和慢型之分，黄种人慢乙酰化者占 10%～20%，高加索人慢乙酰化者约占 50%，爱斯基摩人则仅占 5%。患有结核病的慢乙酰化者在使用一次常规剂量的异烟肼后约有 23% 的人发生周围神经炎，而快乙酰化者发生率则较低。

2. 性别　女性在特殊生理阶段即月经期、妊娠期、哺乳期、绝经期用药时需多加注意药物不良反应。如女性在月经期、妊娠期使用泻药和抗凝药可引起月经过多、流产及早产等潜在危害；孕妇需特别注意禁用抗代谢药、激素等致畸药；哺乳期用药应考虑某些药物从乳汁排出影响乳儿。另外，女性体内脂肪占体重百分率高于男性 10%～20%，而体液总量占体重百分率低于男性约 10%；这种生理特性的差异可使药物在机体的分布不同，产生不良反应的差异。

3. 年龄　不同年龄的患者对药物作用的反应存在较大差异，老年人及婴幼儿尤为明显。老年人各项生理机能随着年龄的增大而逐渐衰退，如血浆蛋白浓度降低，肝、肾功能衰退，药物代谢速度减慢，靶器官对药物敏感性增高，这些因素使血液中游离型药物浓度增加，作用或毒性增强，发生不良反应的可能性增大；另外还应考虑到老年人病理状态与基础疾病的影响，如动脉粥样硬化时应慎用升压药。

婴幼儿各系统器官发育不健全，肝、肾对药物的消除与排泄功能低下，血浆蛋白含量少，体液占体重比例大，水盐代谢率较高，血－脑屏障发育不完善，因此不良反应发生率较高，尤其是使用脂溶性药物、中枢神经抑制药、影响水盐代谢与酸碱平衡的药物后易发生不良反应。

4. 个体差异　大多数人在基本状况相同时对同一剂量的相同药物的反应是相近的，但也有少数人会出现与多数人在药物的反应强度、反应性质方面的显著不同，如特异质反应，表现为"低剂量高敏感"或"高剂量低敏感"。静注异戊巴比妥的常规麻醉剂量是 12mg/kg，高敏性患者 5mg/kg 就可生效，低敏性患者剂量需加大到 19mg/kg 才有效；特异质反应的患者有遗传基因缺陷，导致用药后出现与常人性质不同的反应，常见有药物代谢酶异常、非药物代谢酶异常。之前提到的快－慢乙酰化型属于药物代谢酶异常，非药物代谢酶异常如葡萄糖－6－磷酸脱氢酶缺陷、高铁血红蛋白还原酶缺陷、少年型恶性贫血症。

5. 精神情绪　患者的精神状态和思想情绪可影响药物疗效。有实验证明暗示可提高痛阈；安慰剂有肯定的疗效，如高血压、消化性溃疡患者使用安慰剂的有效率达20%～40%，对偏头痛患者有效率可达62%。

（五）病理因素

1. 肝脏疾患　肝脏疾患时，某些主要经肝脏代谢消除的药物由于血浆蛋白减少，代谢减弱，引起血浆药物浓度升高，导致不良反应出现。如哌替啶在一般患者的血浆半衰期为3.8小时，但在急性病毒性肝炎患者可长达7小时。此外，某些药物如泼尼松需要在肝脏经生物转化后才能发挥药理作用，在肝功能不全时药效减弱。

2. 肾脏疾患　主要经肾脏排泄的药物用于肾脏疾患的患者时，因清除率低下，导致血药浓度升高，引发不良反应。肾功能正常的患者使用多黏菌素，发生神经系统毒性反应的概率约为7%，但在肾功能不全者可高达80%。

3. 其他　患者的病理状态能改变药物对机体的作用，影响不良反应的临床表现和发生率。氨苄西林在一般患者中的皮疹发生率约为3.5%，但在单核细胞增多症的患者中可高达42%～100%；链霉素可加剧重症肌无力患者的神经－肌肉接头阻滞，使其出现呼吸抑制。

（六）生活习惯与环境因素

患者的生活习惯、环境因素、营养状况等可能影响药物作用，引起不良反应。长期饮酒或吸烟可诱导肝药酶，加速某些药物如氨茶碱、咖啡因等代谢；使用头孢菌素类药物、咪唑类药物、降血糖药物以及氯霉素、琥乙红霉素、异烟肼等药物时，服用含乙醇的饮料或食物，可引起"双硫仑样反应"；营养不良患者的血浆游离型药物增多、肝药酶活性降低、药物代谢减慢、脂肪组织减少影响药物在机体内储存，从而使药物反应增强，甚至引起毒性。

四、药物不良反应的预防原则

（一）合理、安全、有效使用药物

1. 了解患者及家族药物、食物过敏史　这对有过敏倾向、特异体质及有药物不良反应家族史的患者非常重要。

2. 注意特殊人群用药　对老年人、婴幼儿、特殊生理期女性及肝、肾功能不全等患者应根据个体特点谨慎用药。

3. 避免重复用药　同一作用机制的药物联用可将不良反应叠加放大，应避免联用。

4. 减少联合用药　联合用药会增加不良反应的发生率，联用药物越多，发生率越高。

5. 严格遵照药品说明书用药　药品说明书是具有法律效应的用药指南。应严格按照药品说明书的用法与用量、注意事项等使用药品。用药前应认真阅读药品信息，观察不良反应早期症状，以便及时停药和处理。

（二）定期监测

1. 监测器官功能　使用对肝、肾等器官有明确损害的药物时，应加强观察，定期监测器官功能，尽量减少机体损害，以求达到最佳药物疗效。

2. 开展血药浓度监测　某些药物具有治疗指数低、毒性反应强、血药浓度与疗效密切相关、非线性药物代谢动力学特性或毒性反应与疾病症状难以区分等特性，需进行血药浓度监测，采取个体化给药，以期获得理想的治疗血药浓度。

（三）加强上市药品再评价

新药上市前因研究时间短、临床病例少、试验对象条件控制严格、忽视个体差异、试验设计单纯、观察期短等原因，导致对其不良反应及远期效果不明。新药上市后监察的重点是药物不良反应的监测，旨在考察在广泛使用条件下药品的疗效和不良反应，评价药品的利益与风险等，最终目的是指导临床合理用药，保障公众用药安全。

任务二　药物不良反应因果关系评定

一、药物不良反应因果关系评定依据的方法

（一）标准化评价法

标准化评价（standardized assessment）法是利用影响药物与不良反应之间的因素，以问卷形式设置相应问题，根据答案计分，再将所得总分进行概率范畴的定量估计转换，评价 ADR 与药物相关程度，分为"肯定""很可能""可能""可疑"及"无关"5 个等级。Karch 和 Lasagna 评价方法是第一套药物不良反应标准化评价法；Naranjo 开发的 APS 评分法因其简便易操作而被称为标准化评价法的杰出代表。

（二）专家判断法

该方法主要参考临床医生或临床药理学专家根据可疑不良反应的所有数据，估计其相对重要性来分配权重，以推断药物与不良反应事件之间的因果关系。最具代表性的是世界卫生组织乌普萨拉监测中心提出的因果关系评定方法（简称 UMC 法）。UMC 法将可疑不良反应的因果关系分为："肯定""很可能""可能""可能无关""待评价""无法评价"。中国药物不良反应报告因果关系评价方法也参照 UMC 法发展而来。

（三）概率法

概率法（probability）又称为贝叶斯法，运用概率论语言评定发生药物不良反应/事件时，将由可疑药物引起的概率与其他因素引起的概率进行比较，间接判断反应/事件与可疑药物之间的关联度。该法是以流行病学、临床统计数据及病例分析计算得出的因果概率为依据的决策工具。复杂的计算方法是该法的主要缺陷。

>> **岗位情景模拟**

　　情景描述　黄某在药店选用了某药厂生产的藿香正气水，服用 3 小时后出现全身发痒，颜面、颈部出现红疹等过敏反应表现。黄某到药店询问，驻店药师仔细阅读药品说明书，发现说明书中注明该药主要成分为乙醇，但在药品注意事项中并未提示酒精过敏者须慎用。药师了解情况之后，向黄某解释原因，并填写"药品不良反应/事件报告表"，上报药物不良反应监测机构。

　　讨　　论　1. 该患者是否发生药物不良反应？
　　　　　　　　2. 如何判定药物不良反应？

答案解析

二、药物不良反应因果关系评定

药物不良反应因果关系评价是药物安全性监测管理中一项重要而复杂的步骤。报告药物不良反应，应对不良反应发生的因果关系进行分析研究，以确定其发生是否由所用药物引起。国家药品不良反应监测中心发布的《药品不良反应报告和监测工作手册》，将不良反应因果关系评价结果分为6级，具体要点如下。

1. 肯定 用药及反应发生时间顺序合理；停药以后反应停止，或迅速减轻或好转；再次使用，反应再现，并可能明显加重；同时有文献资料佐证；并已排除原患疾病等其他混杂因素影响。

2. 很可能 用药及反应发生时间顺序合理；停药以后反应停止，或迅速减轻或好转；同时有文献资料佐证；并已排除原患疾病等其他混杂因素影响。即使有合并用药，但基本可排除合并用药导致不良反应发生的可能性。无重复用药史。

3. 可能 虽然用药与反应发生时间关系密切，同时有文献资料佐证，但引发不良反应的药品不止一种，或原患疾病的病情进展因素不能除外。

4. 可能无关 不良反应与用药时间相关性不密切，反应表现与已知该药不良反应不相吻合，原患疾病发展同样可能有类似的临床表现。

5. 待评价 报表内容填写不齐全，等待补充后再评价；或因果关系难以定论，缺乏文献资料佐证。

6. 无法评价 报表内容缺项太多，因果关系难以定论，资料又无法补充。

《药品不良反应报告和监测工作手册》中的"不良反应/事件报告表"提出5条原则（表8-2），根据原则将关联性评价分为"肯定""很可能""可能""可能无关""待评价""无法评价"6级（表8-3），以此确定不良反应/事件与药物的相关性。2011年修订实施了《药品不良反应报告和监测管理办法》（卫生部令第81号），对"不良反应/事件报告表"中用于直接判定ADR关联性的分析项进行了调整，将原来的5条原则分析项减少至2条（表8-4），对照表8-3进行评价。

表8-2　不良反应/事件原则分析项

序号	分析项目	结果评定
1	用药与反应/事件的出现有无合理的时间关系	有□　无□
2	反应是否符合该药已知的 ADR 类型	是□　否□　不明□
3	停药或减量后，反应/事件是否消失或减轻	是□　否□　不明□ 未停药或未减量□
4	再次使用可疑药品后是否再次出现同样反应/事件	是□　否□　不明□ 未再使用□
5	反应/事件是否可用合并用药的作用、患者病情的进展、其他治疗的影响进行解释	是□　否□　不明□

表8-3　因果关系判定关联性评价表

因果关系	原则分析项编号				
	1	2	3	4	5
肯定	+	+	+	+	-
很可能	+	+	+	?	-
可能	+	±	±?	?	±?
可能无关	-	-	±?	?	±?
待评价	需要补充材料才能评价				
无法评价	评价的必需资料无法获得				

注："+"表示肯定；"-"表示否定；"±"表示难以肯定或否定；"?"表示不明。

表 8 - 4　2011 版"不良反应/事件报告表"直接判定 ADR 关联性分析项

序号	分析项目	结果判定
1	停药或减量后，反应/事件是否消失或减轻	是□　否□　不明□　未停药或未减量□
2	再次使用可疑药品后是否再次出现同样反应/事件	是□　否□　不明□　未再使用□

任务三　药物不良反应监测和报告

药物不良反应（ADR）监测是药品上市后监督管理的重要内容，包括不良反应信息的收集、评价以及进行干预、控制的过程。只有对不良反应病例报告信息按照科学的原理和程序进行处理和分析，才能了解 ADR 与可疑药品之间的联系以及 ADR 自身的特性和发生规律，尽早获得药物风险信号。

一、药物不良反应监测的目的与意义

1. 早期预警　上市新药的不良反应和远期效果往往不明，药品一旦上市并在大规模人群中使用就可能出现临床安全问题，只有系统设立药物不良反应监测体系，深入开展相关工作，科学判断，有效控制，才能真正做到早期预警，避免类似事件再次发生。

2. 促进并完善药品评价　通常药物不良反应监测包括发现、报告、评价和控制四个环节，其中"评价"是监测的核心技术工作。不良反应监测的开展完善了药品技术评价的完整性，丰富了药品评价的内容和方法。随着实践的深入，药品上市前、后的评价可以互相弥补、互相借鉴。

3. 促进合理用药　药物不良反应监测中的"自发报告"工作离不开临床医务人员的主动参与。医务人员在第一时间内获得某些药品安全性方面的第一手资料，不仅有助于提高对药物不良反应的警惕性和识别能力，同时对其处方用药无疑具有较好反馈和提示作用。因此，临床医务人员可以更加准确地把握所使用药品的特性、剂量、用法以及与其他药品或食物的相互作用等情况。

国家药品监督管理局定期发布《药物不良反应信息通报》《药物警戒快讯》等，临床医务人员由此可以获知更多关于药品安全性方面的信息，从而指导临床合理用药，提高安全用药水平。

📱 **知识链接**

药物不良反应监测

20 世纪 60 年代，沙利度胺事件在全球范围内造成 12000 多名四肢长骨缺损的海豹胎儿出生，震惊世界，该事件被视为现代药物不良反应监测制度建立的"里程碑"，促使世界各国政府开始高度重视上市药品的安全性问题，并从体系、法规、政策以及信息交流等方面开始进行系统建设。

我国已逐步建立药品安全监督的法律法规和质量标准体系。2021 年 5 月，国务院办公厅印发《关于全面加强药品监管能力建设的实施意见》，深化审评、审批制度改革，持续推进监管创新，加强监管队伍建设，加快建立并健全科学、高效、权威的药品监管体系，坚决守住药品安全底线，进一步提升药品监管工作科学化、法治化、国际化、现代化水平，推动我国从制药大国向制药强国跨越，更好满足人民群众对药品安全的需求。

二、药物不良反应报告

(一)监测报告系统

我国药物不良反应监测报告系统由国家药品监督管理局主管。主要由国家药品不良反应监测中心，各省级、市级药品不良反应监测机构，药品生产、经营企业和医疗机构等组成。

(二)监测报告程序

2011年实施的《药品不良反应报告和监测管理办法》要求：药品生产、经营企业和医疗机构获知或者发现可能与用药有关的不良反应，应当通过国家药品不良反应监测信息网络真实、完整、准确报告。

1. 个例药物不良反应 药品生产、经营企业或医疗机构获知或者发现药物不良反应或事件应详细记录、分析和处理，并填写"不良反应/事件报告表"（附表8-1），及时向所在地的市级药品不良反应监测机构报告。

2. 药物群体不良事件 药品生产、经营企业和医疗机构获知或者发现药物群体不良事件后，应当立即上报所在地的市级药品监督管理部门、卫生行政部门和药品不良反应监测机构，必要时可以越级报告；同时填写"群体不良事件基本信息表"（附表8-2），对每一个病例还应当及时填写"不良反应/事件报告表"，通过国家药品不良反应监测信息网络报告。

3. 境外发生的严重药物不良反应 进口药品和国产药品在境外发生的严重药物不良反应，药品生产企业应当填写"境外发生的不良反应/事件报告表"（附表8-3），自获知之日起及时报送国家药品不良反应监测中心，提交原始报表及相关信息。

4. 定期安全性更新报告 药品生产企业应当对本企业生产药品的不良反应报告和监测资料进行定期汇总分析，汇总国内、外安全性信息，进行风险和效益评估，撰写定期安全性更新报告，分别向国家、省级药品不良反应监测机构提交。

(三)报告范围

我国药物不良反应报告原则为"可疑即报"，报告者不需要待有关药品与不良反应的关系肯定后才作呈报。监测范围：①对于上市5年内的药品和列为国家重点监测的药品，应报告该药品引起的所有不良反应。②对于上市5年以上的药品，主要报告该药品引起的严重、罕见或新发不良反应。

三、"药品不良反应/事件报告表"的填写

(一)"不良反应/事件报告表"

根据《药品不良反应报告和监测管理办法》规定，药品生产、经营企业和医疗机构发现可能与用药有关的不良反应，需有专（兼）职人员详细记录、调查、分析、评价、处理，并填写"不良反应/事件报告表"，定期集中向所在地上级药品不良反应监测中心报告。

(二)填写要求

"不良反应/事件报告表"各项填写内容要求字迹清楚、整洁，不得用不规范的符号或代号、不通用的缩写形式和草体签名。叙述项准确、完整、简明，不得有缺项或漏项。

（三）填写注意事项

1. 药品信息　准确完整填写各项药品信息，注意勿将药品生产批号填写为批准文号。怀疑药品是报告人认为可能与不良反应/事件发生有关的药品；并用药品是指报告人认为与不良反应/事件发生无直接相关性的药品，其中不包括治疗 ADR 药物。

2. 不良反应/事件过程描述及处理情况　该部分记录要求准确、完整。内容包括如下。

（1）不良反应/事件开始及变化过程，注明具体发生时间。

（2）ADR 的表现、体征、持续时间。

（3）与可疑 ADR 有关的临床检验、辅助检查结果。

（4）针对 ADR 的临床处理情况。

（5）与 ADR 有关的既往史。

3. 关联性评价　报告人依据不良反应/事件的原则分析项，对可疑药物与不良反应/事件进行关联性评价。

任务四　药源性疾病

一、药源性疾病的概念

据大量临床观察和研究资料证实，药物可引起 100 多种药源性疾病，对机体伤害大，甚至致残、致死。因此，临床医务人员应提高对于药源性疾病的认识，防止和减轻其危害，保障患者用药安全。

药源性疾病（drug - induced disease，DID）是指在预防、诊断、治疗疾病或调节生理功能过程中，出现与用药相关的机体功能异常或组织损伤所引起的各种临床异常表现。与 ADR 不同的是，引起药源性疾病并不限于正常用法和用量，还包括过量、误用药物等用药差错造成的损害。药源性疾病是药物不良反应在一定条件下产生的较严重后果，它是由药物作为致病因子，具有相应临床经过的疾病，属于医源性疾病。

知识链接

不合理用药

早在 20 世纪 70 年代，WHO 曾指出，高达 33% 的患者不是死于自然疾病，而是死于不合理用药。WHO 警告，不合理用药已经成为当今全球的"第四号"杀手。另据有关部门统计，我国每年因药源性疾病而住院的患者达 2500 余万人，每年约有 19.2 万人死于用药不当，这些数据充分证明不合理用药现象的广泛存在。

二、药源性疾病的分类

药源性疾病目前尚无统一的分类标准，可按照病理学、量-效关系进行分类。按照病理学特点，药源性疾病分为功能性改变和器质性改变。前者多数是暂时性的，停药后能恢复正常，无病理组织变化；器质性改变的药源性疾病引起的症状、体征与非药源性疾病无明显差异，因此，鉴别诊断应主要根据药源性疾病的要点进行。

按量－效关系分类，可分为如下类型。

1. 量－效关系密切型 即 A 型药源性疾病，是临床最常见的药源性疾病，由药物本身或其代谢物固有的药理作用增强和持续所导致的结果。特点是剂量依赖性、可预测、发生率高、死亡率低。

2. 量－效关系不密切型 即 B 型药源性疾病，与药物正常药理作用无关，主要由药物异常或机体的遗传、免疫异常引起。特点是非剂量依赖性、不可预测、发生率低、死亡率高。包括过敏反应、免疫反应和药物遗传学影响。

3. 长期用药致病型 与用药时间和（或）剂量关系密切。如抗菌药物长期或大量使用引起菌群失调、真菌繁殖。

4. 药物后效应型 某些药物半衰期较长，原有疾病治愈后仍在发挥作用，结果是"过度治疗"。如放射性^{131}I 治疗甲亢，多年后产生甲状腺功能减退。

三、影响药源性疾病的因素

1. 药物因素 药物不良反应、长期用药、大剂量用药、用药途径不当、静脉给药滴速过快、配伍不当或禁忌、重复用药、制剂安全性等均可诱发药源性疾病。如链霉素可引起第Ⅷ对脑神经损害，造成听力减退或永久性耳聋；异烟肼与利福平合用时，肝炎的发生率比单用异烟肼高十余倍；庆大霉素直接静脉推注易引起呼吸抑制；胶囊中的色素可引起固定性药疹。

2. 机体因素 患者的性别、年龄、特异质体质、遗传基因、饮食和生活习惯、疾病状态等与药源性疾病息息相关。如氯霉素可引起再生障碍性贫血，女性发病率约是男性的 3 倍；婴幼儿、老年患者及有肝、肾疾病患者的体内药物代谢和清除率低，使血浆半衰期延长、血药浓度升高，易引起药源性疾病；慢乙酰化患者使用盐酸肼屈嗪时易致系统性红斑狼疮；呼吸中枢功能障碍患者使用巴比妥类药物时，可致呼吸衰竭。

> **即学即练**
>
> "慢性肝病患者服用巴比妥类药可诱发肝性脑病"显示药源性疾病的原因是（　　）
>
> A. 药物的多重药理作用　　　　B. 患者因素
>
> C. 药品质量　　　　　　　　　D. 医护人员因素
>
> E. 药品辅料
>
> 答案解析

四、常见药源性疾病

1. 药源性肝脏疾病 肝脏是人体进行药物代谢转化的主要器官，极易受到药物损害，可通过药物或其代谢物产生毒性反应、过敏反应、特异质反应或干扰肝微粒体酶代谢活性等原因致病。急性中毒性肝炎大多属于药源性肝病。

2. 药源性肾脏疾病 肾脏是药物体内清除的重要脏器，通过肾脏排泄的药物种类相对较多，因此肾脏易受到药物损害。药源性肾病的主要临床类型有：急性肾功能衰竭、急性过敏性间质性肾炎、肾乳头坏死、肾病综合征等。大多数肾损害为功能性损害，停药后可恢复正常。

3. 药源性皮肤病　药源性皮肤病可发生于用药过程的任一阶段，其反应轻重不一，严重者可致表皮坏死、Stevens - Johnson 综合征、血管炎、血清病、血管神经性水肿等。

4. 药源性肺病　人体全身的静脉血都要流经肺部，因此肺容易受到血液中的药物损害。临床表现为过敏性肺炎、肺水肿、肺栓塞、弥漫性间质性肺炎和肺纤维化等。

5. 药源性血液疾病　许多药物可致药源性血液疾病，临床表现为粒细胞减少症、血小板减少症、溶血性贫血、再生障碍性贫血等。如典型药物氯霉素可致不可逆的再生障碍性贫血。

五、药源性疾病的诊断与防治

1. 诊断　药源性疾病的临床表现可能会贯穿于所有疾病临床表现的始终。对药源性疾病的诊断，很大程度取决于医师的工作态度、临床经验、药理学知识以及对药源性疾病的认识。医师根据临床表现诊断患者是否为药源性疾病，应做到：①追溯患者用药史、药物过敏史、家族史；②确定用药时间、用药剂量及临床症状发生的关系；③排除药物以外的致病因素；④确定致病药物；⑤进行必要的实验室检查或相关影像学检查；⑥流行病学调查。

2. 防治　对于诊断明确的药源性疾病，应及时停药，去除病因，绝大多数轻症患者停药后相关疾病可以自愈或症状缓解。对于病情较重患者，应及时采取措施，对症治疗，加快药物排泄，延缓吸收。致病药物有拮抗剂存在的，应及时使用拮抗剂治疗或缓解症状。对药物引起的各系统、器官损害，采取与其他疾病因素引起者相同的方法治疗。

六、药物警戒

（一）概念

药物警戒（pharmacovigilance，PV）是指与发现、评价、认识和防范不良反应或其他任何可能与药物相关问题的科学研究与活动。药物警戒不仅涉及药物的不良反应，还涉及与药物相关的其他问题，如不合格药品、药物治疗错误、缺乏有效性的报告、针对没有充分科学根据且不被认可的适应证的用药、急性与慢性中毒的病例报告、与药物相关的病死率的评价、药物的滥用与误用、中药与化学药物的联合应用、药物和食物的不良相互作用。

药物警戒扩展了药物不良反应监测工作的内涵，积极主动地开展与药物安全性相关的各项评价工作，是药物不良反应监测工作的发展趋势。

（二）主要工作内容

药物警戒要求"可疑即报"，不论药品的质量、用量、用法正常与否，均应重视以综合分析方法探讨因果关系。药物警戒的主要工作包括如下。

1. 早期发现新的严重不良反应和药物相互作用。

2. 监测药物不良反应的动态和发生率。

3. 分析药物不良反应风险因素，探讨可能的机制。

4. 对药物的风险/效益进行定量评估和分析，发布相关信息，促进药品监督管理和指导临床用药。

答案解析

目标检测

一、A 型选择题

1. 以下有关 A 型药物不良反应的叙述中，正确的是（　　）

    A. 潜伏期长　　　　　　B. 具有可预期性　　　　C. 具有特异性

    D. 发生率低　　　　　　E. 死亡率高

2. 属于特异质反应的是（　　）

    A. 肾上腺皮质激素撤药后症状反跳　　　　B. 长期服用避孕药增加乳腺癌发病率

    C. 琥珀胆碱引起呼吸暂停反应　　　　　　D. 使用青霉素出现过敏性休克

    E. 镇痛药吗啡引起呼吸抑制

3. 主要表现为全身性反应和皮肤及其附件反应两大类的药物不良反应是（　　）

    A. 首剂效应　　　　　　B. 过敏反应　　　　　　C. 继发反应

    D. 撤药反应　　　　　　E. 特异质反应

4. 镇静催眠药物引起次日早晨困倦、头昏和乏力属于（　　）

    A. 后遗效应　　　　　　B. 停药反应　　　　　　C. 毒性反应

    D. 过敏反应　　　　　　E. 继发反应

5. 某些患者应用氯霉素可导致不可逆的再生障碍性贫血，该药源性疾病发生的原因是（　　）

    A. 环境因素　　　　　　B. 病理因素　　　　　　C. 遗传因素

    D. 生理因素　　　　　　E. 药品因素

6. 抗肿瘤药物在杀死肿瘤细胞的同时，也杀伤正常细胞的原因是（　　）

    A. 剂量与疗程　　　　　B. 患者因素　　　　　　C. 药物相互作用

    D. 药物选择性　　　　　E. 药品质量

二、X 型选择题

7. 药物不良反应的发生原因包括（　　）

    A. 性别　　　　　　　　B. 给药时间　　　　　　C. 病理状态

    D. 遗传差异　　　　　　E. 药品质量控制

8. 药物不良反应发生的机体方面原因包括（　　）

    A. 种族差别　　　　　　B. 个体差别　　　　　　C. 病理状态

    D. 生理状态　　　　　　E. 性别、年龄

9. 涉及药物不良反应监测和报告的系统有（　　）

    A. 国家药物不良反应监测中心　　　　　　B. 省级药物不良反应监测机构

    C. 药品生产企业　　　　　　　　　　　　D. 药品经营企业

    E. 医疗机构

10. 促进合理用药的措施有（　　）

    A. 推行药物流行病学研究　　　　　　　　B. 充分发挥药师的用药指导作用

C. 加强药品上市后的再评价工作 　　　D. 开展用药监护

E. 推行基本药物政策

11. 下列与剂量不相关的药源性疾病及其特点，说法正确的有（　　）

A. 青霉素引起患者的过敏反应

B. 抗凝药引起的出血

C. 葡萄糖 – 6 – 磷酸脱氢酶缺乏者服用磺胺类药物引起溶血性贫血

D. 难预测，发生率低，死亡率高

E. 氨基糖苷类抗菌药物可致耳聋

12. 药物警戒涉及内容有（　　）

A. 药物不良反应监测 　　　　　　　　B. 药物的滥用与误用

C. 药物治疗错误 　　　　　　　　　　D. 急性与慢性中毒的病例报告

E. 与药物相关的病死率评价

书网融合……

知识回顾 1　　　知识回顾 2　　　微课　　　习题

附表 8 – 1 不良反应/事件报告表

首次报告□　　　　跟踪报告□　　　　　　　　　　　　　编码：＿＿＿＿＿＿＿＿＿＿

报告类型：新的□ 严重□ 一般□　　报告单位类别：医疗机构□ 经营企业□ 生产企业□ 个人□ 其他□　＿＿＿＿＿

患者姓名：	性别：男□女□	出生日期：年 月 日 （或）年龄：		民族：	体重（kg）：		联系方式：
原患疾病：	医院名称： 病历号/门诊号：		既往药物不良反应/事件：有□　无□ 不详□ 家族药物不良反应/事件：有□　无□ 不详□				

相关重要信息：吸烟史□　饮酒史□　妊娠期□　肝病史□　肾病史□　过敏史□　　　　　其他□

药品	批准文号	商品名称	通用名称（含剂型）	生产厂家	生产批号	用法与用量（次剂量、途径、日次数）	用药起止时间	用药原因
怀疑药品								
并用药品								

不良反应/事件名称：	不良反应/事件发生时间：　　年　　月　　日

不良反应/事件过程描述（包括症状、体征、临床检验等）及处理情况（可附页）：

不良反应/事件的结果：痊愈□　　好转□　　未好转□　　不详□　　有后遗症□ 表现：
　　　　　　　　　　死亡□　　直接死因：　　　　　死亡时间：　　年　　月　　日

停药或减量后，反应/事件是否消失或减轻　　　　是□ 否□ 不明□ 未停药或未减量□
再次使用可疑药品后是否再次出现同样反应/事件　　是□ 否□ 不明□ 未再使用□

对原患疾病的影响：不明显□　病程延长□　病情加重□　导致后遗症□　导致死亡□

关联性评价	报告人评价：　　肯定□ 很可能□ 可能□ 可能无关□ 待评价□ 无法评价□ 签名： 报告单位评价：肯定□ 很可能□ 可能□ 可能无关□ 待评价□ 无法评价□ 签名：
报告人信息	联系电话：　　　　　　　职业：医生□ 药师□ 护士□　　其他□＿＿＿＿ 电子邮箱：　　　　　　　　　　签名：
报告单位信息	单位名称：　　　联系人：　　　电话：　　　报告日期：　　年　 月　 日
生产企业请填写信息来源	医疗机构□ 经营企业□ 个人□ 文献报道□ 上市后研究□　其他□＿＿＿＿
备注	

附表 8-2　群体不良事件基本信息表

发生地区：			使用单位：		用药人数：	
发生不良事件人数：			严重不良事件人数：		死亡人数：	
首例用药日期：　　　年　　月　　日			首例不良事件发生日期：　　　年　　月　　日			

怀疑药品	商品名	通用名	生产企业	药品规格	生产批号	批准文号

医疗器械	产品名称	生产企业	生产批号	注册号
	本栏所指医疗器械是与怀疑药品同时使用且可能与群体不良事件相关的注射器、输液器等			

不良事件表现：

群体不良事件过程描述及处理情况（可附页）：

报告单位意见	
报告人信息	电话：　　　　　　电子邮箱：　　　　　　签名：
报告单位信息	报告单位：　　　　　联系人：　　　　　　电话：

报告日期：　　　年　　月　　日

附表 8-3　境外发生的不良反应/事件报告表

商品名：（中文：　　英文：　　）　通用名：（中文：　　英文：　　）　剂型：

编号	不良反应/事件名称	不良反应/事件发生时间	不良反应结果	用药开始时间	用药结束时间	用法用量	用药原因	性别	年龄	初始/跟踪报告	报告来源	来源国家	国内接收日期	备注

注：编号请填写本单位的编号；不良反应结果请填写：痊愈、好转、未好转、有后遗症、死亡或不详；报告来源请填写：自发报告、研究、文献等。

报告单位：　　　　　联系人：　　　　　电话：　　　　　报告日期：

（钟雪梅）

学习引导

　　近年来新药上市数量的激增，发生了一些药物治疗的毒副作用，促使药政部门加强对药品的评价与管理。而药物效应的个体差异所导致的不良反应已经成为危害人类健康的重要公共卫生问题。现代医学和药学研究表明，人类遗传和基因多态性不仅引起临床药物效应和毒性的个体差异，也导致许多已进入市场的新药由于在突变基因携带人群中发生严重毒性而被撤出市场。因此，监测血药浓度来调整给药剂量的"个体化给药"能达到提高疗效和减少不良反应的目的。那么如何监测血药浓度呢？什么是个体化给药呢？什么是药物基因组学？

　　本项目主要介绍治疗药物监测的概念、意义、临床指征和实施方法以及个体化给药的原则和方法、步骤，药物基因组学的概念和研究内容。

学习目标

1. **掌握**　治疗药物监测的概念、意义及临床指征，个体化给药的定义。
2. **熟悉**　药物基因组学的概念和研究内容。
3. **了解**　治疗药物监测常用监测方法及实施步骤。

任务一　治疗药物监测

　　药物治疗是临床治疗疾病的重要手段之一。一般而言，药物用量直接关系着药物效应和毒性，药物剂量不足会导致治疗无效；而用药过量则可能会产生毒性，诱发药源性疾病甚至会危及生命。在精准医疗的热潮下，个体化药物治疗是大势所趋。

一、治疗药物监测的概念及意义

（一）治疗药物监测的概念

　　治疗药物监测（therapeutic drug monitoring，TDM）是指采用现代分析检测技术，测定体内药物浓度，结合临床药理学、药动学等基本理论知识，对监测结果进行解释和应用，实施个体化给药方案。

　　临床用药中发现，在应用常量药物时有些患者会出现超出预期的强烈反应，甚至引起不良反应；而对有些患者发挥作用却不明显。可见要做到临床合理用药，仅凭药品说明书上的适应证和常规剂量是不够的。分析其原因，主要是由于患者的个体差异（包括年龄、性别、遗传学、身体状况及疾病史等）、药物剂型与其生物利用度及合并用药等的差异，使不同患者对相同剂量的药物产生了强弱各异的药理效应，只有针对每个患者的具体情况制定出给药方案（个体化给药方案），才可能使药物治疗安全有效。

TDM 是 20 世纪 60 年代发展起来的一门临床应用性边缘学科。目前，TDM 在欧美等发达国家已成为临床药学实验室的常规工作之一。我国在 20 世纪 70 年代末期开展了 TDM 的研究工作；80 年代中期随着器官移植术后免疫抑制药物治疗的开展，TDM 迅速发展。经历 30 余年的历程，TDM 为个体化药物治疗提供了客观的科学指标，为临床合理用药做出了重要的贡献。

近年来，世界卫生组织（WHO）及国家药品监督管理局药品评价中心的统计资料均显示，因用药不当而致死者远远高于同期死于各种传染病的人数。而用药不当死亡者中，大多是剂量不当所致。随着临床药学工作的不断深入和临床合理用药需求的不断提高，国家卫生健康委员会明确规定三级医院应开展血药浓度监测工作。随着医疗技术整体水平的提高，在 TDM 的指导下制订和调整个体化的合理用药方案，是药物治疗学发展的必然趋势。

（二）影响血药浓度和药物效应的因素

影响血药浓度的因素多种多样，总结起来有药物方面的因素（即药物的生物利用度）以及机体方面的因素（即影响血药浓度的个体差异）。

1. 药物方面　同一药物不同制剂，若测定药物含量相同，就认为临床效果也会相同。然而实践证明，化学上的等价不等于生物学上的等效。例如，口服不同厂家的地高辛片，生物利用度相差达 7 倍；即便是同一厂家不同批号的药品，其生物利用度也不相同。

2. 机体方面　主要包括性别、年龄、肥胖、肾功能损害、肝功能疾患、遗传因素、环境因素、药物相互作用、影响药物与血浆蛋白结合的疾病等。例如，根据临床上的观察，一般认为，女性对药物的敏感性高于男性，更易发生药物不良反应，如抗心律失常药物、麻醉药物和抗逆转录病毒药物等。女性怀孕后，由于胃酸分泌和小肠蠕动功能发生变化等因素，药物的吸收和生物利用度也会发生很大变化。

（三）治疗药物监测的意义

1. 促进临床合理用药，提高治疗水平　近年来新药上市数量的激增，发生了一些药物治疗的毒副作用，促使药政部门加强对药品的评价与管理。在长期的临床实践中，临床医生逐渐意识到合理使用药物是提高治疗水平的关键，而且越来越认识到要做到合理选择和使用药物，使药物发挥有效治疗作用，同时避免或减少药物不良反应，取决于药物作用特点和在人体内的作用规律。例如，氢氯噻嗪、利血平、胍乙啶等抗高血压药的每日剂量在不同患者中相差 4 ~ 50 倍。由于对药物反应的个体差异，治疗用药必须遵循"个体化"原则，即所用剂量必须因人而异。只有针对不同患者的具体情况制订给药方案，才能使药物治疗安全、有效。大量的临床实践证明，开展治疗药物监测和实行个体化给药方案弥补了传统经验式治疗的缺陷，使合理用药水平有了显著提高。医师可依据 TDM 指标积极从药动学观念出发，根据药动学参数调整给药方案，减少选药、换药、调整剂量时的盲目性。血药浓度监测结果的准确性是研究药动学参数的前提，而药动学参数是合理用药的理论依据。

2. 确定合并用药的原则　临床上合并用药引起的药源性疾病或导致药物中毒的事件很多，开展 TDM 以研究药物的相互作用，对确定合并用药的有效性和安全性具有临床指导意义。

3. 有利于诊断和处理药物过量中毒　对于某些治疗指数低、毒性反应强的药物，还有那些剂量不足和中毒症状相似而使临床难以辨别的药物，特别在患者肝肾功能受损、长期用药、合并用药存在相互作用时，TDM 往往能为药物的中毒诊断提供依据。

4. 降低患者的治疗费用 通过 TDM 可以了解药物是否在有效治疗浓度范围内，从而根据药动学原理制订和选择最适宜的给药方案，缩短达到稳态血药浓度的时间，使药物能尽快发挥疗效，缩短治疗时间，从而降低治疗费用。

5. 能鉴定患者用药依从性 通过依从性可判定患者是否按时、按量服药，有无依从性是疗效好坏的基础。

二、需要治疗药物监测的药物

临床实践中，大多数药物的有效治疗浓度和中毒浓度存在较大的差异，不需要进行 TDM。当药物本身具有客观而简便的效应指标时就不需要进行血药浓度测定，如降压药、降糖药等。对于毒性小且有效治疗浓度范围很大的药物，亦无需进行血药浓度测定。对于少部分个体差异大，血药浓度与药理效应间存在良好相关性的药物，则需要做 TDM，进而对药物治疗结果做出合理、科学的评价。

（一）需要进行 TDM 的药物

1. 治疗指数低、安全范围窄、毒性反应强的药物 半数中毒量（TD_{50}）/半数致死量（LD_{50}）或半数致死量（LD_{50}）/半数有效量（ED_{50}）称为治疗指数。治疗指数是反映药物安全性的一个指标，治疗指数越高，药物越安全。治疗指数低的药物有：地高辛、茶碱、抗心律失常药、氨基糖苷类抗生素、抗癫痫药、甲氨蝶呤、锂盐等。该类药物的有效剂量与中毒剂量接近，需要根据药动学原理和患者的生理、病理情况，制订或调整给药方案。据报道，使用地高辛时毒性反应的发生率为 35%，采用血药浓度监测的方法，可大大降低或避免其毒性。

2. 具有非线性动力学特性的药物 这类药物在用到某一剂量时，体内药物代谢酶或转运载体发生了饱和，此时剂量稍有增加，血药浓度便急剧上升，$t_{1/2}$ 明显延长，从而产生中毒症状，此类药物有苯妥英钠、普萘洛尔等。

3. 治疗作用与毒性反应难以区分的药物 如地高辛血药浓度过高引起毒性反应时也可表现为房颤，此时需要通过监测血药浓度来判断此表现是由于用药剂量不足抑或是药物中毒，进而增减用药剂量。

4. 血药浓度个体差异大的药物 某些药物虽以相同剂量进入患者体内，但个体差异大，如三环类抗抑郁药。

（二）需要进行 TDM 的情况

1. 合并用药而出现的异常反应 由于治疗需要，合并使用多种药物时，易引起药物间的相互作用，因而需要对某些易发生毒副作用的药物进行 TDM。

2. 器官功能不全的患者 患者患有心、肝、肾和胃肠道等器官疾患，其药动学参数可发生显著变化，需要进行监测。如肾功能损害时，减少药物从肾脏排泄；肝功能损害时，降低药物代谢速率或减少药物与血浆蛋白的结合；心脏病患者可降低心脏输出功能，使肝血流、肾血流和体循环血容量分布发生改变；胃肠道功能不良者口服药物吸收不完全等。

3. 常规剂量下没有疗效或出现毒性反应 测定血药浓度有利于分析原因。

4. 长期使用药物 慢性病患者需要长期使用某些药物时，为避免发生体内药物蓄积中毒，应定期监测血药浓度，如抗躁狂药碳酸锂。此外，有些药物长期使用可以产生耐药性，也可影响药物代谢酶的活性而引起药效变化，可通过监测血药浓度来调整剂量。

5. 诊断和处理药物过量或中毒

（三）常规需要监测的药物品种

目前在临床上常规需要进监测的药物品种见表9-1。

表 9-1　需进行 TDM 的主要药物品种

类别	代表药品
强心苷类	地高辛、洋地黄毒苷
抗心律失常药	普鲁卡因胺、利多卡因、奎尼丁、胺碘酮
抗精神病药	氯氮平、氯丙嗪、利培酮
抗癫痫药	苯妥英钠、苯巴比妥、卡马西平、丙戊酸钠
抗躁狂药	碳酸锂
抗菌药物	氨基糖苷类、万古霉素、伏立康唑、替考拉宁
平喘药	茶碱、氨茶碱
抗肿瘤药	甲氨蝶呤、顺铂
免疫抑制剂	环孢素、他克莫司、西罗莫司
抗结核药	利福平、异烟肼、吡嗪酰胺

即学即练

不需要进行治疗药物监测的药物是（　　）

答案解析　　A. 地高辛　　B. 苯妥英钠　　C. 环孢素　　D. 庆大霉素　　E. 阿莫西林

（四）决定是否进行 TDM 的原则

TDM 可以保障临床个体化用药，患者有以下临床指征时，TDM 才是合理和有意义的。

1. 患者是否使用了适合其病症的最佳药物？如当感染患者应选择其他抗菌药物更有效时，却使用氨基糖苷类抗菌药物。此时，进行 TDM 则并不合理。

2. 药效是否不易于判断？如有明确的药效指标，则不需要 TDM。

3. 血药浓度与药效间的关系是否有利于疾病的治疗？如小剂量甲氨蝶呤治疗类风湿关节炎时，即不需要 TDM。

4. 患者在治疗期间是否能受益于 TDM？

5. TDM 结果是否会显著改变临床决策并提供更多有价值的信息？

如果上述问题都能得到肯定的回答，则认为 TDM 是合理和有意义的。

▶▶ 岗位情景模拟

情景描述　有一例心房颤动患者，服用常量地高辛后，心室率仍不减慢。现在要进行血药浓度监测。

讨　　论　欲确定是中毒现象还是未有效控制病情，应如何设计？TDM 的流程是什么？

答案解析

三、治疗药物监测的工作流程

治疗药物监测的工作流程分为：申请、取样、测定、数据处理及结果解释五个步骤。

（一）申请

根据患者的病情，由临床医生提出申请，并详细填写 TDM 申请单。

（二）取样

分析样品的选取原则：①能够反映药物浓度与效应之间的关系；②易于获取；③便于样品处理及分析测定；④满足实验的特殊目的和要求。

在 TDM 中，常见的样本是血清、血浆和全血；血液是易于采集的体液，血浆中药物浓度与药物在病灶部位的浓度紧密相关，故血液是 TDM 工作中最常用的标本。尿液、唾液也有其特殊意义。在特殊情况下也有采用粪便、胆汁、羊水、脑脊液、泪液、乳汁以及各种组织或接近药物作用靶点的检材。

采样时间的确定取决于药物的半衰期。一般情况下，单剂量给药时，根据药动学特点，选择药峰浓度时（服药后 1～2 小时）取样；多剂量给药时，在血药浓度达到稳态后采血，通常于多次服用相同剂量超过 5 个半衰期以上取血，此时每天摄入药量与从体内消除的药量相等，药物不再在体内进一步蓄积。当怀疑患者出现中毒反应而需急救时，可以随时采血。缓释制剂或半衰期长的药物，可在两次给药之间的任意时间点采血。

血液标本通常在外周静脉采集。为了能正确反映整个机体循环中的药物浓度，静脉注射或滴注用药时，不宜在同一静脉取血；如在上肢静脉滴注某药物，以采集对侧或下肢静脉血为宜。此外，肌内注射或皮下用药后，也应尽量避免在注射部位回流静脉取血。

采血注意事项：①应准确记录患者给药时间及采血时间，以便对测得结果进行分析与解释；②血样应避免溶血，并应立即送检测部门处理，以免影响测得结果；③采血管不可随意代用，如有些药物可被塑料管吸附，影响测得结果的准确性。

（三）测定

应根据测定药物及测定目的来选择测定方法，方法的选择必须注意精密度、灵敏度、特异性、价格以及测定标本所需要的时间等。常见的 TDM 方法主要有光谱法、色谱法和免疫分析法等，每一类的测定方法均有其自身的特点，应根据需要来选择测定方法。

1. 光谱法　光谱法包括紫外分光光度法和荧光光度法，用于体液中药物检测时，都存在灵敏度低、特异性差的缺点，特别是易受代谢物干扰。但光谱法操作简便，所需仪器一般临床实验室都具备，检测成本低，便于推广。

2. 色谱法　色谱法是近年来发展较快的一种分析技术。色谱法灵敏度高、特异性高，可同时检测同一样本中的不同组分，是色谱法的共同优点，这在 TDM 中尤有意义。主要包括薄层色谱、气相色谱、高效液相色谱等。但其仪器操作复杂，预处理复杂，仪器稳定性一般。

3. 免疫化学法　免疫化学法根据标记物性质不同，可分为放射免疫法（RIA）、荧光偏振免疫法（FPIA）、放射性配体与受体结合法（RBA）和微粒子酶联免疫法（MEIA）等。荧光偏振免疫法是医院最常用的检测方法。免疫化学法灵敏度极高，大多可达"ng"甚至"pg"检测水平，可满足所有药物的 TDM 要求；该法所需标本量少，一般均不需预处理，操作简便，并可制成商品化试剂盒；自动化程度高，特别适合于临床急需时。但缺点是试剂较昂贵，不能同时测定多种药物。

多数需进行 TDM 的药物,都不止有一种方法可供选用。应根据测定药物的有效治疗血药浓度水平所决定的灵敏度要求、是否需同时检测多种药物或其活性代谢物、可供选用的仪器设备及检测经济成本等因素进行综合考虑,确定能满足临床要求的可行方法。

(四)数据处理

应根据所测定患者的血药浓度,计算药动学参数,如药物半衰期、生物利用度等,再调整给药方案。

(五)结果解释

结果解释是 TDM 的关键,结果解释水平的高低决定 TDM 的意义大小。结果解释是 TDM 整个流程的最后一步,是对整个监测过程和监测结果的总结与评价。结果解释需进行如下过程。

1. 患者的临床资料 患者的生理、病理状况,被监测药物的用药过程,合并用药情况等。

2. 药动学资料 主要是药物的有效治疗血药浓度范围、药动学参数等。

3. 做出合理解释 根据药动学资料计算血药浓度水平作为预测值,比较实测值与预测值,根据患者的情况(如有无依从性、药物剂型的生物利用度、病理状态、生理状况和合并用药情况)进行综合判断,确定是否需要调整给药方案。参见表 9 – 2。

表 9 – 2 综合判断与处理意见

实测药物浓度(C_p)	比较结果		处理意见
	临床疗效	患者的药动学参数	
C_p 在有效范围内	有效	与文献一致	给药方案合适,不需要修改
C_p 在有效范围内	不佳	与文献一致	根据新参数修改给药方案,慎重提高 C_p,密切观察临床情况
C_p > 有效范围	无效	与文献不一致	更换其他药物治疗
C_p > 有效范围	有效	与文献不一致	逐步减少剂量并密切监测不良反应
C_p < 有效范围	不佳	与文献不一致	给药方案不合适,需修改后再监测
C_p < 有效范围	有效	与文献不一致	给药方案合适,待病情有变化时再监测
C_p < 有效范围	无效	与文献不一致	根据新参数修改给药方案,再监测

任务二 药物基因组学与个体化给药

精准用药是源自我国 2015 年确立的精准医疗新战略之上的全新理念,是一种围绕基因分析开展的针对患者本人的定制用药优化管理方法。进入 21 世纪以来,"遗传药理学"和"药物基因组学"发生了一系列里程碑性事件,已经构建出一幅未来"个体化给药"的框架和蓝图。

一、药物基因组学

(一)概念

药物基因组学是从基因组角度探讨遗传基因变异对药物治疗效果影响的学科。它是从 20 世纪 90 年代末发展起来的一门基于分子药理学与功能基因组学的新兴学科。人类个体差异的 20% ~95% 都是由基因决定的,药物在人体内的吸收、分布、代谢、排泄和作用靶点,主要和蛋白质有关,这些蛋白质包括药物受体、转运体和代谢酶等。所有蛋白质都是由相应编码基因受到调控基因调控后，经转录、翻译和翻译后修饰而来。这些编码基因发生突变可能导致蛋白质的氨基酸序列发生改变，随之引起蛋白质功能发生增强、减弱或缺失等变化，从而引起药物在人体内吸收、分布、代谢和排泄的改变，或者引起药物与其作用靶点结合能力增强、减弱或消失，最终影响药物治疗效果。

知识链接

药物基因组学助推精准医疗时代

《2016 年儿童用药安全调查报告白皮书》明确指出，用药不当导致中国全年超过三万名儿童耳聋、七千名儿童死亡。同样的药物在"良药"与"毒药"之间惊天反转，基因组多态性是其中最为重要的推手之一。

某些特殊基因携带者不能服用常规药，有的药物则肝毒性较大且远远超过儿童的代谢能力，某些患儿的机体内环境还可能无法应对联合用药产生的化合反应。所以药物基因组学的终极研究目标，就是针对患者基因组特点寻找最合适的药物及其应用剂量，将对儿童合理用药健康领域产生不可估量的影响。

（二）研究内容

1. 药物代谢酶的基因多态性　药物代谢酶是药物体内代谢过程的主要影响因素，药物代谢酶的遗传多态性在人群中普遍存在，目前已发现的药物代谢 CYP 酶通常有十个甚或几十个等位基因，说明了在人群中表现为个体表型差异的原因。

2. 药物转运体的基因多态性　所有药物在体内的转运都有各自的转运体机制。转运体蛋白通过各自不同的构造特征，决定着影响药物透过各自生物膜的转运能力，最终影响药效。

3. 受体和其他靶体的基因多态性　药物代谢酶和转运体的活性可以决定药物在体内的浓度，而药物作用的受体和其他靶体才是决定药物效应的直接因素，受体和其他靶体的基因多态性必然影响药物在体内作用性质和强度的差异性。

4. 疾病的致病基因多态性　除了药物代谢过程中出现的基因突变外，导致疾病的致病基因本身发生突变，也同样会导致机体对药物的反应发生变化。如胆固醇 – 雌激素转运蛋白多态性和冠状动脉粥样硬化患者进行普伐他汀治疗之间具有药效学影响。

知识链接

药物基因组学——精准用药的奥义

很多人喝酒会"上脸"，这些人可要留心了！据报道，心绞痛"救命药"硝酸甘油对于喝酒脸红的人竟然无效！在我国汉族人群中无效的比例竟高达 25%！原因是因为喝酒脸红的人乙醛脱氢酶 – 2 活性不高，对硝酸甘油的特异代谢功能不佳而使其无效。

二、个体化给药

个体化给药就是药物治疗"因人而异"，根据个体患者的具体情况制订安全、有效、经济、可依从的药物治疗方案。TDM 的最终目的是对患者进行个体化给药，以达到最优的治疗，获得最好的疗效。

一般来说，药物体内作用过程是从用药部位吸收进入血液循环，随血液循环分布至病变部位，与受体结合，从而发挥药理效应。对大多数药物而言，药物作用的强弱、维持时间的长短与药物效应的好坏取决于受体部位活性药物的浓度，但受体部位的药物浓度难以测定。因此，常通过测定血液中药物浓度来间接地反映受体部位的药物浓度。早在 20 世纪 40 年代末期，Brodie 等已经发现药物的药理作用与血药浓度密切相关。尽管在用药剂量上不同的个体间存在着很大的差异，但产生相同药理作用时的血药浓度却极为相似。因此，将血药浓度作为一个指标来指导临床用药具有重要意义。个体化给药方案是提高疗程、疗效的一个重要方法。

在临床实践中，个体化给药的一般步骤可用图 9-1 表示。

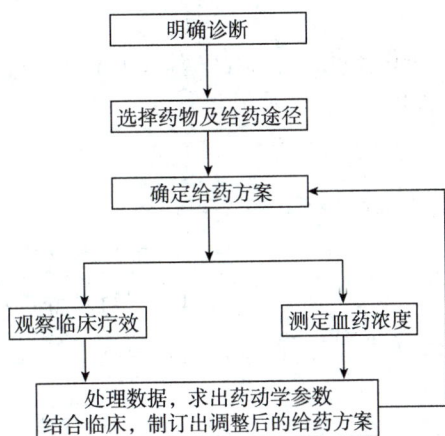

图 9-1　个体化给药步骤流程图

三、药物基因检测的工作流程

1. 医嘱开具样本采集　药物代谢酶和药物作用靶点基因检测采样前需填写规范的申请单。基因检测采用的标本类型有多种，包括全血标本、组织标本、口腔拭子、骨髓、胸水和腹水等。

2. 实验室检测　标本状态的好坏直接影响到检测结果的准确与否。检测过程一般包括核酸提取和靶标检测两阶段。

3. 报告解读及个体化用药指导　检测报告应及时、准确、清晰、客观、通俗易懂，以确保临床医生能正确解读。根据药物基因组生物标志物检测指导个体化用药主要包括两种类型：一是根据个体的遗传信息调整用药剂量，以增加药物疗效，减少药物不良反应的发生；二是根据个体的遗传信息确定用药种类，避免应用针对特定基因型个体无效或可能产生严重不良反应的药物。

目标检测

答案解析

一、A 型选择题

1. 下列关于用药个体差异的叙述，正确的是（　　）

A. 不同年龄的患者用药剂量不同

B. 不同体重的患者用药剂量不同

C. 不同性别的患者用药剂量不同

D. 相同药物给予相同剂量，但药物效应因人而异的反应

E. 不论何种药物，不同患者的剂量都应不同

2. 治疗药物监测最常用的样品是（ ）

A. 血液　　　　　　　B. 尿液　　　　　　　C. 唾液

D. 胆汁　　　　　　　E. 脑脊液

3. 医院最常用的治疗药物监测的药物浓度测定方法是（ ）

A. 光谱法　　　　　　B. 免疫化学法　　　　C. 高效液相色谱法

D. 质谱法　　　　　　E. 抑菌试验

4. 治疗药物监测的简称为（ ）

A. HDL　　　　　　　B. TDM　　　　　　　C. ADR

D. LDL　　　　　　　E. ACE

二、X 型选择题

5. 治疗药物监测的主要意义有（ ）

A. 减少药物不良反应　　　　　　　B. 发现药物不良反应

C. 有助于药物过量中毒的诊断　　　D. 判断患者用药的依从性情况

E. 可以区分毒性反应与疾病本身症状

6. 常需进行治疗药物监测的药物有（ ）

A. 地高辛

B. 氨茶碱

C. 氨基糖苷类药物用于严重感染时

D. 氨基糖苷类药物低剂量用于轻度感染和尿路感染时

E. 利多卡因

7. 需要进行治疗药物监测的药物有（ ）

A. 治疗安全范围窄的药物　　　　　B. 治疗指数高的药物

C. 毒副作用强的药物　　　　　　　D. 具有非线性药代动力学特征的药物

E. 具有线性药代动力学特征的药物

8. 个体化给药步骤中，对初始给药方案进行调整的依据有（ ）

A. 测定的血浆半衰期　　　　　　　B. 患者的临床症状

C. 测定的血药浓度　　　　　　　　D. 测定的生物利用度

E. 所观察的临床效果

书网融合……

知识回顾　　　　微课　　　　习题

（黄　娇）

学习引导

妊娠期和哺乳期妇女、儿童、老年人、肝肾功能不全者、驾驶员、运动员等特殊用药群体，由于受年龄、体重等因素影响，在生理、生化功能以及代谢方面存在一定的特殊性，药物在体内的吸收、分布、代谢和排泄均与一般人群有所差异，若按常规方案给药，往往难以达到理想疗效，甚至出现毒性反应。药学专业技术人员应熟悉和掌握上述特殊人群的用药知识，在药学服务工作中采取合理措施，科学指导用药。

本项目主要介绍妊娠期和哺乳期妇女、儿童、老年人、肝肾功能不全者、驾驶员、运动员等特殊人群的生理特点、药动学和药效学特点、用药基本原则和慎用药物。

📖 **学习目标**

1. **掌握** 特殊人群的用药基本原则。
2. **熟悉** 特殊人群的生理特点、慎用药物。
3. **了解** 特殊人群的药代动力学特点。

任务一 妊娠期和哺乳期妇女用药

PPT

妊娠期和哺乳期作为妇女的特殊生理期，对母体和胎儿、新生儿的健康有着非常重要的意义，合理用药是确保母儿健康平安的重要保障之一。

一、妊娠期药动学特点

与非妊娠期正常成年女性相比，药物在孕妇体内的药动学有较大差异，这是由于胎儿生长发育的需要，使孕妇体内发生适应性的生理变化，特别是胎儿、胎盘对母体内分泌系统有着明显影响。

（一）母体药动学特点

1. 吸收 妊娠早期出现的恶心、呕吐等消化道症状，可减少各种口服药物的吸收；雌激素、孕激素、人绒毛膜促性腺激素等的升高可减少胃酸分泌，影响弱酸类药物的吸收，如水杨酸类等。但弱碱类药物如阿片类、苯二氮䓬类的吸收增加。

2. 分布 妊娠期妇女体重平均增长 10～20kg，血浆容积相应增加 50% 左右，对血药浓度呈现"稀释"作用，同样剂量同一药物，孕妇的血药浓度要低于非孕妇女。同时，血浆容积增加，使血浆白蛋白浓度减低，形成生理性血浆蛋白减少症。药物血浆蛋白结合率下降，游离型药物比率明显增高，药物作用强度增大，且易于通过胎盘屏障进入胎儿体内，以苯巴比妥、苯妥英钠、地西泮、哌替啶、地塞米松、利多卡因、普萘洛尔等药物最为明显。

3. 代谢 妊娠期妇女肝脏的葡萄糖醛酸转移酶活性降低，肝脏酶系统功能变化，导致其生物转化功能有所下降，药物易在机体产生蓄积性中毒。

4. 排泄 妊娠期妇女的肾血流量与肾小球滤过量增加，可加速许多水溶性物质或药物的排出，如肌酐、氨基酸、葡萄糖、水溶性维生素等；但由于葡萄糖醛酸转移酶活性降低，结合型药物量减少，不能经肾排泄，而在肠道排泄时，因肝–肠循环再吸收量增多，使药物在血浆或组织的半衰期延长。

📱 **知识链接** ┈┈┈

胎盘——胎儿的能量库

胎盘的长相就像一片荷叶，是母亲和胎儿共有的一个特殊器官。胎盘是母儿的沟通桥梁，是母儿进行氧气、营养、血液交换的工具。胎儿通过胎盘从母体中吸收营养，除此以外胎盘的功能还包括气体交换、排除胎儿代谢产物、防御功能以及合成功能等。一旦胎盘功能出现异常，就会直接影响到胎儿的生长发育，甚至危及其生命。

（二）胎儿药动学特点

1. 吸收 大多数药物经胎盘转运进入胎儿体内后，有些药物经羊膜转运进入羊水后被胎儿吞饮，随羊水进入胃肠道被吸收进入胎儿体内，后经胎儿从尿中排出的药物又可因胎儿吞饮羊水重新进入胎儿体内，形成羊水–肠道循环。另外，药物经胎盘转运进入脐静脉，然后经过胎儿肝脏进入其体循环系统，部分药物会在胎儿肝脏发生生物转化，使药理活性降低、药物作用下降，故同样具有首过效应。

2. 分布 胎儿的血浆蛋白含量较母体低，同样药物的血浆蛋白结合率较成人低，游离型药物比例高，药物作用相对更强。胎儿的肝、脑等器官与体重相比，其所占比值较成人大，而且血流更加丰富，更易于药物分布。药物进入脐静脉后，约有60%血液进入肝脏，肝内药物分布较多，因此具有肝毒性的药物对胎儿影响较明显；胎儿的血–脑屏障功能较差，其中枢神经系统更容易受到药物影响，尤其是呼吸中枢发育不完全，对具有呼吸抑制的药物尤其敏感。

3. 代谢 胎儿肝脏是药物生物转化的主要器官，具有催化氧化、还原和水解反应的各种酶类，但与成人相比其酶活性较低，尤其是催化药物与葡萄糖醛酸结合的能力较弱，而某些脂溶性较高的药物需要通过这种结合而解毒，因此胎儿使用此类药物容易发生蓄积性中毒。

4. 排泄 胎儿肾脏排泄药物的功能很差，其肾小球滤过率比较低，可明显延长药物及其代谢产物在体内的残留时间；另外，有些药物经代谢后其脂溶性降低，由于不易通过胎盘屏障转运到母体血循环中，导致在胎儿体内蓄积，造成中毒现象。

二、药物在胎盘的转运特点

（一）药物在胎盘的转运

妊娠期母体–胎盘–胎儿构成一个共同的生物学单位，胎盘作为连接体，不仅具有代谢和内分泌功能，还具有生物膜特性，发挥物质选择性转运的重要作用，进入胎儿体内的药物必须通过胎盘屏障。主要的转运方式有单纯扩散、主动转运、胞饮作用、经膜孔或细胞间裂隙转运等。

（二）药物在胎盘转运时的生物转化

胎盘中有酶系统，具有生物合成和分解等功能。部分药物在胎盘转运时会发生生物转化，改变其药理活性或理化性质。有些药物经生物转化后有利于透过胎盘屏障进入胎儿体内，如母体血中葡萄糖在进入胎儿循环以前，需经胎盘酶系统的氧化磷酸化作用后转变为果糖转运至胎儿体内；有些药物经生物转化而失去活性，如肾上腺皮质激素中的泼尼松通过胎盘转化为失活的酮衍化物后再进入胎儿体内，地塞米松通过胎盘时则无需代谢而直接进入胎儿体内。因此，如治疗孕妇疾病可用泼尼松，治疗胎儿疾病则应选用地塞米松。

（三）影响药物经胎盘转运的因素

1. 药物的理化性质　与一般跨膜转运相同，脂溶性化合物经胎盘转运较快；水溶性药物如琥珀胆碱、肝素等则通过胎盘转运非常缓慢，甚至难以通过。相对分子质量越小的物质在胎盘扩散速度越快，一般相对分子质量为250～500D的药物很容易穿过胎盘屏障，而相对分子质量大于1000D的物质则很难通过胎盘。药物在血浆中一般是与蛋白结合的形式，由于相对分子质量较大，不易通过胎盘，故药物血浆蛋白结合率与通过胎盘的量成反比。

2. 母体 - 胎盘循环情况　妊娠期母体 - 胎盘循环是依靠两者间循环系统压力差来实现的，如果母体血压正常、血流量充足、血流速度快，则母胎间药物转运速率相对较快。

3. 胎儿 - 胎盘循环情况　胎儿心脏将胎血经脐动脉排入胎盘绒毛毛细血管，与母体进行物质交换后经脐静脉回到胎儿体内，具体包括两条途径：一条途径是经胎儿肝脏 - 下腔静脉到达胎儿右心房；另一条途径是经静脉导管直接进入胎儿循环，无需经过肝脏。由于胎儿肝脏自妊娠第16周开始具有较强的生物转化能力，可以氧化分解经过的药物，改变其药理活性，因此，采用上述第二条途径转运的药物，未经胎儿肝脏代谢，药理作用较强，对胎儿影响较大。

三、药物对胎儿的影响及危险分级

（一）药物在妊娠不同时期对胎儿的影响

1. 妊娠前期　应防止妇女可能在妊娠前已接触过有致畸危险的药物，亦应避免父体用药而通过精子或精液影响胚胎的正常发育，造成后代致畸的可能。

2. 胚胎早期（着床期）　受精后2周内，药物对胚胎发育的毒性呈现"全或无"的影响。此期的受精卵与母体组织尚未直接接触，还在输卵管腔或宫腔分泌液中，胚胎发育正处于细胞增殖早期，细胞还没有进行分化，药物损害常导致极早期流产；如只有部分细胞受损，补偿机制可使胚胎继续发育而不发生后遗问题。故如在此期曾短期服用少量药物而未有流产征象，不必过分忧虑。

3. 胚胎期（胚胎器官形成期）　晚期囊胚着床后至妊娠12周左右是药物致畸最敏感的时期，是胚胎、胎儿各器官处于高度分化、迅速发育、不断形成的阶段，首先是心脏、脑，随后是眼、四肢等。药物损害可影响器官形成而导致畸形，故妊娠3个月内妇女的用药应特别慎重。

4. 胎儿期　妊娠3个月后，胎儿各器官已分化完成，药物致畸作用明显减弱。但对于尚未分化完全的器官，某些药物还可能对其产生影响，主要表现为发育迟缓或造成某些功能缺陷，如胎儿牙齿、生殖系统；而神经系统因在整个妊娠期间持续分化发育，故药物对神经系统的影响可以一直存在。

5. 分娩期　如产程中镇痛，不宜选用呼吸抑制作用强的阿片类镇痛药。哌替啶是分娩镇痛常用的药物，因其镇痛作用在 2~3 小时达峰，持续 4 小时，故在用药后 1 小时内或 4 小时后让胎儿娩出为好，可使出生时新生儿体内的药物处于低水平。

> **即学即练**
>
> 胎儿在妊娠什么时期最容易发生发育畸形（　　）
> A. 妊娠前期　　　　　　B. 胚胎早期　　　　　C. 晚期囊胚着床后至妊娠 12 周左右
> D. 妊娠 12 周至分娩　　E. 分娩期
>
> 答案解析

（二）药物妊娠毒性分级

多年前，美国食品药品管理局（US FDA）根据药物对胎儿的危害将妊娠用药分为 A、B、C、D、X 5 个级别，并要求制药企业应在药品说明书上标明等级。A~X 级致畸系数递增。某些药物有两个不同的危险度等级，一个是常用剂量等级，另一个是超常剂量等级。

该分类虽然非常简单易行，但据 FDA 收到的反馈显示：由于该分类系统过于简单，并不能反映出有效的可用信息，未能有效地传递妊娠期、哺乳期及潜在备孕男女的用药风险，常令医疗决策者感到困惑，且会导致错误的用药处方。因此 FDA 制定了新的妊娠/哺乳期用药规则。这一新规于 2015 年 6 月 30 日正式生效，并于 2018 年 5 月确认最终规则（Pregnancy and Lactation Labeling Rule，PLLR or final rule）。新规则要求：药品生产商需在其药品说明书中提供妊娠期、哺乳期妇女药物风险及获益的详细相关信息。新修订的说明书将删除妊娠期用药五字母分级系统，针对孕妇、胎儿、乳母及哺乳期婴儿提供更多的有效信息，包括药物是否泌入乳汁、是否影响婴儿等；同时，新说明书还将加入【备孕的男性与女性】条目，就药物对妊娠测试、避孕及生育的影响注明相关信息。鉴于目前很多药物的信息尚未更新，为方便临床实践起见，本版教材仍然沿用"ABCDX"分级法描述药物的妊娠毒性。

1. A 级　在有对照组的妊娠早期妇女中未显示对胎儿有危险（并在妊娠中、晚期亦无危险的证据）。

2. B 级　在动物生殖实验中并未显示对胎儿的危险，但无孕妇的对照组；或对动物生殖实验显示有不良反应（较不育为轻），但在早孕妇女的对照组中并不能肯定其不良反应（并在妊娠中、晚期亦无危险的证据）。

3. C 级　在动物研究中证明对胎儿有不良反应（致畸或使胚胎致死或其他不良事件），但在妇女中无对照组研究或在对妇女和动物的研究中无可以利用的资料。药物仅在经权衡对胎儿的利大于弊时给予。

4. D 级　对人类胎儿的危险性有肯定的证据，仅在对孕妇肯定有利时方予应用（例如，对生命垂危或疾病严重而无法应用较安全的药物或其他药物无效时）。

5. X 级　在对动物或人的研究中已证实可使胎儿异常，而且该药物对孕妇的危险明显大于获益，禁用于已妊娠或计划妊娠的妇女。

但应明确，应用具有致畸性药物后，胎儿不一定会发生畸形。与孕妇暴露于药物的时间长短、剂量大小和胎龄等因素有关。

四、妊娠期用药原则

1. 必须有明确的用药指征，权衡利弊，避免不必要用药。
2. 避免有病不治。
3. 能选用小剂量药物，就避免用大剂量药物。
4. 能用一种药，就避免联合用药。
5. 选择经过长期考验、疗效肯定、有安全记录的药物，不用新药。
6. 必须在医生的指导下用药，不要擅自用药。
7. 严格掌握适应证、药物剂量和用药持续时间，注意及时停药。
8. 根据孕周用药，妊娠早期若病情允许，尽量推迟到妊娠中、晚期再用药。

五、哺乳期妇女用药

（一）药物的乳汁分泌

药物经乳汁排泄是哺乳期特有的药物排泄途径，几乎所有药物都能通过被动扩散进入乳汁，只是乳汁中药物浓度有所差异。药物从母体血液到乳汁，必须通过血-乳屏障，即药物经毛细血管内皮并透过基底膜、细胞膜进入细胞内，然后再从腺上皮细胞的尖端细孔转运至腺腔乳汁中。大多数药品说明书在没有全面研究透彻之前一般建议用药母亲停止母乳喂养，常常是错误的决定。其影响因素如下。

1. 母体血药浓度药物　由母体血液向乳汁转运的最重要决定因素，乳汁中药物浓度变化与血药浓度成正相关。

2. 药物分子量大小和血浆蛋白结合　相对分子质量 < 120D 极易通过，>600D 不易进入。游离型的药物才能通过血-乳屏障，故蛋白结合率高的药物转运至乳汁中的量很少，如华法林。

3. 药物的脂溶性和解离程度　脂溶性高的药物易从血液转运至乳汁，如作用于中枢神经系统的药物。非解离的药物脂溶性高而易通过生物膜转运，而药物的解离程度与体液 pH 和药物的 pKa 密切相关。血浆 pH 为 7.4，乳汁 pH 为 7.1，因此，碱性药物易分布到乳汁，如红霉素；酸性药物不易分布到乳汁，如青霉素类。

（二）哺乳期药物风险分级

美国德克萨斯理工大学医学院儿科教授 Thomas W. Hale 提出，又称为哺乳期用药 "L" 分级［"L" 表示 "lactation"（授乳，哺乳）］，未被官方采纳为标准分级方式，但在世界范围被广泛接受。

L1 级　最安全。许多哺乳母亲服药后没有观察到对婴儿的不良反应会增加。在对照研究中，可能对喂哺婴儿的危害甚微。该药物在婴儿不能被口服吸收利用。

L2 级　较安全。在有限数量的对哺乳母亲的用药研究中没有证据显示不良反应增加。或目前发现的哺乳母亲使用该药物有危险性的证据很少。

L3 级　中等安全。没有对照研究，但喂哺婴儿可能出现不良反应。对照研究仅有很轻微的非致命性不良反应，权衡利弊后使用。没有相关数据的新药自动划分到该级别，无论其安全与否。

L4 级　可能危险。有对喂哺婴儿或母乳制品的危害性的明确证据，但哺乳母亲用药后的获益大于对婴儿的危害。

L5 级　禁忌。已证实对婴儿有明显的危害或该类药物对婴儿产生明显损害的风险性高。该类药物禁用于哺乳期妇女。

（三）常用药物指导要点

哺乳期用药必须慎重考虑能从乳汁排泄的药物可影响新生儿、婴儿的生理状态（如呼吸情况等），长期应用则对其生长发育有一定的影响。

哺乳期部分常用药物的用药指导要点参见表10-1。

表10-1　哺乳期部分常用药物的用药指导要点

药物	用药指导要点
苯二氮䓬类	乳母长期服用可导致血药浓度过高，可使早产儿出现呼吸抑制
抗躁狂药	锂盐可通过乳汁进入婴儿体内造成急性中毒，禁用
抗甲状腺药	造成婴儿甲状腺功能减退和代偿性甲状腺肿
口服避孕药	大剂量使用致男婴女性化；女婴阴道上皮增生，成年后有潜在的致癌风险。哺乳期采用工具避孕
氯霉素类	可能引起新生儿骨髓抑制（"灰婴综合征"），禁用
克林霉素	对婴儿有明显毒性，禁用
磺胺类、四环素类	乳母连续服用1周以上应停止授乳
异烟肼	易转运到乳汁，引起婴儿肝脏毒性，禁用
麦角新碱	可进入乳汁影响婴儿神经系统，抑制乳汁分泌，禁用
甲硝唑	易转运到乳汁，致婴儿神经、血液系统毒性，禁用

（四）哺乳期用药原则

1. 选药慎重，权衡利弊　不得不需要治疗用药时，选用乳汁排出少、相对比较安全的药物。疗程不要过长，剂量不要过大。注意观察药物不良反应。

2. 适时哺乳，防止蓄积　避免使用长效药物或多种药物联合应用，尽量选用短效药物，以单剂疗法代替多剂疗法。服药时间应该在上一次哺乳后30分钟至下一次哺乳前3~4小时。

3. 非用不可，选好替代　如果哺乳期必须用药时，应选择对母儿危害和影响小的药物替代。如乳母患泌尿系统感染时，不用磺胺类药，而用氨苄西林代替。

4. 替代不行，人工哺育　如果乳母必须使用某种药物进行治疗，而药物对婴儿会带来危害时，可考虑暂时采用人工喂养。避免在乳母血药浓度高峰期间哺乳。此时最安全的方法是在服药期间暂时不哺乳或少哺乳。

任务二　儿童用药

PPT

儿童按年龄一般分为胎儿期、新生儿期、婴儿期、幼儿期、学龄前期（幼童期）、学龄期、青春期共七个年龄阶段，现代医学将18岁以内的人群均作为儿科诊疗人群。儿童处于生长发育的高峰期，也是健康问题较多的时期，在进行药物治疗时要高度重视其特有的生理、生化特征，特别是早产儿、新生儿、婴儿、幼儿等低龄儿童在用药时，与成人用药相比，具有更加明显的独特规律，不良反应的发生多具有隐匿性特点，造成的危害往往是终身的。因此，儿童用药要更加重视其安全性和合理性，须高度重视防治药物的不良反应，杜绝儿童用药"成人化"的不合理现象。同时，要鼓励开发和积极推广适宜儿童使用的药物品种、规格和剂型。

一、新生儿用药

新生儿期是指从出生到28天这一阶段。新生儿的生理功能及生化代谢过程处于急剧变化时期，为利于生存其生理功能需进行重大调整，如肺呼吸的建立、消化及排泄功能的启动、血液循环的改变等，这些迅速变化的生理过程决定了其对药物的吸收、分布、代谢、排泄等过程不同于其他年龄期的儿童及成人。新生儿器官发育不完善、功能不成熟，多数酶系统不健全，基于以上因素，新生儿用药需慎之又慎，必须准确掌握新生儿的药动学特点和药效学规律，严格控制给药剂量、给药途径及给药间隔时间等，确保新生儿安全、有效用药。

新生儿血-脑屏障尚未成熟，胆红素易进入细胞内，在应用维生素K、磺胺类、氯喹、伯氨喹、水杨酸类等药物时易发生新生儿胆红素脑病、高铁血红蛋白血症或溶血反应。新生儿对药物所致神经系统毒性反应敏感，如阿片类易引起呼吸抑制；抗组胺类、氨茶碱、阿托品易引起昏迷及惊厥；糖皮质激素易引起手足抽搐；氨基糖苷类抗生素可造成听神经损害等。

二、婴幼儿用药

婴幼儿期生长迅速，体格发育显著增快，而其组织、器官的功能亦日趋成熟；但婴幼儿期消化、吸收功能仍不完善，易发生消化及营养紊乱，导致其抵抗力下降，易患传染性及感染性疾病。另一方面，婴幼儿期身体和智力发育较为突出，应密切关注药物对婴幼儿的生长发育影响，如四环素类药物、类固醇类药物。药物对婴幼儿的毒性可以表现明显或不明显，氨基糖苷类抗生素对婴幼儿的中枢神经毒性在早期很难表现出来，而一旦发展至听神经受损，多数可致耳聋，造成终身残疾。因此，婴幼儿用药应综合考虑个体生理特点和疾病情况慎重选择，严格掌握用药剂量，必要时应进行血药浓度监测。

1. 中枢神经系统药物　婴幼儿对吗啡、哌替啶等药物较为敏感，容易发生呼吸抑制等中毒现象，应禁用；对镇静药物的耐受性较大，有利于婴幼儿惊厥的治疗及康复，但随着年龄增长，对药物的耐受性逐渐减小，应适当调整剂量；婴幼儿应用氨茶碱后可出现兴奋作用，须谨慎使用。

2. 呼吸系统药物　婴幼儿的气道较为狭窄，呼吸系统炎症时黏膜肿胀、渗出物多，由于婴幼儿不会有效咳嗽，比较容易发生气道阻塞性呼吸困难，治疗时应以祛痰、抗炎为主，不宜使用可待因等中枢性镇咳药，以防加重气道阻塞和呼吸困难。

3. 消化系统药物　婴幼儿腹泻时，不宜过早使用止泻药，避免肠毒素吸收增多而加重全身中毒，宜口服补液以防止脱水和电解质紊乱，也可以使用肠道微生态调节药物。如果发生便秘不宜使用导泻药，尤其是峻泻药，应以饮食调节为主。

三、儿童期用药

（一）药动学特点

1. 吸收　儿童消化、吸收能力相对较弱，容易发生呕吐和腹泻，对消化道给药的药物疗效影响较大，特别是低龄儿童敏感、易激惹、自控力差，对于味道不佳的药物会有抵触情绪，容易形成给药后呕吐的条件反射，在开展用药指导时须注意采取相应措施。

2. 分布　大多数儿童的组织脂肪含量偏低，对脂溶性药物的分布影响较大，部分需要经脂肪暂时储存进行二次分布的药物（如中枢神经系统药物），其达峰值会提前且高于成人，容易发生急性毒性反应。儿童的血浆蛋白总量一般不足，同一药物的血浆蛋白结合率会低于成人，因此使用血浆蛋白结合率高的药物（如阿司匹林、对乙酰氨基酚、磺胺类药物等）若不调整剂量，瞬时游离型药物的血浆浓度会较高，也容易发生急性毒性反应。

3. 代谢 儿童肝脏发育尚未完善，肝药酶活性不足，而肝血流量相对高，肝药酶易受药物诱导而活性增加，但葡萄糖醛酸结合酶活性较低，药物的结合解毒能力差；因此，儿童使用需要肝代谢的药物相对于成人更易蓄积中毒。儿童乙醇代谢中的乙醛脱氢酶活性较低，较成人更易发生乙醇中间代谢物乙醛的蓄积现象，导致更明显的毒害作用，所以未成年人应杜绝饮酒。

4. 排泄 儿童肾功能发育不全，肾小球滤过率和药物清除率弱于成人，消除能力较差，且儿童肾小管等结构对多种肾毒性药物（如氨基糖苷类药物等）敏感性较高，容易发生损伤，严重时可导致肾小管坏死甚至肾功能衰竭。儿童大多数情况下的尿液 pH 较低，弱酸性药物在肾小管容易发生重吸收，排泄少而慢，血浆半衰期明显延长；因此，儿童使用上述药物（如磺胺类）时应采取碱化尿液配合多饮水等措施。长期使用具有肾毒性药物的儿童应定期检查肌酐清除率等肾功能指标。

（二）药效学特点

儿童处于生长旺盛期，体内物质代谢水平高于成人，因此容易发生内分泌系统与营养代谢失调现象；儿童调节水和电解质代谢能力较差，在内、外环境的水和电解质情况发生剧烈变化（如长时间缺水、大汗淋漓）时，极易出现水盐代谢紊乱，发生脱水，甚至危及生命。因此，在给高热患儿使用阿司匹林类解热镇痛药时，要严格控制剂量，一旦发生过量，会因出汗过多而造成虚脱、休克；患儿在炎热天气进行治疗时要注意防暑、降温、补水，避免过度使用利尿、脱水药物。

儿童处于一生中的骨发育高峰期，钙盐代谢旺盛，易受干扰钙盐代谢和成骨细胞生长的药物的影响，如四环素类、喹诺酮类、抗代谢药等；儿童对激素类药物非常敏感，尤其是长期使用，会显著影响儿童的生长发育以及智力成长。

儿童神经系统发育不健全，血－脑屏障通透性高，对中枢神经系统药物相对敏感，一方面，呼吸、血管运动中枢容易被中枢抑制药所抑制，导致呼吸抑制、血压降低，甚至休克；另一方面，儿童的大脑皮质特别容易受到中枢兴奋药的影响，一旦过量更容易发生惊厥，抢救不及时可发生呼吸麻痹、死亡等严重后果。因此对使用中枢神经系统药物的儿童要加强用药安全方面的指导；常规的解热镇痛药、氨茶碱等也会导致类似情况，对长期使用的患儿也应高度重视。

另外，有遗传缺陷的儿童，如缺乏葡萄糖－6－磷酸脱氢酶的患儿对具有氧化细胞膜作用的药物（如伯氨喹等）会发生急性溶血等特异质反应；具有耳毒性的药物对尚未具有语言能力的婴幼儿的毒性作用不宜被察觉，导致患儿听力损伤的同时，语言能力低下。

（三）儿童期慎用的药物

学龄前期儿童发育稳步增长，智能发育日趋完善，虽然防病能力逐渐增强，但仍然容易发生传染性及感染性疾病。此外，学龄前期儿童应注意预防近视和龋齿；进入青春期后，在药物治疗疾病的同时应配合心理治疗，注意身心健康全面发展。儿童期需注意下列药物的应用。

1. 抗细菌感染药物 儿童易患细菌感染性疾病，需使用抗菌药物，但应预防抗菌药物的滥用，避免严重不良反应的发生。如长期使用强效抗菌药物，容易引起肠道菌群失调，导致耐药菌的形成和真菌的二重感染；喹诺酮类药物可能影响软骨发育，18 岁以下儿童应禁用；四环素能够与钙形成络合物沉积于骨与牙中，影响骨骼发育、造成牙齿染黄，并引起颅内压升高、智力下降，因此 8 岁以下儿童禁用；氯霉素易致骨髓造血功能抑制，使用期间应勤查血常规，发现白细胞减少应停用；链霉素、庆大霉素、卡那霉素等氨基糖苷类药物可引起永久性耳聋和急性肾衰竭。抗菌药物使用需严格按适应证选药，用药期间密切关注儿童状况。

即学即练

下列哪种抗菌药物适宜儿童使用（　　）

A. 四环素　　　　　　B. 喹诺酮类药物　　　　　C. 氯霉素

D. 链霉素　　　　　　E. 阿莫西林

答案解析

---

2. 解热镇痛药物　儿童急性感染时多伴随发热，高热易引起惊厥。以往常用退热药为阿司匹林，但其易引起急性脑病和 Reye 综合征，因此 15 岁以下儿童禁用；对乙酰氨基酚被推荐为儿科的首选退热药。

3. 激素类药物　肾上腺皮质激素在儿科中应用较为广泛，可单独应用于过敏性疾病及哮喘发作的治疗，也常与抗菌药物联用治疗急性严重感染。激素类药物一般短期口服给药，重症时才静脉给药；而白血病、肾病综合征等的治疗疗程需数周到数月，可抑制骨骼生长，影响体格发育，引起难愈性骨质疏松、水盐代谢紊乱、高血压等，因此用药期间应严格关注并控制给药疗程。

儿童不宜长期使用雄激素，可导致骨骺闭合过早，影响生长发育，甚至可导致男童性早熟、女童男性化。

▶▶ 岗位情景模拟

情景描述　患儿，李某，6 岁半，平素健康活泼，1 天前受凉发热，家长测量体温 38.2℃，遂自行给予扑热息痛（对乙酰氨基酚）1 片（每片 0.5g），服用后患儿出现恶心、呕吐、烦躁、大汗淋漓等症状，急来就诊。医生诊断为感冒引起的发热，要求暂停用药，回家后采取物理降温，用冰毛巾擦拭额头和腋下等处，饮用淡盐水；并开具小儿退热栓剂（每粒含对乙酰氨基酚 0.15g），如 6 小时后体温未降可直肠给药 1 粒。李某家长对此治疗方案心存疑惑，遂向药房药师咨询。

讨　　论　1. 患儿就诊前使用扑热息痛存在哪些不合理用药问题？

　　　　　　2. 医生对患儿使用对乙酰氨基酚栓剂有哪些好处？

答案解析

四、儿童合理用药原则

（一）明确诊断，全面分析，科学用药

儿童疾患有其特殊规律，加之主诉多不清晰、合作性较差，容易干扰诊疗，切忌凭经验用药。在选用药物时既要考虑疾病的需要，又要考虑药物对儿童机体的不利因素。须仔细考虑儿童的用药特点及剂量，权衡利弊，避免不良反应。

（二）优先选择儿童专用剂型

儿童用药的依从性较差，给药方法和途径具有一定特殊性，选择儿童专用剂型可以保证给药剂量准

确且患儿易于接受。一般儿童专用剂型主要有以下三方面要求。

1. 剂量小规格化 按照儿童剂量标准设计单位剂量，避免因分割成人剂型造成的误差和药物性状的破坏。

2. 给药途径合理，方便用药 如消化道给药，将片剂改为糖浆剂，将普通片剂改为具有芳香果味的咀嚼片，更易于患儿接受。

3. 剂型和包装采取儿童喜爱的形式 如合理增加矫味剂，将剂型加工为具有卡通形象的异形片等。

（三）密切观察用药反应，防治不良反应

儿童由于其生理和心理特点，与家长、医务人员的沟通往往不准确、不及时，用药后的表现有一定特殊性，不良反应常隐匿性发生。一旦表现明显，多较突然，有些甚至预后不良，造成终身残疾或死亡。

医务人员要熟悉儿童常见疾病治疗药物的主要特点，注意药物联用的相互影响，根据儿童年龄、性别、营养状况及精神状态等，提前设计好观察疗效和防治不良反应的方案，排除各种可能出现的干扰，以达到预期的治疗效果。对于影响生长发育或不良反应出现较晚的药物，要对家长和儿童进行必要的用药指导与健康教育。

（四）积极开展儿童合理用药宣教活动

儿童用药存在的误区很多，因此，开展儿童合理用药宣教活动显得尤为重要。

1. 滥用抗生素等抗感染药物 儿童易患感染性疾病，尤其是上呼吸道感染，症状也比较明显，在对症治疗消除咳嗽、咳痰症状的同时，应当合理使用抗生素。但使用抗生素来预防儿童感染是不可取的，既增加不良反应的发生，又容易导致耐药性（多重耐药菌的发生与此有关）。

2. 迷信新药或价格昂贵的药物 此类药物由于上市比较晚，长期的毒副作用并不十分清楚，尤其是对生长发育的影响以及"三致"作用，需要一定时间的临床实践加以验证。因此，选用确有疗效、安全可靠、价廉易得的药物是儿童用药基本策略。

3. 轻信广告或他人的宣传，盲目跟风用药 儿童用药的个体差异性比成人明显，在设计药物治疗方案时更要注意个体化，夸大宣传疗效的药物对儿童的损害也更加严重；同时要切忌把成人用药经验和方法照搬在儿童身上，容易导致不良反应，甚至是不可挽回的严重后果。

4. 滥用滋补药品或营养药品 由于儿童机体生长发育受到自身内分泌系统的严格调控，外源性的补充药品和营养品往往会干扰自身内分泌系统的正常状态，出现适得其反的现象。如许多"增益补虚"的药物或食物，往往具有一定的"激素样"作用，滥用会导致发育异常（如性早熟等）；而脂溶性维生素滥用可导致蓄积性中毒，如儿童补充维生素A过量会抑制骨的发育，使软骨细胞造成不可逆性损害，骨生长提前终止。

开展合理用药宣教就是要教育有关人员走出儿童用药的上述"误区"，科学合理用药。同时要注意让儿童加强锻炼，增强体质和抵抗力，给予良好的心理和生活护理，促使疾病彻底痊愈。

📱 **知识链接** --

儿童用药困局何解？

2019年，湖南长沙5岁的儿童贝贝因身体过敏需要服用抗过敏药异丙嗪，医嘱上写的吃3/5片，贝贝的爸爸误以为是吃3~5片，给孩子一次性喂了5片药，贝贝在过量服药后昏迷不醒，被紧急送往湖

南省儿童医院治疗。

实际上，"剂量靠猜、分药靠掰"一直以来是儿科用药痛点。然而，儿童并非"缩小版的成人"，不能照搬成人药物的使用方法。

"分药难"的根本原因在于儿童专用药品短缺，如何寻找更多的"替代制剂"，是全球儿科药物治疗所面临的挑战。

五、儿童用药剂量的计算方法

儿童（尤其是低龄儿童）的各种生理功能和自身调节功能尚未充分发育，体重等生理指标与成人有很大差别，如新生儿使用庆大霉素时，因其肾功能仅为成人的20%，药物的血浆半衰期可长达18小时（为成人的9倍）。因此，应根据儿童年龄和发育情况及所用药物的特点，考虑可能影响药物作用的因素，采用合适的计算方法，拟定给药方案。目前儿童用药剂量常用以下方法计算。

1. 按体重计算　这是最常用的计算方法，可计算出每日或每次需用量。

每日（次）剂量＝患儿体重（kg）×每日（次）每千克体重所需药量。

患儿体重应以实际测得值为准。年长儿按体重计算如已超过成人剂量，则以成人剂量为上限服药。

2. 按体表面积计算　此法比按体重计算更准确，考虑了基础代谢率、肾小球滤过率等生理因素。儿童体表面积计算公式如下。

体重≤30kg，儿童体表面积（m²）＝体重（kg）×0.035＋0.1；

体重＞30kg，儿童体表面积（m²）＝［体重（kg）－30］×0.02＋1.05。

每日（次）剂量＝儿童体表面积（m²）×每日（次）每平方米体表面积所需药量。

3. 按年龄计算　误差较大，不太实用。但计算方便，可用于剂量不需要十分精确的药物，如镇咳药、助消化药、营养类药。

4. 按成人剂量折算　总体而言，剂量偏小，较安全，但易致疾病迁延，故不常用。

总之，不管采用何种方法计算的剂量，需与患儿具体情况相结合，才能得出比较确切的个体化药物用量。

任务三　老年人用药

PPT

根据世界卫生组织（WHO）对老年人的年龄分界标准，发展中国家将老年人界定为60周岁及以上群体，而发达国家则将"≥65岁"作为分界点。我国《老年人权益保障法》第二条规定，老年人的年龄起点标准是60周岁。

尽管老年人身体结构与中青年人相同，但器官功能进入衰退期，生理、生化过程也相应发生改变，机体的免疫、更新、修复能力明显降低，患病和用药的机会大幅增加，对药物的反应出现与中青年期不同的特殊规律，药物不良反应的发生率也相应增高。根据WHO预计，至2050年中国将有35%的人口超过60岁，可能是世界上老龄化最严重的国家。通过学习、掌握老年人合理用药的知识技能，加强对老年人的用药指导，提供更为优质的药学服务，是提高老年人健康水平与生命质量的必然需求。

一、老年人的生理特点及其影响

（一）老年人的生理特点

1. 身体形态的改变　老年人因毛发髓质和角质退化可发生毛发变细及脱发，黑色素合成障碍可出现毛发及胡须变白，皮肤弹性减退，皮下脂肪量与细胞内水分减少，可导致皮肤松弛并出现皱纹，尤其是清除自由基及其过氧化物的能力明显降低，脂褐质堆积在表皮基底层细胞中，形成特异性的"老年斑"。晶状体弹力下降，睫状肌调节能力减退，出现"老花眼"。机体成分中代谢不活跃的部分所占比重增加，脂肪等结缔组织比例增高，组织及细胞内水分减低，细胞数量减少，出现肌肉、脏器萎缩等；均导致机体代谢和解毒能力下降，免疫功能减退，易患感染性疾病。

2. 消化功能的改变　老年人出现牙齿脱落或磨损，以及牙周病和口腔组织萎缩性变化，影响咀嚼和消化功能；味觉和嗅觉降低甚至出现异常，影响食欲；消化道黏膜萎缩，胃排空时间延长，肠蠕动减慢等易导致消化不良及便秘；消化腺体萎缩，消化液分泌量减少，消化酶活性降低等均导致消化能力下降。

另外，胰岛素分泌减少，机体对葡萄糖的耐量减退。肝细胞数目减少、纤维组织增多，导致肝解毒能力和合成蛋白质的能力下降；血浆白蛋白减少而球蛋白相对增加，影响血浆胶体渗透压，导致组织液的生成及回流障碍，易出现浮肿。

3. 神经精神功能的改变　老年人神经细胞数量逐渐减少，脑重减轻，一般75岁以上老年人的平均脑重是青年时的60%左右。出现明显的脑血管硬化，脑血流阻力加大，氧及营养素的利用率下降，脑功能衰退并出现某些神经精神系统症状，如记忆力减退、健忘、失眠，甚至产生情绪变化及某些精神异常。

4. 心血管功能的改变　老年人心血管功能的退化主要表现在心肌萎缩，逐渐发生纤维样变化，泵效率下降，每分钟有效循环血量减少；血管生理性硬化渐趋明显，多伴有血管壁脂质沉积，血管对血压的调节作用下降，外周阻力增大，故老年人血压常升高；脏器组织中毛细血管的有效数量减少及阻力增大，易发生组织器官的供血障碍；血管脆性增加，血流速度减慢，易发生心脑血管意外事件，如冠心病、脑出血、脑梗死等。

5. 呼吸功能的改变　老年人肺活量及肺通气量明显下降，肺泡数量减少，有效气体交换面积减小，气体交换效率明显下降；肺泡、气管及支气管弹性下降，易发生肺泡经常性扩大而出现肺气肿。组织血流速度减慢，细胞呼吸作用下降，对氧的摄取和利用率下降。

6. 其他方面的改变　肾脏萎缩变小，肾血流量减少，肾小球滤过率及肾小管重吸收能力下降，肾功能减退；膀胱逼尿肌萎缩，括约肌松弛，常有多尿、遗尿和尿失禁等现象；老年男性前列腺多有增生性改变，可致排尿发生困难。

老年人行动举止逐渐缓慢，反应迟缓，适应能力较差，生活逐渐失去自理能力，情绪和性格发生改变，甚至出现抑郁症和精神障碍样改变。

（二）老年人药动学特性的改变

1. 吸收能力降低　老年人对以主动转运方式吸收的药物及脂溶性维生素的吸收均减少。主要是由于相关消化酶、消化液的分泌减少或活性降低，以及具有膜转运功能的糖蛋白含量下降所致。

2. 血浆蛋白结合率降低　老年人血中结合型药物减少而游离型药物增多，药物分布容积下降，药物的作用强度相对加强，有关药物易出现中毒现象。

3. 代谢速度减慢 老年人肝药酶活性降低，生物半衰期明显延长；为避免蓄积性中毒，应减少药物用量或延长服药间隔时间。

4. 排泄速率明显减慢 一般老年人的肾功能比青年人降低50%左右，对药物的排泄明显降低，特别是主要经肾排泄的药物，反复使用时容易蓄积中毒，应注意减量或延长间隔时间。

> **即学即练**
>
> 下列关于老年人药动学特性的叙述，错误的是（　　）
>
> A. 吸收能力降低　　　　　　B. 血浆蛋白结合率降低
> 答案解析
> C. 代谢速度减慢　　　　　　D. 排泄速率减慢
>
> E. 肝药酶活性增强

（三）老年人药效学特性的改变

老年人由于组织结构和代谢功能的改变，对药物的反应性也会发生改变。一般对药物的适应力、耐受性较青年人差，而且在多药合用或给药速度较快时更加明显。

1. 神经系统的药效学特性改变 老年人普遍存在脑容积减少，甚至脑萎缩现象，神经递质数量和功能下降，对中枢兴奋药的敏感性降低，对中枢抑制药反应性增强，甚至更容易出现"脱抑制"的中毒反应。例如部分老年人服用巴比妥类药可产生反常的兴奋、躁狂、噩梦、失眠等症状。老年人对诱发抑郁症和精神病的药物也同样比较敏感，应加强用药指导。老年人神经调节功能相对较弱，特别是在应激反应时，老年人的血压、心率以及肾上腺素分泌水平恢复到正常的时间要相对较长。另外，老年人对药物的神经毒性较为敏感，例如耳毒性、神经－肌肉接头阻滞等，故在使用氨基糖苷类抗生素时应特别注意。

2. 心血管系统的药效学特性改变 老年人由于心血管功能减退，对β受体敏感性降低而对α受体敏感性升高，在使用降压药时更易导致直立性低血压，也更容易出现血压波动，甚至引发心脑血管意外事件。由于老年人有效循环血量减少，对利尿药和影响血容量的药物比较敏感。多数老年人会对抗凝药比较敏感，剂量过大会出现明显的出血现象。

3. 内分泌系统的药效学特性改变 老年人激素分泌水平和调节能力均下降，特别是老年妇女绝经期后，雌激素水平显著下降导致部分生理功能的改变，增加其罹患动脉粥样硬化、骨质疏松等疾病的风险。老年人对外源性激素和激素类药物的反应差异较大，一般对糖皮质激素反应较为迟钝，而对胰岛素和甲状腺素的反应则较敏感；例如糖皮质激素对老年人血糖的影响比青年人弱，而对胰岛素导致的低血糖反应要比青年人明显。

（四）老年人常见的药物不良反应

1. 直立性低血压 常见于抗高血压药、利尿药和血管扩张药。多由于老年人血压神经调节机制迟钝，心血管顺应性较差，不能适应血压的剧烈变化所致。往往发生突然，会造成意外伤害，诱发心脑血管意外事件。应用上述药物时要慎重，注意剂量、给药速率和患者体位，做好用药指导和预防措施，如叮嘱患者及家属缓慢改变体位，家里备有拐杖并加强安全设施管理等。

2. 神经精神症状 老年人由于普遍存在脑萎缩和中枢神经功能的退变，使用许多药物会出现更明显的神经和精神异常现象，如糖皮质激素对老年人的诱发精神病作用就比较明显；具有导致抑郁作用的药物对老年人的致抑郁作用更为明显，甚至会诱发自伤、自杀倾向；许多抗高血压药和中枢抑制药则可以加重老年人的记忆减退、认知障碍、情绪低落等症状。

3. 耳毒性 大多数老年人都有听力不同程度的减退，内耳循环由于受动脉粥样硬化的影响而出现障碍，更易受到耳毒性药物的不良影响，产生耳鸣甚至耳聋，而且不易察觉。因此，在使用氨基糖苷类抗生素及其他有耳毒性药物时要特别谨慎。

4. 尿潴留 老年人膀胱逼尿肌松弛，若同时伴前列腺增生或膀胱颈纤维变，则会出现尿潴留，尤其是在身体肥胖或多病体虚者更为明显，使用呋塞米等利尿药时更应注意患者会因尿量突然增多而无法排尿，产生痛苦；选用具有平滑肌松弛作用的药物（如阿托品）会导致患者无法自行排尿，如果经常性导尿会继发性导致尿失禁、尿路感染等。

二、老年人合理用药原则

1. 避免滥用药物 老年性疾病许多是由于机体功能的退行性改变，如睡眠减少、食欲减退等，一般无需用药治疗，可以通过生活调理和心理治疗来改善或消除病症，除急症或器质性病变外，应尽量避免滥用药物。另外，对于功效不确切的保健性食品或营养性药品，应在医生或药师的指导下选用，切忌自行使用。

2. 用药剂量个体化 老年人对内、外环境的适应能力明显下降，自身调节能力也较低，给药剂量和方法应缓和平稳，老年人的常规剂量为中青年人的1/2～3/4，一般应从小剂量开始逐渐达到个体最适剂量。对于老年性慢性疾病，在达到理想个体化剂量后，要定期调整，尤其是出现新发疾病或配伍其他药物时，须及时调整给药方案。

3. 选择适当的剂型和给药方法 要针对老年人生理和心理特点，选择适当的剂型和给药方法，如考虑老年人消化系统功能较差，须避免选用刺激性大的制剂，可采用无蔗糖的糖浆剂、缓释剂、局部润滑剂等；选取的剂型要便于识别，易于使用。用药方法应简单易记，避免因老年人健忘而漏服或错服药物。

4. 注意药物配伍和相互作用 老年人大多同时患有多种疾病，不可避免的出现多种药物合用现象，药物之间的相互作用直接影响疗效和不良反应。为此，要针对老年人个体用药情况进行梳理，逐项分析相互作用，优化组合，尽可能减少药物配伍造成的不良后果；对出现的治疗矛盾，在确保主要疾病治疗的基础上，应以停药或换药为主。

三、老年人各系统药物的合理应用

（一）抗高血压药

1. 坚持长期用药，规范治疗 老年人只要存在高血压均应用药，将血压控制在合理范围内，切忌不规律治疗。宜选用作用温和、控压稳定的药物及其长效制剂，并采用联合用药以提高疗效，减少不良反应。

2. 根据病情合理选择药物 缓进型原发性高血压则宜采用小剂量长效制剂；而对于急进型恶性高血压，甚至出现高血压危象、高血压脑病时，选用速效、强效制剂，采用静滴、静注等方法给药。对易引起直立性低血压的药物，要专门进行预防措施指导。

3. 采取合理的预防性用药　对高血压患者宜采用"阶梯疗法"，根据内、外环境变化对血压的影响随时调整剂量，将血压控制在合理范围内，逐渐走向"择优联合"，确定最少品种和最低剂量的最优化药物处方，形成较科学的配伍方案。鼓励患者戒烟、戒酒，多做力所能及的活动，合理饮食，以促进药效，减少不良反应。

4. 制订个体化给药方案　不同个体对同一药物的敏感性差异较大，病情不同和有无并发症的个体用药更具差异性，要按高血压分级和用药史等确定不同方案，并告知患者终身治疗的重要性，使其能按医嘱及时服药，自我监控，及时反映用药后血压变化情况。

（二）抗微生物药

应根据药物的特点选用不同治疗方案，如青霉素类、甲硝唑、林可霉素、克林霉素、两性霉素 B 等用量不宜过大；氨基糖苷类、羧苄西林、头孢菌素类、乙胺丁醇、多黏菌素类等则应减量或延长给药间隔时间；而四环素类、万古霉素类等则尽可能不选用。

要明确用药目的，切忌滥用抗生素，有用药过敏史者禁用。严格按照医嘱或给药方案进行，一般敏感菌用药 7～10 天症状消失或感染控制后，应继续给药 48 小时以上，密切监测肝、肾功能及神经功能，若出现肾区不适、黄疸、耳鸣、头晕等应立即诊治或停药；要教育老年人，疗程结束后，剩余药物不能随便自行使用，并要积极配合治疗，促进疗效。

（三）治疗心力衰竭的药物

大多数老年人都有不同程度的心功能不全，尤其是长期高血压和冠心病患者，心力衰竭是发展的最后结果，此类药物的用药原则首先要注意给药方案的个体化，明确病情、用药目的和用药史等资料，如强心苷类中毒、室性心律失常、严重腹泻等患者要根据病情随时调整剂量，若需使用强心苷类药物，则主张采用维持量给药法。

老年性心脏疾病所致心力衰竭要注意综合治疗措施和配伍药物的相互作用，如用强心苷类期间注意"补钾禁钙"；还要注意某些药物的给药方法，尽量不要与其他药液混合注射，如硝普钠、硝酸甘油等，且高浓度快速静滴易引起严重不良反应，必须严密监测血压及心率，确保疗效，避免严重不良反应。提高患者的依从性，指导其按医嘱用药，不可补服漏服药物，告知可能的不良反应，指导患者做好自我监测。

（四）治疗糖尿病的药物

糖尿病是老年人常见疾病，主要采取胰岛素和口服降糖药物治疗。以往对 2 型糖尿病患者，尤其是老年患者使用胰岛素较保守，仅用于重型糖尿病或伴有重度感染、消耗性疾病、高热、创伤等严重并发症或合并症以及手术等应激情况下使用。循证医学研究表明，早期胰岛素强化治疗在消除症状的同时，可改善胰岛分泌功能，并使口服降糖药失效者重新恢复药物敏感性；因此，通过胰岛素的强化治疗可使血糖得到严格控制，减少慢性并发症。老年人合理使用胰岛素的关键是：①学会使用血糖仪，做好自我监测；②学会正确使用胰岛素注射器，确保剂量准确；③学会低血糖的预防和紧急处理原则。对于生活不能自理的老年人，则应指导监护者掌握上述技能。

口服降糖药要注意其使用范围和剂量，应以餐后血糖的变化指标等作为主要用药依据，不良反应除低血糖外，还会出现对组织器官和神经系统的损害。如降糖效果不佳，应考虑联合用药，一般为二联或三联治疗；如血糖仍控制不理想，则应使用胰岛素。要指导老年人采用健康的生活方式配合治疗，预防并发症。

PPT

任务四 肝功能不全患者用药

疾病能改变机体处理药物的能力，并影响机体对药物反应的敏感性。肝脏是药物在体内最重要的代谢和排泄器官，其功能出现异常或障碍必然会显著影响药物的体内药动学过程和药效学，尤其是在药物毒性反应方面有着非常重要的意义。因此，临床用药要充分考虑疾病或药物对患者肝功能的影响，选择和制订合理的用药方案。

一、肝功能不全对药动学与药效学影响

肝脏是药物体内代谢与排泄的主要器官，肝脏疾病对肝血流量，血浆蛋白含量、肝药酶活性以及肝细胞摄取和排泄等都将产生影响，改变药物的体内药动学过程。特别是肝药酶活性对药物在肝脏的清除率影响很大，慢性肝炎和肝硬化患者的肝微粒体酶合成减少，使许多药物代谢减慢。严重慢性肝脏疾病患者由于肝脏蛋白合成受影响，会导致药物的血浆蛋白结合率降低，尤其是对血浆蛋白结合率高的药物影响更为显著，游离型药物明显增加。

胆汁排泄是药物排泄的重要途径之一。某些药物的原型或其代谢产物可迅速经过主动转运系统从胆汁排出。在肾功能不全时，原以肾排泄为主的药物也会代偿性从胆汁排泄；肝脏疾病时，由于进入肝细胞的药物减少或由于肝细胞代谢药物的功能降低，会部分或完全阻断某些药物从胆汁排泄。如地高辛，健康人用药后 7 日内从胆汁排出量为给药量的 30%，而肝病患者则减少至 8%。

此外，肝脏疾病常伴有其他脏器功能的变化，从而影响药物的体内药动学过程。例如，门脉高压症患者多伴有小肠黏膜水肿或结肠异常，可影响药物自消化道的吸收；而肝脏门 – 腔静脉吻合术后可使口服药物直接进入体循环，降低肝脏首过效应，使药物口服的治疗指数降低，毒性增加。

二、肝功能不全患者用药原则

1. 明确诊断，合理用药。
2. 避免或减少使用对肝脏毒性大的药物。
3. 注意药物相互作用，特别应避免与肝毒性的药物合用。
4. 肝功能不全而肾功能正常的患者可选用对肝毒性小并且从肾脏排泄的药物。
5. 初始用药剂量宜小，必要时进行 TDM，做到给药方案个体化。
6. 定期检查肝功能，及时调整治疗方案。

三、肝功能不全患者给药方案调整

1. 经肝清除但无明显毒性药物，须谨慎使用，必要时减量给药。
2. 经肝或相当药量经肝清除，对肝脏有毒性药物，应避免使用。
3. 经肝、肾双通道清除的药物，减量使用。
4. 经肾排泄的药物而不经肝排泄的药物一般无需调整剂量。

四、肝功能不全患者慎用的药物

1. 抗凝药 病情较重的慢性活动性肝炎患者体内凝血因子和纤维蛋白原减少，可使抗凝药的作用大大增强，容易出现出血等现象。

2. 糖皮质激素类药物 本类药物促进脂肪分解，影响血脂转运和分布，可加重脂肪肝；并能诱发或加重消化道出血，加剧肝功能不全。应用此类药物一般主张短疗程，剂量不宜过大，当病情稳定后应逐渐停药。

3. 利尿药 肝硬化并发腹水患者应用利尿药时，宜先选用保钾利尿药氨苯蝶啶或螺内酯，在此基础上配伍噻嗪类利尿药；使用强效利尿药不当会导致循环血容量减少，诱发肝性脑病。

4. 可诱发肝性脑病的药物 能干扰胺类物质代谢的药物，如尿素、锂盐、蛋氨酸、阳离子交换树脂、强效和中效利尿药等，可诱发慢性肝炎、肝硬化患者发生肝性脑病。

任务五 肾功能不全患者用药

PPT

肾脏是药物排泄的主要器官，也是药物代谢的器官之一，极易受到某些药物的作用而出现毒性反应。肾毒性的表现有肾小球损伤、肾小管损伤甚至引发肾衰竭等，临床可见蛋白尿、管型尿以及血肌酐、尿素氮值升高，严重时可引起少尿、无尿，最终可发展至肾衰竭。肾功能受损时，药物吸收、分布、代谢、排泄以及机体对药物的敏感性均可能发生改变。

一、肾功能不全对药动学与药效学影响

肾脏是人体的重要排泄器官，具有排泄体内代谢产物、药物等外源化合物的功能，并调节体内水、电解质、酸碱的平衡，它在维持人体内环境的稳定性中起着重要的作用。当各种病因引起肾功能严重障碍时，人体内环境就会发生紊乱，主要表现为代谢产物在体内蓄积，水、电解质和酸碱平衡紊乱，并伴有尿量和尿质的改变以及肾脏内分泌功能障碍，进而引起一系列病理生理变化。肾功能不全患者不但容易使药物在体内蓄积，而且由于内环境紊乱使机体对药物的毒性更敏感，增加了药物中毒发生率。对于主要经肾脏排泄或代谢的药物，应根据肾功能损伤程度相应减少剂量，主要是根据肌酐清除率调整剂量。由于肾功能不全患者的药物血浆半衰期一般长于正常人，药物达到稳态浓度所需时间也长，呈现起效慢、作用时间延长的特点，故对于主要经肾脏排泄而消除的药物（如氨基糖苷类抗生素等）会出现明显的蓄积性中毒现象，而对于主要经肝脏代谢消除的药物相对影响较小。

二、肾功能不全患者用药原则

1. 避免或减少使用肾毒性大的药物 应避免使用肾毒性的药物，制订无肾毒性同类药物替代策略，对于肾功能不全而肝功能正常者可选用经双通道排泄的药物，即具有肾脏排泄和胆汁排泄两条途径。应根据肾功能损伤程度、药物的代谢途径、药代动力学特点进行相应的药物剂量调整，可通过减少药物剂量或延长给药间隔进行调整，个别药物应进行血药浓度监测。如发生药物蓄积中毒，应立即停药，采取加速药物排出或拮抗药物毒性的治疗措施。

2. 制订个体化给药方案 根据肾功能的情况，及时调整用药剂量和给药间隔时间，设计个体化给

药方案是避免肾功能进一步恶化的关键步骤。肾功能不全直接影响药物的排泄，发生药物蓄积的可能性非常大，应高度注意血药浓度监测指标，避免药物中毒对肾功能不全带来进一步的损害，引发"恶性循环"。

3. 定期检查肾脏功能 肾功能最常用的指标是肌酐清除率，以此为指标来评价肾功能和拟订个体化给药方案是有意义的。肌酐清除率因年龄、性别、体重的差别而不同，主要是通过测定患者血清肌酐值计算而得，正常人的肌酐清除率男性约 120ml/min，女性约 105ml/min。根据患者实测的肌酐清除率对照标准值，参照有关公式可以计算出应当调整的用药剂量。

三、肾功能不全患者给药方案调整

1. 给药方案选用的注意事项

（1）避免或慎用肾毒性药物。

（2）原型或活性代谢产物主要从肾脏排出的药物须减小给药剂量或延长给药间隔。

（3）尽量选用低浓度时即可发挥治疗效果的药物或肾毒性低的药物。

（4）选用疗效易衡量判断或毒副作用易辨认的药物。

2. 剂量调整方法 通过测量患者的内生肌酐清除率判定肾功能，进而通过肾功能调整患者的给药剂量。肾功能轻度不全：将每日剂量减为正常剂量的 $1/2 \sim 2/3$；肾功能中度不全：将每日剂量减为正常剂量的 $1/5 \sim 1/2$；肾功能重度不全：将每日剂量减为正常剂量的 $1/10 \sim 1/5$。

四、肾功能不全患者慎用的药物

1. 抗微生物药物 主要包括：氨基糖苷类、四环素类、氯霉素、喹诺酮类、呋喃妥因、利福平、磺胺类、两性霉素 B、氟康唑、伊曲康唑、特比奈芬、多黏菌素类、替考拉宁、万古霉素等。青霉素 G、氨苄西林、羧苄西林等如剂量过大亦可发生肾损害。

（1）按正常剂量略减剂量使用的抗菌药物 阿莫西林、氨苄西林、美洛西林、哌拉西林、头孢噻肟、头孢哌酮、头孢曲松、红霉素、螺旋霉素、氯霉素、磷霉素、多西环素、林可霉素类、利福霉素类、环丙沙星、甲硝唑、酮康唑、异烟肼、乙胺丁醇。

（2）按正常剂量减半使用的抗菌药物 青霉素、阿洛西林、羧苄西林、头孢噻吩、头孢氨苄、头孢唑林、头孢拉定、头孢孟多、头孢呋辛、头孢西丁、头孢他啶、头孢唑肟、头孢吡肟、拉氧头孢、亚胺培南、氧氟沙星、磺胺甲噁唑、甲氧苄啶。

（3）尽量避免应用，有明确指征时须进行血药浓度监测并显著减量使用的药物 庆大霉素、卡那霉素、妥布霉素、阿米卡星、奈替米星、链霉素、万古霉素、两性霉素 B、替考拉宁、氟胞嘧啶。

（4）禁用药物 四环素类、呋喃妥因、萘啶酸、特比萘芬等。四环素、土霉素可加重氮质血症，硝基呋喃类与萘啶酸可在体内明显蓄积，产生神经系统毒性反应，故均不宜应用，可选用其他抗菌活性相仿、毒性低的药物替代。

2. 抗肿瘤药 大多数抗肿瘤药都具有肾毒性，如环磷酰胺、塞替派（噻替哌）、卡莫氟、卡培他滨、顺铂、司莫司汀、甲氨蝶呤、门冬酰胺酶、丝裂霉素等。

3. 解热镇痛药 本类药物对肾脏的损害经常被忽略，其毒性多具有隐匿性的特点，包括阿司匹林、吡罗昔康、布洛芬、吲哚美辛、双氯芬酸、非那西丁、保泰松及含非甾体抗炎药的常用复方制剂等。解热镇痛药所致肾损害的发生常与长期大剂量服用有关。

4. 造影剂　在血管造影、增强 CT 造影、静脉尿路造影中使用的造影剂，可因其高渗性直接损伤肾小管并导致肾缺血、肾小球滤过率下降而发生急性肾衰竭。造影剂所致急性肾衰竭尤其常见于肾功能不全、糖尿病、高血压或年老、脱水患者等。

任务六　驾驶员用药

众所周知，饮酒后禁止驾车，但是人们对服药后开车的危险性却缺乏认识。驾驶员（包括驾驶飞机、车船，操作机械、农机具和高空作业人员）常因服药后影响其正常反应，出现不同程度的疲倦、嗜睡、困乏和精神不振、视物模糊、辨色困难、多尿、平衡力下降等，都会影响其反应能力，容易出现危险和人身事故。药师应对此类人群进行用药安全指导。

一、驾驶员的工作特点

驾驶工作需要驾驶员精力集中、动作协调、判断果敢，并有一定的预见性和应急处理能力。从交通事故的事后分析中发现，驾驶员因服用有关药物而导致交通肇事的比例逐年上升，这主要是由于药物对驾驶员的上述能力产生一定的影响。驾驶员在服药后有可能出现困倦、反应迟钝、驾驶动作不协调等表现，以至于发生不必要的交通事故。

二、驾驶员慎用的药物

1. 抗过敏药　主要包括苯海拉明、氯苯那敏、赛庚啶等，用于治疗各种过敏性疾病；因其具有减轻鼻塞、流涕等感冒症状，也被用于感冒的治疗，许多复方抗感冒制剂中都含有氯苯那敏的成分。服用后可能出现嗜睡、眩晕、头痛、乏力、肌震颤、耳鸣和幻觉等症状，容易引发交通事故。

2. 镇静催眠药　苯二氮䓬类药物（如地西泮等）服用后可引起嗜睡、乏力、头痛、头晕、运动失调等副作用，严重者可出现视物模糊、精神紊乱、兴奋不安、眼球震颤等表现，有时停药 2～3 日后仍可能出现以上不适反应。

3. 解热镇痛药　本类药物是驾驶员较为常用的药物之一，如阿司匹林、水杨酸钠、非那西丁、氨基比林等，如使用剂量过大，可出现眩晕、耳鸣、听力减退、大量出汗，甚至虚脱、无力等副作用。

4. 镇咳药　服用可待因、二氧丙嗪、右美沙芬等镇咳药后，可出现嗜睡、头晕等不适反应，过量还可引起兴奋、烦躁不安。

5. 胃肠解痉药　使用阿托品、东莨菪碱和山莨菪碱等解痉药后，会出现视物模糊和心悸等副作用，过量则出现焦躁、幻觉、瞳孔散大、谵妄和抽搐等中枢兴奋表现。

6. 止吐药　常用的甲氧氯普胺、多潘立酮、昂丹司琼等药物可以引起倦怠、嗜睡、头晕等不适，长期或大量服用可出现肌震颤、斜颈、共济失调、惊厥等不良反应。

7. 抗高血压药　如利血平、可乐定、特拉唑嗪、硝苯地平、吲哒帕胺等，部分患者服用后可出现心悸、直立性低血压、头痛、眩晕、嗜睡、视物模糊等不适。

8. 平喘药　使用麻黄碱、异丙肾上腺素、沙丁胺醇等药物可引起肌震颤、焦虑、头痛、心悸、心动过速、软弱无力等严重的副作用，影响驾驶安全。

9. 抗心绞痛药 使用硝酸甘油、普萘洛尔、硝酸异山梨酯和硝苯地平等药物后，会有搏动性头痛；在高速行驶或颠簸不平的道路上行驶时驾驶员容易出现眼压、颅压升高等副作用，导致视物模糊、头痛、头晕、乏力等症状。

10. 抗微生物药 长期或过量应用庆大霉素、阿米卡星等氨基糖苷类抗生素及酮康唑等抗真菌药物的驾驶员，可出现头痛、耳鸣、耳聋、视物模糊、肌震颤和直立性低血压等不良反应。

📱 **知识链接**

防控"假性酒驾"

随着"醉驾入刑"，民众对于酒后驾车的关注度越来越高。不过，服用一些含有酒精的药品或食物，也可能在酒精检测仪上显示数值超标，被称为"假性酒驾"。可能引起"假性酒驾"的药品有止咳糖浆、藿香正气水、漱口水等；荔枝、杨梅、葡萄、榴莲等水果以及酒心巧克力、豆腐乳等食物，食用者也容易达到酒驾标准。

▶▶ **岗位情景模拟**

　　情景描述 张先生，有6年驾龄，不久前因皮肤过敏，服用抗过敏药物。次日晨服药后驱车上班途中，突然感到头晕、乏力、反应迟钝。突然，前方道路出现了施工标志，张先生刹车不及，撞到了施工现场的围栏，险些酿成严重的交通事故。

　　讨　论 1. 试分析张先生出现交通事故是否与用药有关？

　　　　　　　2. 如果张先生需要治疗过敏性疾病，应采取哪些合理的治疗措施？

答案解析

三、防范措施

1. 避免使用慎用药物 应了解驾驶员慎用的药物，特别要注意复方制剂的成分、注意药物的通用名和商品名的关系。向患者交代须尽可能不使用驾驶员慎用的药物。

2. 合理使用药物 驾驶员如果由于病情需要而用药，应在医生或药师指导下合理使用。应认真、详细了解药物作用特点、服用方法、可能产生的不良反应和注意事项，严禁自行随意用药。要采取合理的给药方法，避免或者减轻药物的不利影响，如对含有中枢神经抑制作用药物的复方抗感冒制剂，应在睡前或休息前半小时服用，4~6小时内不要驾车，或者选用对中枢神经抑制作用小的药物；糖尿病患者在使用降糖药物之后，血糖会一过性降低，影响判断力，应休息1小时以上。如服药后出现身体不适等异常情况，应立即就诊，禁止驾驶，以免发生交通事故。

任务七　运动员用药

PPT

　　运动员应体现奥林匹克精神，在公平、公正的前提下，不断挑战极限，借助兴奋剂等药物提高成绩是不光彩和不被公众接受的，也是有损奥林匹克事业发展的。运动员使用兴奋剂会受到严厉的惩罚，甚至终生禁赛。对于因健康原因确实需要使用药物者，应在一定时期、一定条件下合理使用。同时，要加强对运动员和教练员的教育，避免无意识地使用违禁药品。

一、运动兴奋剂的种类

兴奋剂在英语中称"Dope"，原意为"供赛马使用的一种鸦片麻醉混合剂"。由于运动员为提高成绩而最早服用的药物大多属于兴奋刺激类，所以尽管后来被禁用的其他类型药物并不都具有兴奋性（如利尿药），甚至有的还具有抑制性（如 β 受体阻断剂），国际上对运动禁用药物仍习惯沿用"兴奋剂"的称谓。因此，如今通常所说的"兴奋剂"不再是单指那些起兴奋作用的药物，而实际上是对运动禁用药物的统称。国际奥委会规定的违禁药物主要有七大类。

1. 神经兴奋性药物　这类药物按药理学特点和化学结构又可分为以下几种：①精神刺激药，包括苯丙胺和它的相关衍生物及其盐类。②拟交感神经胺类药物，化学结构为儿茶酚胺的拟肾上腺素和去甲肾上腺素作用的物质，以麻黄碱和它的衍生物及其盐类为代表。③咖啡因类，又称为黄嘌呤类，因其带有黄嘌呤基团，具有明显的中枢神经兴奋作用。④其他中枢神经兴奋性物质，如胺苯唑、戊四唑、尼可刹米和士的宁等。

2. 麻醉性镇痛药　这类药物按药理学特点和化学结构可分为两大类。①人工合成镇痛药，包括哌替啶、安诺丁、二苯哌己酮和美沙酮，其主要功能性化学基团是哌替啶。②阿片生物碱类，主要是从阿片中提取出来的吗啡生物碱，包括吗啡、可待因、海洛因。

3. 合成类固醇类药物　作为兴奋剂使用的合成类固醇，其衍生物和剂型品种特别繁多，多数为雄激素的衍生物。这是目前使用范围最广、使用频度最高的一类兴奋剂，也是药检中的重要对象。国际奥委会只是禁用了一些主要品种，但其禁用品种谱在不断扩大。

4. 利尿药　此类药物通过快速排除体内水分，减轻体重，增加尿量，从而加速体液和排泄物中其他兴奋剂及其代谢产物的排泄过程，以此来造成药检的假阴性结果。

5. β 受体阻断剂　临床常用于治疗高血压与心律失常等，以往在体育运动中应用比较少。β 受体阻断剂有镇静效果，如射击、体操、滑雪、赛车等项目的运动员用后，可降低血压、减慢心率、减少心肌耗氧量，增加人体平衡功能、增强运动耐力，尤其能消除运动员比赛前的紧张心理，使之正常或超常发挥竞技水平，取得良好成绩。但滥用此类药物会引起头晕、失眠、抑郁、幻觉、心动过缓、低血压，严重者可诱发支气管哮喘；若长期使用后突然停药，则会引发心动过速、心肌梗死，甚至突然死亡。这类药物是 1988 年国际奥委会决定新增加的禁用兴奋剂。

6. 内源性肽类激素　大多以激素的形式存在于人体，主要包括人生长激素、人促红细胞生成素（EPO）和促性腺激素等。

7. 血液兴奋剂　又称为血液红细胞回输技术，是用异体同型输血来达到短期内增加血红细胞数量的目的，从而增强血液携氧能力。血液回输引起的红细胞数量等血液指标的升高可延续 3 个月。1988 年汉城奥运会正式被国际奥委会列入禁用范围。

二、运动员使用兴奋剂的危害

运动员使用兴奋剂会对人的身心健康产生许多直接的危害。使用不同种类和不同剂量的禁用药物，对人体的损害程度也不相同。一般说来，使用兴奋剂的主要危害如下。

1. 精神损害，出现严重的性格变化　兴奋剂长期应用常导致人格改变，如冲动、攻击、易激惹和猜疑，也可导致妄想性精神病。

2. 产生药物依赖性 兴奋剂长期或大量使用后停用，可产生戒断综合征，表现为抑郁心境、疲劳、睡眠障碍和多梦，最终导致药物成瘾。

3. 导致细胞和器官功能异常 引起中毒症状，包括心动过速、瞳孔散大、血压升高、反射亢进、出汗、寒战、恶心、呕吐，导致心力衰竭、肝肾功能衰竭，成年女性男性化，甚至可致癌，严重损害人的身心健康。

4. 抑制免疫功能 引起各种感染和其他系统性疾病。

现代体育运动最强调"公平竞争"的原则，公平竞争意味着"干净的比赛"、正当守规的方法和光明磊落的行为。使用兴奋剂既违反体育法规，又有悖于基本的体育道德。使用兴奋剂使体育比赛变得不公平，运动员们不再处于平等的同一起点。为提高竞技能力而使用能够暂时性改变身体条件和精神状态的药物和技术，但却以损害终生健康为代价，不仅损害奥林匹克精神，而且严重危害运动员身心健康。

目标检测

答案解析

一、A 型选择题

1. 在用药方面的特殊人群一般是指（ ）

    A. 儿童、老人、妇女、患者等

    B. 儿童、老人、孕产妇、肝肾功能不全者等

    C. 儿童、授乳妇、更年期妇女、老人等

    D. 休克或严重感染患者、肝肾功能不全者等

    E. 丧失劳动能力或低收入家庭成员

2. 药物在胎盘转运时发生生物转化的主要原因是（ ）

    A. 母体肝药酶活性提高　　　　　　　　B. 胎儿肝药酶活性提高

    C. 胎盘中有具有代谢功能的酶系统　　　D. 胎儿血循环中有药物代谢的酶系统

    E. 药物在胎盘中停留时间过长

3. 以下妊娠期用药原则，不正确的是（ ）

    A. 慎用保健性药物

    B. 慎用新药或仅有理论评价的药物

    C. 做好用药记录

    D. 避免使用各种药物

    E. 必须用药时，从选择对胎儿影响最小的药物开始

4. 药物在有对照组的妊娠早期妇女中未显示对胎儿有危险，表明该药物对妊娠期胎儿危险度分级为（ ）

    A. A 级　　　　　　　B. B 级　　　　　　　C. C 级

    D. D 级　　　　　　　E. X 级

5. "灰婴综合征"是何种药物引起的不良反应（ ）

    A. 氯霉素　　　　　　B. 青霉素　　　　　　C. 红霉素

D. 四环素　　　　　　　　E. 两性霉素

6. 能够与钙形成络合物沉积于骨与牙中，影响骨骼发育、造成牙齿染黄，8 岁以下儿童禁用的药物是
（　　）

A. 氯霉素　　　　　　B. 青霉素　　　　　　C. 红霉素

D. 四环素　　　　　　E. 两性霉素

7. 以下不符合儿童专用剂型要求的是（　　）

A. 剂量规格较小　　　　　　　　　　B. 合理增加矫味剂

C. 可做成咀嚼片　　　　　　　　　　D. 片剂便于掰开，分剂量服用

E. 可做成异形片

8. 以下不属于老年人药动学特性改变的是（　　）

A. 药物的吸收能力下降　　　　　　　B. 药物的血浆蛋白结合率减低

C. 药物的代谢速率减慢　　　　　　　D. 药物的半衰期缩短

E. 药物的排泄速率减慢

9. 以下老年人用药方法或措施不合理的是（　　）

A. 退行性功能减退一般不采用药物治疗

B. 缩短给药间隔

C. 减少药物的配伍

D. 制剂要便于使用

E. 尽可能采用口服剂型

10. 老年人使用抗高血压药，以下不正确的是（　　）

A. 长期用药，规范治疗

B. 血压超过一定指标时方需采用药物治疗

C. 降压应平稳，维持生理性波动

D. 根据个人用药史和疾病史确定剂量

E. 药物治疗同时配合生活方式的改善

11. 药源性肝损害最主要的临床表现是（　　）

A. 口苦，厌食　　　　　　　　　　　B. 恶心、呕吐

C. 乏力，厌油腻食物　　　　　　　　D. 肝区疼痛

E. 黄疸

12. 肾功能检查最常用的指标是（　　）

A. 每日尿量　　　　　　　　　　　　B. 每小时尿量

C. 尿蛋白含量　　　　　　　　　　　D. 血钾含量

E. 肌酐清除率

13. 对于肝功能不全患者，以下说法错误的是（　　）

A. 可使抗凝药的作用大大增强，容易出现出血等现象

B. 使用强效利尿药剂量过大会导致循环血容量减少，诱发肝性脑病

C. 应用糖皮质激素一般主张短疗程、大剂量，当病情稳定后应逐渐停药

D. 能干扰胺类物质代谢的药物，可诱发慢性肝炎患者发生肝性脑病

E. 糖皮质激素类药物可加重脂肪肝，并能诱发或加重消化道出血，加剧肝功能不全

14. 驾驶员出现胃肠道绞痛，不能使用含有阿托品等成分的解痉药物的最主要原因是（　）

    A. 出现口干、视物模糊等不良反应   B. 引起便秘

    C. 引起发热   D. 引起心动过速

    E. 引起腹胀和尿潴留

二、X 型选择题

15. 影响药物经胎盘转运的因素包括（　）

    A. 药物的脂溶性   B. 药物的相对分子质量

    C. 药物的溶解度   D. 母体－胎盘循环情况

    E. 胎儿－胎盘循环情况

16. 儿童生理特点对药动学和药效学的影响，包括（　）

    A. 脂溶性药物的血浆蛋白结合率高于成人

    B. 葡萄糖醛酸结合酶活性低，易发生新生儿胆红素脑病

    C. 弱酸性药物重吸收增多

    D. 容易发生水盐代谢紊乱或脱水现象

    E. 容易发生惊厥和呼吸抑制

17. 以下儿童用药方法或观点不正确的有（　）

    A. 经常口服抗生素预防儿童肠道或呼吸道感染

    B. 根据儿童体重和用药史确定使用剂量

    C. 定期给儿童补充维生素等药物

    D. 每年春、秋季节给儿童服用胎盘等滋补品

    E. 儿童呼吸道感染首选新型的抗感染药物

18. 老年人用药配伍时，以下正确的有（　）

    A. 用强心苷类药期间注意"补钾禁钙"

    B. 两种及以上高浓度药液应避免混合、快速静滴

    C. 使用硝酸甘油等心血管系统药物时，应严密监测血压及心率

    D. 糖尿病控制不佳时可同时使用 3 种以上降糖药联合应用

    E. 联合用药控制高血压时应综合考虑高血压严重程度和患者个体状况

19. 对于肾功能不全患者，以下说法正确的有（　）

    A. 氨基糖苷类等抗微生物药应慎用于肾功能不全患者

    B. 肾功能不全患者都应慎用大多数的抗肿瘤药

    C. 解热镇痛药所致肾损害的发生常与长期大剂量服用有关

    D. 造影剂所致急性肾衰竭尤其常见于肾功能不全患者

    E. 减小给药剂量或延长给药间隔时间可以减轻肾毒性药物对肾脏的损害

20. 以下属于驾驶员应当遵循的用药常识包括（　）

    A. 驾驶员感冒应选用对中枢神经抑制作用小的药物

    B. 糖尿病患者在使用降糖药物之后，应休息 1 小时以上

    C. 高血压患者在驾驶汽车期间不得使用含有氯苯那敏成分的药物

D. 驾驶员如果出现腹绞痛，应避免选用含有阿托品等成分的药物

E. 驾驶员服用含有中枢神经抑制作用药物的复方抗感冒制剂，应在睡前或休息前半小时服用，4~6小时内不要驾车

书网融合……

知识回顾　　　微课　　　习题

（严艾文）

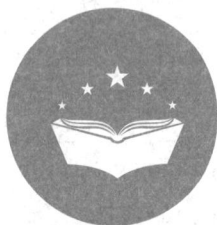

模块四
药学服务技能

项目十一　处方调剂
项目十二　静脉用药集中调配中心的药学服务
项目十三　药品陈列
项目十四　药品储存和养护
项目十五　药品零售

学习引导

国家卫生健康委等三部门于 2018 年 6 月联合印发了《医疗机构处方审核规范》，明确了药师是处方审核的第一责任人，未经药师审核通过的处方不得收费和调配。处方审核作为医疗机构活动的必需环节，促使药学服务从事后评价发展到事前干预。处方医嘱审核与点评，让药师在促进合理用药和为患者提供精准药学服务领域发挥更大的作用。那么你知道什么是处方吗？处方如何调配呢？药师是如何审核处方的呢？

本项目主要介绍处方的含义、分类、意义和处方常用缩写词；处方的结构与内容；处方调配的操作流程以及处方审核、调配、核对、发药、用药指导的各种专业知识；处方审核的内容与标准。

📖 学习目标

1. **掌握**　处方的结构与内容、药品调剂操作规程、处方审核的内容与标准。

2. **熟悉**　处方的含义、分类与性质，常用处方书写外文缩写词的含义、处方点评结果的判定、电子处方的管理和处方保存的规定。

3. **了解**　不合理处方和医嘱的干预。

任务一　处方认知

处方调剂工作是药学服务的重要内容之一，也是医院或社会药房直接面对患者的重要工作之一。其服务水平及质量直接关系到患者的用药安全性，同时也影响患者对医院或药房的信任度及患者用药的依从性。因此，药师应根据医师处方，严格按照规章制度和技术操作规程，认真审核处方或者医嘱，经规范性和适宜性审核后方可调剂发药。发出药品时应当告知患者用法、用量和注意事项，指导患者合理用药，进而保障患者用药安全、有效，同时也为患者与医护人员之间搭起沟通的桥梁。

一、处方的基本知识

（一）处方的含义

处方是指由注册的执业医师和执业助理医师（以下简称医师）在诊疗活动中为患者开具的，由取得药学专业技术职务任职资格的药学专业技术人员（以下简称药师）审核、调配、核对，并作为患者用药凭证的医疗文书。处方也包括医疗机构病区用药医嘱单。

《处方管理办法》规定："医师开具处方和药师调剂处方应当遵循安全、有效、经济的原则，处方药应当凭医师处方销售、调剂、使用"。药师必须掌握处方的有关知识，才能胜任处方调剂服务。

（二）处方的分类

处方按性质不同分为：法定处方、医师处方和协定处方。

1. 法定处方 是指《中华人民共和国药典》（以下简称《中国药典》）和国家药品监督管理局标准收载的处方，具有法律约束力。在制备法定制剂或医师开写法定制剂时均应照此规定。

2. 医师处方 是指医师为患者诊断、治疗与预防用药所开具的处方。

3. 协定处方 是指医院药剂科与临床医师根据医院日常医疗用药的需要，共同协商制订的处方。它适合大量配制和储备，便于控制药品的品种和质量，可以提高工作效率，减少患者取药等候时间。每个医院的协定处方仅限于在本单位使用。

（三）处方的意义

处方具有法律性、技术性和经济性。

1. 法律性 医师具有诊断权和开具处方权；药师具有审核、调配处方权。因处方开具或调配所造成的医疗差错或事故，医师和药师分别负有相应的法律责任。

2. 技术性 是指开具或调配处方者必须由经过医药院校系统专业学习，并经国家职业资格认定的医药卫生技术人员担任。医师对患者做出明确诊断后，在安全、有效、经济、适宜的原则下，开具处方。药师按医师处方上写明的药品名称、剂型、规格、数量、用法及用量进行调配，并将药品发给患者，同时进行用药指导。

3. 经济性 处方是药品消耗及药品经济收入结账的凭据，是药剂科统计医疗药品消耗、预算采购药品的依据；也是患者在治疗疾病，包括门诊、急诊、住院全过程用药报销的真实凭证。

（四）处方的结构与内容

1. 处方的结构 处方由前记、正文、后记三部分组成。

（1）前记 包括医疗机构全称、科别、费别、门诊号或住院号，患者姓名、性别、年龄，处方开具日期、临床诊断等。也可根据需要，在前记中添加特殊要求的项目。麻醉药品和第一类精神药品处方还应当包括患者身份证明编号，代办人姓名及其身份证明编号。

（2）正文 以"R."或"Rp."［拉丁文"Recipe"（请取）的缩写］开头，意为"请取下列药品"。正文内容包括药品的名称、剂型、规格、数量、用法、用量等。处方正文是处方开具者为患者开写的用药依据，是处方的核心部分。

（3）后记 包括医师和审核、调配、核对、发药药师的签名（或加盖专用签章）及药品金额等。

2. 处方的颜色 医疗机构的处方有普通处方、麻醉药品处方、精神药品处方、急诊处方和儿科处方。国家对这些处方规定了相应的颜色（普通处方示例见图 11－1）。

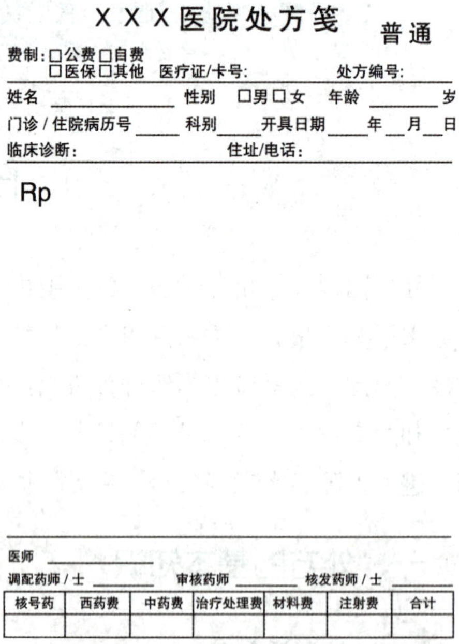

X X X 医院处方笺　普通

费制：□公费□自费 □医保□其他　医疗证/卡号：　处方编号：

姓名 ________ 性别 □男□女 年龄 ______ 岁

门诊/住院病历号 ____ 科别 ____ 开具日期 ____ 年 __ 月 __ 日

临床诊断：　住址/电话：

Rp

医师 ________

调配药师/士 ______ 审核药师 ______ 核发药师/士 ______

核号药	西药费	中药费	治疗处理费	材料费	注射费	合计

图 11－1　普通处方示例

（1）普通处方的印刷用纸为白色，右上角标注"普通"或无标注。

（2）急诊处方印刷用纸为淡黄色，右上角标注"急诊"。

（3）儿科处方印刷用纸为淡绿色，右上角标注"儿科"。

（4）麻醉药品和第一类精神药品处方印刷用纸为淡红色，右上角标注"麻、精一"。

（5）第二类精神药品处方印刷用纸为白色，右上角标注"精二"。

二、处方的管理制度

2007 年 5 月 1 日起施行的《处方管理办法》，对处方的开具、审查、调剂、保管的相应机构和人员作出了具体的规定，进一步完善了我国的处方制度。

（一）处方权与调剂资格的规定

我国关于处方权与调剂资格的规定如下。

1. 处方权的规定　经注册的执业医师和执业助理医师在执业地点取得相应的处方权。试用期人员开具处方，应当经所在医疗机构有处方权的执业医师审核并签名或加盖专用签章后方有效。进修医师由接收进修的医疗机构对其胜任本专业工作的实际情况进行认定后授予相应的处方权。二级以上医院对医师、药师进行抗菌药物临床应用知识和规范化管理培训并考核合格后授予处方权，副主任医师以上的可获得特殊使用级抗菌药处方权、主治医师可获得限制使用级抗菌药处方权、医师可获得非限制使用级抗菌药处方权。执业医师经考核合格后取得麻醉药品和第一类精神药品的处方权后，才能开具麻醉药品和第一类精神药品处方。

2. 调剂资格的规定　取得药师及以上药学专业技术职务任职资格的人员负责处方审核、评估、核对、发药及安全用药指导；药士从事处方调配工作。药师经考核合格后取得麻醉药品和第一类精神药品调剂资格后才能调剂麻醉药品和第一类精神药品。

（二）处方书写的规定

1. 处方记载的患者一般情况、临床诊断填写清晰、完整，并与病历记载相一致。

2. 每张处方限于一名患者的用药。

3. 字迹清楚，不得涂改；如需修改，应当在修改处签名并注明修改日期。

4. 药品名称应当使用规范的中文名称书写，没有中文名称的可以使用规范的英文名称书写；医疗机构或者医师、药师不得自行编制药品缩写名称或者使用代号；书写药品名称、剂量、规格、用法、用量要准确规范，药品用法可用规范的中文、英文、拉丁文或者缩写体书写，但不得使用"遵医嘱""自用"等含糊不清字句。

药品剂量与数量用阿拉伯数字书写。剂量应当使用法定剂量单位：重量以"克（g）、毫克（mg）、微克（μg）、纳克（ng）"为单位；容量以"升（L）、毫升（ml）"为单位；有些以"国际单位（IU）、单位（U）"计算。片剂、丸剂、胶囊剂、散剂与颗粒剂分别以"片、丸、粒、袋"为单位；溶液剂以"支、瓶"为单位；软膏及乳膏剂以"支、盒"为单位；注射剂以"支、瓶"为单位，应注明浓度与含量；中药饮片以"剂"为单位。

5. 患者年龄应当填写实足年龄；新生儿、婴幼儿写清日、月龄，必要时要注明体重。

6. 西药和中成药可以分别开具处方，也可以开具一张处方；中药饮片应当单独开具处方。

7. 开具西药、中成药处方，每一种药品应当另起一行，每张处方不得超过 5 种药品。

8. 中药饮片处方的书写，一般应当按照"君、臣、佐、使"的顺序排列；调剂、煎煮的特殊要求注明在药品右上方，并加括号，如包煎、先煎、后下等；对饮片的产地、炮制有特殊要求的，应当在药品名称之前写明。

9. 药品用法、用量应当按照药品说明书规定的常规用法、用量使用，特殊情况需要超剂量使用时，应当注明原因并再次签名。

10. 除特殊情况外，应当注明临床诊断。

11. 开具处方后的空白处画一斜线以示处方完毕。

12. 处方医师的签名式样和专用签章应当与院内药学部门留样备查的式样相一致，不得任意改动，否则应当重新登记留样备案。

（三）处方限量的规定

处方开具当日有效，特殊情况下需延长有效期的，由开具处方的医师注明有效期限，但有效期最长不得超过 3 日。门诊处方一般不得超过 7 日用量；急诊处方一般不得超过 3 日用量；对于某些慢性病、老年病或特殊情况，处方用量可适当延长，但医师应当注明理由。过期处方需要开方医师重新签名才能予以调配。需反复多次调配的处方，需医师注明使用次数及使用日期。

（四）特殊管理药品用量的规定

麻醉药品、精神药品、医疗用毒性药品的处方用量应当严格按照国家有关规定执行。

1. 一般门（急）诊患者麻醉药品、第一类精神药品注射剂每张处方为 1 次常用量；缓释、控释制剂每张处方不得超过 7 日常用量；其他剂型每张处方不得超过 3 日常用量。哌醋甲酯用于治疗儿童多动症时，每张处方不得超过 15 日常用量。为门（急）诊癌症疼痛患者和中、重度慢性疼痛患者开具的麻醉药品、第一类精神药品注射剂，每张处方不得超过 3 日常用量；缓释、控释制剂每张处方不得超过 15 日常用量；其他剂型每张处方不得超过 7 日常用量。

2. 第二类精神药品每张处方一般不得超过 7 日常用量；对于某些特殊情况的患者，处方用量可以适当延长，但医师应当注明理由。

3. 医疗单位供应和调配的医疗用毒性药品需凭医师签名的正式处方，每张处方剂量不得超过 2 日极量。

（五）电子处方的管理

医师利用计算机开具、传递普通处方时，应当同时打印出纸质处方，其格式与手写处方一致；打印的纸质处方经签名或者加盖签章后有效。药师核发药品时，应当核对打印的纸质处方，无误后发给药品，并将打印的纸质处方与计算机传递处方同时收储备查。

（六）处方保存的规定

处方由调剂处方药品的医疗机构妥善保存。普通处方、急诊处方、儿科处方保存期限为 1 年，医疗用毒性药品、第二类精神药品处方保存期限为 2 年，麻醉药品和第一类精神药品处方保存期限为 3 年。处方保存期满后，经医疗机构主要负责人批准、登记备案，方可销毁。

三、处方常用缩写词

处方常用缩写词见表 11 – 1。

表 11 -1　处方常用缩写词

外文缩写	中文含义	外文缩写	中文含义
Aa	各、各个	g	克
Ac	餐前（服）	gtt.	滴、量滴、滴剂
Add.	加至	i. h.	皮下的（尤指皮下注射）
Ad.	加	hs.	临睡时
Am	上午，午前	im.	肌内注射
Aq.	水，水剂	Inj.	注射剂
Aq. dest.	蒸馏水	iv.	静脉注射
bid.	每日 2 次	iv gtt	静脉滴注
Cap	胶囊（剂）	kg	千克
Cc	立方厘米、毫升	Liq.	液，溶液
Co.	复方的、复合的	mg	毫克
Dil.	稀释的，稀释	mcg/μg	微克
Dos.	剂量	IU	国际单位
Mist.	合剂	qh	每小时 1 次
ml	毫升	q4h	每 4 小时 1 次
NS	生理盐水	qid.	每日 4 次
OD.	右眼	qn.	每晚 1 次
OS. /OL	左眼	qod.	隔日 1 次
OU.	双眼	qs.	适量
OTC	非处方药	Sig.	标记（标明用法）
pc.	餐后（服）	Sol.	溶液
pH	酸碱度	ss.	一半
pm.	下午	St.	立即
po.	口服	Tab	片剂
prn	必要时（长期备用）	tid.	每日 3 次
sos.	必要时（临时备用）	U	单位
qd.	每日 1 次	ung.	软膏剂

任务二　处方审核

一、定义和基本要求

（一）定义

处方审核是指药师运用专业知识与实践技能，根据相关法律法规、规章制度与技术规范等，对医师在诊疗活动中为患者开具的处方，进行合法性、规范性和用药适宜性审核，并做出是否同意调配与发药决定的药学技术服务。审核的处方包括纸质处方、电子处方和医疗机构病区用药医嘱单。

网上药店通过网络销售药品，应当建立执业药师制度，为消费者提供 24 小时的用药咨询服务，同时由执业药师对处方进行审核并监督调配药品，指导消费者合理用药。第三方平台提供者应对发生在平台的药品经营行为进行管理，保证其符合法定要求。

（二）基本要求

药师是处方审核的第一责任人，应对处方各项内容进行逐一审核。医疗机构可以通过相关信息系统辅助药师开展处方审核。对信息系统筛选出的不合理处方及信息系统不能审核的部分，应当由药师进行人工审核。所有处方均应当经审核后方可进入划价收费和调配环节，未经审核通过的处方不得收费和调配。审方药师应具备的资格：①取得药师及以上药学专业技术职务任职资格；②具有 3 年及以上门（急）诊或病区处方调剂工作经验，接受过处方审核相应岗位的专业知识培训并考核合格。

> **知识链接**
>
> #### 药师是处方审核的第一责任人
>
> 国家卫生健康委员会、国家中医药管理局、中央军委后勤保障部三部门于 2018 年 6 月 29 日联合印发《医疗机构处方审核规范》。规范指出，药师是处方审核的第一责任人，药师应当对处方各项内容进行逐一审核。规范处方审核行为，一方面有助于提高处方审核的质量和效率，促进临床合理用药；另一方面体现药师专业技术价值，转变药学服务模式，为患者提供更加优质、人性化的药学技术服务。

二、处方审核内容

处方审核内容包括合法性审核、规范性审核和适宜性审核。

（一）合法性审核

1. 处方开具人是否根据《执业医师法》取得医师资格，并执业注册。

2. 处方开具时，处方医师是否根据《处方管理办法》在执业地点取得处方权。

3. 麻醉药品、第一类精神药品、医疗用毒性药品、放射性药品、抗感染药物等药品处方，是否由具有相应处方权的医师开具。

（二）规范性审核

1. 处方是否符合规定的标准和格式，处方医师签名或加盖的专用签章是否与备案式样一致，电子处方是否有处方医师的电子签名。

2. 处方前记、正文和后记是否符合《处方管理办法》等有关规定，文字是否正确、清晰、完整。

3. 条目是否规范：参见本项目"任务一　处方认知"项下"二、处方的管理制度"相关内容。

（三）适宜性审核

1. 西药处方审核项目

（1）处方用药与临床诊断是否相符。为加强对合理用药的监控，药师应审查处方用药与临床诊断的相符性，这要求药师具备较强的专业知识和处方分析的能力。常见的情况主要包括如下。

①无适应证用药　是指对患者诊断结论的疾病与药品的适应证不相符。如普通感冒使用抗菌药等。

②超适应证用药　是指用药超过规定的药品适应证范围。如纳洛酮用于脑卒中引起的昏迷虽然经文献报道有效，但是并没有纳入其法定的适应证中，如果对此疾病开具处方使用纳洛酮就属于超适应证用

药，是不适宜的。超说明书用药又称"药品说明书外用法""药品未注册用法"，是指药品使用的适应证、剂量、疗程、途径或人群等未在药品监督管理部门批准的药品说明书记载范围内的用法。需注意以下几点：a. 超说明书用药的目的只能是为了患者的利益。在临床诊疗过程中，当确无其他合理的可替代药物治疗方案时，为了患者的利益可选择超说明书用药；绝不能以试验、研究或其他关乎医师自身利益为目的而使用。b. 权衡利弊，保障患者利益最大化。超说明书用药时，必须充分考虑药物不良反应、禁忌证、注意事项等，权衡患者获得的利益和可能带来的风险，保证该药物治疗方案是最佳方案。c. 超说明书用药必须有充分的文献报道、循证医学研究结果等证据支持。

③不合理联合用药　表现在：a. 无明确指征联合用药；b. 单一抗菌药已能控制的感染而应用2~3种抗菌药；c. 盲目应用辅助治疗药；d. 重复用药。

④过度治疗用药　轻症用药、疗效过长、剂量过大等都属于过度治疗用药。表现在滥用抗菌药物、糖皮质激素、人血白蛋白、辅助治疗药等。

⑤有禁忌证用药　药品使用有禁忌证时，绝对禁止使用；因为患者服用后会出现严重的不良反应甚至中毒。表现在：a. 忽略药品说明书的提示；b. 忽略病情和患者的基础疾病。如胃溃疡患者禁用阿司匹林，否则易造成胃出血甚至胃穿孔；吗啡有抑制呼吸中枢的作用，故支气管哮喘及肺源性心脏病患者禁用。

"慎用"是指一般不轻易使用。但"慎用"不等于"不能使用"，使用药物后，应注意观察；一旦出现不良反应，须立即停药，尤其是特殊人群应在医生指导下应用。如脂肪乳用于急性肝损伤、急性胰腺炎、脂质肾病、脑卒中、高脂血症患者，容易出现脂质紊乱，遇到必须使用时，应严密监测患者血三酰甘油水平。

（2）对规定必须做皮试的药品，处方是否注明过敏试验及结果的判定。有些药品如青霉素类抗菌药易引起过敏反应，甚至出现过敏性休克。在明确皮试结果为阴性时方可开具处方和调配药品，对尚未进行皮试者、结果阳性或结果未明确者拒绝调配药品。

（3）处方剂量、用法是否正确，单次处方总量是否符合规定。药品使用的剂量、用法应当遵守《中华人民共和国药典临床用药须知》各卷的规定或者按照药品说明书使用。此外，药师还应注意单位时间内进入体内的药量，特别是静脉注射或静脉滴注的速度。

（4）选用剂型与给药途径是否适宜。剂型与疗效密切相关。由于配方组成及制备工艺不同，同一药物的不同剂型，其生物利用度、作用快慢、疗效强弱及不良反应都可能不同。根据患者性别、年龄选择合适的剂型和给药途径，如静脉滴注仅适用于重症疾病，新生儿患者不宜肌内、皮下注射及直肠给药。如甘露醇注射液静滴可用于治疗各种原因引起的脑水肿、颅内高压和青光眼，但作为冲洗剂则应用于经尿道前列腺切除术；又如吲哚美辛胶囊剂用于抗炎镇痛时，其剂量显著低于吲哚美辛片，副作用更少。

（5）是否有重复给药情况，包括西药与中成药、中成药与中药饮片之间是否存在重复给药和有潜在临床意义的药物相互作用现象。造成重复给药的原因主要是一药多名和中成药中含有相同的化学药成分。

①一药多名　我国药品"一药多名"的现象比较严重，同一通用名药品常有多种不同的商品名。公众可能将含有同一成分而商品名不同者当作不同的药物，易致重复用药，导致过量甚或中毒，在临床用药上存在较大安全隐患。

②中成药中含有相同的化学药成分　在我国批准注册的中成药有部分是中西药复方制剂。医师、药

师及患者都必须清楚，这类制剂不能仅作为一般的中成药使用。伴随中成药、化学药联合应用及复方制剂的出现，累加用药、重叠用药或过量用药越发多见。如有的降糖中成药中含有格列本脲，若与其他磺酰脲类降糖药合用，可能引起低血糖反应；某些中成药中含甘草，若与阿司匹林合用，可导致或加重胃、十二指肠溃疡；某些治疗感冒的中成药中含有对乙酰氨基酚、氯苯那敏，若与其他解热镇痛药或抗过敏药合用，可能出现出血、急性肾衰竭、嗜睡、疲劳、口干、少尿、贫血、多汗、膀胱颈梗阻等不良反应。故当中成药与化学药联合应用时，须弄清成分，避免因重复给药而出现严重不良反应。常用含有化学药成分的中成药品种见表 11-2。

表 11-2 常用含有化学药成分的中成药品种

中成药	内含主要的化学药成分	重复用药可能发生的不良反应
消渴丸	格列本脲	低血糖反应（严重者死亡）、恶心、呕吐、腹泻、食欲不振、皮疹
胃泰康胶囊	氢氧化铝、三硅酸镁、罗通定	便秘
维C银翘片	对乙酰氨基酚、氯苯那敏、维生素C	出血、急性肾衰、嗜睡、疲劳、口干、少尿、贫血、多汗、膀胱颈梗阻
强力感冒片	对乙酰氨基酚	出血、急性肾衰、贫血
抗感灵片	对乙酰氨基酚	出血、急性肾衰、贫血
金羚感冒片	阿司匹林、氯苯那敏	虚脱、出血、血小板减少、嗜睡、胃溃疡
菊蓝抗流感片	阿司匹林	虚脱、出血、血小板减少、胃溃疡
感冒灵胶囊（颗粒）	对乙酰氨基酚、氯苯那敏、咖啡因	出血、急性肾衰、肾绞痛、嗜睡、疲劳、口干、少尿、贫血、胃痛、多汗、膀胱颈梗阻、焦虑、兴奋、失眠、头痛
感冒清片	对乙酰氨基酚、吗啉胍、氯苯那敏	出血、急性肾衰、贫血、多汗、食欲不振、嗜睡
脉君安片	氢氯噻嗪	多尿、低血钾、血糖升高、血压过低
珍菊降压片	可乐定、氢氯噻嗪	多尿、血压过低、失眠、头痛、低血钾
溃疡宁片	阿托品、氢氯噻嗪、普鲁卡因	口干、血压过低
谷海生片	呋喃唑酮	恶心、呕吐、过敏反应、头痛、直立性低血压、低血糖反应
痢特敏片	甲氧苄啶	皮疹、瘙痒、贫血、白细胞减少
安嗽糖浆	麻黄碱、氯化铵	排尿困难、焦虑、头痛、心悸、恶心、失眠、不安、震颤、发热、血压升高
清咳散	溴己新	胃肠道刺激、肝功能异常
咳喘膏	异丙嗪	嗜睡、眩晕、低血压、视力模糊、口鼻咽喉干燥、反应迟钝、白细胞减少
喘息定片	氯苯那敏、去氯羟嗪	嗜睡、疲劳、口干、少尿、贫血、肾绞痛、胃痛、多汗、膀胱颈梗阻、失眠、激动、视物模糊、便秘
咳特灵片（胶囊）、鼻炎康片、苍鹅鼻炎片	氯苯那敏	嗜睡、疲劳、口干、少尿、贫血、肾绞痛、胃痛、多汗、膀胱颈梗阻
复方小儿退热栓	对乙酰氨基酚	虚脱、出血、恶心、多汗、胃痉挛
新癀片	吲哚美辛	恶心、呕吐、消化不良、厌食、出血、头痛、腹泻、皮疹、粒细胞减少、血小板减少、晕厥、肝损伤

（6）是否存在配伍禁忌。处方中不得出现药物不良相互作用、配伍禁忌的情形，以免对患者健康造成损害。因此应权衡利弊，避免盲目合用。此外，中药、化学药同服也可能会发生配伍禁忌（表11-3）。

表 11-3 化学药与常用中成药可能发生配伍禁忌的实例

化学药	中成药	中成药有效成分（作用）
甲氧氯普胺	舒肝丸	芍药（解痉作用）
利血平、帕吉林	止咳定喘膏、麻杏石甘片、防风通圣丸	麻黄碱（动脉收缩）
地高辛	麻杏止咳片、消咳宁片、通宣理肺丸	麻黄碱（心脏兴奋）
吗啡、哌替啶、可待因	蛇胆川贝液	苦杏仁苷（抑制呼吸）
苯巴比妥、氯苯那敏	虎骨酒、人参酒、舒筋活络酒	加强中枢神经系统抑制作用
阿托品、咖啡因、氨茶碱	小活络丹、香连片、贝母枇杷糖浆	乌头、黄连、贝母等生物碱成分（增加毒性）
乳酶生	黄连上清丸	黄连（抑制乳酶生的活性）
氢氧化铝	丹参片	丹参酮、丹参酚（与铝相互络合）
碳酸氢钠、（复方）氢氧化铝、氨茶碱等碱性药物	山楂丸、乌梅丸、保和丸、五味子丸	酸性成分（与碱性药物发生中和反应）

（7）是否有用药禁忌：儿童、老年人、孕妇及哺乳期妇女、器官功能不全患者等特殊人群是否有禁忌使用的药物，患者用药是否有食物及药物过敏史。

（8）溶媒的选择、用法与用量是否适宜，静脉输注的药品给药速度是否适宜。

（9）是否存在其他用药不适宜情况。

2. 中药饮片处方审核项目

（1）中药饮片处方用药与中医诊断（病名和证型）是否相符。

（2）饮片的名称、炮制品选用是否正确，煎法、用法、脚注等是否完整、准确。

（3）毒、麻及贵细饮片是否按规定开方。

（4）特殊人群如儿童、老年人、孕妇及哺乳期妇女、器官功能不全患者用药是否有禁忌使用的药物。

（5）是否存在其他用药不适宜情况。

岗位情景模拟

情景描述 患者，男，28 岁，因感冒出现流鼻涕、打喷嚏、咽痛、疲乏，有轻微咳嗽，并伴有白色黏痰。经检查被确诊为上呼吸道感染，医师开具下列处方：

Rp.

1. 维 C 银翘片　　　　一袋

　　Sig. 2 片　　　　t. i. d. p. o.

2. 感冒灵颗粒　　　　10 袋

　　Sig. 1 袋　　　　t. i. d. p. o.

3. 感冒清片　　　　　30 片

　　Sig. 3 片　　　　t. i. d. p. o.

讨　论 审核处方的合理性。

答案解析

三、审核结果

1. 若经审核判定为合理处方，药师在纸质处方上手写签名（或加盖专用签章）、在电子处方上进行电子签名，处方经药师签名后进入收费和调配环节。

2. 经药师审核后，认为存在用药不适宜时，应当告知处方医师，建议其修改或者重新开具处方。医师不同意修改时，药师应当作好记录并纳入处方点评。

3. 对严重不合理用药或者用药错误的处方，应当拒绝调配，及时告知处方医师并记录，同时按照有关规定报告。

任务三 处方调剂

药品调剂是指配方发药，又称调剂处方，是集专业性、技术性、管理性、法律性、事务性、经济性于一体的活动过程。调剂人员应当既准确又快速地配方，确保患者用药安全、有效、经济、适宜。

一、西药处方调剂

西药调剂工作流程见图 11 - 2。

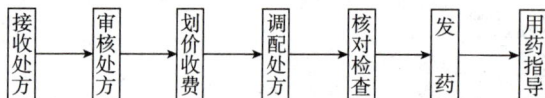

接收处方 → 审核处方 → 划价收费 → 调配处方 → 核对检查 → 发药 → 用药指导

图 11 - 2 西药调剂工作流程

（一）收方与审方

收方是药师与患者接触的第一项工作，也是保证整个调剂工作顺利进行的基础。收方后首先要审核处方，包括合法性审核、规范性审核和适宜性审核，参见本项目"任务二 处方审核"相关内容。

（二）准确调配处方

1. 仔细阅读处方，按照药品的顺序逐一调配，做到药品名称、剂型、规格、剂量、产地准确无误。尤其注意同一药品多种规格、外观相似、名称相近且有多种剂型的情形。例如，阿司匹林有"25mg、40mg、100mg 和 300mg"四种规格的肠溶衣片；硝苯地平有"普通片剂 25mg/片、控释片 20mg/片、胶囊剂 5mg/粒、喷雾剂 100mg/瓶等"多种规格与剂型。

2. 对麻醉药品、第一类精神药品实行"五专"管理，即专人保管、专柜加锁、专账登记、专册记录（使用情况）、专用处方，分别登记账卡。

3. 调配药品时应首先检查药品的批准文号，并注意药品的有效期，以确保使用安全。取同一种药品时要取同一批号的药品，用完一个批号的药品后再用另一批号的药品。

4. 药品调配齐全后，与处方逐一核对药品名称、剂型、规格、数量和用法，对药名相近甚至相似而药理作用不同的药品，应问清患者病情是否与所用药品对应。

5. 调配时要逐张调配，调配好一张处方的所有药品后再依次调配下一张处方，不得同时调配多张处方，以免发生差错。

6. 在完成处方调配后交由另一名药师核对检查，确认无误后要签名或盖章。

此外，目前国内很多大型综合医院都使用自动化药房智能发药系统设备进行处方调配工作，通常智能发药系统设备通过内部网络系统与收费系统链接，患者交费后系统即开始自动为患者调配药品，一套系统可存放3000~5000种药品，分为整盒药品和注射剂调配系统。药房智能发药系统示意见图11-3。

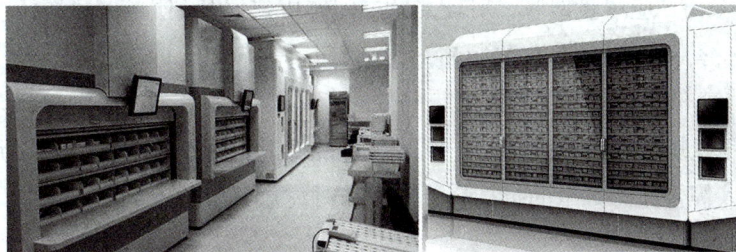

智能存取系统　　　　　　　　　　快速出药系统

图11-3　药房智能发药系统

（三）核对检查

药师应当严格按照"四查十对"的要求执行核对工作：查处方，对科别、姓名、年龄；查药品，对药名、剂型、规格、数量；查配伍禁忌，对药品性状、用法与用量；查用药合理性，对临床诊断。处方药品调配完成后由另一名药师核对检查。具体内容如下。

1. 再次全面认真地审核处方内容。

2. 逐项核对处方与调配的药品、规格、剂量、用法、用量是否一致。

3. 逐项检查药品的外观质量是否合格（包括形状、色泽、气味和澄明度），是否在有效期内，是否为同一批号的药品。

4. 核对无误后核对人员签名或盖章。

即学即练

"四查十对"的内容不包含（　　　）

A. 查处方，对科别、姓名、年龄

B. 查药品，对药名、剂型、规格、数量

C. 查配伍禁忌，对药品性状、用法与用量

D. 查用药合理性，对临床诊断

E. 查药物相互作用，对药品包装、价格

答案解析

（四）发药和用药交代

发药是患者在用药前重要的药学服务之一，是处方调剂工作的最后环节，也是确保患者用药安全有效的重要环节，发药前要先核对患者的身份。具体内容如下。

1. 在药袋或者标签上注明患者的姓名及药品的用法、用量、服用时间。如早晨、晚上、饭前、饭后，用药时间间隔及中药饮片的煎煮等注意事项。

2. 呼唤并核对患者姓名，询问患者就诊的科室，以确认患者身份。

3. 逐一核对药品与处方的相符性，检查药品剂型、规格、剂量、数量、包装。

4. 发现处方调配有错误时，应将处方和药品退回调配处方处，并及时更正。

5. 发药时要面带微笑向患者认真交代每种药品的使用方法和特殊注意事项，进行用药指导。同一种药品有2盒以上时，需要特别交代，以免发生重复用药；瓶内有"干燥剂"时要向患者说明，以免误服。

6. 发药时应注重尊重患者隐私。

7. 如患者有问题咨询，应尽量回答，对较复杂的问题可建议其到用药咨询窗口。

8. 特殊储存要求的药品（特别是生物制品），如胰岛素制剂2℃～8℃冷藏，应告知患者存放在冰箱的保鲜层（冷藏室）；含有镇静催眠或者抗组胺成分的药品要提醒患者不可驾驶汽车或者高空作业；特殊服用方法的药品如甲氨蝶呤片、地高辛片、阿仑膦酸钠片等应特别嘱咐患者服药次数和用法、用量；婴幼儿、儿童、老年人等要注意剂量的折算。最后发药时注意签名或盖名章。

二、中药处方调剂

中药处方调剂是指按照医师处方以及配方程序和原则，及时、准确地将中药饮片调配给患者，并注明用法、用量的中药药剂的调配操作过程。

（一）中药处方的特点

中药处方和西药处方有许多不同的特点，主要表现在以下几方面。

1. 组方原则 中药处方是在中医辨证论治的理论基础上，根据药物的性能和相互关系配伍而成。中药处方一般是按"君、臣、佐、使"组方原则组成，所以一张中药处方多有几种至几十种药物，单味药方少见。

2. 并开药物 并开是指医师书写处方时为求其简略，常将两味药合在一起开写，如二冬（天冬、麦冬）、乳没药（乳香、没药）、生熟地（生地、熟地）等。如果在并开药物的右上方注有"各"字，表示每味药均按处方量称取；例如，青陈皮各6g，即青皮、陈皮各6g。如果在并写药品后未注有"各"字，或注有"合"字，则表示每味药称取处方量的半量；例如，乳没药6g或乳没药合6g，即乳香、没药各称取3g。

3. 处方脚注 脚注是医师在处方药名右上方提出的简单嘱咐。脚注的内容有对煎服的要求，如附子$^{(先煎)}$、薄荷$^{(后下)}$、阿胶$^{(烊化)}$、车前子$^{(包煎)}$、人参$^{(另煎)}$、三七粉$^{(冲服)}$等，配方时这些药物要单独另包；脚注的内容还有加工方法的说明，如杏仁$^{(冲碎)}$、莲心$^{(去心)}$、麻黄$^{(去节)}$、刺蒺藜$^{(去刺)}$、蜈蚣$^{(去头足)}$、枇杷叶$^{(去毛)}$、乌梅$^{(去核)}$等。

（二）中药处方调剂

中药调剂工作流程与西药基本相同。

1. 接收处方 是药师接触患者的第一个环节，态度应和蔼，面带微笑地按顺序从患者手中接收处方或用计算机接收电子处方。

2. 审核处方 中药处方格式、内容与西药处方大致相同，但中药处方正文内容一般较多，内容更加复杂。有时因各医师用药习惯不同，用药剂量亦有差别，调剂人员要依靠所掌握的中药学知识和经验去判断正确与否，故收方审查工作应由中医药理论和实践技能较丰富的中药师担任。处方审查的内容包括如下。

（1）查看患者姓名、性别、年龄、处方日期、医生签名等填写是否完整且正确，项目不全则不予调配。

（2）审查处方药名、剂量、剂数、煎法（先煎或后下）等书写是否规范，如有疑问应立即与处方医师联系，更改之处需要医师再次签名并注明更改日期。

（3）处方中有无配伍禁忌和妊娠禁忌，如发现有相反、相畏的药物时不予调配；确属病情需要时，经医师再次签名后方可调配。

（4）用量是否正确，尤其注意儿童及老年人的剂量，如因病情需要超过常用量时，医师应注明原因并再次签名后方可调配。

（5）有无短缺品种的中药，若有，则请处方医师更换他药，药师不得擅自更换。

3. 划价收费　药品划价是按处方的药味逐一计算得出每剂的总金额（总价），填写在药价处。划价应注意以下几点。

（1）经审方合格后才能划价。

（2）计价方法是将每味药的剂量乘以单价得出每味药的价格，再将全方相加即得总价，以四舍五入的方法保留至分。

（3）代煎药可以加收煎药费。

（4）计价完毕，药价填入处方规定的栏目后，审方计价人员必须签字，以示负责。

4. 调配处方　调配前再次审查相反、相畏以及毒性药剂量等，确定无误后即可进行配药。调配处方的一般程序包括：复审处方→对戥→称取药品→分剂包装等。调配处方时应注意的事项如下。

（1）根据药品不同体积或重量选用合适的戥秤，一般用克戥；称取贵重或毒性药时，克以下要用毫克戥。称量前检查戥秤的准确度（对戥），保证称量正确。

（2）调配时，应按处方先后顺序逐一称取每一味中药，不得哪个药近先称哪个，以免发生遗漏。

（3）一方多剂时用递减分戥法称量，可一次称出多剂单味药的总量，然后等量递减，逐剂复戥，不准估量分剂。

（4）坚硬或大块的矿石、果实、种子、动物骨及胶类药，调配时应捣碎方可入药。

（5）不得将变质、发霉、虫蛀等药品调配入药。

（6）先煎、后下、包煎、烊化、另煎、冲服等特殊煎煮方法的药品必须另包并注明。

（7）配方完毕，配方者自查无误后，根据处方内容填写中药包装袋，并在处方上签字，交付核对发药人员核对。

5. 核对检查　核对是减少配方差错的重要一环，中药调剂核对的内容如下。

（1）复核药品与处方所开药味和剂数是否相符，有无多配、漏配、错配等现象。

（2）处方中有无配伍禁忌"十八反""十九畏"和妊娠禁忌，是否超剂量等。

（3）饮片有无霉变、虫蛀等现象。

📱 **知识链接**

"十八反"与"十九畏"

1. "十八反"　即"本草言明十八反，半蒌贝蔹芨攻乌；藻戟遂芫俱战草，诸参辛芍叛藜芦"。

歌中十八种中药饮片表示"相反"比较显著：半夏、瓜蒌、贝母、白蔹、白芨与乌头相反，海藻、大戟、甘遂、芫花与甘草相反，人参、沙参、丹参、玄参、苦参、细辛、芍药与藜芦相反。

2. "十九畏"　即"硫磺原是火中精，朴硝一见便相争；水银莫与砒霜见，狼毒最怕密陀僧；巴豆性烈最为上，偏与牵牛不顺情；丁香莫与郁金见，牙硝难合荆三棱；川乌草乌不顺犀，人参最怕五灵脂；官桂善能调冷气，若逢石脂便相欺；大凡修合看顺逆，炮烘炙煿莫相依"。

歌中十九种中药饮片表示"相畏"比较显著：硫磺畏朴硝，水银畏砒霜，狼毒畏密陀僧，巴豆畏牵牛，丁香畏郁金，牙硝畏荆三棱，川乌、草乌畏犀角，人参畏五灵脂，肉桂畏赤石脂。

（4）是否将先煎、后下、包煎、烊化、另煎、冲服等特殊要求药品另包及注明。

（5）抽查剂量准确程度，要求每剂重量差异不超过 ±5%，贵重药和毒性药不超过 ±1%。

（6）核对无误后签字，然后在药袋上写明患者姓名；需特殊处理的药品，在药袋上要写明处理方法。然后按剂装袋，装好后整理码齐，装订后发药。

6. 发药与用药指导　发药是调剂工作中的最后一个环节。将调配好的药剂包扎好或装入专用袋，发药人员在核对姓名、剂数后发给患者，并对患者说明煎法、服法、饮食禁忌等，以保证患者用药安全、有效。发药时应注意的事项如下。

（1）核对患者姓名。

（2）详细说明用法、用量及用药疗程，对特殊煎煮方法如先煎、后下、另煎、包煎等需向患者特别说明。

（3）耐心解释患者有关用药的各种疑问。

三、处方调剂差错的防范与处理

药师在进行处方调配时一定要认真细致，做到万无一失，要严防或减少差错事故的发生。因为一旦发生差错事故都会对患者造成不同程度的伤害，轻则延误患者病情的治疗，对患者的精神和身体造成伤害，导致患者住院或延长患者住院时间；重则导致患者永久性伤害甚至引发患者生命垂危和死亡。

1. 处方调剂差错事故常见类型

（1）审方错误　医师不了解药品名称、剂量、用法、规格、配伍变化而书写错误的处方，或者因为匆忙开具处方而书写错误。而药师未能审核出错误处方，依然按照错误处方调配给患者使用。

（2）调配错误　处方没有错误，但调配人员调配了错误的药品。包括：①将 A 种药品发成了 B 种药品；②规格错误；③剂量错误；④剂型错误。

（3）标示错误　调配人员在药袋、瓶签等容器上标示患者姓名以及药品名称、用法、用量时发生错误；或张冠李戴，致使患者错拿他人的药品。

（4）其他错误　如配发变质失效的药品；或特殊药品未按国家有关规定执行管理措施，造成流失者；或擅自脱岗，延误急危重症患者的抢救用药等行为。

2. 处方调剂差错出现的原因

（1）工作责任心不强　工作粗心，过于自信，注意力不集中。

（2）药品摆放不合理　不按药品分类要求摆放药品、陈列不定位、药品摆放混乱等容易导致调配错误。因此，合理布局药架及科学摆放药品，可以有效提高调配速度、降低调配差错率。

（3）处方辨识不清　对于处方字迹模糊者，由于药师的假设或猜想导致调剂差错。

（4）药品名称相似　药名相似是调剂差错出现原因中最多见的一类，如将阿糖腺苷错认成阿糖胞苷。处方中容易混淆的中文药名见表 11-4。

表 11-4　处方中容易混淆的中文药名对照表

药品	易与之混淆药品
异丙嗪（抗组胺药）	氯丙嗪（抗精神病药）
阿糖腺苷（抗病毒药）	阿糖胞苷（抗肿瘤药）
氟尿嘧啶（抗肿瘤药）	氟胞嘧啶（抗真菌药）

药品	易与之混淆药品
克林霉素（林可霉素类抗生素）	克拉霉素（大环内酯类抗生素）
氟嗪酸（氧氟沙星，喹诺酮类抗菌药）	氟哌酸（诺氟沙星，喹诺酮类抗菌药）
阿拉明（间羟胺，抗休克的血管活性药）	可拉明（尼可刹米，中枢神经兴奋药）
安妥明（氯贝丁酯，血脂调节药）	安妥碘（普罗碘铵，眼科用药）
消心痛（硝酸异山梨酯，抗心绞痛药）	消炎痛（吲哚美辛，非甾体抗炎镇痛药）
潘生丁（双嘧达莫，抗心绞痛药）	潘特生（泛硫乙胺，血脂调节药）
安坦（盐酸苯海索，抗帕金森病药）	安定（地西泮，抗焦虑药）
泰能（亚胺培南-西司他丁，β-内酰胺类抗菌药）	泰宁（卡比多巴-左旋多巴，抗帕金森病药）
培洛克（培氟沙星，喹诺酮类抗菌药）	倍他乐克（美托洛尔，β受体阻断剂）
安可欣（头孢呋辛，头孢菌素类抗生素）	安可米（扎鲁司特，白三烯受体阻断剂）
病毒唑（利巴韦林，抗病毒药）	病毒灵（吗啉胍，抗病毒药）
特美肤（丙酸氯倍他松，糖皮质激素）	特美汀（替卡西林-克拉维酸钾，β-内酰胺类抗菌药）
雅司达（对乙酰氨基酚，非甾体抗炎药）	压氏达（氨氯地平，钙通道阻滞剂）
亚思达（阿奇霉素，大环内酯类抗生素）	压氏达（氨氯地平，钙通道阻滞剂）
普鲁卡因（局部麻醉药）	普鲁卡因胺（抗心律失常药）

（5）药品外观相似　同一厂家的不同品种往往包装、颜色以及字号相近，易导致调剂差错。

3. 处方调剂差错的防范　药师要清醒认识到自己在药品调配和给药过程中的地位和作用，增强责任心并集中注意力，以减少和预防调剂差错的发生。

（1）在调剂处方过程中严格遵守操作规程，严格做到"四查十对"。

（2）严格执行有关处方调剂管理和工作制度，熟知工作程序及相应职责。

（3）建立差错登记，包括时间、地点、差错或事故内容与性质、原因、后果、处理结果及责任人等。对差错及时处理、及时报告。

（4）建立首问负责制，无论所发生差错是否与己有关，第一个接到询问、投诉的药师必须负责接待患者，针对有关问题做出耐心、细致的解答。

4. 处方调剂差错的处理

（1）建立本单位的差错处理预案。

（2）当患者或护士反映药品差错时，应立即核对相关的处方和药品；如果确实发错了药品或错发了患者，药师要立即按照本单位的差错处理预案迅速处置并上报部门负责人，以便及时妥善解决，避免差错对患者造成进一步的伤害。任何隐瞒、个人私下与患者达成协议的做法都是错误的。

（3）根据差错后果的严重程度，分别采取处理措施，如请相关医师帮助救治，到病房或患者家中更换、致歉、随访以取得谅解。

（4）若遇到患者自己用药不当而请求帮助，应积极提供救助指导和用药教育。

（5）认真总结经验教训，平时发现有调配缺陷就应该及时分析，不轻易放过。应按岗位责任层层把关，堵塞漏洞。认真吸取差错教训，秉持"差错原因未找准不放过、责任者未接受教训不放过、防止措施未定好不放过"的原则（处方调剂差错登记表见表11-5）。

表 11 - 5　处方调剂差错登记表

发药日期	患者姓名	发药人	处方调剂差错内容摘要	处理经过	结果	协助处理人员

四、处方点评

《处方管理办法》规定医疗机构应当建立处方点评制度，填写处方评价表，实施处方动态监测及超常预警，登记并通报不合理处方，对不合理用药及时干预。

（一）处方点评的概念和意义

1. 概念　处方点评是指根据我国有关医药卫生法规、技术规范，对处方书写的规范性及药物临床使用的适宜性（用药适应证、药物选择、给药途径、用法与用量、药物相互作用、配伍禁忌等）进行评价，发现存在的或潜在的问题，制订并实施干预和改进措施，促进临床药物合理应用的活动过程。

2. 意义

（1）加强处方质量和药品使用管理，规范医师处方行为。

（2）落实处方审核、发药、核对与用药交代的有关规定，提高处方质量，促进合理用药，保障医疗安全。

（3）处方点评是医院持续医疗质量改进和药品临床应用管理的重要组成部分，是提高临床药物治疗水平的重要手段。

（二）处方点评的方法

1. 处方点评的实施部门　我国《医院处方点评管理规范（2010 年试行）》（以下简称《处方点评规范》）规定医院处方点评工作在医院药事管理与药物治疗学委员会和医疗质量管理委员会领导下，由医疗管理部门和药学部门共同组织实施；根据本院的性质、功能、任务、科室设置等情况，在药事管理与药物治疗学委员会下建立由医院药学、临床医学、临床微生物学、医疗管理等多学科专家组成的处方点评专家组提供专业技术咨询；药学部门成立处方点评工作小组负责具体工作，小组成员应当具有较丰富的临床用药经验和合理用药知识并具备相应的专业技术任职资格；二级及以上医院处方点评工作小组成员应有中级以上药学专业技术职务资格，其他医院小组成员应具有药师以上药学专业技术职务资格。

2. 处方点评的方法　医院药学部门会同医疗管理部门根据诊疗科目、科室设置、技术水平、诊疗数量等确定具体的处方抽样方法和抽样率。门诊、急诊处方的抽样率应不少于处方量的 0.1%，且每月点评处方的绝对数不少于 100 张。

3. 处方点评的原则和要求　处方点评工作应当坚持科学、公正、务实的原则，做好完整的、准确的书面记录，并且要通报临床科室及当事人。对处方点评过程中发现的不合理处方应当及时通知医疗管理部门和药学部门。

（三）处方点评结果的判定

处方点评结果分为合理处方、不合理处方，前者是指符合《处方管理办法》规定的处方，后者包括不规范处方、用药不适宜处方和超常处方。

1. 不规范处方 有下列情况之一者，应当判定为不规范处方。

（1）处方的前记、正文、后记内容缺项，书写不规范或者字迹难以辨认。

（2）医师签名、签章不规范或者与签名、签章的留样不一致，电子处方无医师的电子签名。

（3）药师未对处方进行审核（处方后记的审核、调配、核对、发药栏目无审核调配药师及核对发药药师签名，或者单人值班调剂而未执行双签名规定）。

（4）新生儿、婴幼儿处方未写明日、月龄。

（5）化学药、中成药与中药饮片未分别开具处方。

（6）未使用药品规范名称开具处方。

（7）药品的剂量、规格、单位、数量等书写不规范或不清楚。

（8）用法、用量使用"遵医嘱""自用"等含糊不清字句。

（9）处方修改未签名并注明修改日期，或者药品超剂量使用未注明原因并未再次签名确认。

（10）开具处方未写明临床诊断或临床诊断书写不全。

（11）单张门、急诊处方超过5种药品。

（12）无特殊情况下，门诊处方超过7日用量，急诊处方超过3日用量；慢性病、老年病或特殊情况下需要适当延长处方用量，但未注明理由。

（13）开具麻醉药品、精神药品、医疗用毒性药品、放射性药品等特殊管理药品处方未执行国家有关规定。

（14）医师未按照《抗菌药物临床应用管理规定》开具抗菌药物处方。

（15）中药饮片处方的药品未按照"君、臣、佐、使"的顺序排列，或未按要求标注药品脚注（如加工、煎煮方法等特殊要求）。

2. 用药不适宜处方 有下列情况之一者，应当判定为用药不适宜处方。

（1）适应证不适宜。

（2）遴选的药品不适宜，有用药禁忌。

（3）药品剂型或给药途径不适宜。

（4）无正当理由不首选国家基本药物。

（5）用法、用量不适宜。

（6）联合用药不适宜。

（7）重复用药。

（8）有配伍禁忌或者不良药物相互作用。

（9）其他用药不适宜情况。

3. 超常处方 有下列情况之一者，应当判定为超常处方。

（1）无适应证用药。

（2）无正当理由开具高价药。

（3）无正当理由超说明书用药。

（4）无正当理由为同一患者同时开具2种以上药理作用机制相同的药物。

（四）处方点评结果的应用

1. 教育和培训 医院药学部门会同医疗管理部门对处方点评工作小组提交的点评结果进行审核，定期公布处方点评结果，指出存在的问题及其危害性，达到教育和培训的目的。

2. 持续改进质量　对医院在药事管理、处方管理、临床用药方面存在的问题进行汇总与分析，提出质量改进建议并且向药事管理与药物治疗学委员会、医疗质量管理委员会报告。药事、医疗管理委员会研究并制订有针对性的临床用药质量和药事管理措施，同时责成相关部门和科室落实质量改进措施，提高合理用药水平，保证患者用药安全。

3. 考核和干预　处方点评结果是医院评审评价、医师定期考核指标体系的组成部分，是临床科室及其工作人员绩效考核和年度考核的主要指标之一，是实施奖惩、干预不合理用药的依据。

（五）不合理处方的干预

《处方管理办法》规定医疗机构应当登记并通报不合理处方，对不合理用药及时予以干预。根据处方点评结果，对不合理处方进行干预，包括卫生行政部门和医院内部的行政处理。

1. 通报不合理处方　根据处方点评结果，通报不合理处方，对开具不合理处方的医师进行教育、批评。

2. 及时纠正严重错误处方　发现可能造成患者损害的处方，医疗部门应当及时予以纠正、药学部门立即停止调配，以防止损害的发生。

3. 医院内部的处理

（1）对出现超常处方3次以上且无正当理由的医师提出警告，限制其处方权；限制处方权后，仍连续2次以上出现超常处方且无正当理由者，取消其处方权。

（2）对不按照规定开具处方或者不按照规定使用药品，造成严重后果者，取消其处方权。

（3）取消违反《麻醉药品和精神药品管理条例》开具处方或使用药品的医师麻醉药品和第一类精神药品处方资格。

（4）一个考核周期内出现5次以上开具不合理处方者应当认定为医师定期考核不合格，须离岗参加培训。

4. 行政处罚　对未按照《处方管理办法》开具药品处方者，由县级以上卫生行政部门给予警告或者责令其暂停6~12个月执业活动，情节严重者吊销其执业证书；违反《麻醉药品和精神药品管理条例》，造成严重后果者由原发证部门吊销医师、药师执业证书。

目标检测

答案解析

一、A 型选择题

1. 仅限于本单位使用的处方是（　　）

　　A. 电子处方　　　　　　　　B. 药师处方　　　　　　　　C. 协定处方

　　D. 法定处方　　　　　　　　E. 医师处方

2. 淡黄色处方属于（　　）

　　A. 普通处方　　　　　　　　B. 精神药品处方　　　　　　C. 儿科处方

　　D. 急诊处方　　　　　　　　E. 麻醉药品处方

3. 处方前记中不应包括的内容是（　　）

　　A. 医师的签名或专用签章

　　B. 医疗机构名称

C. 门诊或住院病历号

D. 临床诊断

E. 处方开具日期

4. 关于处方书写的说法,错误的是 (　　)

　　A. 每张处方只限于一名患者用药

　　B. 处方药品一律用规范的中文或英文名称书写

　　C. 所有处方均不得超过3日用量

　　D. 开具麻醉药品处方时,需有病历记录

　　E. 西药、中成药可以分别开具处方,也可以在一张处方上开具

5. 下列做法错误的是 (　　)

　　A. 普通处方、急诊处方和儿科处方保存1年

　　B. 第一类和第二类精神药品处方保存2年

　　C. 麻醉药品处方保存3年

　　D. 医疗用毒性药品处方保存2年

　　E. 麻醉药品注射剂注射完后应收回空瓶

6. 门(急)诊患者麻醉及第一类精神药品片剂,每张处方用量为 (　　)

　　A. 1次常用量　　　　　B. 2日极量　　　　　C. 3日常用量

　　D. 3日最大用量　　　　E. 7日常用量

7. 审核处方时发现普通感冒使用抗菌药,判断该处方属于 (　　)

　　A. 超适应证用药　　　B. 无适应证用药　　　C. 不合理联合用药

　　D. 有禁忌证用药　　　E. 过度治疗用药

8. 下列哪项不属于调配错误 (　　)

　　A. 发药时张冠李戴使患者错拿他人的药品

　　B. 发药时将A种药品发成了B种药品

　　C. 发药时发生规格错误

　　D. 发药时发生剂量错误

　　E. 发药时发生剂型错误

9. 中药调剂时要求每剂中药重量差异为 (　　)

　　A. 不超过±0.5%　　　B. 不超过±1%　　　C. 不超过±2%

　　D. 不超过±3%　　　　E. 不超过±5%

10. 处方点评门诊、急诊处方的抽样率不应当少于处方量的 (　　)

　　A. 0.05%　　　　　　B. 0.08%　　　　　　C. 0.1%

　　D. 0.15%　　　　　　E. 0.2%

二、X型选择题

11. 处方具有的意义包括 (　　)

　　A. 法律意义　　　　　B. 用药意义　　　　　C. 治疗意义

　　D. 技术意义　　　　　E. 经济意义

12. 处方按性质不同分为 (　　)

A. 普通处方　　　B. 法定处方　　　C. 电子处方

D. 协定处方　　　E. 医师处方

书网融合……

知识回顾　　　微课　　　习题

（黄　娇）

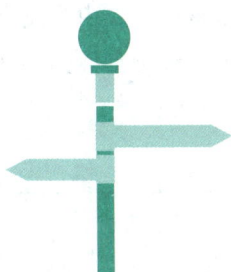

随着医疗技术的不断进步，我国静脉输液加药方式也在发生改变。我国实行静脉用药集中调配模式和药师参与临床静脉药物治疗工作以来，不但提升了合理用药水平、降低了药费开支，而且用药医嘱合格率大幅提高、输液反应也有所降低。静脉用药集中调配中心为您守护"点滴"用药安全，那你知道什么是静脉用药集中调配中心吗？它有什么作用呢？

本项目主要介绍静脉用药集中调配中心的概念和意义，静脉用药集中调配中心的设施、布局基本要求，无菌调配的要求，危害药品静脉用药的调配，肠外营养液的调配。

学习引导

学习目标

1. **掌握**　静脉用药集中调配的概念和意义。
2. **熟悉**　静脉用药集中调配中心的设施、布局基本要求；危害药品静脉用药的调配；肠外营养液的调配。
3. **了解**　静脉用药集中调配的发展史、设备与设施的使用。

静脉药物治疗是临床最常用的治疗方法之一，因其起效快、生物利用度高以及较易控制血药浓度而受到临床普遍重视，随着现代医药科技的发展，液体药物静脉输注的治疗模式已由开放式、半开放式向着全密闭式的输液方式转换。目前，医院的临床静脉用药（包括药物的溶解、混合调配）均在非洁净的环境中进行，而输液则在半开放的状态下进行，由此所造成的药物污染、配伍不合理、药物不良反应、交叉感染，以及操作人员长期吸入或接触化疗药品、抗生素等药物而导致身体损害等问题无可避免。长此以往，不仅会降低药物的临床疗效，甚至可引发严重的用药事故，同时还会损害医务人员的身体健康。这种"先洁净、后污染"的情况使得优质药品在临床用药过程中不能保证其质量和发挥应有的疗效。因此，实施静脉用药集中调配，对提升静脉输液成品质量，促进临床静脉用药安全、有效、经济、适宜具有重要意义。为解决静脉用药集中调配问题，静脉用药集中调配中心（室）（pharmacy intravenous admixture service，PIVAS）（又称静脉药物配置中心）应运而生。

1969 年，世界上第一所 PIVAS 建立于美国俄亥俄州州立大学医院。随后，美国及欧洲各国的医院纷纷建立起自己的 PIVAS。PIVAS 在发达国家是医院药学工作必不可少的一部分。我国第一个静脉药物配置中心于 1999 年在上海市静安区中心医院建立。2002 年原卫生部颁布的《医疗机构药事管理暂行规定》中指出："医疗机构要根据临床需要逐步建立全静脉营养和肿瘤化疗药物等静脉药物配置中心，实行集中配置和供应"。2010 年原卫生部颁布了《静脉用药集中调配质量管理规范》。2011 年原卫生部又颁布《医疗机构药事管理规定》。随着法律规范的颁布与执行，越来越多的医疗机构正在建立静脉药物配置中心。

一、静脉用药集中调配概述

静脉用药集中调配，是指医疗机构药学部门根据医师处方或用药医嘱，经药师进行适宜性审核，由经过培训的药学专业技术人员按照无菌操作要求，在洁净环境下对静脉用药物进行加药混合调配，使其成为可供临床直接静脉输注使用的成品输液的操作过程。

（一）概念

PIVAS 是指在符合国际标准、依据药物特性设计的操作环境下，经过药师审核的处方由受过专门培训的药学专业技术人员严格按照标准操作程序进行普通静脉药物、全静脉营养液、细胞毒性药物和抗生素等静脉用药的混合调配，为临床提供优质产品的药学服务机构。

📱 **知识链接**

我国 PIVAS 的发展趋势

从 1999 年至今，全国范围内建立 PIVAS 的医院数量已达到 2000 余家，中国静脉用药集中调配工作获得迅速地发展，但各地发展趋势存在不平衡的现象。PIVAS 在少数省市的二、三级医院已基本达到全覆盖，但也有部分省市尚处于空白。"静脉用药集中调配工作模式"是我国静脉输液加药调配的必然发展趋势，随着收费问题的逐步合理解决，中国的 PIVAS 建设必将会有一个新的快速发展期。PIVAS 工作模式必将覆盖更多的医院、服务更多的患者，从而保障患者用药安全。

（二）意义

1. 保证药品调配的质量和静脉用药安全。
2. 加强合理用药监控，提高药师服务价值。
3. 减少药品浪费，降低医疗成本。
4. 加强职业防护。
5. 提高静脉输液护理质量。

建立 PIVAS 最终目的是加强对药品使用环节的质量控制，保证药品质量管理体系的连续性，提高患者用药的安全性和有效性。先进的静脉药物配置技术和药师全面参与临床合理用药是现代医院药学服务的重要内容，对全面提升医疗管理和药物治疗水平发挥深远作用。

二、静脉用药集中调配的工作流程

为了提升静脉输液成品质量，促进临床静脉用药安全，静脉用药集中调配中心必须严格按照标准的流程进行工作。为此，2010 年原卫生部制定了《静脉用药集中调配操作规程》。

静脉用药集中调配的工作流程：临床医师开具静脉输液治疗处方或用药医嘱→用药医嘱信息传递→药师审核→打印标签→贴签摆药→核对→混合调配→输液成品核对→输液成品包装→分病区放置于密闭容器中并加锁或加封条→由专人送至病区→病区药疗护士开锁（或启封）核对签收。给患者用药前护士应当再次与治疗处方或用药医嘱核对无误才能给患者静脉输注用药。PIVAS 工作流程见图 12-1。

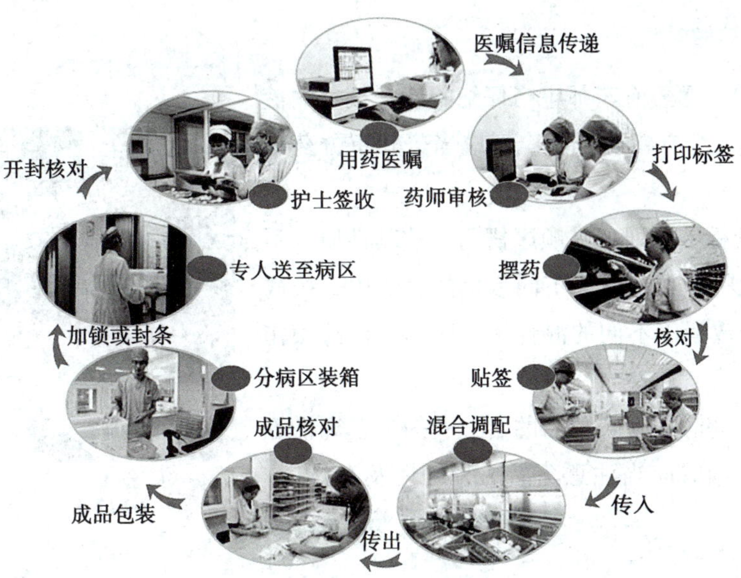

图 12 – 1　PIVAS 工作流程

（一）处方或用药医嘱审核

负责处方或用药医嘱审核的药师逐一审核患者静脉输液处方或医嘱，确认其正确性、合理性与完整性。药师主要审核内容如下。

1. 处方或用药医嘱内容应当符合《处方管理办法》《病历书写基本规范》的有关规定。首先对处方书写正确、完整、清晰，无遗漏信息等形式进行审查。

2. 分析鉴别临床诊断与所选药品的相符性。

3. 确认遴选药品品种、规格、给药途径、用法、用量的正确性与适宜性，防止重复给药。

4. 确认静脉药物配伍的适宜性，分析药物的相容性与稳定性。

5. 确认选用溶媒的适宜性，溶媒的用量是否合适。

6. 确认静脉用药与包装材料的适宜性。

7. 确认药物皮试结果和药物严重或者特殊不良反应等重要信息。

8. 需与医师进一步核实的任何疑点或未确定的内容。

药师审核发现处方或用药医嘱存在错误的，应当及时与处方医师沟通，请其调整并签名。因病情需要的超剂量等特殊用药，医师应当再次签名确认。对用药错误或者不能保证成品输液质量的处方或医嘱应当拒绝调配。

▶▶ 岗位情景模拟

　　情景描述　审方药师在 PIVAS 审方系统上接收到呼吸内科患者的静脉用药医嘱如下，要对其进行合理性审核。

　　患者，男，4 岁。临床诊断：支气管炎。

　　处方：5% 葡萄糖氯化钠注射液 250ml

　　　　　注射用头孢曲松钠 500mg

　　　　　地塞米松注射液 2mg

　　　　　Sig：M. D. S. i. v. gtt

　　讨　　论　该处方合理吗？

答案解析

（二）贴签摆药与核对

1. 核对输液标签 摆药前药师应当仔细阅读、核查输液标签是否准确、完整，如有错误或不全，应当告知审方药师校对纠正。

2. 摆药 按输液标签所列药品顺序摆药，按其性质、不同用药时间，分批次将药品放置于不同颜色的容器内；按病区、按药物性质不同放置于不同的混合调配区内。摆药操作见图 12 – 2。

3. 摆药核对 摆药时需检查药品的名称、剂量、规格等是否符合标签内容，同时应当注意药品的完好性及有效期，并签名或者盖章。

图 12 – 2　PIVAS 摆药操作

4. 摆药注意事项

（1）摆药时，确认同一患者所用同一种药品的生产批号应相同。

（2）摆好的药品应当擦拭清洁后，方可传递进入洁净区。

（3）每日应当对使用过的容器按规定进行整理、擦洗、消毒，以备下次使用。

5. 摆药准备室补充药品

（1）每日完成摆药后，应当及时对摆药准备室短缺的药品进行补充，并应进行校对。

（2）补充的药品应当在专门区域拆除外包装，同时要核对药品的有效期、生产批号等，严防错位，如有尘埃，需擦拭清洁后方可上架。

（3）补充药品时，应当注意药品有效期，按"先进先用、近期先用"的原则。同一种药品，生产批号不同的应分开摆放。

（4）对氯化钾注射液等高警示药品应当有特殊标识并放于固定位置。

6. 摆药核对操作规程

（1）将输液标签整齐地贴在输液袋（瓶）上，但不得将原始标签覆盖。

（2）药师摆药应当双人核对，并签名或盖章。

（3）将摆有注射剂与贴有标签的输液袋（瓶）的容器通过传递窗送入洁净区操作间，按病区码放于药架（车）上。

（三）静脉用药混合调配

为保证静脉用药安全，静脉用药集中调配应严格执行各项无菌操作规程，即要求对配置场所进行清洁消毒，静脉用药集中调配中心人员按无菌操作规程混合调配静脉用药。药品的混合调配要求：配置百级生物安全柜，供抗生素类和危害药品静脉用药集中调配使用；设置肠外营养药品调配间，配备百级水平层流洁净台，供肠外营养液和普通输液静脉用药集中调配使用。

1. 配置场所的清洁消毒

（1）生物安全柜的清洁与消毒　①每天在操作开始前，应当用蘸有 75% 乙醇的无纺布擦拭工作区域的顶部、两侧及台面，顺序应当从上到下、从里向外进行消毒。②在调配过程中，每完成一份成品输液调配后，应当清理操作台上废弃物，再用 75% 乙醇消毒台面。③每天操作结束后，应当彻底清场，先以常用水清洁，再用 75% 乙醇擦拭消毒。④每天操作结束后应当打开回风槽道外盖，先用蒸馏水清

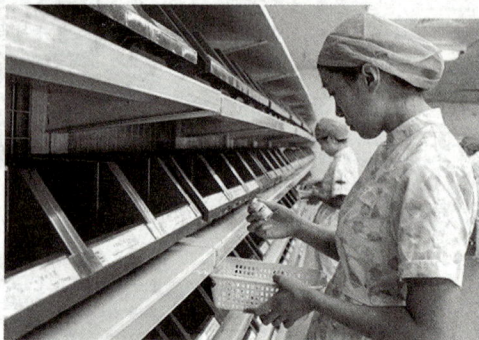

洁回风槽道，再用75%乙醇擦拭消毒。

（2）水平层流洁净台的清洁与消毒　①每天在操作开始前，由1~2位调配人员提前启动水平层流洁净台的循环风机和紫外线灯，30分钟后关闭紫外线灯，再用蘸有75%乙醇的无纺布擦拭层流洁净台顶部、两侧及台面，顺序为从上到下、从里向外进行消毒；然后打开照明灯后方可进行调配。②在调配过程中，每完成一份成品输液调配后，应当清理操作台上废弃物，再用75%乙醇消毒台面。③每天调配结束后，应当彻底清场，先以常用水清洁，再用75%乙醇擦拭消毒。

2. 静脉用药集中调配中心（室）人员无菌操作规程

（1）进出静脉用药集中调配中心（室）更衣规程　进出静脉用药集中调配中心（室）应当更换该中心（室）工作服、工作鞋并戴发帽。非本中心（室）人员未经中心（室）负责人同意，不得进入。

（2）进入十万级洁净区规程（一更）　①换下普通工作服和工作鞋，按"七步洗手清洁消毒法"洗手、消毒并烘干。②穿好指定服装并戴好发帽、口罩。

（3）进入万级洁净区规程（二更）　①更换洁净区专用鞋、洁净隔离服。②手消毒，戴一次性手套。

（4）离开洁净区规程　①临时外出，在二更室脱下洁净隔离服及发帽、口罩并整齐放置，一次性手套丢入污物桶内；在一更室应当更换工作服和工作鞋。②重新进入洁净区时，必须按以上更衣操作规程进入洁净区。③当日调配结束时，脱下的洁净区专用鞋、洁净隔离服进行常规消毒，每周至少清洗2次；一次性口罩、手套一并丢入污物桶。

3. 静脉用药混合调配操作规程的无菌操作　调配操作见图12-3。

（1）调配操作前准备　按更衣操作规程，进入洁净区操作间，首先用蘸有75%乙醇的无纺布从上到下、从里向外擦拭层流洁净台内部的各个部位。

（2）调配操作程序　①用75%乙醇喷瓶消毒输液袋（瓶）的加药处。②除去粉针剂瓶盖，用75%乙醇消毒安瓿瓶颈或粉针剂瓶胶塞。③每完成一组输液调配操作后，应当立即清场，用蘸有75%乙醇的无纺布擦拭台面。

（3）每天调配工作结束后，按本规范和操作规程的清洁消毒操作程序进行清洁消毒处理。

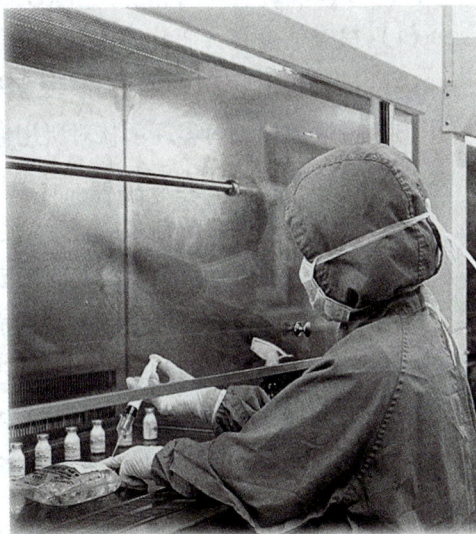

图12-3　PIVAS调配操作

4. 静脉用药混合调配注意事项

（1）不得采用交叉调配流程。

（2）静脉用药集中调配所用的药物，如果不是整瓶（支）用量，则必须将实际所用剂量在输液标签上明显标识，以便校对。

（3）若有两种以上粉针剂或注射剂需加入同一输液时，不得随意调配，应当严格按照药品说明书要求和药品性质顺序加入；对肠外营养液、高警示药品和某些特殊药品的调配，应当制定相关的加药顺序和调配操作规程。

（4）调配过程中，输液出现异常或对药品配伍、操作规程有疑点时应当停止调配，报告当班负责药师查明原因，或与处方医师协商调整用药医嘱；发生调配错误应当及时纠正，重新调配并记录。

5. 危害药品调配操作注意事项

（1）危害药品调配应当重视操作者的职业防护，调配时应当拉下生物安全柜防护玻璃，前窗玻璃不可高于安全警戒线，以确保负压。

（2）危害药品调配完成后，必须将留有危害药品的药瓶、安瓿等单独置于适宜的包装中，与成品输液及备份输液标签一并送出，以供核查。

（3）调配危害药品用过的一次性注射器、手套、口罩及检查后的药瓶、安瓿等废弃物，按规定由医疗机构统一处理。

（4）危害药品溢出处理按照国家相关规定执行。

（四）成品输液的核对、包装与发放

1. 成品输液的检查与核对

（1）检查输液袋（瓶）有无裂纹，输液应无沉淀、变色、异物等。

（2）进行挤压试验，观察输液袋有无渗漏现象，尤其是加药处。

（3）按输液标签内容逐项核对所用输液和空药瓶与安瓿的药名、规格、用量等是否相符。

（4）核检非整瓶（支）用量患者的用药剂量和标识是否相符。

（5）各岗位操作人员签名或盖章是否齐全，确认无误后核对者应当签名或盖章。

（6）核查完成后，空药瓶与安瓿等废弃物按规定进行处理。

2. 成品输液的包装 经核对合格的成品输液，用适宜的塑料袋包装，按病区分别整齐放置于有病区标记的密闭容器内，送药时间及数量记录于送药登记本。在危害药品的外包装上要有醒目的标记。

3. 成品输液的发放 将密闭容器加锁或加封条，钥匙由调配中心和病区各保存一把，由配送人员及时送至各病区或由物流轨道小车送至病区，经药疗护士开锁或启封后逐一清点核对，并注明交接时间，确认无误后，在送药登记本上签名。

三、静脉用药集中调配中心（室）建设基本要求

为了提升静脉输液成品质量，促进临床静脉用药安全，建立全封闭式静脉用药集中调配中心，就必须对静脉用药集中调配中心的房屋、设施、布局、仪器和设备提出严格的要求。

（一）静脉用药集中调配中心房屋、设施和布局基本要求

1. 静脉用药集中调配中心（室）总体区域设计布局、功能室的设置和面积应当与工作量相适应，并能保证洁净区、辅助工作区和生活区的划分，不同区域之间的人流和物流出入走向合理，不同洁净级别区域间应当相对独立，即有防止交叉污染的相应设施。PIVAS 平面布局见图 12－4。

（1）百级洁净区 层流工作台（属于水平层流工作台，用于调配肠外营养液和普通输液，可除去

99.99% 直径 0.3μm 以上的微粒）、生物安全柜（属于垂直层流工作台，用于调配抗生素和细胞毒性药物输液，可过滤 99.99% 直径 0.3μm 以上的微粒）。

（2）万级洁净区　二次更衣室［简称"二更室（间）"］、普通药品加药混合配液间、危害药品加药混合配液间。

（3）十万级洁净区　一次更衣室［简称"一更室（间）"］、洁净清洗间。

（4）控制区　审方打印区、摆药区、成品核对包装区。

（5）普通区　普通更衣室、办公室、会议室、二级药库、配送等待区、空调机房、物料间等。

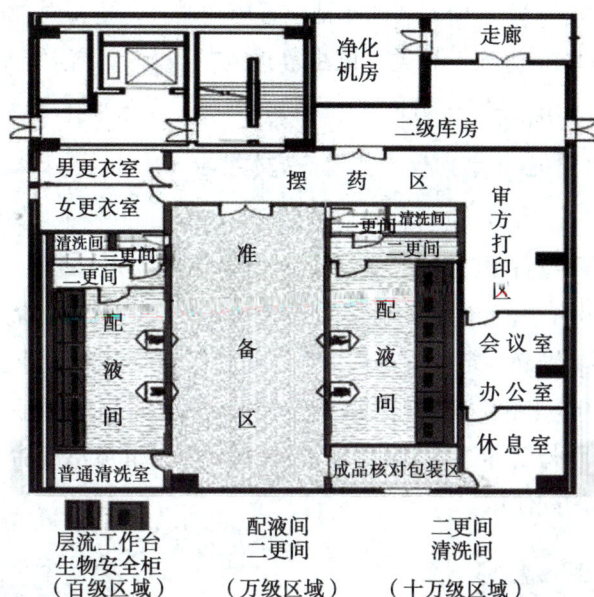

图 12-4　PIVAS 平面布局

2. 静脉用药集中调配中心（室）应当设于人员流动少的安静区域，且便于与医护人员沟通和成品的运送。设置地点应远离各种污染源，禁止设置于地下室或半地下室，周围的环境、路面、植被等不会对静脉用药集中调配过程造成污染。洁净区采风口应当设置在周围 30 米内环境清洁、无污染地区，排风口应当处于采风口下风方向，离地面高度不低于 3 米。

3. 静脉用药集中调配中心（室）的洁净区、辅助工作区应当有适宜的空间摆放相应的设施与设备；洁净区应当配有一次更衣、二次更衣及调配操作间（图 12-5）；辅助工作区应当配备有与之相适应的药品与物料贮存、审方打印、摆药准备、成品核查、包装和普通更衣等功能室。

4. 静脉用药集中调配中心（室）内应当有足够的照明度，墙壁颜色应当适合人的视觉；顶棚、墙壁、地面应当平整、光洁、防滑，便于清洁和消毒，不得有脱落物；洁净区房间内顶棚、墙壁、地面不得有裂缝，能耐受清洗和消毒，交界处应当成弧形，接口严密；所使用的建筑材料应当符合环保要求。

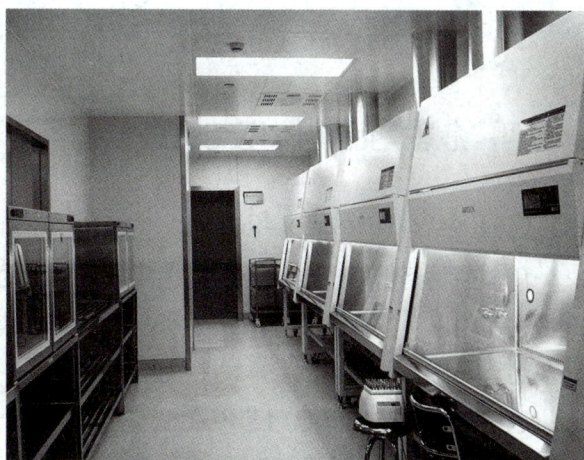

图 12-5　PIVAS 调配操作间

5. 静脉用药集中调配中心（室）洁净区应当设有温度、湿度、气压等监测设备和通风换气设施，保持静脉用药集中调配室温度18℃～26℃、相对湿度40%～65%，保持一定量新风的送入，并维持正压差。抗生素类、危害药品静脉用药集中调配的洁净区和二次更衣室之间应当呈5～10Pa负压差。

6. 药品、物料贮存库及周围的环境和设施应当能确保各类药品质量与安全贮存，应当分设冷藏、阴凉和常温区域，库房相对湿度40%～65%。二级药库应当干净、整齐，门与通道的宽度应当便于搬运药品和符合防火安全要求。具有与保证药品领入、验收、贮存、保养、拆除外包装等作业相适宜的房屋空间和设备。

7. 静脉用药集中调配中心（室）内安装的水池位置应当适宜，不得对静脉用药集中调配造成污染，不设地漏；室内应当设置有防止尘埃、鼠类、昆虫等进入的设施；淋浴室及卫生间应当在中心（室）外单独设置，不得设置在静脉用药集中调配中心（室）内。

（二）静脉用药集中调配中心（室）仪器和设备基本要求

1. 静脉用药集中调配中心（室）应当有相应的仪器和设备，以保证静脉用药集中调配操作、成品质量和供应服务管理。仪器和设备须经国家法定部门认证合格。

2. 静脉用药集中调配中心（室）仪器和设备的选型与安装，应当符合易于清洗、消毒和便于操作、维修和保养的标准。衡量器具准确，定期进行校正。维修和保养应当有专门记录并存档。

3. 静脉用药集中调配中心（室）应当配置百级生物安全柜（图12-6），供抗生素类和危害药品静脉用药集中调配使用；设置肠外营养药品调配间，配备百级水平层流洁净台（图12-7），供肠外营养液和普通输液静脉用药集中调配使用。

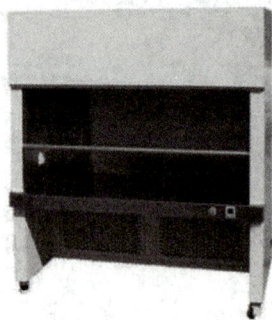

图12-6　生物安全柜

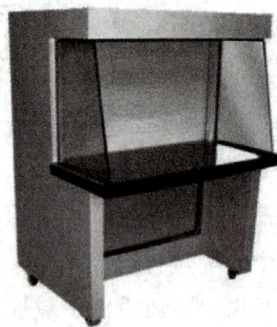

图12-7　水平层流洁净台

四、危害药品静脉用药的调配

（一）危害药物的定义与品种

危害药物是指能产生职业暴露危险或者危害的药品，即具有遗传毒性、致癌性、致畸性，或对生育有损害作用以及在低剂量下可产生严重的器官或其他方面毒性的药品，主要包括肿瘤化疗药品和细胞毒性药品。

这些药物在临床静脉用药中占相当大的比例，同时危害药物的调配对于人员、环境、设备、工作程序和废弃物的处理等方面都有着特殊要求。在普通环境中调配危害药物，不但存在污染的危险，更为严重的是在调配过程中药物的任何微小散出都将给环境和医护人员的身体造成危害，包括细菌耐药突变与致癌因素污染。因此，人们把抗微生物、抗寄生虫药物也纳入危害药物管理，需在独立的排风系统及负压状态下进行调配，以保证向患者提供标准化、高质量的最终产品并且降低治疗成本和医务人员的职业风险。由于肿瘤化疗药品几乎都是细胞毒性药物，在调配过程中可能存在更大的潜在危害，因此，对这类药物的调配和处理有严格的要求。

（二）肿瘤化疗药品的调配

1. 调配前准备工作

（1）首先药学专业技术人员应穿上长袖且有弹性收口的反背保护衣，戴无粉末的一次性乳胶手套，手套应使用两副，一副戴于反背衣收口下面（内手套），另一副戴于收口上面（外手套），保证没有手臂或腕部皮肤暴露在外。当外手套遭到污染时应立即更换；若手套被刺破或有大片污染时，则内、外两副手套均应更换。其他还有呼吸系统、眼睛、面部的保护器材。

（2）在开始调配前先用无菌纱布擦拭生物安全柜的台面和四壁，用过的纱布与其他生物危害性废弃物一起处理。将一张一面吸水、一面防水的垫布置于生物安全柜内的工作台面上，该垫布在遭到溅洒污染或调配工作完成后立即丢弃。

（3）严格固定针筒上可活动部件，防止针栓等部件与针筒分离；针筒中的液体不能超过针筒长度的3/4，防止针栓从针筒中意外滑落；在调配肿瘤化疗药品过程中应避免使用中的针筒和针头发生挤压、敲打、滑落，以及在丢弃针筒时无需将针头套上而应立即丢入防刺容器中再处置，这样可以防止药物液滴的产生并防止技术人员被针头刺伤；应将污染的器材丢置入放于生物安全柜内的一次性防刺容器中。

2. 在生物安全柜中调配药物
按照肿瘤化疗药品的调配标准操作规程进行加药混合，避免药物溢出在空气中引发播散和雾化。所有盛装肿瘤化疗药品的容器都必须加贴具有警告性语言的标签，例如："警告！肿瘤化疗药品，小心轻放！"容器的外表面应当用织物擦过以去除可能的污染，内表面必须用酒精擦拭，容器最好使用适当的封口。调配好的药物应当及时放入封闭的塑料口袋之中（此过程最好在控制区内完成），再送至用药的地点。

3. 生物安全柜的清洁

（1）污染的物品必须放置在位于生物安全柜内的防漏、防刺容器内。

（2）个人防护器材脱卸后放置在位于准备区域内的防漏、防刺容器内，操作人员不得将个人防护器材穿戴出准备区域。

（三）肿瘤化疗药品污染和废弃物的处置

1. 制订防范和应急预案
在肿瘤化疗药品的调配过程中，所有物品均应小心轻放、有序处理，尽量避免溅洒或溢出的发生。但意外的发生并不能够做到绝对避免。因此，做好防范和应急工作是必需的，必须制订处理药液溅出的预案。

2. 肿瘤化疗药品污染的处理原则

（1）在肿瘤化疗药品制备和储存的区域应具备处理溢出的工具，相关人员必须熟悉其使用方法。

（2）在肿瘤化疗药品的调配过程中，可用无菌塑料布包裹的吸水力强的薄布片来吸收少量的溢出物。

（3）较严重的溢出除吸除并擦拭外，还应用强碱来清洗擦拭。

（4）所有被溅出物污染的物料和废弃物必须按照相关的规范处理方法来处理。

（5）被溅出药物污染的人员必须脱去被污染的衣服，受到污染的部位必须用肥皂清洗或用水冲刷。若有针刺伤则应保持镇静，去除手套，立即从近心端向远心端挤出伤口血液，然后用清水冲洗至少3分钟，再用肥皂水清洗，局部用氢化可的松乳剂涂擦，最后可加以冰袋冷敷。

3. 肿瘤化疗药品废弃物的处理

（1）废弃针头等尖锐废弃物应放在防穿孔的容器中，处理中应防止被刺伤。

（2）肿瘤化疗药品废弃物必须放在合适的袋中并封口，保证不发生泄漏。

（3）所有肿瘤化疗药品废弃物的容器必须有明显标识。

五、肠外营养液的调配

（一）肠外营养药物概述

1. 肠外营养药物的定义　肠外营养药物（total parenteral nutrition，TPN）是将机体所需的营养素按一定的比例和速度以静脉滴注方式直接输入体内的注射剂，它能供给患者足够的能量，合成人体所必需的氨基酸、脂肪酸、维生素、电解质和微量元素，使患者在不能进食或高代谢的情况下，仍可维持良好的营养状况，增进自身免疫能力，促进伤口愈合，帮助机体渡过危险的病程。TPN 是微生物的良好营养剂，故其混合调配必须遵照一定的规程，并严格遵循无菌操作的要求。如在一般环境中调配肠外营养液则极易遭到污染，输入人体后将引起感染，后果严重，故需在无菌条件下配制。

2. 肠外营养药物的成分　肠外营养药物的成分主要包括碳水化合物、氨基酸、脂肪酸、维生素、电解质（盐类）、微量元素和 2000 ~ 2500ml 水分等。

3. 肠外营养药物的优点　肠外营养药物中的各种营养成分同时均匀输入，有利于机体更好地代谢、利用，避免了采用传统多瓶输注时出现的"在某段时间中，某种营养剂输入较多，而另一种（些）营养剂输入较少甚至未输入"的不均匀输入现象。一次性使用静脉营养输液袋（简称"三升袋"）在大气挤压下随着液体的排空逐渐闭合，避免空气进入袋内而降低气栓发生风险，同时减少营养液的污染机会。

（二）肠外营养药物的调配

1. 肠外营养药物调配的质量要求

（1）pH　pH 应调整在人体血液缓冲能力范围内。健康人血液的 pH 维持在 7.34 ~ 7.45，平时只有极微小的改变。

（2）渗透压　血浆渗透压一般为 280 ~ 320mmol/L，与 0.9% NaCl 溶液的渗透压相当。

（3）无菌　无致热原。

（4）微粒异物　不能超过规定，目前各国药典中规定的微粒最大应不超过 $10\mu m$。

（5）无致敏性　对于某些输液如水解蛋白，要求不能含有引起过敏反应的异源性蛋白。

2. 肠外营养药物的调配　调配前将所用物品准备齐全，避免因多次走动而增加污染的机会。用 75% 乙醇擦拭层流台表面及输液瓶。严格检查三升袋的有效期，其外包袋、输液袋、输液管道是否密闭，有无破损。按照药品调配的标准操作规程顺序混合加药，配好的 TPN 口袋上应加贴注明病区、床号、姓名及调配时间的标签。成品审核药师应仔细检查有无发黄、变色或出现浑浊、沉淀等现象，如有则须丢弃。核对结束后，立刻将三升袋包装后交给病区，如果不马上使用，则应放入冰箱中冷藏保存。

六、静脉用药集中调配工作的管理

（一）静脉用药集中调配中心的人员基本要求

1. 静脉用药集中调配中心（室）负责人　应当具有药学专业本科以上学历，并已达到本专业中级以上专业技术职务任职资格，有较丰富的实际工作经验，责任心强，有一定管理能力。

2. 负责静脉用药医嘱或处方适宜性审核的人员　应当具有药学专业本科以上学历、5 年以上临床用药或调剂工作经验、药师以上专业技术职务任职资格。

3. 负责摆药、加药混合调配、成品输液核对的人员　应当具有药士以上专业技术职务任职资格。

4. 从事静脉用药集中调配工作的药学专业技术人员　应当接受岗位专业知识培训并经考核合格，并需定期接受药学专业继续教育。

5. 与静脉用药集中调配工作相关的人员　每年至少进行一次健康检查，建立健康档案。对患有传染病或者其他可能污染药品的疾病，或患有精神病等其他不宜从事药品调剂工作的人员，应当调离工作岗位。

（二）静脉用药集中调配中心的管理

医疗机构应当制定相关规章制度，对静脉用药集中调配的全过程进行规范化质量管理。

1. 静脉用药集中调配中心规章制度基本要求

（1）静脉用药集中调配中心（室）应当建立并健全各项管理制度、人员岗位职责和标准操作规程。

（2）静脉用药集中调配中心（室）应当建立相关文书保管制度：自检、抽检及监督检查管理记录；处方医师与静脉用药集中调配相关药学专业技术人员签名记录文件；调配、质量管理的相关制度与记录文件。

（3）建立药品、医用耗材和物料的领取与验收、储存与养护、按用药医嘱摆发药品和药品报损等管理制度，定期检查落实情况。

总之，在静脉用药集中调配的每一个环节中都要建立健全的规章制度，每一个岗位都要有明确的岗位职责，所有的工作都要严格按照标准的规范与流程来完成，只有这样才能确保静脉用药的安全性。

2. 静脉用药集中调配所需药品、物料的要求和领用管理　静脉用药集中调配所需药品与物料领用、保管与养护应当有专人负责。

（1）药品的请领　静脉用药集中调配中心（室）药品的请领应当根据每日消耗量，填写药品请领单，定期向药库请领，药品请领单应当有负责人或指定人员签名；所需的药品一律由药学部门药品科（库）统一采购供应。

（2）药品的验收　负责二级药库管理的药师应当依据药品质量标准、请领单、发药凭证与实物逐项核对，核对合格后，分类放置于相应的固定货位，并在发药凭证上签名。

（3）药品的储存管理与养护　药库应当干净、整齐，地面平整、干燥，符合防火安全要求；药品储存应当按"分区分类、货位编号"的方法进行定位存放，对高警示药品应设置显著的警示标志；药库具备确保药品与物料储存要求的温度与湿度条件，库房相对湿度40% ~65%；药品堆码与散热或者供暖设施的间距不小于30cm，距离墙壁间距不小于20cm，距离房顶及地面间距不小于10cm；规范药品堆码和搬运操作，遵守药品外包装图示标志的要求，不得倒置存放；每种药品应当按批号及有效期远近依次或分开堆码并有明显标志，遵循"先产先用""先进先用""近期先用"和按批号发药使用的原则；对不合格药品的确认、报损、销毁等应当有规范的制度和记录。静脉用药集中调配中心（室）所用药品应当做到每月清点、账物相符，如有不符应当及时查明原因。注射器和注射针头等物料的领用、管理应当按相应规范的有关规定并参照"药品请领、验收管理办法"实施，并应当与药品分开存放。

目标检测

答案解析

一、A 型选择题

1. 调配过程中，输液出现异常或对药品配伍、操作程序有疑点时应当（ ）

　　A. 继续调配

　　B. 停止调配，不查找原因，不报告

　　C. 停止调配，自行处理

　　D. 不与处方医师协商，自行调整用药医嘱

　　E. 停止调配，报告当班负责药师查明原因，或与处方医师协商调整用药医嘱

2. 抗生素类和危害药品静脉用药应在以下条件下配置（ ）

　　A. 百级生物安全柜中　　　　　　　　　　B. 百级水平层流洁净台上

　　C. 万级生物安全柜中　　　　　　　　　　D. 万级水平层流洁净台上

　　E. 十万级水平层流洁净台上

3. 肠外营养液和普通输液应在以下条件下配置（ ）

　　A. 百级生物安全柜中　　　　　　　　　　B. 百级水平层流洁净台上

　　C. 万级生物安全柜中　　　　　　　　　　D. 万级水平层流洁净台上

　　E. 十万级水平层流洁净台上

4. 洁净区清洁消毒应当（ ）

　　A. 每周 1 次　　　　　B. 每 3 天 1 次　　　　C. 每 2 天 1 次

　　D. 每天 1 次　　　　　E. 每月 1 次

5. 静脉用药调配中心调配加药人员应该是（ ）

　　A. 接受岗位专业知识培训并经考核合格的药学专业技术人员

　　B. 药学专业实习人员

　　C. 药学专业毕业工作人员

　　D. 专业护理人员

　　E. 所有药学专业人员

二、X 型选择题

6. 静脉用药集中调配中心的工作流程中包括（ ）

　　A. 临床医师开具静脉输液治疗处方或用药医嘱

　　B. 药师审核

　　C. 打印标签、贴签

D. 摆药、核对

E. 混合调配、输液成品核对

书网融合……

知识回顾　　微课　　习题

（黄　娇）

学习引导

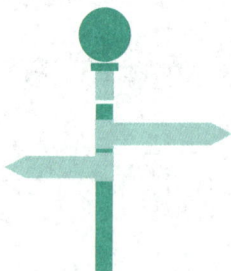

即使是水果、蔬菜，也要像一幅静物写生画那样艺术地排列，因为商品的美感能激发顾客的购买欲望。药品作为特殊的商品，有商品陈列要求的普遍共性，也有药品经营质量管理规范（简称 GSP）的特殊要求。陈列是视觉传达的一种形式，是一种无声的销售语言。社会药房的药品应如何陈列呢？

本项目主要介绍社会药房的药品陈列的目的、基本要求、基本原则、基本技巧及陈列流程，药品分类方法。

学习目标

1. **掌握** 药品陈列的基本原则和技巧。
2. **熟悉** 药品陈列的基本要求及流程。
3. **了解** 药品陈列的目的；药品分类方法。

陈列，就是将商品按照一定的规律和审美要求进行摆放，在摆放的过程中强调色彩、款式、大小、系列的搭配，吸引顾客注意，引发消费欲望，产生购买冲动，达到增长销售、提升业绩的目的。药店药品的良好陈列有利于提升药店整体形象，通过有效地利用资源，将药品合理地摆放与展示，创造理想的购药空间，最大限度地方便顾客购买，从而使药店效益最大化。

一、货位布局

影响商品销售的重要因素之一就是商品货位布局，合理的货位布局可促使消费者购买更多的商品。

1. 货位布局的原则

（1）符合 GSP 要求　药品作为特殊的商品，在使用过程中首先考虑其安全性。为了保障广大群众的生命安全，我国制定了有关药品经营的法律法规。根据 GSP 的要求，药店经营规模的大小不同，对于营业场所的面积要求也不相同，因此药店的面积分配格局首先要符合各自企业经营面积的规定。然后，经营者再根据自身实际需要进行选择和设计。

（2）合理性　店内的布局要先将营业场所合理分割。营业场所内的售货区、存货区、店员活动区、顾客流动区应该有一个合理的分配。在科学、合理的前提下尽量扩大药店的售货区，压缩非营业区。

（3）经济性　药店要合理的进行物流管理，以求减少储运费用成本。营业区内通常使用一些较大型、不常移动的设施和设备，如货架、柜台、收银台等，要充分利用空间，提高工作效率。

（4）新颖性　根据顾客购买习惯，药店内的店堂布局并不是固定不变的，尤其是社区药店，通常根据季节变化、节日活动、经营范围和商品结构的变化等因素进行适当的调整。要常换常新，力求永远给人"眼前一亮"的新颖感觉。

2. 货位布局的类型和优点

（1）格子式布局 这是传统的药店布局形式。格子式布局是药店陈列货架与顾客通道均呈长方形分段安排，而且主通道与辅助通道宽度各保持一致，所有药店货架相互呈并行或直角排列。格子式布局也有两种情况，一种是开放型布局，店员与顾客的空间是混合在一起的；一种是半封闭型布局，店员站在货架与柜台之间，营业场所四周属于封闭型，店堂中间采取开放型布局——一般把处方药陈列于封闭型货架内，非处方药、保健食品等陈列于开放型货架上。

优点：①创造一个严肃而有效率的气氛。②走道宽度依据客流量需要而设计，可以充分利用卖场空间。③由于药店商品货架的规范化安置，顾客可轻易识别商品类别及分布特点，便于选购。④易于采用标准化货架，可节省成本。⑤有利于店员与顾客的愉快合作，简化药店商品管理及安全保卫工作。

（2）岛屿式布局 药店货架岛屿式布局摆放是在营业场所中间布置成各不相连的岛屿形式，在岛屿中间设置货架陈列药店商品。这种形式一般用于药店超市或专卖店，主要陈列体积较小的商品，有时也作为格子式布局的补充。

优点：①可充分利用营业面积，在消费者畅通的情况下，利用建筑物特点布置更多的药店商品货架。②采取不同形状的岛屿设计，可以装饰和美化营业场所。③环境富于变化，使消费者增加购物的兴趣。④满足消费者对某一品牌商品的全方位需求，对品牌供应商具有较强的吸引力。

（3）自由流动式布局 药店货架自由流动式摆放是以方便顾客为出发点，其试图把药店货架摆放商品最大限度地展现在顾客面前。

优点：①药店货位布局十分灵活，顾客可以随意穿行各个货架或陈列台。②卖场气氛较为融洽，可激发顾客的购买欲望。③便于顾客自由浏览，不会产生急迫感。

3. 货架与柜台的类型

（1）设计货架与柜台的规格和构造形式时要讲究实用、灵便、牢固，便于陈列操作和利于顾客参观，又要符合各类药品的不同要求。有些药店的货架可分为两层，上层用于陈列药品，下层用于储备药品。陈列药品的货架规格：长度110~140cm，宽度60~100cm，高度不超过2.0m。一般有以下几种形式的货架：①方形货架，为最常用货架，便于陈列摆放药品，但方形货架会让人觉得呆板、单调，因此可以适当增添线条变化，使货架表现出曲线美感。②三角形货架，适宜放在角落，可以节约药店空间；把三角形货架排成圆形、半圆形或马蹄形布局，可以美化药店。③半圆形货架，可以充分展示药品，能使顾客一目了然地观看到药品的全貌，并充分利用营业面积。

（2）柜台式货架是利用柜面和柜内陈列药品的方式，通常处方药中的西药、中成药以及贵重药品选择此种方式。一般由饰柜柜台、后面的货柜和二者之间构成的店员走道组成。一般饰柜柜台高85cm、宽60cm，主要摆放处方药和贵重药品等。货柜高度不超过240cm、深度30~35cm，主要摆放储备药品。

（3）药斗式货柜是存放中药材和中药饮片的方式。编排药斗要根据药物使用的频率和药物的性质来确定。尽量做到便于记忆、便于调配、便于统计盘点和补充药材。还需要注意以下几点：①配伍禁忌的药物，"十八反""十九畏"的药物不能放入同一斗内或上下相邻斗，以免抓错药。②对功效各异而性状相似的药物，不能装入同一斗内。③对有恶劣气味的药物，不能与其他药物混装入同一斗内。

4. 营业面积与通道的关系
药店布局中有一条很重要的原则就是有效利用空间，合理设计通道；

但是有的经营者不考虑顾客在购物时的感受，将货架间的通道设计得很窄小，甚至影响通行。通道分为主通道和辅助通道，主通道是货架摆放的重要参照物，先沿着主通道靠墙摆放一圈货柜或背柜，然后进行岛屿式布局货架；主通道之外的通道全是辅助通道。对于顾客通道的要求是两人能够比较舒适地并排走过，其货架或货柜间的通道宽度至少保持在80~90cm，而"150cm"左右是顾客通道的最佳宽度；店员通道，尤其是墙壁与柜台间距至少应有50cm。

二、药品陈列的目的、基本原则和要求

（一）药品陈列的目的

1. 建立和提升药店品牌形象 通过规范化的陈列，如鲜明的标识和品牌形象、丰富多样的商品种类、明显顺畅的购物动线、与顾客关注点相呼应的商品布局等，可以给顾客留下专业的形象，在营造愉悦的消费体验的同时，强化顾客头脑中对品牌形象的记忆。让"陈列"除了告知销售信息外，还传递企业特有的品牌文化，赢得忠实的顾客群。

2. 塑造良好的价格形象 商品陈列其实是在用"商品"说话，吸引顾客注意。随着消费者对药品认知程度的不断加深，药店陈列要做到让品牌产品价格"看得见"。曾有调查显示，在中国的零售市场上价格是影响消费者对商店整体印象的重要因素；顾客进店，眼前所见商品的价格是其对门店做出价格形象判断的直接因素。药店可通过优秀的陈列，营造良好的价格形象；借助合理的货位布局，提升顾客的认同感。

3. 促进店员关联销售 药店关联陈列，既可让顾客在购药时注意到相关的商品，又能提醒店员向有潜在需求的顾客进行推荐，提升门店业绩。另外，门店在操作各类促销活动、主推商品时，其特殊陈列或POP（point of purchase advertising）海报及爆炸贴的应用，也对店员起到明显的销售提醒作用。

4. 诱导顾客购买欲望 药店为追求药品利润最大化，会把昂贵或利润较高的药品摆放在明显位置，把低价格或低毛利药品陈列在下层货架，从而对顾客产生诱导行为。

药品陈列虽有助于提高销售业绩，但并非唯一的决定要素。尤其是在竞争日益激烈的药品销售市场中，在做好药品陈列的同时，还要提高药店专业化服务水平，如用药咨询、售后服务等。美观舒适的环境、调理清晰的陈列、专业便捷的服务，是现代药房需要具备的必要条件。

（二）药品陈列的基本知识

1. 陈列点 即陈列的位置，又称陈列位。只有将药品以适当的形式陈列在适当的位置才能最大限度增加销量、提高品牌形象。相关资料研究表明，人们的购买行为习惯和对事物的认知有一定的普遍规律。如90%的人不喜欢走很多路或回头路去购买所需产品；人们不喜欢去黑暗、嘈杂、不干净的地方购物；人们不愿意垫脚、蹲下去选购产品；人们看东西时喜欢平视而不喜欢仰视或俯视，看东西的时间小于0.3秒是不能留下任何印象的；直行时视线喜欢倾向右边。

对于传统非开放型布局的药店来说，较好的陈列点有几个：①店员常停留的位置，其后面货架视线水平与肩齐高、前面柜台小腿高度（距地面60cm）以上的位置。②消费者进入门店第一眼看到的正对门口的位置。③门店中不阻挡视线的位置。④光线充足的位置，比如橱窗、光源附近等。⑤同类药品中间的位置。⑥靠近玻璃柜台较近的位置。⑦品牌药品旁边的位置。⑧顾客经常经过的交通要道。

对于开放型布局的药店来说，一般中等身材的顾客主动注视并伸手可及的范围即为有效陈列点，也就

是从地面开始60～180cm的距离；其中最容易注视的范围是80～120cm，称为黄金地带。低于60cm或高于180cm都是顾客不易注视或接触的范围，60cm以下区域常陈列购买频率极低的药品或作为库存空间。

选择陈列点时，除了以上位置，还要注意保持药店陈列区域划分相对稳定，便于顾客再次购买。

2. 陈列线　就是药品实物陈列和POP药盒陈列要形成一种线性关系，既有连续性，可以引导顾客购买的行为；同时尽量做到POP药盒陈列和药品实物尽量接近，方便顾客的购买。

3. 陈列面　就是指面向消费者的药品的单侧外包装面，销售数量可以随着陈列面增加而增大。一般来讲，在药店中最能吸引顾客目光的，一定是陈列面积大的产品，即那些知名品牌。曾有数据统计，当一种药品陈列面增加3倍，销量可以增高30%；陈列面增加5倍，销量可以增高100%。

成功的陈列面要具备以下特点：①占据药店内的最容易吸引顾客的位置，药品外包装的正面向外，确保顾客对药品商标、品牌、品名留下印象。②采用堆箱式的陈列较为稳固，不易翻倒，确保安全。③多数产品集中排列。④同一药店至少有3个以上的陈列面。⑤陈列面多的可以适当留1～2个缺口，给人以药品正在热卖中的感觉。

（三）药品陈列的基本原则

1. 符合GSP陈列规定原则　这是一个最基本的要求。依据GSP规定，药品陈列要求按照剂型、用途及储存要求分类陈列，做到"四分开"——药品与非药品，处方药与非处方药，口服药与外用药，中药饮片、易串味药品与其他药品分开；对温度有特殊要求的需要专柜保存，拆零药品集中放于拆零专柜并需保留原包装；对有单独陈列要求的商品，如含麻黄碱制剂、生物制品等应遵循药监部门的要求，设立专柜专区，单独特殊陈列。

知识链接

《药品经营质量管理规范》节选

第三章　药品零售的质量管理

第六节　陈列与储存

第一百六十一条　药品的陈列应当符合以下要求：

（一）按剂型、用途以及储存要求分类陈列，并设置醒目标志，类别标签字迹清晰、放置准确。

（二）药品放置于货架（柜），摆放整齐有序，避免阳光直射。

（三）处方药、非处方药分区陈列，并有处方药、非处方药专用标识。

（四）处方药不得采用开架自选的方式陈列和销售。

（五）外用药与其他药品分开摆放。

（六）拆零销售的药品集中存放于拆零专柜或者专区。

（七）第二类精神药品、毒性中药品种和罂粟壳不得陈列。

（八）冷藏药品放置在冷藏设备中，按规定对温度进行监测和记录，并保证存放温度符合要求。

（九）中药饮片柜斗谱的书写应当正名正字；装斗前应当复核，防止错斗、串斗；应当定期清斗，防止饮片生虫、发霉、变质；不同批号的饮片装斗前应当清斗并记录。

（十）经营非药品商品应当设置专区，与药品区域明显隔离，并有醒目标志。

---

2. 易见、易取原则　①易见，是使药品陈列让顾客容易看见，能从多角度、多方位看清楚所陈列

的药品。通常，以水平视线下方20°为中心，这个位置的上10°与下20°之间的范围是人们最容易看见的区域。药品陈列时，注意药品应以外包装的正面朝向顾客，药品之间不能相互遮挡视线；放在货架最底层的药品要倾斜陈列或前进陈列，因为底层位置不易看见；中包装药品上架前必须全部打码，整箱药品不要上货架。对门店主推的药品要重点突出陈列，应将其陈列在顾客最容易看到的位置，如黄金位置、端架、堆头等。②易取，即药品陈列让顾客容易拿到、容易挑选，因此药品陈列要讲究合理的高度与距离。合适的位置有利于取也利于放；太高的位置，顾客不但不方便拿取，而且就算取到了，如果不中意又不方便放回去，反而影响药品陈列的美观。

3. 丰满陈列原则　"横看一条线，前后一般齐，货品全上架，货满客自提"，即药品陈列应品种丰富、数量充沛。它是通过视觉上的量感和新鲜度来吸引顾客。这就是常说的"货卖堆山"，即货品堆码越多，挑选的余地就越大，越能刺激顾客的购买欲。因此，在药品的销售过程中，要注意"勤清货，勤上货"，避免出现脱销的局面。

4. "先进先出、先产先出、近期先出"原则　只有在有效期范围内的药品才能保证其安全性和有效性，药店必须保证所销售给顾客的药品是在有效期范围以内的。顾客在选购时，通常习惯于挑选摆在货架最前面的药品。因此，药品陈列要按药品的生产批号、生产日期、来货日期先后进行合理摆放，先生产的药品或近效期的药品应陈列在层板最前端，以利于先销售，在销售中及时依次向前移动补缺；必要时，将近效期的药品销售之后再将有效期长的药品陈列上货架，以最大限度减少药店不必要的经济损失。

5. 关联性原则　关联性陈列的通常是种类不同但是效用方面互相协同补充的药品。根据联合用药的特点及顾客的购买习惯，尤其是自选区（非处方药区和非药品区）非常注重药品之间的关联性陈列，如抗感冒药常与清热解毒抗炎药或止咳药相邻、利尿剂与抗炎药相邻、维生素类药和钙制剂相邻等。关联性陈列有利于提高店面陈列的灵活性，利于产生联带销售。

6. 同一品牌垂直陈列原则　垂直陈列是指将同一品牌的药品，沿着从上至下的垂直方向陈列在不同高度的货架层位上。相比于横式陈列，它存在着自己的优势：一方面，顾客在挑选药品时视线的上下移动比横向移动方便，结合顾客购买时的这一观看习惯，垂直陈列既能满足顾客观看的方便性，又达到促销的效果；另一方面，摆在不同高度货架上的药品有不同的销售效果，采用垂直陈列可使不同药品平等享受到货架高度不同的促销效果，不至于某药品占据好的层位销量就很好，而其他药品在比较差的层位销量又很差。

对于销量大或包装大的药品可以采用从最上一层到最下一层全部垂直陈列，或者是采取部分垂直陈列的主辅结合陈列原则。

7. 主辅结合陈列原则　药店根据周转率和毛利率的高低可将药品划分为四类：第一类为高周转率、高毛利率的药品，即主力药品，需要在药店里很显眼的位置进行量感陈列；第二类是高周转率、低毛利率的药品；第三类是低周转率、高毛利率的药品；第四类是低周转率、低毛利率的药品，这类药品一般放置在顾客易忽略的位置。主辅结合陈列的目的在于利用高周转率的药品来促进低周转率药品的销售。以某些厂家生产的"复方氨酚烷胺片"为例，由于宣传力度大，顾客熟悉，购买率高；但由于药品零售价格竞争激烈，使这类药品的毛利非常低，因此采用引进同类药品来增加卖场销售额。将同类药品与高周转率的药品相邻陈列，但陈列面要大于高周转率的药品；在高周转率药品的带动下，店员推销药品时，不但有主攻方向，又能增加销售。

8. 季节性陈列原则　在不同的季节将应季商品（药品）陈列在醒目的位置（端架或堆头陈列），其商品陈列面较大，并悬挂 POP 海报，吸引顾客，促进销售。

9. 营造卖场活性化原则　保持药店通透性，做到光线明亮。药店结合季节和商圈情况播放音乐，营造购物气氛。药店应进行必要的装饰点缀，使色彩协调，形成良好的视觉冲击。卖场进行必要的 POP 海报、爆炸贴、插牌等的书写、粘贴、悬挂及宣传，吸引顾客注意力。

岗位情景模拟

　　情景描述　张大爷经营药店已有许多年，如今年纪大后将门店转交给儿子张先生来管理，张先生接手后对门店进行了一次大装修，装修完成后对药品重新摆设陈列时，与药师发生了争执。张先生希望药品陈列要以美观大方为主，而药师执意要坚持原来的陈列方式，于是门店陈列工作很难继续往下展开。

　　讨　　论　门店药品陈列的基本原则是什么？

答案解析

（四）药品陈列的基本要求

1. 药品应按剂型、用途、储存要求以及 GSP 的规定分类陈列和储存。除基本陈列位置的商品陈列外，对于一些特色商品，如季节性商品、促销活动商品、新特商品等，在符合 GSP 规定的前提下，应尽可能地增加端架或花车的主题陈列，以营造较好的门店营销氛围。

2. 能竖立陈列的商品应尽量实现竖立陈列，除能增大陈列视线面积、提升产品的关注度以外，对糖浆、口服液等剂型的药品能避免长期倒放产生的商品损耗。一般来说，商品陈列应依据顾客的动线方向，依次陈列低价位、中价位、高价位的商品。特别是在顾客进入的方向陈列低价位的商品，有利于门店低价形象的形成。

3. 层板摆放应根据药品形状、体积、剂型而采取平放、斜放等方式，以达到最佳的展示效果。陈列时应兼顾安全性和展示性。一般来说，上层适合陈列较轻、体积不大的商品，如片剂、胶囊剂、外用软膏等；中层适合较轻、体积稍大的商品，如颗粒剂、口服液、罐装冲剂、大规格商品等；下层适合较重、体积大和易碎的商品，如糖浆剂、较大的礼盒以及用陈列筐盛装的低价小商品、外用洗液等。

4. 容易被盗的贵重商品应采用闭柜陈列和专人管理，并每日进行交接。过期及破损等不合格药品禁止出现在货架上。

5. 用于陈列指引的标识牌、分类牌、价格牌等要求清晰、整洁，无脱落、无破损、无褪色、无污损。药品货柜、货架及服务设施要整洁，地面无杂物。货架上不要出现与销售无关的物品如抹布、个人饮水杯、提包等。

6. 特殊管理药品应专柜加锁保管，专人负责，并做好进、销、存等相关记录。

即学即练

答案解析

以下药店柜台的药品陈列，不符合基本原则与要求的是（　　）

A. 维生素 B 片、高锰酸钾粉　　　　　　B. 四磨汤口服液、护肝片

C. 藿香正气滴丸、十滴水　　　　　　　D. 舒腹贴膏、风油精

E. 罗红霉素片、利巴韦林颗粒

三、药品陈列的流程、方法和技巧

有效的药品陈列方式，可以诱导顾客的购买欲望和动机。为了满足顾客的购买心理，门店采取不同方法与技巧进行药品的陈列，促进药品的销售。

（一）药品陈列的流程

药品陈列流程虽然简单，但是需要店员具备细致与耐心的工作态度。店员在接收经过验收合格的药品后，首先将货架清洁干净，接着将药品按生产批号的先后，一盒一盒地摆放到货架上，最后整理好标价牌。

知识链接

陈列实际操作顺口溜

1. 陈列4个要点　能竖不躺上下齐，左大右小高到低，正面朝外勿倒置，商品标签要对齐。

2. 陈列7条直线　层板摆放1条线，端头高度1条线，地堆4角1条线，纸箱开口1条线，前置陈列1条线，上下垂直1条线，排列方向1条线。

（二）药品陈列的方法

门店结合自身的条件，采用有效的陈列方式，不但有利于自身的管理，而且具有促进销售的作用。常用的陈列方法如下。

1. 集中陈列法　集中陈列是药品陈列中最常用的一种方法，它是按照药品规格大小、价格高低、等级优劣、花色繁简、使用对象、使用价值的关联性、品牌与产地等排序标准进行集中的陈列。高周转率的药品较适合这种方法。采用集中陈列药品时，需要注意的事项：①药品类型一般为妇科用药、儿童用药、老年用药等；②规格要由大到小，价格和等级由低到高，花色由简到繁、由素到艳；③高周转率的药品要安排在好的位置，即指货架的"中上段"，也就是与顾客的视线高度相平齐的地方（最不利的位置是从人的膝盖高度到地面的位置，即货架的"下段"）。

2. 突出陈列法　突出陈列法是指将不同厂家、不同价格的同一品种的药品陈列在一起，其中要重点突出某一种或某几种药品，其他药品主要起辅助性作用。重点突出陈列的药品主要是药店的主力药品、流行性药品、季节性药品、反映药店经营特色的药品、名贵药品等。需要特别突出的药品应留出较大空间进行陈列，并且位置较显眼，同时利用其他手段来渲染和烘托气氛。另外，利用特殊位置来进行陈列，也是突出陈列的另一种方式，比如创可贴、风油精、润喉片等日用小药品可陈列于货架侧面、收银台等；这些特殊位置的陈列，主要用以活跃店内陈列气氛，吸引顾客，但须切记过多的特殊陈列，以免形成障碍，影响顾客的视野和行动路线。可见，突出陈列是一种将单调转化成丰富的陈列方式，其目的就是诱导或招揽顾客到突出陈列的位置；如促销中的药品、廉价药品等利用突出陈列的方式，能够引起顾客的特别注意，提高其周转率。

3. 量感陈列法　量感陈列通过"数量庞大""便宜""丰富"的视觉感和信号来刺激顾客购买的冲动，常应用于堆头陈列、多排面陈列与岛屿式陈列中。量感陈列有规则陈列和不规则陈列两种。规则陈列是将药品整整齐齐地堆放成一定的立体造型，药品排列井然有序；不规则陈列是将药品随意放置于篮子、盘子等容器中，不要求摆设药品的整齐有序，给顾客一种便宜、随意的现场，使顾客在亲切感的鼓舞下触摸挑选药品。采用量感陈列的药品，在卖场的数量不足时，可在适当位置用空的包装盒"做文章"，设法丰富陈列量。量感陈列适用于高毛利率、重点推荐、季节性或近效期药品。

4. 定位陈列法 定位陈列法是给药店内的一些药品确定位置后，在较长的一段时间内不会发生位置变化的一种陈列方法。定位陈列通常会形成常规性的陈列状态，药品一经确定，所陈列的位置及陈列的样式就相对固定。经常运用于专柜陈列或主题陈列。

（1）专柜陈列 即一个货柜上全部陈列同一厂家或同一系列的商品。比如按功能设立，即将具有相同或相关联功能的药品陈列在同一专柜，如男性专柜、减肥专柜、糖尿病药物专柜等。专柜陈列的形象、色调需与药房整体布局一致。

（2）主题陈列 是给药品陈列设置一个有主题的陈列方式，可以依据季节或特殊节日的要求而更换主题，如"抗击流感"和"清热解暑"等。将作用相关联的药品陈列在一起，主要是利用主题特征，促进联带销售。

（三）药品陈列的技巧

陈列是终端卖场最具实效的营销手段之一，合理有效的陈列方式，将会刺激顾客的购买欲。门店药品的陈列技巧如下。

1. 运用磁石理论，突显生动陈列 在药店卖场中，最能吸引顾客注意力的地方通常拥有较高的客流量，形成一个完整的磁场。一般药店卖场中有四个磁石点：第一磁石点为药店主通道两侧地方，此处以陈列价值较高的品牌药品为宜；第二磁石点位于主通道尽端，通常处于药店最里面位置，适宜陈列新品种，满足顾客追求新奇商品的欲望；第三磁石点位于药店出口位置，是最吸引顾客的地方，宜陈列利润高、销售量大的药品；第四磁石点分布在药店辅助通道两侧，一般陈列较常规的非处方药、保健品等。

2. 突出展示重点，抓住顾客心理 很多疾病的发生与发展归根于大自然的变化。药店可根据时令季节挑选重点商品，采用量感陈列法，配以灯光、色彩、POP 海报等突显重点商品，才能抓住顾客的需求，从而促进销售。

POP 广告是指卖点广告，素有药店"无声促销员"的美誉。门店的橱窗里、走道旁、货架、柜台、墙面甚至是天花板上，可以设计各种以海报、吊旗、挂旗、挂牌等形式出现的 POP 广告物。POP 广告不但可以传递信息、促进销售，而且可以美化陈列、塑造形象等。

3. 实行品类管理，提升品牌形象 按品类管理陈列的药店，可以使药店看起来更规范、更系统、更合理化，不仅显示了药店的专业化水平，还能树立药店的品牌形象。

4. 工具配合陈列，增强视觉效果 利用辅助工具配合陈列，可以增强药品陈列的视觉效果。药店陈列常用的辅助工具有：海报、橱窗、展架、购物篮、移动堆头架、灯箱、立体广告等。

5. 集中关联药品，增强关联销售 关联药品集中陈列，可以增强关联销售效果，使顾客能一目了然地发现药品，从而吸引顾客的注意力，激发起购买欲望；同时也可增加店员向顾客推荐药品的机会，利用畅销药品带动滞销药品的销售，拉动药店整体销售，提高营业额。

6. 利用黄金地带，提高销售利润 在开放型货位布局的销售现场，普通身高的顾客主动注视和伸手可及的范围是自地板往上的 60～80cm 高度，称为药品的有效陈列范围。很多时候也可以把货架分为上、中、下三段来陈列药品。上段属于感觉性陈列，陈列"希望顾客注意"和有意培养的药品；中段陈列主推的药品，其价格适中、销量稳定，注意同一排货架上功能相似药品的价格跨度不能太大；下段陈列高周转率、体积大、需求弹性低或滞销的产品。

目标检测

答案解析

一. A 型选择题

1. 以下哪项不属于陈列的最终目的（　　）

    A. 为了最大限度地方便消费者购买药品

    B. 刺激销售和提高营业额度

    C. 充分利用门店条件，合理规划门店的总体布局

    D. 创造一个采购药品的良好环境

    E. 使销售人员工作更加舒服

2. 以下不属于陈列基本原则的是（　　）

    A. 易见、易取原则   B. 丰满陈列原则

    C. 先进先出、近效期先出原则   D. 关联性原则

    E. 突出展示重点原则

3. 对门店主推的药品要突出重点陈列，应将其陈列在顾客最容易看到的位置，如黄金地带、端架、堆头等，体现了（　　）

    A. 易见、易取原则   B. 丰满陈列原则

    C. 先进先出、近效期先出原则   D. 关联性原则

    E. 同一品牌垂直陈列原则

4. "货卖堆山"利用的是（　　）

    A. 丰满陈列原则   B. 先进先出、近效期先出原则

    C. 关联性原则   D. 同一品牌垂直陈列原则

    E. 季节性陈列原则

5. 货架一般高 135cm，其中通常被称为"黄金地带"的高度是（　　）

    A. 60cm 以下   B. 80～120cm   C. 180cm 以上

    D. 135cm 以上   E. 60～80cm

6. 抗感冒药常采取与清热解毒抗炎药或止咳药相邻的陈列方式，采用了（　　）

    A. 丰满陈列原则   B. 先进先出、近效期先出原则

    C. 关联性原则   D. 同一品牌垂直陈列原则

    E. 季节性陈列原则

二、X 型选择题

7. 以下关于 POP 广告的说法，正确的有（　　）

    A. 素有药店"无声促销员"的美誉

    B. 传递信息，促进销售

    C. 美化陈列，塑造形象

    D. 推动学习，提高素质

    E. POP 广告可以代替销售员

8. 以下属于药品陈列方法与技巧的有（　　）

A. 端架陈列与橱窗陈列

B. 善用"黄金"位置陈列与悬挂陈列

C. 量感陈列与专柜陈列

D. 主题陈列与比较陈列

E. 灵活运用 POP 广告

书网融合……

知识回顾　　　微课　　　习题

（周　娜）

项目十四　药品储存和养护

学习引导

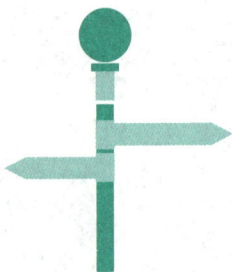

药品作为特殊商品，关系着企业的经济效益和社会效益，更关系着人民群众的生命安全。国家对药品管理从生产、经营到应用领域均有严格的法律法规。药品如果储存不当，即使在有效期内也可能发生变质、失效甚至产生有毒物质。由此可见药品储存与养护在安全用药方面的重要性。

本项目主要介绍药品的储存和养护知识，药品质量的影响因素及常见药品养护的相关要求与方法；药品储存工作的基本流程；药品分类储存要求。

学习目标

1. **掌握**　影响药品质量影响因素。
2. **熟悉**　常见药品的养护。
3. **了解**　药品分类储存要求。

药品从生产环节进入到应用领域，需要经历运输与储存过程，其中药品在门店的储存和养护得当与否，对保证药品质量的安全性、有效性具有重要意义。

一、药品储存的工作流程 e微课1

（一）药品储存前工作

单体药店的药品储存工作流程主要包括采购、收货与验收、储存。当然，连锁门店不需要自行采购，是由企业配送中心统一配送药品。

首先，进行药品采购时，要确定供货单位的合法资格，把质量作为选择药品和供货单位条件的首位，从具有合法证照的供货单位进货，严格执行"按需购进、择优选购，质量第一"的原则购进药品，并在购进药品时签订质量保证协议。

其次，收货与验收，要注意以下几点。

1. 门店应建立并健全药品验收程序，设置专门的质量验收人员，防止假、劣药品销售，确保药品质量完好、数量准确。

2. 质量验收员必须依据配送单位或配送中心的送货凭证，对进货药品品名、规格、批准文号、有效期、数量、生产企业、生产批号、供货单位及药品合格证等逐一进行检查验收，并检查药品外观性状、包装、标签、说明书及专有标识等内容。

3. 检查药品外观质量是否符合规定，有无药品破碎、短缺问题。对水剂、针剂应做成品检查。

4. 发现质量有问题的药品应及时退回并向相应部门报告。

5. 进口药品除按规定验收外，应有加盖配送单位或配送中心原印章的《进口药品注册证》和《进口药品检验报告书》复印件，进口药品要有中文标签。

6. 验收合格后验收人员应在送货凭证的相应位置签字，留存相应凭证联并按购进记录的要求储存药品；送货凭证保存至超过有效期1年，但不得少于5年。

7. 冷藏药品收货时验收人员需检查药品运输途中的实时温度记录，签字确认并作为验收记录保存，冷藏药品应在到货30分钟内验收完毕。

8. 对药品收货与验收过程中出现疑似假、劣药品的情况，应当交由门店质量负责人按照有关规定进行处理，必要时上报药品监管部门。

最后，验收合格的药品应及时提单入库储存或上架陈列，对于不符合验收标准的药品则不得提单入库或上架陈列，及时填写门店退货单（表14-1）及报告门店质量负责人处理。

表14-1　门店退货单

退货部门：　　　　　收货部门：　　　　　　　　　年　　月　　日

编号	品名	规格	生产企业	单位	数量	配送价	配送实收金额	零售价	销售金额	批号效期	退货原因	验收结论
配送合计				销售合计								
质量管理部负责人意见：　　　　　　　　　　　　　　　　　签字：　　　　　　日期：												

退货人：　　收货：　　验收：　　审核：　　合计：

（二）药品储存工作

企业应当按照GSP要求根据药品的质量特性对药品进行合理储存。

1. 按包装标示的温度要求储存药品；包装上没有标示具体温度的，按照药典规定的贮藏要求进行储存。

2. 储存药品相对湿度为35%～75%。

3. 在人工作业的库房储存药品，按质量状态实行色标管理：合格药品为绿色，不合格药品为红色，待确定药品为黄色。

4. 储存药品应当按照要求采取避光、遮光、通风、防潮、防虫、防鼠等措施。

5. 搬运和堆码药品应当严格按照外包装标示要求规范操作，堆码高度需符合包装图示要求，避免损坏药品包装。

6. 药品按批号堆码，不同批号的药品不得混垛，相邻垛间距不小于5cm；与库房内墙、顶壁、温度调控设备及管道等设施间距不小于30cm，与地面间距不小于10cm。

7. 药品与非药品、外用药与其他药品分开存放，中药材和中药饮片分库存放。

8. 特殊管理的药品应当按照国家有关规定储存。

9. 拆除外包装的拆零药品应当集中存放。

10. 储存药品的货架、托盘等设施与设备应当保持清洁，无破损和杂物堆放。

11. 未经批准的人员不得进入药品储存作业区，储存作业区内的人员不得有影响药品质量和安全的行为。

12. 药品储存作业区内不得存放与储存管理无关的物品。

二、药品常规养护 📱微课2

药品的养护是一项艰巨的任务，店长或药师具体负责门店药品的养护和质量检查工作，指导门店的其他员工对药品进行合理养护。只有熟悉影响药品质量的因素并避免或减少这些因素的影响，才能做到科学有效的药品养护工作。

（一）影响药品质量的因素

1. 内在因素

（1）药品的化学性质　是影响药品质量的重要因素之一。例如，含有不稳定 β-内酰胺环的青霉素和头孢菌素类，吸湿后极易开环水解而失效，故这些药品应注意将其密封于干燥处。化学结构中含有酚羟基、不饱和键、巯基等易发生氧化反应的药品，如吩噻嗪类化合物氯丙嗪，在氧气、日光、湿气的作用下易变质而失效，故应避光、密封保存。

（2）药品的物理性质　①挥发性：具有挥发性的药品若出现包装不严或贮存时的温度过高，可造成挥发导致含量减少，如乙醇、薄荷等在常温下即有强烈的挥发性，还可以引起燃烧和爆炸。②吸湿性：药物吸湿后可以引起结块、胶黏（如蛋白质）、潮解（如山梨醇）、稀释（如甘油），甚至发霉（如胃蛋白酶）。③吸附性：淀粉、药用炭、滑石粉等因表面积大而具有显著的吸附作用，从而使药品本身具有被吸附气体的气味，亦称"串味"。④冻结性：以水或乙醇为溶剂的一些液体药品遇冷可凝结成固体，甚至引起药品的体积膨胀而导致容器破裂。⑤风化性：风化后药品的药效虽然未变，但影响使用剂量的准确性，尤其是一些毒性较大的药品可因此而超过安全剂量，造成医疗事故。

> **即学即练**
>
> 胃蛋白酶容易失效的原因是（　）
> A. 挥发性　　B. 吸湿性　　C. 吸附性　　D. 冻结性　　E. 风化性
>
> 答案解析

2. 外在因素

（1）温度　过高或者过低的温度都能使药品变质。比如过高的温度可以加速药品的挥发、氧化、水解，甚至导致形态改变，或者有可能导致微生物的寄生。温度低于5℃时，膏剂、酊剂等需注意保温。中药材在15℃~20℃下利于储存；当温度达到20℃~25℃时，微生物比较容易滋生与繁殖，并易发生虫蛀与霉变。可见，药品在储存时要根据其不同的性质选择适宜的温度。

（2）湿度　湿度太高能使药品潮解、液化、变质或霉烂，湿度太低则容易使某些药品发生风化或失去水分后硬度过大或脆性增加，均不利于运输和使用。

（3）光线　光线常可以在药品发生化学变化中起到催化剂的作用，能加速药品的氧化、分解、还原等化学不稳定性，使药品变质。

（4）空气　空气中性质活泼的氧气易使某些药物发生氧化作用而变质；空气中的二氧化碳被药品吸收，发生碳酸化而使药品变质。

（5）微生物和昆虫 药物制剂中的片剂、糖浆剂、水剂与中药饮片等含有利于微生物与昆虫生长与繁殖的糖类、水、蛋白质等物质条件，储存稍不合理，微生物与昆虫就会趁机侵入药品，并在药品中快速繁殖，使药品腐败、发酵、霉变和虫蛀。

（6）时间 尽管储存条件合理，随着时间的推移，药品也会逐渐变质或失效。因此药典对某些效价不稳定药品（特别是抗生素制剂）均规定了不同的有效期。中药材也以"新"为好，如石菖蒲所含的挥发油储存 1 年后损失近 20%，将显著影响药效。

（二）常见药品的养护

1. 易受光线影响而变质的药品的养护

（1）遇光易引起变化的药品 如过氧化氢等，为避免光线对药品的影响，可采用棕色玻璃瓶或黑色纸包裹的玻璃容器包装，以防止紫外线的透入。

（2）需要避光保存的药品 应放在阴凉、干燥且阳光不易直射到的地方。不常用的畏光药品，可贮存于严密的纸箱内；存放畏光常用药品的药橱或药架应以不透光的布帘遮蔽。

（3）见光易氧化、分解的药物 如维生素 C 等，必须保存于密闭的避光容器中，并尽量采用小包装。

2. 易受湿度影响而变质的药品的养护 通过除湿设备如除湿机、排风扇或通风器来控制药库内的湿度，以保持相对湿度在 35%～75% 为宜，同时可辅用吸湿剂如石炭、木炭；有条件者，尤其在梅雨季节，更要采取有效的防霉措施。除上述防潮设备外，药库养护人员应根据天气条件，分别采取有效措施，即在晴朗干燥的天气，可开门窗，加强自然通风；当大雾、下雨天气或室外湿度高于室内时，应紧闭门窗，以防室外潮气侵入。

（1）对易吸湿的药品，可用玻璃瓶并以软木塞塞紧、蜡封，外加螺旋盖盖紧。

（2）对易挥发的药品，应密封，置于阴凉、干燥处。

（3）对少量易受潮药品，可采用装有石灰的干燥器贮存，即用木箱或瓦罐等容器装入 1/4 容量左右的块状石灰，石灰层上面存放药品，待石灰吸湿成粉状后，应及时换掉。

3. 易受温度影响而变质的药品的养护 一般药品贮存于小于 30℃ 的室温即可。如指明"阴凉处"，是指不超过 20℃；"冷处"是指 2℃～10℃。在一般情况下，对多数药品贮存温度在 2℃ 以上时，温度越低，对保管越有利。

（1）对热比较敏感的药品，可根据其不同性质要求，分别存放于"阴凉处"或"冷处"。常用的储药冰箱可调节至 2℃～10℃ 温度范围，以保证贮存的条件。

（2）对挥发性大的药品，如浓氨溶液、乙醚等，在温度高时容器内压力大，不应剧烈振动。开启前应充分降温，以免药液（尤其是氨溶液）冲出造成伤害事故。

（3）对易冻和怕冻的药品，必须保温贮藏。可以借助保温箱或设立保温库。

4. 易燃、易爆危险药品的养护 易燃、易爆危险药品系指易受光、热、空气等外来因素影响而引起自燃、助燃、爆炸或具有强腐蚀性、刺激性、剧烈毒性的药品，如果处置不当、保管不当，都能够引起爆炸、燃烧等严重事故，给人民生命财产带来极大损失。

（1）此类药品应贮存于危险品药库内，一般不得与其他药品共同贮存，并远离电源，同时应有专人负责保管。

（2）危险品药库应分类堆放，特别是性质相抵触的物品（如浓酸与强碱）。灭火方法不同的物品，应该隔离贮存。

（3）危险药品库应严禁烟火，不准进行明火操作，并有消防安全设备（如灭火器、沙箱等）。

（4）危险药品的包装和封口必须坚实、牢固、密封，并应经常检查是否完整无损；如有毁损、渗漏，必须立即进行安全处理。

（5）少量危险药品必须与其他药品同库短期贮存时，应保持一定的安全距离，隔离存放。

（6）氧化剂保管应避免高热或日晒，应与酸类、还原剂隔离，防止冲击摩擦；钾、钠、钙等金属离子制剂应存放于水中；易燃品、自燃品应与热隔绝，并远离火源，存放于避光、阴凉处。

5. 常见西药的养护

（1）门店要避免阳光直射到药品，防止药品因光照而致变色和变质。

（2）店员要保持药品清洁卫生，要经常用干的纯棉布轻轻擦拭药品的表面，不可弄湿、弄脏药品的封面和标价签。

（3）除了设置养护条件外，养护人员应定期进行检查的药品如下。

①质量稳定的品种　片剂、胶囊剂、丸剂、酒剂等，应根据情况定期进行循环检查，至少每月检查1次。

②质量相对不稳定的品种　糖浆剂、栓剂、颗粒剂、溶液剂、胶囊剂、软膏剂、片剂、栓剂和近效期药品、需要冷藏的药品，要缩短检查时间，至少每周检查1次。

③夏季重点检查品种　糖浆剂、栓剂、颗粒剂、胶囊剂、软膏剂、溶液剂。因夏季气温高，糖浆剂易霉变、酸败、异臭、产生气体；栓剂易融化、酸败、异臭；颗粒剂易吸潮、软化、结块、潮解；胶囊剂易吸潮变软、黏结；软膏剂易酸败、异臭、变色、油水分离；溶液剂易酸败、异臭、变色。

④冬季重点检查品种　片剂、栓剂、胶囊剂、软膏剂。因冬季气温低、气候干燥，如片剂易出现风化和裂片的现象。

（4）需冷藏的药品　冰箱内湿度太大，置于冰箱内的药品应密封存放，如活菌制剂。

（5）近效期药品　养护须具体责任到人，要求密切注意质量变化，加紧促销。

▶▶ 岗位情景模拟

情景描述　8月份的某一天，李女士给自己的女儿买了一盒对乙酰氨基酚栓剂。购买的次日，李女士拿着药盒冲进店，要求店员给她退款，并赔偿经济损失和精神损害费。经过店员的询问后，李女士说出原因："所购买的栓剂是劣药，在家里打开时发现栓剂已经软化，无法将其塞入肛门中。"

讨　　论　1. 你是否认同李女士的说法？

　　　　　2. 店员没有做好哪些工作？

答案解析

📱 知识链接

药品储存不当，小心成"毒药"

药品保存方法不正确，容易霉变、过期，不仅会使药力"大打折扣"，还会对人体健康不利。药品保存的首要原则就是避光、避潮、避热。

散装药粒要用深色的玻璃瓶或塑料瓶保存，最好内放干燥剂；一般止咳糖浆、抗过敏糖浆等液体制剂开瓶后，只要在室温下保存即可；中药必须在低湿的环境下贮存，存放时最好能用干燥的非铁器类密封罐，也可以用塑料袋层层包封以隔绝空气；雾剂类药品应存放在室内较温暖的地方，以免在使用时发生喷药不畅、药液不匀的现象；滴眼剂一般放在室温下即可，有特别提示的需放在冰箱中冷藏；直肠栓剂多数需要放在冰箱冷藏室中，以免软化。

6. 中药常规养护　中成药的养护与西药的养护基本一致，本项目主要介绍中药饮片的常规养护。根据中药饮片的性质，可进行如下养护。

（1）中药饮片的养护通则　养护中药饮片，要特别注意调节门店内的温度和湿度。避免阳光直射到门店内的中药柜斗上。对装斗后尚有剩余的中药饮片以及贵细、盐炙、蜜炙、酒炙、醋炙的饮片应增加质量检查次数。每天要清理并检查中药柜斗，查看饮片的质量情况。

（2）贵细中药的养护

①人参、燕窝、牛黄等质脆易碎品种，操作时应注意防止残损。

②冬虫夏草、蛤蟆油、人参（西洋参）、西红花等要用塑料袋密闭，陈列在不易受潮、受热的地方，多余部分放冰箱冷藏。

③海马、海龙等动物类药材可以用10%的花椒或者细辛　起对抗养护，花椒或细辛要用纱布包好，与药品隔开存放。

④易生霉的贵重中药如蛤蟆油、海马、海龙、地龙等，可用高浓度白酒轻轻擦拭，然后晾干；人参、天麻用半干布擦拭外表后烘干水分，烘干时注意控制温度，烘好后先放凉再封装。

⑤本类中药检查和养护周期为2～4天。

（3）易生虫中药养护

①勤检查柜斗，柜斗要保持干净，杜绝害虫来源，控制其传播途径，消除其繁殖条件，以保证中药不受虫害。

②对已经生虫的中药，要彻底清洁柜斗的内部，用75%乙醇或高浓度白酒喷涂生虫柜斗，待晾干以后再放中药。

③一般是陈货较新货更易生虫，因此应根据具体品种的新旧情况和质量情况，按照"先进先出"的原则，合理安排销售，使容易生虫的中药优先销售。

（4）易生霉的中药养护

①勤加检查，严格控制中药本身水分和卖场的温度、湿度。

②经常翻看，遇到阴雨天，中药饮片受潮时要放烘箱内烘干或晾干，放凉后再装塑料袋，扎紧袋口并保持干燥，防止再受潮。

（5）易变色、散失气味饮片的养护　用塑料袋包装并扎紧袋口，调剂完毕后要及时恢复包装或关上药斗，尽量减少其与空气或阳光的接触时间。如丹参、黄芩、薄荷等。

（6）易燃中药的养护　要放入玻璃坛或罐中，同时应加强检查。如海金沙等。

（7）易泛油中药的养护　这类中药不能放在烤箱里烘烤，只能放在密封、干燥或者阴凉的环境里。如柏子仁、苦杏仁、郁李仁等。

（三）常见药品养护设备

检查并控制在库药品的储存条件，是药品养护的主要工作内容之一。贮存条件是否得当，主要依赖于药品的养护设备是否完好。常用的药品养护设备有调控设备（空调等）、除湿机、温湿度检测仪（温湿度计）、药品冷藏柜（冰箱）等。药品养护设备管理的主要工作安排为：养护员、库管员负责各种药品养护设备、设施的使用、保管和维护等具体工作。养护员应对发现的问题进行认真地分析，及时上报质量管理部核实、处理；按照质量管理部的要求，采取相应措施对质量管理过程实施改进，从而有效地控制药品储存质量。质量管理员按规定时间检查药品养护设备的保管、维修和更新情况记录。

目标检测

答案解析

一. A型选择题

1. 不属于影响药品质量的外在因素为（　　）

    A. 药品的化学性质 　　　　B. 光线 　　　　　　　C. 温度

    D. 湿度 　　　　　　　　　E. 时间

2. 以下说法不正确的是（　　）

    A. 光线可加速药品的氧化、分解、还原等作用，使药品发生化学变化而变质

    B. 药品吸收空气中的二氧化碳后，发生碳酸化而使药品变质

    C. 湿度太高容易使某些药品发生风化或失去水分后硬度过大或脆性增加

    D. 风化后会使一些毒性较大的药品因此而超过安全剂量，造成医疗事故

    E. 青霉素和头孢菌素类，在 H^+ 或 OH^- 的影响下，吸湿后极易开环水解而失效

3. 以下说法不正确的是（　　）

    A. 凡遇光易引起变化的药品可采用棕色玻璃瓶或黑色纸包裹的玻璃容器包装，以防止紫外线的透入

    B. 需要避免光照保存的药品，应放在阴凉、干燥且阳光不易直射到的地方

    C. 对易吸湿的药品，可用玻璃瓶并以软木塞塞紧、蜡封，外加螺旋盖盖紧

    D. 危险药品的包装和封口必须坚实、牢固、密封，并应经常检查

    E. 氧化剂保管应避免高热、日晒，并与酸类、还原剂隔离，须防止剧烈冲击，但偶尔冲击摩擦不会有影响

4. 关于药品养护，说法不合理的是（　　）

    A. 门店要避免阳光直射到药品，防止药品因光照而致变色和变质

    B. 夏季气温高，糖浆剂易生霉、酸败、异臭、产生气体

    C. 冬季气温低、气候干燥，片剂易出现风化和裂片的现象

    D. 近效期药品应直接按报废处理

    E. 软膏剂易酸败、异臭、变色、油水分离

5. 关于中药饮片的养护，说法不正确的是（　　）

    A. 每天要清理检查中药柜斗，查看饮片的质量情况

    B. 发霉的贵重中药，直接用酒精擦拭，烘干后可继续销售给顾客

    C. 人参、燕窝、牛黄等质脆易碎品种，操作时应注意防止残损

    D. 对已经生虫的中药，要彻底清洁柜斗内部，用 75% 乙醇或高浓度白酒喷涂生虫柜斗，晾干以后再放中药

    E. 海马、海龙等动物类药材可以用 10% 的花椒或者细辛一起对抗养护

6. 关于药品的分类储存和保管，下列说法错误的是（　　）

A. 药品与非药品必须分库存放

B. 麻醉药品和一般精神药品可存放在同一个专用库房内

C. 药品应按出厂日期堆垛，不同批号的药品不得混垛

D. 在药品有效期限临近 1 年时，应按月填报催销表

E. 库房的相对湿度应保持在 35% ~75% 之间

二、X型选择题

7. 以下关于药品的养护方法，正确的有（ ）

A. 苦杏仁定期放进烤箱里烘烤

B. 存放海马的陈列盒里放一些细辛

C. 硝酸咪康唑栓剂放在阴凉柜

D. 乙醇消毒液远离火源或高温

E. 阿莫西林胶囊尽量避免阳光直射

书网融合……

知识回顾　　　微课1　　　微课2　　　习题

（周　娜）

项目十五　药品零售 @ 微课

学习引导

星罗棋布的药店所面临的竞争对手，不仅有同行，更有社区、乡村的基层医疗机构。在白炽化的市场竞争中，如何让零售药店的药品销量上升，并体现药学人员的药学服务专业价值？处方药和非处方药销售有什么区别？如何销售呢？

本项目主要介绍社会药房非处方药零售的基本流程；处方药和中药饮片零售的基本流程；药品销售推荐的基本原则。

学习目标

1. **掌握**　非处方药零售的基本流程；药品销售推荐的基本原则。
2. **熟悉**　处方药零售的基本流程。
3. **了解**　中药饮片零售的基本流程。

社会药房的药品零售主要包括处方药和非处方药的零售。处方药和中药饮片的调配过程类似于医院药房处方调配，其基本流程包括：收方→审核处方→划价→调配处方→核对→发药→用药指导。非处方药销售模式则以顾客自选为主，店员推荐相结合；店员适时地抓住与顾客接触的机会，恰当地进行药品推荐，才能更快、更好地将药品销售出去。

一、非处方药零售的基本流程

（一）等待时机

第一印象良好，是人与人正常交往接触的基础条件。宽敞明亮、柔和舒适的卖场环境，摆放整齐、吸人眼球的商品陈列，整洁大方的店员着装，精神良好的站姿礼仪，大方有礼的微笑迎宾，都可为顾客留下良好的第一印象。

（二）初步接触

顾客进店后，店员可以根据距离远近用点头示意、挥手招呼、出声问候等方式与顾客开始"初步接触"。与顾客初步接触不能过于着急，不要一直盯着顾客或紧紧尾随顾客，这样容易引起顾客的反感。常见的"最佳接触"时机为：当顾客直接询问时；当顾客较长时间凝视某种药品，若有所思时；当顾客从凝视某药品抬起头来的时候；当顾客突然在某个货架旁停下脚步时；当顾客眼睛在搜寻时；当顾客面向店员并有眼神相碰时。

（三）揣摩需求

为了能够让顾客选择合适的药品，店员要学会领悟和观察顾客的语言、表情和动作，判断顾客对店员推荐药品的认可程度。可直接询问顾客想法，要善意地倾听顾客的意见。

（四）专业运用

在初步了解顾客的购买意向后，店员可以进行如下提示：让顾客了解药品的使用过程、禁忌证和疗效；让顾客选择、比较几个相关品种的药品；根据顾客消费层次，选择不同价位的药品，常规从低档到高档的顺序拿药。

> **即学即练**
>
> 患者到药店购买"扑尔敏片"，药师应给予（ ）
> A. 氯苯那敏片 B. 阿昔洛韦片 C. 更昔洛韦片
> D. 奥司他韦片 E. 苯海拉明片
>
> 答案解析

顾客产生购买欲望但是还在犹豫是否购买时，在这个关键时刻，店员应利用个人对药品的充分理解能力，在不失专业知识的前提下，尽量用通俗易懂的语言有针对性地介绍药品疗效；针对顾客疑虑进行有效说明，并在顾客兴趣点上进行强化说明。

（五）把握心理

在这个顾客至上的消费时代，准确把握顾客的消费心理，良好地把握顾客的销售要点，是销售成功的关键一环。最能导致顾客购买的药品特征称为销售要点，每一位顾客总会有一个最主要的购买需求或理由。当店员了解到顾客的这个需求，结合这个销售的要点，有针对性地销售药品时，交易就很快达成了。店员通常会抓住的五个要点如下。

1. 利用"5W1H"的原则，明确顾客购买药品时是要由何人使用（who）、在何处使用（where）、在什么时候使用（when）、想要怎么样使用（what）、为什么必须使用（why）以及如何去使用（how）。

2. 说明要点时应言简意赅。

3. 能形象、具体地表达药品的特征。

4. 针对顾客提出的病症进行说明。

5. 按顾客的咨询进行说明。

（六）销售劝说

听取店员的介绍后，顾客的心理已经有了自己的决策，此时店员要及时抓住机会，通过劝说方式来达成购买。劝说方式要恰当，如实事求是、投其所好、辅以指导性动作等；抓住药品本身质量进行劝说；帮助顾客比较、选择相关品种的药品。尽量多用肯定句，因为良好的销售通常从赞美开始。

（七）促成成交

当顾客对店员和产品产生信任后，马上就可以销售成功了，也称为"成交"。成交的时机通常会出现在以下情况，即：顾客突然间停止提问时；顾客的话题已经转移到某一个产品时；顾客不讲话若有所思时；顾客不断点头认可时；顾客开始注意价钱时；顾客开始询问购买数量时；顾客询问有关售后服务时；顾客反复提出同一个关注问题时。

此时，店员莫要急于完成销售，导致出现催促以及用语粗暴、生硬等现象，以免顾客会产生强迫购买的心理。同时应注意做到：不要给顾客再看新的药品；缩小药品选择的范围；帮助确定顾客所需要的药品，并做一些简单的说明，促使其下决心购买。

（八）收银送别

顾客已经决定购买后，店员应引领（或指引）顾客到收银台交款。收银员应做好唱收唱付，态度友好，声音要清晰准确。店员凭计算机销售小票确认顾客购买药品并已支付（或刷医保卡）后，包装药品（内服、外用分开包装）完毕，礼貌送走顾客。

▶▶ 岗位情景模拟

情景描述 药店店员小张某天接待一位顾客肖女士，她有点外阴瘙痒，想购买 PP 粉来治疗。本药店早已没有销售此药品。

讨　　论 请应用销售流程、药品专业知识等技能对肖女士进行正确合理的营销。

答案解析

📱 知识链接

接待顾客的"六声一微笑"

顾客进店有招呼声，
提出询问有解答声，
顾客不适有关怀声，
挑选商品有介绍声，
服药方法有交代声，
顾客离开有道别声；
服务始终面带微笑。

二、处方药零售的基本流程

为了保证处方药的合法零售，门店要在处方药的调配与销售的各个环节做好防范工作，主要需做好以下工作。

1. 处方药不能以开架自选的方式销售。

2. 处方审核人员要由具有药师或药师以上专业技术职务任职资格人员担任。

3. 审核处方时，审查内容包括检查处方前记、正文、后记等书写是否清晰、完整，确认处方的合法性；审核处方用药与临床诊断的相符性；剂量、用法的正确性；选用剂型与给药途径的合理性；是否有重复用药现象；是否有潜在临床意义的药物相互作用和配伍禁忌；以及其他用药不适宜情况。

4. 对项目不齐或字迹不清的处方，告知顾客要求开方医生补齐或书写清楚，用量、用法不准确或有配伍禁忌的处方，告知顾客要求开方医生更正或重新签名；对本店没有处方所列药品的处方，告知顾客要求开方医生更改其他药品。

5. 调配时，调配人员依照审核人员签名的处方内容逐项调配，调配过程中如有疑问，应立即向处方审核人员咨询。调配处方时应认真、细致、准确，同时做到"四查十对"。调配人员调配好后，在处方上签全名。

6. 核对人员按处方对照药品逐一复核。发现错误或数量不符，应立即告知调配人员予以更正。核对无误后方可进行发药。

7. 发药时，向顾客交代清楚药品的用法、用量、禁忌证、注意事项等。并将处方留存或留下处方复印件登记存档。

处方药虽是药品销售最受关注的产业，但是国家药监部门对其相关管理议题一直持谨慎态度，并未在网上大规模开放销售。2020 年 11 月 12 日，国家药监局再次就《药品网络销售监督管理办法（征求意见稿）》征求意见。文件要求药品零售企业通过网络销售处方药时，还应当提交确保电子处方来源真实、可靠的证明材料。药品网络销售者应当完整保存供货企业资质证明文件、购销记录、电子订单、在线药学服务等记录，销售处方药的药品零售企业还应当保存电子处方记录；相关记录保存期限不得少于5 年，且不少于药品有效期后 1 年。

而对于需要长期服用药物的慢性病患者来说，处方药如能在网络销售平台线上购买，将省去线下实体药店的诸多不便，预估日后使用互联网医疗的人群比例会不断增加。

三、中药饮片零售的基本流程

中药调剂员进行中药饮片调配的基本流程为：接收处方→药师审方→收银员计价收费→调配处方→复核→发药→用药指导。顾客如果需要代煎中药饮片，应将需要煎煮中药的顾客联系方式记录在册，请顾客凭代煎号取药或专业快递物流配送。在调配的每一程序都必须严肃认真对待，千万不可马虎行事，以免调配出错。为了保证中药处方调配的合规零售，必须要做好调配的各个环节工作。

1. 审核处方时，审核人员接到处方后进行审核的内容包括：处方有无患者的姓名、性别、年龄；处方字迹是否清晰；是否存在错写药名、重味现象；是否写明药味、剂量、用法、剂数；有无"十八反""十九畏"、妊娠禁忌药、超过规定剂量等问题；有无医生签字、开方日期。审核人员对以上项目审核无误后，在处方上签字并交调配人员进行调配。

2. 处方无医师签字、项目不齐、字迹辨认不清时，审核人员应拒绝调配，并告知顾客要求开方医生补齐或书写清楚。

3. 处方有配伍禁忌或超剂量者，审核人员应拒绝调配，并告知顾客要求开方医生更换其他中药。调配人员不得擅自更改或利用其他药味来代替。

4. 处方调配时，调配人员根据审核人员签名的处方内容逐项调配，调配人员配方时应认真、细致、准确。

5. 为了更好地进行调剂药品的核对，调配人员称取药味应按处方所列顺序间隔平摆，不得混放一堆。调剂过程中必须按处方从上至下、从左到右进行调配。

6. 处方中如果有些药味需要进行特殊煎煮（如先煎、后下、包煎、烊化、另煎、冲服等），该饮片应进行"单包"并注明用法。需要临时捣碎的药味应使用铜缸来进行捣碎，在使用铜缸后立即擦拭干净，不得残留粉末。

7. 完成处方的调配后，调配人员检查核对无误后在处方上签全名，将处方交由复核人员复核。

8. 处方复核时，复核人员按处方对照药味逐一进行复核。检查药味和剂数是否正确，称取剂量是否准确，有无多配、漏配、错配或掺混异物等；检查调配是否存在配伍禁忌、妊娠禁忌，有毒中药是否超剂量。

9. 处方核对完成并确认无误后方可进行发药。

10. 调配人员发药时要核对患者姓名、取药号、取药剂数，避免发错药；向患者详细交代煎法、服用方法，如需另加"药引"或该药为外用药时，要明确说明情况；若为新鲜药材，应提醒顾客对新鲜药材合理保鲜，防止发霉变质；检查所有药品是否齐全，确认无误后方可发药。

四、药品销售推荐的基本原则

1. 对症售药原则 药店营业员或药师需要针对顾客的病症准确地将药品售给顾客，这一原则不仅是药店经营宗旨的具体体现，而且是对药店营业员职业道德的基本要求。它要求店员不能为销量而售药，而应当是急顾客之所急、想顾客之所想，根据顾客的病症售药，力求使顾客用药少、康复快。同时，对症售药原则与药店的利润原则是统一的。提升自己的专业信任度，打造药品品牌化，从而吸引更多顾客来选购药品。

2. 销售药品效用原则 药品效用是指药品满足顾客消症除病的能力，其取决于药品所治病症在保健中的地位和药品的疗效。药品的效用与顾客愿意给付的价格成正比。药店营业员从形式上看是销售药品，其实是销售药品的效用。绝大多数顾客选购药品时，最关心的是药品效用，对药品价格的关心也在药品效用之下。店员应当把药品效用放在首位，并贯彻在整个药品销售过程中，同时坚持职业道德，决不销售假冒伪劣或过时失效的药品，始终秉持着对人民健康高度负责的信念。

3. 诚信为本原则 药店营业员在推荐药品过程中不提供假冒伪劣药品，不传播虚假信息，不任意夸大药品的疗效，做到童叟不欺。

4. 尊重顾客的原则 尊重顾客，最重要的是尊重顾客的人格。药店营业员首先应明确自己的工作目标是推销药品，而不是评价顾客的人品。尊重顾客还要注重保护顾客自身的隐私。

5. 勇于承担责任的原则 销售药品与一般商品相比，顾客对药品营业员的依赖性更强。店员要以自己娴熟的专业业务能力，勇于承担帮助顾客合理选药的责任，促进安全用药。

知识链接

处方药网售政策落地

2021 年 4 月 8 日，国家发展改革委、商务部联合下发《关于支持海南自由贸易港建设放宽市场准入若干特别措施的意见》（发改体改〔2021〕479 号）（以下简称《意见》）。《意见》显示：为支持开展互联网处方药销售，将在海南博鳌乐城国际医疗旅游先行区建立海南电子处方中心（为处方药销售机构提供第三方信息服务），对于在国内上市销售的处方药，除《中华人民共和国药品管理法》明确实行特殊管理的药品外，全部允许依托电子处方中心进行互联网销售，不再另行审批。

《意见》还明确海南电子处方中心对接互联网医院、海南医疗机构处方系统、各类处方药销售平台、医保信息平台与支付结算机构、商业类保险机构，实现处方相关信息统一归集及处方药购买、信息安全认证、医保结算等事项"一网通办"。海南电子处方中心及海南省相关部门要制定细化工作方案，强化对高风险药品的管理，落实网络安全、信息安全、个人隐私保护等相关主体责任。利用区块链、量子信息等技术，实现线上－线下联动监管、药品流向全程追溯、数据安全存储。

目标检测

答案解析

一、A 型选择题

1. 处方药调配的基本流程为（　　）

　　A. 收方→审核处方→划价→调配处方→核对→发药

B. 调配处方→收方→审核处方→划价→核对→发药

C. 发药→收方→审核处方→划价→调配处方→核对

D. 收方→核对→审核处方→划价→调配处方→发药

E. 收方→划价→审核处方→调配处方→核对→发药

2. 以下关于药店药品销售的说法，不正确的是（　　）

A. 为了能够让顾客明智地选择合适药品，店员要学会观察顾客的表情和动作

B. 在顾客没有进入门店前，店员可以聊聊天、发发微信，调整一下心情

C. 最能导致顾客购买的药品特征称为销售要点

D. 收银员应做好唱收唱付，态度友好，声音要清晰准确

E. 店员莫要急于完成销售，以免顾客会产生强迫购买的心理

3. 以下不属于中药饮片处方调配要求的是（　　）

A. 审核人员要对处方进行审核，是否存在错写药名、重味的现象

B. 处方无医师签字、项目不齐、字迹辨认不清的，审核人员应拒绝调配

C. 处方有配伍禁忌或超剂量的，审核人员应拒绝调配

D. 调配新鲜药材，应提醒顾客对新鲜药材合理保鲜，防止发霉变质

E. 处方复核时，由顾客自行按处方对照药味进行复核

二．X型选择题

4. 以下说法正确的有（　　）

A. 处方药不能以开架自选的方式销售

B. 调配处方时应认真、细致、准确，同时做到"四查十对"

C. 发药时，向顾客准确交代药品的用法、用量、禁忌证、注意事项等

D. 对本店没有处方所列药品的处方，药师可按照临床诊断更改其他代替药品

E. 有潜在临床意义的药物相互作用和配伍禁忌的处方应拒绝调配

5. 以下关于中药饮片处方调配的说法，正确的有（　　）

A. 审核人员对处方审核无误，在处方上签字后调配人员才能进行调配

B. 调配人员不得擅自更改或代用处方中的药味

C. 调剂过程中必须按处方从上至下、从左到右进行调配

D. 需要进行特殊煎煮的中药，应进行"单包"并注明用法

E. 发药时向患者详细说明煎法、服用方法，需另加"药引"或该药为外用药时，要明确说明情况

书网融合……

| 知识回顾 | 微课 | 习题 |

（周　娜）

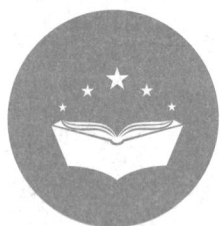

模块五
常见病症的健康管理

项目十六　发热

项目十七　头痛

项目十八　咳嗽

项目十九　普通感冒

项目二十　流行性感冒

项目二十一　消化不良

项目二十二　腹泻

项目二十三　便秘

学习引导

发热作为一种常见的症状，好发于感染性疾病。往往很多人会谈"热"色变，认为"发热"就是得了急症。发热是一种生物进化上的保护性反应，在感染期间有助于人体生存。适当的体温升高有利于促进人体免疫系统更好地发挥其功能，保护机体不被外来微生物破坏内部平衡。但对于心肺功能不全、神经系统损伤的患者而言，及时给予适当的降温有利于治疗。那么发热应该如何处理呢？

本项目主要介绍发热的概述、治疗原则与常用药物、用药指导与健康教育。

学习目标

1. **掌握** 人体正常体温范围；发热的概念；治疗原则与常用药物；用药指导与健康教育。
2. **熟悉** 发热的病因。
3. **了解** 发热的分型。

一、概述

发热（fever），又称发烧，是临床上最常见的症状之一，也是疾病进展过程中重要的临床表现。发热是由于人体在致热原的作用下使体温调节中枢的调定点上移而引起，属于病理性体温升高。

人体不同身体部位的正常体温不尽相同，腋窝下温度在 36℃ ~37℃，口腔温度比腋窝下温度高 0.3℃ ~0.5℃，直肠温度又比口腔温度高 0.3℃ ~0.5℃。当然人体温度受许多因素的影响，如每天体温处于波动状态，清晨 2 ~6 时体温最低，随后体温逐渐升高，至下午 4 ~7 时温度最高，继而下降，但昼夜温差波动不超过 1℃；体温在年龄、性别上也略有不同，新生儿略高于儿童；老年人由于代谢率低，其体温略低于青年人；女性体温略高于男性。此外，体温还受环境、精神、进食、女性生理周期等因素影响。因此，最好是与自己平时同样条件下体温相比较，来判定是否发热。

一般为腋窝下检测体温超过 37.0℃，或口腔温度超过 37.3℃，或直肠温度超过 37.6℃，昼夜间温差波动超过 1℃时即可定义为发热。根据腋窝下检测温度高低，发热分为：低热（37.4℃ ~38.0℃）、中等度热（38.1℃ ~39.0℃）、高热（39.1℃ ~41.0℃）、超高热（>41.0℃）。

（一）病因和临床特点

发热是由于外源性致热原作用于机体，进而导致内源性致热原的产生。内源性致热原作用于下丘脑体温调节中枢的前列腺素合成酶（即环氧化酶），促进合成和释放大量的前列腺素，进而引起人体发热。发热在临床上可见于多种感染性疾病和非感染性疾病。

1. 感染性疾病　发热的原因很多，临床上多见于各种病原体引起的感染、全身性或局灶性感染，在"发热待查"中占首位。其中，以细菌引起的感染性发热最常见，其次由病毒、支原体、衣原体、寄生虫等所引起的感染性发热也较常见。感染性发热在临床上一般具有以下特点。

（1）起病急并伴有或无寒战的发热。

（2）具有全身及局部症状和体征（肺、尿路、腹腔、脑等）。

（3）血常规检查：白细胞计数高于 $10 \times 10^9/L$ 或低于 $4 \times 10^9/L$。

（4）C – 反应蛋白测定（CRP）：若阳性提示有细菌性感染或风湿热，若阴性多为病毒性感染。

（5）四唑氮蓝试验（NBT）：若中性粒细胞还原 NBT 超过 20%，提示有细菌性感染；若低于 10% 时，可能是应用激素后呈假阴性。

（6）中性粒细胞碱性磷酸酶积分升高：正常值为 0 ~ 37。排除妊娠、肿瘤等疾病外，该值升高的幅度越大，越有利于细菌性感染的诊断；应用激素后可使该值升高或呈假阴性。

（7）降钙素原（PCT）升高。

2. 非感染性疾病　多见于变态反应性疾病，如风湿热、药物热、器官移植排斥反应等；血液病与恶性肿瘤，如白血病、结肠癌、恶性淋巴瘤、原发性肝细胞癌等；结缔组织疾病，如结节性多动脉炎、混合性结缔组织病、系统性红斑狼疮、皮肌炎等；其他还有严重失水或出血、甲状腺功能亢进症、甲状腺危象、中暑、骨折、大面积烧伤、脑出血、组织坏死等。非感染性发热在临床上一般具有以下特点。

（1）发热时程长，一般超过 2 个月；发热时程越长，非感染性疾病诊断可能性越大。

（2）长期发热者一般精神状况良好，且无明显中毒症状。

（3）可能会伴有贫血、无痛性多部位淋巴结肿大、肝脾肿大。

（4）根据具体情况有选择性地进行辅助检查，结合临床表现分析判断。

📖 知识链接

药物热

药物热是由于患者因使用某一种或多种药物而直接或间接引起的发热，是药物不良反应之一，也是临床常见的发热原因之一。引起发热的药物，包括解热镇痛药、镇静药、抗生素等；其中以抗生素最常见，约占 2/3。连续应用某药或频繁更换药物容易引起药物热。若对药物热无充分认识，易误诊误治，个别患者因不能及时停用致热药物甚至可能危及生命。

（二）热型及临床意义

临床上各种感染性疾病具有不同的热型。通常是指将不同时间的患者体温数值分别记录在体温单上，并将所有体温数值点连接起来形成体温曲线，所得的不同形态曲线即为热型（fever type）。在病程进展过程中，热型也会发生变化，不同的病因所致发热的热型也常不同。因此，掌握热型对于临床诊断、判断病情、评价疗效和预后等，均有一定的参考意义。临床上常见的热型有以下几种。

1. 稽留热　是指患者体温恒定地维持在 39℃ ~ 40℃ 以上的高水平，达数天甚至数周，24 小时内体温波动范围不超过 1℃。常见于斑疹伤寒、伤寒高热期、大叶性肺炎等。

2. 弛张热　是指患者体温在 39℃ 以上，波动幅度大，24 小时内波动范围超过 2℃，但都在正常水平以上，又称败血症热型。常见于风湿热、败血症、重症肺结核及化脓性炎症等。

3. 间歇热 是指患者体温骤升达高峰后持续数小时，又迅速降至正常水平，无热期可持续 1 天至数天，如此高热期与无热期反复交替出现。常见于急性肾盂肾炎、疟疾等。

4. 波状热 是指患者体温逐渐上升达 39℃ 或以上，数天后又逐渐下降至正常水平，持续数天后又逐渐升高，如此反复多次。常见于布氏杆菌病。

5. 回归热 是指患者体温急剧上升至 39℃ 或以上，持续数天后又骤然下降至正常水平，高热期与无热期各持续若干天后规律性交替一次。常见于霍奇金病、回归热等。

6. 不规则热 是指患者发热的体温曲线无一定规律，常见于风湿热、支气管肺炎、结核病、渗出性胸膜炎等。

不同的发热性疾病各具有相应的热型，虽然可根据不同的热型来对发热病因进行诊断和鉴别诊断，但是由于抗感染药的广泛应用而及时控制了感染，或因应用了解热镇痛药或糖皮质激素等，可使以上疾病的特征性热型变得不典型或呈不规则热型；此外，热型也与个体反应的强弱有关，比如老年人发热时可能出现不典型的热型。因此，在诊断和鉴别诊断发热病因时应考虑以上因素的影响。

（三）临床表现

发热的主要临床表现为体温升高、脉搏加快，突发热一般为 0.5 ~ 1 天、持续热一般为 3 ~ 6 天。结合临床上的其他表现以及相关实验室检查，可能与以下疾病相关。

1. 伴有畏寒、乏力、头痛、咽喉痛、四肢关节痛、鼻塞或咳嗽，可能患感冒。

2. 血常规检查时，若白细胞计数高于正常值，提示可能有细菌性感染；白细胞计数低于正常值，提示可能有病毒性感染。

3. 儿童伴有眼结膜充血、咳嗽、流涕、麻疹黏膜斑及全身斑丘疹，提示可能是麻疹；若伴有以耳垂为中心的腮腺肿大，多为流行性腮腺炎。

4. 发热时出现间歇期，即间歇发作的寒战、高热，继而大汗，提示可能患有化脓性感染或疟疾。

5. 患者持续高热，24 小时内体温波动在 39℃ ~ 40℃，居高不下，且伴有寒战、咳嗽、胸痛、咳铁锈色痰，提示可能患肺炎。

6. 起病缓慢，持续稽留热，无寒战，脉缓、玫瑰疹，肝、脾肿大，提示可能患有伤寒。

7. 若出现不明原因的长期低热，一般为功能性发热，需积极正规治疗。

二、治疗原则与常用药物

（一）治疗原则

1. 急诊治疗原则 维持生命体征，针对原发病进行治疗，并进行全面的体格检查以及配合必要的辅助检查来确定发热的病因。当体温 >40℃ 或发热导致中枢神经系统、心肺功能障碍等，则应积极进行退热治疗。

2. 病因治疗 除对症治疗外，对于各种感染性疾病，还应该使用抗感染药进行治疗。如通过培养结果和药敏试验，可针对性运用抗感染药进行治疗。对于非感染性发热应该进行病因治疗。

3. 退热治疗 一般患者体温低于 38.5℃ 时不必退热治疗，排除高热惊厥的儿童及有心、肺、脑功能不全的患者。由于退热治疗可能对体温变化和其他临床征象形成干扰，掩盖基础疾病，所以患者体温不超过 38.5℃ 一般不予处理。

📖 **知识链接** ··

物理降温

高热患者除药物治疗外，最简易、有效、安全的降温方法就是采用物理降温。物理降温主要包括以下几种方法。

1. 乙醇擦浴 采用 25%～50% 乙醇擦浴的物理降温方法，在体温较高或采取药物降温效果不理想时运用，中暑、中枢性高热或严重肝病不能应用对乙酰氨基酚时采用本法。具体方法：将纱布或柔软的小毛巾用乙醇蘸湿，拧至半干轻轻擦拭患者的颈部、腋下、胸部、四肢、手脚心。擦浴用乙醇浓度不可过高，否则大面积地使用高浓度乙醇可刺激皮肤，吸收表皮大量的水分。小儿退热不建议使用乙醇擦浴，易致中毒。

2. 湿敷 湿敷帮助降低体温。在额头、手腕、小腿上各放一湿冷毛巾，其他部位应以衣物盖住。

除以上两种方式外，还可采用以室温的温水进行泡澡，调整适量的穿衣、调节室温等方式进行降温。物理降温一般不推荐单独使用，同时应该补充白开水，或者补充果菜汁、菩提花茶、柳树皮水等达到降温补液的目的。

（二）常用药物

1. 对乙酰氨基酚 作为退热首选药，其解热作用强，与阿司匹林相似；其镇痛作用弱于阿司匹林，但作用缓和而持久，属于外周性镇痛药，仅对轻、中度疼痛有效。无明显抗炎作用。常规剂量下，对乙酰氨基酚的不良反应少，对胃肠道刺激小，但须注意大剂量应用对肝脏有损害，相对较为安全有效，尤其适于老年人和儿童使用。

成人 1 次 0.3～0.6g，每隔 4 小时 1 次，或 1 日 4 次，用于退热时 1 日安全剂量不宜超过 2g；退热治疗一般不超过 3 天，镇痛给药不宜超过 10 天。2～6 月龄的婴儿，腋温 ≥38.2℃ 伴明显不适时，推荐口服对乙酰氨基酚，2 次用药的最短间隔时间为 6 小时；≥6 月龄的儿童，推荐使用对乙酰氨基酚或布洛芬。

其常见的剂型主要有片剂、口服液、滴剂、咀嚼片、栓剂、糖浆剂、缓释片以及混悬液等。

2. 布洛芬 具有明显的解热、镇痛、抗炎作用，其解热作用与阿司匹林相似，但作用较为持久；镇痛作用较强，比阿司匹林强 16～32 倍；抗炎作用较弱。其对胃肠道的不良反应较轻，易于耐受，是属于同类药中胃肠道刺激最低的。1～12 岁儿童，每次 5～10mg/kg，每 6 小时 1 次；成人及 12 岁以上儿童，1 次 0.2～0.4g，1 日 3～4 次。

3. 阿司匹林 口服吸收迅速而完全，解热、镇痛作用较强，能有效降低发热者的体温，对正常体温几乎无影响。成人 1 次 0.3～0.6g，1 日 3 次；儿童 1 日 30～60mg/kg，分 4～6 次服用，或 1 次 5～10mg/kg。6 岁以下婴幼儿发热可选用阿苯片（复方制剂：每片含阿司匹林 0.1g，苯巴比妥 10mg），3 岁以下小儿根据病情和年龄每次 1～2 片，发热时服用；3 岁以上的酌情增加用量。

阿司匹林比对乙酰氨基酚、布洛芬的副作用大，有严重胃肠道反应，且儿童由于病毒性感染所引起的发热使用阿司匹林退热时，有可能引起 Reye 综合征，故一般不推荐用于儿童退热。

4. 贝诺酯 为阿司匹林与对乙酰氨基酚以酯键结合的中性化合物。具有解热、镇痛作用，不良反应较阿司匹林小，患者易于耐受，口服后在胃肠道不被水解，在肠内被吸收并迅速在血中达到有效治疗浓度，特点是很少引起胃肠出血，作用时间较阿司匹林和对乙酰氨基酚长。口服，1 次 0.5～1g，1 日 3 次，老年人用药一日不超过 2.5g。

即学即练

可作为退热药的首选，尤其适合老年人和儿童服用的药品是（　）

A. 布洛芬　　　　　B. 贝诺酯　　　　　C. 安乃近

答案解析　D. 阿司匹林　　　E. 对乙酰氨基酚

岗位情景模拟

情景描述　一名 10 岁儿童，因着凉而出现发热 1 天，体温达 39.3℃，甚至出现寒战，其妈妈到药店来买药。

讨　　论　药师应该如何进行问病荐药呢？

答案解析

三、用药指导与健康教育

1. 解热镇痛药用于退热纯属对症治疗，并不能解除疾病的致热原因，用药后改变患者体温，可能掩盖病情，反而影响疾病的诊断，应该予以重视。

2. 解热镇痛药用于解热一般不超过 3 日，如症状未缓解应及时向医师咨询，不得自行长期服用。如发热持续 3 日不退，或伴随寒战、咳嗽、胸痛；若儿童发热在 39℃ 以上，且神志不清；出现严重疼痛、频繁呕吐等；长期反复发热或不明原因发热，应及时去医院就诊。

3. 应当提示，发热本身是人体的一种保护性反应，一方面有利于炎症的修复；但另一方面，发热会使患者消耗体力，感觉不适，影响休息，甚至可诱发惊厥。老年人、儿童或体弱者在高热骤降时，可能会引起虚脱。因此，在应用解热镇痛药时，应严格掌握用量，避免滥用，老年人应适当减量，并注意用药时间间隔至少应为 4~6 小时；同时在解热时，应多饮水和及时补充电解质。

4. 为避免解热镇痛药对胃肠道的刺激，多数药（肠溶制剂除外）宜在餐后服药，不宜空腹服药。特别提示：老年人、肝肾功能不全者、血小板减少症患者以及有出血倾向，上消化道溃疡、出血或穿孔病史者应慎用或禁用。对有特异体质者，使用阿司匹林后可能发生荨麻疹、血管性水肿、哮喘等不良反应；有的患者可出现阿司匹林过敏性鼻炎、哮喘和鼻息肉三联征，与遗传和环境相关，故过敏性鼻炎、哮喘及鼻息肉患者应禁用阿司匹林。

5. 阿司匹林易于通过胎盘屏障，动物实验在妊娠初始 3 个月内可使胎儿致畸（如脊柱裂、头颅裂、面部裂、腿部畸形，以及中枢神经系统、内脏和骨骼发育不全），也有报道在人类应用时发生胎儿缺陷。此外，在妊娠最后 3 个月长期大量应用可使妊娠期延长，增加过期产综合征及产前出血的危险；在妊娠的最后 2 周应用，可增加胎儿或新生儿出血的危险；在妊娠后期长期用药也有可能使胎儿动脉导管收缩或早期闭锁，导致新生儿持续性肺动脉高压及心力衰竭。对乙酰氨基酚也可通过胎盘屏障，故应考虑到孕妇使用后可能对胎儿造成不良影响。布洛芬用于晚期妊娠可使孕期延长，孕妇及哺乳期妇女不宜用。

6. 世界卫生组织建议，2 个月以内的婴儿禁用任何退热药物。若儿童体温达到 38.5℃ 且经物理降温无效时，可选用含对乙酰氨基酚的滴剂或含布洛芬的混悬液，不宜选用阿司匹林。对乙酰氨基酚的儿童用量应先基于体重，其次是年龄。

7. 患心脏病、甲状腺疾病、糖尿病、高血压、前列腺增生、青光眼以及胃溃疡等患者，应在医师或药师指导下使用解热镇痛药。

8. 若患者对解热镇痛药或其中成分之一有过敏史时，不宜再使用其他同类解热镇痛药，由于此类药物中大多数品种之间有交叉过敏反应。

9. 不宜同时应用2种及以上的解热镇痛药，以免引起肝、肾、胃肠道的损伤。酒精中毒、患肝病或病毒性肝炎时，对乙酰氨基酚有增加肝脏毒性的危险，应慎用；肝功能异常伴发热时可选用布洛芬。患儿肾功能中度及以上损害时发热禁用布洛芬，必要时可选用对乙酰氨基酚。

10. 不推荐对乙酰氨基酚与布洛芬联合或者交替使用；不推荐解热镇痛药与含解热镇痛药的复方抗感冒药合用；不推荐在疫苗接种后预防性使用退热药；不推荐使用解热镇痛药治疗全身麻醉术后的恶性高热、中枢性发热、外胚层发育不良综合征所致发热。

11. 对乙酰氨基酚等解热镇痛药在葡萄糖–6–磷酸脱氢酶缺乏症的患儿属禁忌。

12. 布洛芬不用于心功能不全、心力衰竭患儿的解热镇痛治疗，必要时可选用对乙酰氨基酚。

13. 使用解热镇痛药时，不宜饮酒或饮用含有酒精的饮料。发热时宜注意控制饮食，多饮水、果汁等，加强营养支持；对高热者应当用冰袋和凉毛巾冷敷，或用25%~50%乙醇擦拭胸背、四肢、头颈部以帮助其退热。发热期间应多休息，保证充足的睡眠。

目标检测

答案解析

一、A 型选择题

1. 下列关于解热镇痛药的使用，叙述错误的是（　　）

   A. 退热属对症治疗，可能会掩盖病情

   B. 应严格掌握用量，避免滥用，老年人应减量

   C. 多数宜在餐后服用

   D. 阿司匹林无致畸作用，但由于可导致出血，故不宜在妊娠的最后2周使用

   E. 解热镇痛药大多有交叉过敏反应

2. "解热镇痛药用于解热一般不超过3日，症状未缓解应及时就诊或向医师咨询"的最主要原因是（　　）

   A. 引起胃肠道损伤

   B. 引起肝、肾功能损伤

   C. 引起外周血管扩张、皮肤出汗，以致脱水

   D. 发生皮疹、血管性水肿、哮喘等不良反应

   E. 退热属对症治疗，可能掩盖病情，影响疾病诊断

3. 解热镇痛药用于退热属于对症治疗，因此两次用药的间隔时间应该至少是（　　）

   A. 2~4小时　　　　　B. 3~5小时　　　　　C. 4~6小时

   D. 5~7小时　　　　　E. 6~8小时

4. 特异体质者应当慎用解热镇痛药，其机制是用药后可能发生（　　）

   A. 出血　　　　　　B. 虚脱　　　　　　C. 惊厥

  D. 过敏反应   E. 电解质平衡失调

5. 大剂量对肝脏有损害，正常剂量下较为安全有效，可作为退热药首选的是（ ）

  A. 阿司匹林   B. 贝诺酯   C. 布洛芬

  D. 吲哚美辛   E. 对乙酰氨基酚

6. 作为退热药，阿司匹林的缺点是（ ）

  A. 作用于下丘脑体温调节中枢   B. 婴幼儿发热可用阿苯片

  C. 口服吸收迅速而完全   D. 解热、镇痛作用较强

  E. 儿童由于病毒性感染而引起的发热时应用可引起 Reye's 综合征

7. 不宜同时应用两种以上解热镇痛药的主要原因是（ ）

  A. 可能引起酸中毒   B. 可能引起哮喘

  C. 可能引起血小板减少症   D. 可能引起肝、肾、胃肠道的损伤

  E. 可能引起血管性水肿

8. 下列解热镇痛药中，胃肠道反应最小的是（ ）

  A 阿司匹林   B. 贝诺酯   C. 吲哚美辛

  D. 对乙酰氨基酚   E. 布洛芬

二、X 型选择题

9. 下列关于解热镇痛药的使用，叙述正确的有（ ）

  A. 对乙酰氨基酚对于孕妇是绝对安全的

  B. 布洛芬用于晚期妊娠可使孕期延长

  C. 不宜同时使用两种以上解热镇痛药

  D. 使用解热镇痛药时不宜饮酒

  E. 使用解热镇痛药的同时应注意多饮水及补充电解质

10. 下列哪些原因可以引起发热（ ）

  A. 服用某些药物

  B. 细菌、病毒和寄生虫等感染

  C. 感冒、肺炎、伤寒、麻疹、蜂窝织炎等疾病

  D. 肿瘤、器官移植排斥反应、组织损伤、过敏性疾病等

  E. 血液病

书网融合……

     知识回顾   微课   习题

（姚晓敏）

学习引导

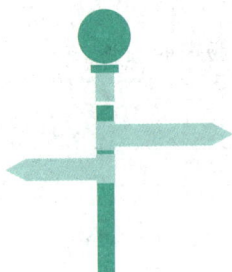

几乎每个人都有过头痛的经历。在竞争日趋激烈、生活空间拥挤、个人角色多元化的现代社会，头痛的患病率呈显著增长趋势。头痛，正成为一件令人很"头痛"的事。头痛是一种自觉症状，现代人因为繁忙的工作以及不良的生活习惯，头痛的现象也越来越普遍。不过头痛的原因非常多，感冒发热、面颈部疾病、血压异常、神经精神系统疾病等都会引起头痛。那么你知道有哪些药物可以治疗头痛吗？这些治疗头痛的药物又应该如何合理应用呢？我们怎么做可以预防头痛的发生呢？

本项目主要介绍头痛的概述、治疗原则与常用药物、用药指导与健康教育。

学习目标

1. **掌握**　头痛的治疗原则，治疗药物的选用；用药指导与健康教育。
2. **熟悉**　头痛的分型及各型的临床特点。
3. **了解**　头痛的病因、临床表现。

头痛是日常生活中常见的一种症状，是人体在受到伤害性刺激后发出的一种保护性反应，同时也是许多疾病的前驱症状。

一、概述

（一）概念

头痛（headache）一般是指头颅上半部（眉弓、耳轮上缘和枕外隆突连线以上）的疼痛，可见于多种疾病，大多数无特异性，如全身感染发热性疾病往往伴有头痛，精神紧张、过度疲劳、感冒、脑膜炎、鼻窦炎等均有可能引起头痛。但反复发作或持续的头痛，可能是某些器质性疾病的信号，应认真检查，明确诊断，及时治疗。

（二）临床表现

国际头痛协会将头痛疾患分为三类：一是原发性头痛，二是继发性头痛，三是脑神经痛、中枢性和原发性颜面痛以及其他头痛。原发性头痛包括紧张性头痛、偏头痛、丛集性头痛等，大约90%以上的头痛属于原发性头痛。继发性头痛是指由于其他疾病引起的头痛，包括颅内压改变、颅内感染性疾病、脑血管疾病引起的头痛等。

1. 紧张性头痛 又称肌收缩性头痛，临床上极为常见，以女性为多。紧张性头痛是慢性头痛中最常见的一种。是由于长期保持一种姿势，造成颈部肌肉持续紧张，酸性代谢产物堆积、刺激并压迫头部神经，再加上精神和心理紧张、抑郁、焦虑，就会导致持久性头、面、颈、肩部肌肉痉挛和（或）血管收缩引起的牵涉痛或扩散痛。头痛呈持续性，大多数为非搏动性，头痛部位大多位于太阳穴两侧（双颞侧）、额顶、后脑部或全头部。疼痛表现为钝痛，呈压迫、束带感，可扩散至颈、肩、背部，头痛为轻、中度，疼痛可持续数天或数周。头痛时精力难以集中，记忆力下降，还可以影响睡眠质量。

2. 偏头痛 偏头痛是一种发作性颅部血管舒缩功能障碍引起的头痛。临床上以阵发性一侧剧烈头痛为特点，严重时可累及整个头部，多伴恶心、呕吐。其分型较多，有的以反复发作和有家族史为特征，有的患者在发作前出现视觉、感觉、运动症状等先兆表现。实际上，很少有单一类型的偏头痛存在，常常表现为几个类型甚至和其他类型头痛（如紧张性头痛）等同时存在。

偏头痛始发于儿童期，60%～70%为青少年女性，年龄多在10～30岁，在部分儿童中也有罹患。约60%的偏头痛患者有家族史。成年后发病者女性多于男性，发病次数不等，但女性成年患者发作周期与月经周期有很大关系。

偏头痛的病因比较复杂，目前尚不清楚，可能与遗传、内分泌、生化因素（5－羟色胺、去甲肾上腺素、缓激肽、前列腺素E及内源性阿片样物质）、血管功能因素有关；其他因素包括心理、精神（焦虑、紧张、疲劳）和饮食（饮酒、喝咖啡、进食富含酪胺食品如巧克力）、物理因素（强光、寒冷、噪音）等也是重要的促发因素。

3. 丛集性头痛 丛集性头痛多见于青年，是一种局限于单侧的以眶、颞、额等区为主的严重发作性疼痛，病因不明。丛集性头痛有典型的丛集期和缓解期。在丛集期内，头痛的发作有严格的节律性，一般在每天的固定时间至少发作1～2次，以夜间发作多见；随后继以一段时间的缓解期，一般为数月至两年。丛集性头痛与偏头痛相比，发作的节律性更加明显，头痛更加剧烈，但一般持续时间较短。发作时头痛从一侧眼眶周围开始，急速扩展至额颞部，严重时可涉及对侧，疼痛呈搏动性，兼有钻痛或灼痛，可于睡眠中痛醒。

4. 三叉神经性头痛 一般是一侧面部三叉神经分布区域内的反复发作性疼痛，阵发性剧烈性疼痛为主要的症状表现。大多在头面部的三叉神经分布区域内突然发生，然后又突然停止，可以表现为闪电样、刀割样、烧灼样，顽固性、难以忍受的剧烈性疼痛为其临床特征。

即学即练

偏头痛与紧张性头痛的区别在于偏头痛有（ ）

A. 恶心、畏光、畏声　　　B. 儿童和青年多见　　　C. 单侧头痛

答案解析　　D. 反复发作头痛　　　E. 劳累后加重

---

5. 鼻窦炎性头痛 鼻窦炎初期表现为昼夜不分轻重的弥漫性持续性头痛，一旦渡过急性期头痛便迅速地减轻，持续时间也缩短，而且逐渐局限于一定的部位。通常情况为前组鼻窦炎性头痛，疼痛都在头颅的表面，并且有局部皮肤疼痛过敏。急性鼻窦炎引起的另一个头痛的特点就是当颅脑静脉压升高，如用力擤鼻涕、突然身体震动或摇头的时候头痛明显加重，卧床休息的时候就会减轻。

6. 青光眼引起的头痛 头痛的部位多在眼眶的上部或眼球的周围，主要是由于眼压过高引起，并

伴有视力障碍。

7. 高血压性头痛 伴有头晕、头胀等症状，也有头部沉重或颈部紧绷感。多发于早晨，疼痛部位位于前额、枕部或颞部，可能是由于颅外颈动脉系统血管扩张而使脉搏振幅增高所致。

8. 颅内病变引起的头痛 包括脑膜炎、脑血管病（包括出血性脑血管病与缺血性脑血管病）、颅内肿瘤所致颅内压增高以及低颅压综合征、癫痫性头痛等。

9. 其他头颈部以外躯体疾病引起的头痛 多为全身性疾病使颅内、外血管扩张引起，如感染、中毒、高热、各种缺氧状态（如心肺功能不全、贫血）等。

📖 **知识链接**

药源性头痛

药源性头痛系指药物直接或间接引发的头痛，占全部头痛患者的 5% ~ 10%。药源性头痛发生的机制尚不清楚，其发生的常见原因如下：血管扩张、良性颅内压增高、无菌性脑膜炎、"双硫仑样反应"以及过度使用镇痛药。药源性头痛的临床表现，除有头痛症状外，也可伴有头晕、恶心、呕吐、面部潮红、血压下降等。常见的致病药物有非甾体抗炎药、组胺 H_2 受体阻断剂、钙通道阻滞剂及血管扩张剂。药物治疗中出现头痛应注意将其与原发病所致头痛相区别。及时停药和对症处理可缓解药源性头痛症状。

▶▶ **岗位情景模拟**

情景描述 女，23 岁，某大学学生。反复发作性头痛 5 年，近 2 年来发作频繁，平均每周发作 3 ~ 5 次，每次发作 1 ~ 5 小时，发作时头痛剧烈，主要为双侧颞部及前额痛，伴恶心、呕吐，月经期更重。长期服用对乙酰氨基酚、脑清片等药物。遇到考试就紧张，压力大，头痛加重，还有抑郁情绪，对学习产生了厌恶心理，自诉一上课就"头痛"，并因此准备休学。各种检查都正常。

讨　论 1. 该患者应诊断为何种疾病？
2. 药师应如何为其选择治疗药物？

答案解析

二、治疗原则与常用药物

（一）治疗原则

1. 头痛治疗主要是针对病因进行治疗。头痛病因复杂，发生头痛的患者，需要积极筛查病因，有针对性的治疗，不可以盲目用药，避免掩盖病情。临床中常以药物治疗为主，部分情况可能会进行手术治疗。

2. 若头痛患者伴随恶心、呕吐、眩晕等症状，应及时就医。如头痛患者伴随偏身功能障碍、喷射性呕吐、嗜睡等症状，应立即就医。

3. 对头痛患者在生活上进行相应的护理，可以把诱发头痛的因素降低到最低限度，以促进疾病的恢复。

（二）常用药物

1. 感冒发热性头痛 如果是单纯头痛伴全身酸痛，可建议其选用对乙酰氨基酚、布洛芬、阿司匹林、萘普生等。

2. 紧张性头痛　建议患者养成良好生活习惯，劳逸结合、戒除烟酒、不饮浓茶与咖啡。除此之外，可应用下列药物：谷维素加维生素 B_1，也可服用中成药正天丸或通天口服液等。长期精神紧张者，推荐使用地西泮片。

3. 鼻窦炎性头痛　建议患者局部治疗，用呋喃西林－麻黄碱滴鼻液、0.05% 盐酸羟甲唑啉滴鼻液、0.1% 盐酸赛洛唑啉滴鼻液滴鼻。

4. 反复性偏头痛　推荐使用抗偏头痛药，如麦角胺咖啡因、罗通定、天麻素、苯噻啶、舒马曲普坦、佐米曲普坦等。

5. 三叉神经性头痛　应当在医师的指导下使用卡马西平、加巴喷丁、苯妥英钠或氯硝西泮、阿米替林等药物。

三、用药指导与健康教育

1. 人体内如缺乏维生素 B_1，脑组织中的丙酮和乳酸可出现堆积，刺激血管平滑肌收缩，引起头痛。游离的维生素 B_1 对神经传导有调节作用，对血管性或精神紧张性头痛均有一定的缓解作用。

2. 对乙酰氨基酚、布洛芬、阿司匹林等解热镇痛药仅对疼痛的症状有缓解作用，但不能解除疼痛的致病原因，也不能防止疾病的发展和预防并发症的发生，故不宜长期使用。

3. 解热镇痛药的主要不良反应为胃肠道反应，其中布洛芬对胃肠道的刺激小，不良反应发生率低，在各种解热镇痛药中为耐受性最好的一种。

4. 解热镇痛药用于头痛一般不超过 5 日；如 5 日后症状未缓解，或伴有发热、嗜睡、复视、血压或眼压升高、手脚冰凉、神志不清时应及时去医院诊治。

5. 为避免药物对胃肠道的刺激，解热镇痛药宜在餐后服，或与食物同服，不宜空腹服用；同时不宜饮酒或饮用含有酒精的饮料，对老年人宜适当减量。

6. 慢性头痛反复发作的患者，可以给予物理磁疗法、局部冷（热）敷等物理治疗，以控制头痛频繁发作。

7. 注意保持居家环境安静舒适，避免声、光刺激，减少探视；指导患者采用放松术减轻疼痛，如缓慢深呼吸、听轻音乐、瑜伽休息术等。

8. 大多数头痛与精神因素有关，应注意心理健康，保持乐观情绪，劳逸结合，是防治头痛的有效措施。关心患者，耐心告知病情，特别是发作期绝对卧床与预后的关系，详细介绍头痛各项检查的目的、程序与注意事项，鼓励患者消除不安、焦虑、恐惧等不良情绪，保持精神状态稳定，安静休养。

9. 为缓解和预防头痛，应多喝水、多吃水果，注意补充蛋白质和电解质；戒除烟酒，忌食巧克力或辛辣食品；长期伏案工作者，应经常锻炼身体，放松颈部肌肉。有颅内病变、颅脑损伤、颅外头颈部病变、头颈部以外躯体疾病，应做好疾病控制与对因治疗，预防头痛发生。

目标检测

答案解析

一、A 型选择题

1. 患者，男性，29 岁，反复发作头痛，每年春、秋季发作，每次发作持续 3 个月，表现为眼眶周围剧

烈的刺痛伴有流泪。查体无异常体征，头颅 CT 正常。其最可能的诊断是（　　）

    A. 丛集性头痛　　　　　B. 紧张性头痛　　　　　C. 神经官能症

    D. 脑瘤可能　　　　　　E. 花粉过敏

2. 紧张性头痛推荐应用的处方药是（　　）

    A. 谷维素　　　　　　　B. 苯妥英钠　　　　　　C. 布洛芬

    D. 地西泮　　　　　　　E. 舒马曲普坦

3. 感冒发热性头痛治疗首选的非处方药是（　　）

    A. 对乙酰氨基酚　　　　B. 西咪替丁　　　　　　C. 茶碱

    D. 头孢拉定　　　　　　E. 阿奇霉素

4. 对感冒发热性头痛无效的药物是（　　）

    A. 对乙酰氨基酚　　　　B. 布洛芬　　　　　　　C. 阿司匹林

    D. 复方对乙酰氨基酚　　E. 茶碱

5. 下列不属于抗偏头痛药的是（　　）

    A. 麦角胺咖啡因　　　　B. 罗通定　　　　　　　C. 阿司匹林

    D. 苯噻啶　　　　　　　E. 舒马曲普坦

二、X 型选择题

6. 以下哪些药物常用于头痛治疗（　　）

    A. 布洛芬　　　　　　　B. 苯妥英钠　　　　　　C. 对乙酰氨基酚

    D. 庆大霉素　　　　　　E. 阿司匹林

7. 头痛的健康教育措施主要有（　　）

    A. 注意心理健康，保持乐观情绪，劳逸结合

    B. 为缓解和预防头痛，应多喝水，多吃水果，补充蛋白质和电解质

    C. 忌食巧克力或辛辣食品

    D. 解热镇痛药仅对疼痛的症状有缓解作用，不能解除疼痛的致病原因

    E. 引起头痛的原因很多，首先要明确引起头痛的原因，对因治疗

书网融合……

知识回顾　　　　微课　　　　习题

（宋新丽）

项目十八　　咳　嗽

学习引导

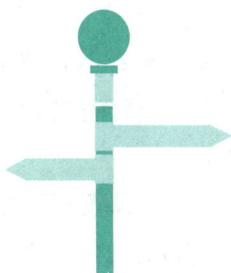

咳嗽是临床上最常见的症状之一。相信我们每个人都被咳嗽困扰过。"小孩咳嗽总不好，多半是肺热"这句广告语相信大家耳熟能详，所以，一旦孩子出现咳嗽时，我们就会想到是肺热引起的。那么除了肺热，你还知道有哪些原因会导致咳嗽吗？反复剧烈的咳嗽会影响工作、生活，甚至会引起气胸、支气管破裂、纵隔气肿等并发症。因此，减轻患者的咳嗽症状具有重要临床意义。那你知道有哪些药物可以治疗咳嗽吗？治疗咳嗽的药物又应该如何合理应用呢？我们怎么做可以预防咳嗽的发生呢？

本项目主要介绍咳嗽的概述、治疗原则与常用药物、用药指导与健康教育。

学习目标

1. **掌握**　咳嗽的治疗原则，治疗药物的选用；用药指导与健康教育。
2. **熟悉**　咳嗽的分型及各型的临床特点。
3. **了解**　咳嗽的病因、临床表现。

一、概述

咳嗽（cough）是机体一种反射性的防御动作，通过咳嗽动作可以清除呼吸道分泌物或气道内异物，是一种保护性的呼吸反射。

但是咳嗽可使呼吸道内感染扩散，剧烈的咳嗽可导致呼吸道内出血，甚至诱发自发性气胸。在一般情况下，对轻度且不频繁的咳嗽，只要将痰液或异物排出，就可自然缓解，无需服用镇咳药；但无痰而剧烈的干咳，或有痰而过于频繁的剧烈性咳嗽，不仅增加患者的痛苦，影响其工作和休息，加大体能消耗，甚至可能出现其他并发症，此时应适当合理地应用镇咳药。

（一）病因与分类

咳嗽是呼吸系统疾病最常见的症状之一。但咳嗽也不仅仅见于呼吸系统疾病，还常见于循环系统疾病、消化系统疾病，所以要结合其他症状做出综合判断。咳嗽按照病程分为三类：急性咳嗽<3周；亚急性咳嗽3~8周；慢性咳嗽>8周。

1. 疾病因素

（1）呼吸系统疾病　常见的有咽喉炎、气管－支气管炎、支气管哮喘、支气管扩张症等；鼻咽部至小支气管的呼吸道黏膜受到刺激时，均可以引起咳嗽；肺泡内有分泌物、渗出物或漏出物等进入小支气管即可引起咳嗽。各种原因所致的胸膜炎、胸膜间皮瘤、自发性气胸或胸腔穿刺等均可以引起咳嗽。

（2）心血管系统疾病　二尖瓣狭窄或者其他原因所致左心衰竭引起肺淤血或肺水肿，因肺泡及支气管内有浆液性或血性渗出物，可引起咳嗽。右心或静脉栓子脱落造成肺栓塞时也可以引起咳嗽。

2. 非疾病因素

（1）中枢神经系统因素　从大脑皮质发出神经冲动传至延髓咳嗽中枢后可以发生咳嗽，如皮肤受冷刺激或三叉神经及舌咽、迷走神经支配的鼻咽部黏膜受到刺激时，可以反射性引起咳嗽。

（2）其他因素所致慢性咳嗽　如服用血管紧张素转换酶抑制剂后引起的咳嗽、习惯性心因性咳嗽等。

（二）临床表现

1. 上呼吸道感染引发的咳嗽　多为一声声刺激性咳嗽，好似咽喉瘙痒，通常无痰；不分昼夜，不伴随气喘或急促的呼吸。有时可伴随发热，体温不超过38℃；精神差，食欲不振，出汗退热后症状消失，咳嗽仍持续3~5日。

2. 支气管病变所伴随咳嗽　支气管哮喘发作前常有鼻塞、流涕、打喷嚏、咳嗽、胸闷等先兆，继之反复性喘息、呼吸困难、胸闷、连续性咳嗽、哮喘并有哮鸣音，继而咳痰，痰液多为白色、黄色或淡黄色；支气管扩张症常伴有慢性咳嗽，有大量脓痰及反复咳血。

3. 百日咳　多发生于儿童，为阵发性剧烈痉挛性咳嗽，当痉挛性咳嗽终止时伴有鸡鸣样吸气回声，病程长达2~3个月。

4. 肺炎所伴随咳嗽　起病突然，伴随有高热、寒战、胸痛，咳铁锈色痰。

5. 肺结核所致咳嗽　各型结核可出现低热或高热、消瘦、轻咳、胸痛、盗汗、心悸、食欲减退等症状，少数人有呼吸音减弱，偶可闻及干性或湿性啰音，有黄绿色痰液。

6. 咽喉炎引起的咳嗽　声音嘶哑，有脓痰，咳嗽伴恶心，咽部灼热感、异物感。

7. 过敏性咳嗽　又称为咳嗽变异性哮喘，在临床上较常见，主要表现为持续或反复发作的剧烈咳嗽，晨起较为明显，遇到冷空气时易打喷嚏后诱发咳嗽，但咳痰很少。夜间咳嗽比白天严重，咳嗽时间长久，通常会持续3个月，以花粉季节较多发，应用镇咳药物效果不佳。

8. 药物不良反应所致咳嗽　约20%的咳嗽是由用药（血管紧张素转换酶抑制剂、抗心律失常药胺碘酮、抗凝药肝素和华法林、利尿药氢氯噻嗪、抗菌药物呋喃妥因、抗结核药对氨基水杨酸钠和部分抗肿瘤药）所致，故常用镇咳药对上述药物所诱导的咳嗽无效，甚至延误治疗，药师须格外警惕。

即学即练

咳铁锈色痰可能是（　　）

A. 肺炎链球菌肺炎　　　B. 支气管哮喘　　　C. 肺结核

答案解析　D. 气胸　　　E. 阻塞性肺气肿

情景描述　患者，男，7 岁。无原因的慢性咳嗽持续超过 2 个月，咳嗽呈阵发性刺激性干咳，在吸入烟雾或油漆等化学气味后可加重；应用多种抗生素与镇咳药物无效。心肺听诊无异常，胸部 CT 检查无明显异常。有时出现打喷嚏、流鼻涕等过敏性鼻炎症状。

讨　　论　1. 该患儿可能患有何种疾病？还应询问哪些病史资料？

　　　　　　2. 应如何为其选择治疗药物？

　　　　　　3. 需要对其给出哪些主要的健康指导措施？

答案解析

二、治疗原则与常用药物

（一）治疗原则

1. 轻微咳嗽的患者不需要进行特殊治疗，多休息，适当饮水，多数患者可自行恢复。但当咳嗽症状一直不缓解或出现其他伴随症状时需要在明确病因后进行治疗。

2. 在咳嗽的病因还不明确前，为了缓解剧烈的咳嗽对患者生活质量造成的影响，可进行对症治疗。对症治疗主要包括镇咳治疗和祛痰治疗。

3. 如果是由于呼吸道感染引起的咳嗽，咳嗽时间不是很长，主要是由于细菌、病毒侵袭到咽喉和气道黏膜而引起的，会使黏膜充血、水肿，也会引起毛细血管破裂，引起少量的出血。要多喝水，注意清淡饮食，可用清热解毒的中成药，也需要用敏感的抗菌药物积极治疗。如果病程比较长，还需要考虑是由于其他疾病引起的，如支气管扩张症、肺部肿瘤等，需要先去医院做相应的检查来明确诊断，及时采取适宜的治疗。

（二）常用药物

由于咳嗽的病因、时间、性质、并发症或表现不尽相同，应根据临床症状和咳嗽类型来选药。常用的镇咳药分为中枢性镇咳药、外周性镇咳药及兼有中枢性和外周性两种镇咳作用的药物。苯丙哌林兼有中枢性和外周性两种镇咳作用，中枢性镇咳药有右美沙芬、喷托维林。痰多的咳嗽，可选择祛痰药与黏痰调节剂。

1. 苯丙哌林　起效迅速，镇咳效力为可待因的 2 ~ 4 倍。可抑制外周传入神经，亦可部分抑制咳嗽中枢。适用于刺激性干咳或剧烈阵咳者。

2. 右美沙芬　目前临床上使用最广的镇咳药，镇咳作用与可待因相似，容易引起嗜睡，适合夜间咳嗽；对感冒引起的咳嗽，常选用右美沙芬复方制剂，如酚麻美敏、美扑伪麻、双酚伪麻、美息伪麻、伪麻美沙芬等制剂，注意避免重复用药。

知识链接

右美沙芬的致命不良反应

在我国，治疗感冒、咳嗽的非处方药里大多含有"右美沙芬"。右美沙芬为非依赖性中枢性镇咳药，通过抑制延髓咳嗽中枢而发挥中枢性镇咳作用，临床常用。如果大剂量服用含有该成分的药物，可能造成严重的不良反应，比如脑损伤、癫痫发作、意识丧失、心律不齐、呼吸抑制等，甚至导致死亡。美国曾发生过儿童因为过度服用含有"右美沙芬"的胶囊而导致死亡的事件报道。专家提醒患者，一定要严格按照药品说明书标明的剂量、时间、次数服用。

3. 喷托维林　对延髓咳嗽中枢有直接抑制作用，镇咳作用强度为可待因的1/3，可使痉挛的支气管松弛，降低呼吸道阻力。青光眼及心功能不全者慎用。

4. 可待因　能直接抑制延髓咳嗽中枢，镇咳作用强大而迅速，同时具有镇痛和镇静作用，尤其适用于伴胸痛的干咳患者。12岁以下儿童禁用。

5. 祛痰治疗　愈创木酚甘油醚、氨溴索、溴己新、乙酰半胱氨酸等祛痰药以及羧甲司坦等黏痰调节剂可使痰液的黏滞性降低，有利于痰液排出；应避免同时服用强效镇咳药，以免痰液堵塞气道。

6. 抗感染、抗过敏　在使用镇咳药的同时，应注意控制感染，对合并气管－支气管炎、肺炎和支气管哮喘者，凭医师处方或遵医嘱服用抗菌药物，以控制感染、消除炎症；或采用抗组胺药、糖皮质激素等抗过敏治疗措施，以提高镇咳药的效果。针对过敏性咳嗽的主要治疗手段与典型哮喘类似，首先要口服抗组胺药，查找过敏原，避免或减少过敏原接触，口服孟鲁司特有降低气道敏感性的作用，吸入沙美特罗－氟替卡松或福莫特罗－布地奈德有局部抗炎作用，可以缓解症状。

7. 中成药　橘红止咳颗粒、橘红丸、止嗽散、止嗽丸等，这些中成药在很大程度上都可以有效缓解和改善慢性咳嗽的有关症状。

📖 知识链接

"阿片"就像一个双面人

很多属于中成药的止咳药，如复方甘草片、强力枇杷露等药物的成分中有阿片粉、罂粟壳。阿片粉与罂粟壳同出一物，用刀割开罂粟果实外壳，有乳白色汁液流出，在空气中氧化成棕褐色或黑色膏状物，这就是生阿片。阿片中含有吗啡、可待因、罂粟碱等生物碱类成分。阿片具有良好的止痛、镇咳效果，合理使用，阿片类药物是造福患者的良药；但如果滥用，它就可能是"魔鬼"，可引起依赖性和成瘾性；不恰当地使用可能会导致一些严重不良反应，比如极度嗜睡、意识混乱、呼吸抑制，甚至危及生命。

三、用药指导与健康教育

1. 咳嗽是许多疾病的一种非特异性症状，可由微生物感染、肿瘤、哮喘等疾病引起，镇咳药只是对症治疗。故要找出病因，在治疗原发病的基础上，选择恰当的止咳祛痰药，才能有效治疗咳嗽。

2. 小儿是咳嗽的高发人群，特别是婴幼儿，要选择恰当的止咳祛痰药，同时注意护理。小儿咳嗽适合选用兼有祛痰、化痰作用的止咳药，糖浆优于片剂；一般不适合使用中枢性镇咳药，如喷托维林、右美沙芬等，特别慎用有成瘾性的镇咳药（如可待因）。

3. 咳嗽分为干咳与湿咳，对干咳可单用镇咳药。对痰液较多的湿咳应以祛痰为主，不宜单纯使用镇咳药，以免痰液排出受阻而滞留于呼吸道内，加重感染；应与祛痰药合用，以利于痰液排出和加强镇咳效果。

4. 对病程在1周以上，并伴有发热、皮疹、哮喘等症状的持续性咳嗽，应及时去医院就诊。镇咳药连续口服1周，症状未缓解者应及时向医师或药师咨询。

5. 对支气管哮喘发作引发的咳嗽，应适当合理应用平喘药，以缓解支气管痉挛，并辅助应用镇咳药和祛痰药。

6. 注意药物的不良反应。如右美沙芬可引起嗜睡，驾车、高空作业或操作机器者应慎用，对妊娠期妇女、严重高血压者、有精神病史者禁用。苯丙哌林有麻醉作用，会使口腔产生麻木感觉，服药时需整片吞服，不可嚼碎。喷托维林对青光眼、心功能不全、肺淤血者以及妊娠期和哺乳期妇女慎用，5岁以下小儿不宜应用。

7. 对于服用血管紧张素转换酶抑制剂（ACEI）诱发的咳嗽，应告知患者咳嗽是服用ACEI类降压药物的常见不良反应，发生率5%～25%；停用ACEI后咳嗽可以缓解，通常停药1～4周后咳嗽消失或明显减轻。

8. 对咳嗽的治疗，也应加强饮食调护，注意食补养肺，可以适当进食百合、蜂蜜、梨、莲子、银耳等养阴生津食物，少吃辛辣燥热之品。

9. 预防呼吸道疾病是防止咳嗽的关键，应加强锻炼、注意保暖，多进行户外活动，保持居室空气清新，戒除烟酒、饮食适宜。

目标检测

答案解析

一、A 型选择题

1. 剧烈咳嗽者宜首选的药物是（　）

　　A. 地西泮　　　　　　　B. 吗啡　　　　　　　C. 苯丙哌林

　　D. 青霉素　　　　　　　E. 硝普钠

2. 夜间咳嗽宜首选的药物是（　）

　　A. 右美沙芬　　　　　　B. 吗啡　　　　　　　C. 苯丙哌林

　　D. 盐酸氨溴索　　　　　E. 喷托维林

3. 针对感冒引起的咳嗽，宜首选的药物是（　）

　　A. 酚麻美敏　　　　　　B. 吗啡　　　　　　　C. 苯丙哌林

　　D. 盐酸氨溴索　　　　　E. 喷托维林

4. 对有大量痰液阻塞呼吸道而引起气急、窒息者，宜首选的药物是（　）

　　A. 右美沙芬　　　　　　B. 羧甲司坦　　　　　C. 苯丙哌林

　　D. 阿莫西林　　　　　　E. 喷托维林

二、X 型选择题

5. 下列选项描述正确的有（　）

　　A. 百日咳多发生于儿童，为阵发性剧烈痉挛性咳嗽

　　B. 以刺激性干咳或剧烈阵咳症状为主者宜选用苯丙哌林或喷托维林

　　C. 苯丙哌林镇咳效力比可待因强2～4倍

　　D. 白日咳嗽宜选用右美沙芬，夜间咳嗽宜选用苯丙哌林

　　E. 右美沙芬可引起嗜睡，对驾车、高空作业或操作机器者宜谨慎

6. 下列属于中枢性镇咳药的有 （   ）

A. 右美沙芬　　　　　B. 喷托维林　　　　　C. 苯丙哌林

D. 青霉素　　　　　　E. 羧甲司坦

书网融合……

知识回顾　　　　微课　　　　习题

（宋新丽）

PPT

学习引导

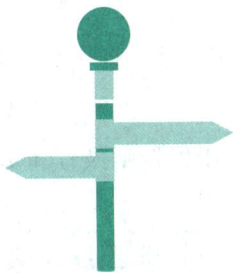

普通感冒（简称感冒）一年四季均可发病，尤以冬、春季较为多见。儿童、老年人、妊娠期妇女以及营养不良、体质虚弱、疲劳和生活规律紊乱者均为易感人群。但普通感冒并不"普通"，据国内、外资料显示，普通感冒可造成严重的公众健康损害与社会经济负担。那么得了感冒怎么办？如何用药呢？

本项目主要介绍普通感冒的概念、临床表现、药物治疗、用药指导与健康教育。

学习目标

1. **掌握** 普通感冒的药物治疗、用药指导与健康教育。
2. **熟悉** 普通感冒的临床表现。
3. **了解** 普通感冒的概念及传播特点。

一、概述

（一）定义

普通感冒（common cold，俗称"伤风"）是一种常见的急性上呼吸道感染性疾病，多由鼻病毒（最常见）、副流感病毒、呼吸道合胞病毒、埃可病毒、柯萨奇病毒、冠状病毒、腺病毒等引起。

普通感冒的传播途径：直接接触传染或通过感冒者的呼吸道分泌物（鼻黏液、打喷嚏或咳嗽产生的气溶胶）而传染。以季节交替和冬、春季节多发，起病较急，但不会造成大流行，且少见并发症，但婴幼儿可能并发鼻窦炎、中耳炎、气管–支气管炎甚至肺炎等，因此普通感冒也需要重视。

（二）临床表现

普通感冒早期症状主要为鼻部卡他症状，如打喷嚏、鼻塞、流清水样鼻涕伴或不伴咽部干痒、烧灼感，然后转为浓稠鼻涕，伴有咽痛、声音嘶哑、咳嗽、咳痰等症状。一般不发热或仅有低热，全身症状轻。

全身症状包括畏寒、乏力不适，头痛、四肢痛、背部酸痛，食欲不振、腹胀、便秘等。需注意的是，婴幼儿往往鼻部卡他症状不显著而全身症状较重，可骤然起病，伴有高热、咳嗽、呕吐、腹泻、烦躁等症状。

临床上一般不进行普通感冒的病毒学检查，主要诊断依据为典型的临床症状（在排除其他相关疾病前提下）；体检可见鼻腔黏膜充血、水肿并有分泌物，咽部轻度充血，胸部查体多无异常。因多为病毒性感染，血常规检测白细胞计数仍正常或偏低，伴淋巴细胞比例相对升高；当并发细菌性感染时，则血白细胞计数增高。

二、治疗原则与常用药物

普通感冒多为自限性，尚无特效药物，临床以对症治疗、缓解症状为主。同时注意休息，适当补充水分、保持室内空气流通，避免继发细菌感染。

（一）常用药物

1. 解热镇痛药 普通感冒所致发热的温度虽不高，但常伴有疼痛（头痛、关节痛、肌肉痛），解热镇痛药可退热、缓解头痛和全身痛，常用对乙酰氨基酚、布洛芬等。

2. 减鼻充血剂 可以减轻鼻窦、鼻腔黏膜血管充血，解除鼻塞症状，有助于保持咽鼓管和窦口通畅，如伪麻黄碱、麻黄碱等。

3. 抗组胺药 组胺受体阻断剂可通过阻断组胺受体抑制小血管扩张，降低血管通透性，消除或减轻打喷嚏和流鼻涕症状，同时具有轻微的镇静作用，如氯苯那敏（扑尔敏）、苯海拉明等。

4. 镇咳药 主要分为中枢性镇咳药和外周性镇咳药。中枢性镇咳药的代表药物可待因可直接抑制延髓咳嗽中枢，镇咳作用强而迅速，并具有镇痛和镇静作用，但具有成瘾性；右美沙芬镇咳作用与可待因相似，其治疗量不抑制呼吸，无镇痛作用，可长期服用而无成瘾性。

5. 祛痰药 普通感冒者后期可有少量痰液，鼻分泌物倒流也会引起类似"痰液"的感觉。祛痰药可使痰液黏稠度降低而易于咳出，或是通过促进气道黏膜纤毛上皮的运动加速痰液排出，如愈创木酚甘油醚、氨溴索、桃金娘油、乙酰半胱氨酸、溴己新等。

6. 中枢兴奋药 一是为了加强解热镇痛药的疗效，二是拮抗抗组胺药的嗜睡作用。如咖啡因等。

7. 其他 如金刚烷胺，该药仅对甲型流感病毒有抑制作用（目前研究证明已出现耐药），对引起普通感冒的鼻病毒、冠状病毒无抑制作用。人工牛黄是一味中药，临床上具有清热解毒、化痰定惊的功效。

> **即学即练**
>
> 针对普通感冒者的头痛症状，可以选择的药物是（ ）
> 答案解析
> A. 氨溴索 B. 右美沙芬 C. 氯苯那敏 D. 伪麻黄碱 E. 布洛芬

（二）常用复方制剂

由于发病急促、临床症状复杂多样，单一用药不可能缓解所有症状，故抗感冒对症治疗上多采用复方制剂。普通感冒市售常用复方制剂的组分见表19-1、表19-2。

表19-1 普通感冒（儿童用）市售常用复方制剂的组分

药品	主要成分
酚麻美敏混悬液/口服溶液	对乙酰氨基酚、氢溴酸右美沙芬、盐酸伪麻黄碱、马来酸氯苯那敏
愈酚伪麻口服液	愈创木酚甘油醚、盐酸伪麻黄碱

续表

药品	主要成分
小儿伪麻美芬滴剂	盐酸伪麻黄碱、氢溴酸右美沙芬
小儿氨酚黄那敏颗粒	对乙酰氨基酚、马来酸氯苯那敏、人工牛黄
复方锌布颗粒	葡萄糖酸锌、布洛芬、马来酸氯苯那敏

表 19-2　普通感冒（成人用）市售常用复方制剂的组分

药品	主要成分
氯芬黄敏片	双氯芬酸钠、人工牛黄、马来酸氯苯那敏
氨咖黄敏片	对乙酰氨基酚、咖啡因、马来酸氯苯那敏、人工牛黄
复方氨酚烷胺片	对乙酰氨基酚、盐酸金刚烷胺、人工牛黄、咖啡因、马来酸氯苯那敏
酚麻美敏片/氨麻美敏片（Ⅱ）	对乙酰氨基酚、盐酸伪麻黄碱、氢溴酸右美沙芬、马来酸氨苯那敏
复方盐酸伪麻黄碱缓释胶囊	盐酸伪麻黄碱、马来酸氯苯那敏
氨酚伪麻美芬片（Ⅱ）	对乙酰氨基酚、盐酸伪麻黄碱、氢溴酸右美沙芬、盐酸苯海拉明（夜用片成分，白片不含）
氨酚伪麻美芬片	对乙酰氨基酚、盐酸伪麻黄碱、氢溴酸右美沙芬、马来酸氯苯那敏（夜用片成分，白片不含）
美敏伪麻溶液	氢溴酸右美沙芬、盐酸伪麻黄碱、马来酸氨苯那敏
布洛伪麻那敏片	布洛芬、盐酸伪麻黄碱、马来酸氨苯那敏
愈美片	氢溴酸右美沙芬、愈创木酚甘油醚
复方对乙酰氨基酚片	对乙酰氨基酚、阿司匹林、咖啡因

▶▶ 岗位情景模拟

情景描述　患儿，8 岁，男，因着凉感冒，鼻塞、流涕、咳嗽 2 天，发热 1 天，夜间发热明显，送往医院。体温 38.8℃，咽红，双侧扁桃体稍肿大，双肺呼吸音稍粗，无啰音，心、腹（-）。血常规白细胞计数正常，淋巴细胞比例升高，C-反应蛋白等其他感染指标正常。X 线胸片正常。

讨　论　1. 家长要求使用抗菌药物治疗，是否合理？

2. 作为药师，请推荐合适的对症治疗药物并指导药物合理使用。

答案解析

三、用药指导与健康教育

（一）用药指导

1. 避免滥用抗菌药物和抗病毒药物，抗菌药物治疗并不能缓解普通感冒的症状及改善预后，感冒后期出现鼻部分泌物变稠或出现分泌物颜色的变化是病毒感染的常见现象，不一定存在继发细菌感染，不是抗菌药物的使用指征；只有当合并细菌感染时，才考虑使用抗菌药物治疗，如鼻窦炎、中耳炎。目前尚无专门针对普通感冒的特异性抗病毒药物，多数普通感冒不需要使用抗病毒药物，过多使用或滥用抗病毒药物有增加不良反应的风险。

2. 特殊人群如儿童、孕妇、哺乳期妇女、肝肾功能不全者等因药物吸收或代谢的影响，选择含多种成分的抗感冒复方制剂时须谨慎。常见特殊人群的慎用或禁用药物汇总如表 19-3。

表 19 – 3　常见特殊人群的慎用或禁用药物

用药人群	慎用或禁用药物	原因
婴幼儿/儿童	阿司匹林等水杨酸类	能诱发 Reye 综合征
孕妇	阿司匹林、双氯芬酸钠、苯海拉明、布洛芬、右美沙芬、愈创木酚甘油醚	会影响胎儿发育或导致孕期延长
哺乳期妇女	苯海拉明、氯苯那敏	能通过乳汁影响幼儿
肝肾功能不全者、血小板减少者、有出血症状者、有胃肠穿孔病史者等	对乙酰氨基酚、阿司匹林、布洛芬	会引起肝肾损伤、加重出血倾向
严重高血压、甲状腺功能亢进症、糖尿病、缺血性心脏病、前列腺增生症者等	伪麻黄碱、麻黄碱	可引起精神兴奋、血压升高、排尿困难
慢性阻塞性肺疾病、重症肺炎者等	可待因、右美沙芬	会影响痰液排出

📖 **知识链接**

氨酚黄那敏等 14 种感冒药，儿童慎用！

　　2021 年 4 月 23 日，国家药监局发布了《关于修订氨酚麻美口服溶液等 14 个品种药品说明书的公告》（以下简称《公告》）。《公告》中，说明书修订增加警示语："不建议家长或监护人自行给 2 岁以下婴幼儿使用本品，应在医师或药师的指导下使用。"这些非常畅销的市售抗感冒药物，大多是非处方药，看似"安全、好得快"，能很大程度改善感冒患者的症状，但容易被滥用。因此医生应正确认识抗感冒药物成分及注意事项，以免选错药物、用错药物，造成悲剧的发生。

　　3. 由于治疗普通感冒的复方制剂成分复杂且存在成分交叉可能，联合用药或短时期内多次用药时需注意是否有相同成分，避免过量使用引起不良反应。同时，因复方制剂中多含有伪麻黄碱、氯苯那敏、咖啡因等成分，有一定的健康隐患和不良反应，婴幼儿/儿童应谨慎使用。

　　4. 普通感冒者需要使用含有抗过敏药物如氯苯那敏的复方制剂时，需说明可能引起嗜睡、口渴等不良反应，不宜驾驶机、车、船，不得从事高空作业、机械作业及操作精密仪器。另外，咳嗽带痰不建议服用含镇咳成分的药物如右美沙芬等，否则可能导致痰液滞留而阻塞呼吸道，加重咳嗽甚至导致窒息。

　　5. 使用含对乙酰氨基酚、布洛芬成分的制剂缓解普通感冒症状时，若持续发热或疼痛，重复用药应间隔一段时间（参考说明书），24 小时不得超过 4 次。

　　6. 普通感冒具有一定自限性，病程多在 1 周左右，预后良好，症状较轻或不影响日常生活者可不用药。采用对症治疗时连续用药时间应遵医嘱或参考药品说明书，使用剂量不能超过推荐剂量，若症状不缓解，应向医师或药师咨询。

（二）健康教育

　　1. 多开窗户通风透气。普通感冒易发季节戴口罩，少去人多拥挤的场所。

　　2. 普通感冒没有预防疫苗，勤洗手是预防普通感冒的有效方法。注意适当休息，避免受凉和过度劳累。多饮水、戒烟、营养膳食，保持鼻、咽及口腔卫生。

　　3. 免疫功能低下者为易感人群，平时可以多到空气良好的空旷地方进行室外活动，增强身体免疫力。

目标检测

答案解析

一、A 型选择题

1. 普通感冒的高发季节是（　　）

　　A. 春季　　　　　　　　　　B. 冬季　　　　　　　　C. 秋季

　　D. 秋、冬季　　　　　　　　E. 冬、春季

2. 普通感冒出现鼻塞症状，可选用（　　）

　　A. 含阿司匹林的制剂　　　B. 含伪麻黄碱的制剂　　　C. 含右美沙芬的制剂

　　D. 含对乙酰氨基酚的制剂　　E. 含咖啡因的制剂

3. 对于 1 岁 2 个月婴幼儿，服用对乙酰氨基酚混悬液在 24 小时内不能超过（　　）

　　A. 2 次　　　　　　　　　　B. 3 次　　　　　　　　C. 4 次

　　D. 6 次　　　　　　　　　　E. 8 次

4. 慢性阻塞性肺疾病患者应慎用的抗感冒药是（　　）

　　A. 布洛芬缓释片　　　　　　B. 氯芬黄敏片　　　　　C. 氨咖黄敏胶囊

　　D. 氨麻美敏片　　　　　　　E. 复方氨酚烷胺片

5. 李某，7 岁，男，有发热、鼻塞、流鼻涕、咳嗽症状，经医师诊断考虑为普通感冒，含下列药物的复方制剂使用不恰当的是（　　）

　　A. 对乙酰氨基酚　　　　　　B. 布洛芬　　　　　　　C. 伪麻黄碱

　　D. 阿司匹林　　　　　　　　E. 右美沙芬

二、X 型选择题

6. 关于普通感冒的用药注意事项，正确的有（　　）

　　A. 抗菌药物可以对因治疗，缩短病程

　　B. 轻症患者可以不用药，1 周左右会自愈

　　C. 出租车司机上班期间可以服用复方氨酚烷胺片

　　D. 4 岁儿童出现发热禁止使用阿司匹林或含阿司匹林的复方制剂

　　E. 伴有心脏病、高血压的感冒患者需慎用含伪麻黄碱的复方制剂

7. 下列关于普通感冒的传播途径，正确的有（　　）

　　A. 直接接触传播

　　B. 由感冒者的呼吸道分泌物（打喷嚏）传播

　　C. 经胃肠道传播

　　D. 血液传播

　　E. 经口腔、鼻腔、眼睛等黏膜直接或间接接触传播

8. 下列属于普通感冒易感人群的有（　　）

　　A. 妊娠期妇女　　　　　　　B. 婴幼儿　　　　　　　C. 老年人

　　D. 体弱多病者　　　　　　　E. 儿童

9. 下列治疗普通感冒的复方制剂中含药物伪麻黄碱的有（　　）

A. 复方氨酚烷胺片   B. 氨麻美敏片（Ⅱ）   C. 氨酚伪麻美芬片（Ⅱ）

D. 氯芬黄敏片   E. 氨酚黄那敏颗粒

10. 以下关于普通感冒的预防措施，正确的有（   ）

A. 感冒高发季节前接种抗病毒类的预防疫苗

B. 感冒高发季节参加室内公共聚会前服用抗菌药物

C. 勤洗手，多开窗，多做体育锻炼

D. 适度休息，适当释压，劳逸结合，心态平和

E. 少去人多密闭的公共场所

书网融合……

知识回顾   微课   习题

（刘利军）

学习引导

2018 年年初，一篇《流感下的北京中年》刷爆了朋友圈，作者记录了其家人从得流感到去世的经历，让人唏嘘不已。一场"小小的流感"竟最终致人死亡？也许你会质疑：流感不是很平常的小病，真的会致死吗？事实上流感致死真的不是"传说"。据世界卫生组织（WHO）的数据显示，流感流行每年在全球造成 300 万~500 万严重病例，高达 29 万~65 万例死亡。也就是说，严重病例中大约有十分之一会死亡。那么问题来了，面对可怕的流感，我们可以做些什么呢？怎么用药呢？

本项目主要介绍流行性感冒的概念、临床表现、药物治疗、用药指导与健康教育。

学习目标

1. **掌握** 流行性感冒的药物治疗、用药指导与健康教育。
2. **熟悉** 流行性感冒的流行病学特点、临床表现。
3. **了解** 流行性感冒的概念。

一、概述

（一）定义与病因、流行病学特点

流行性感冒（influenza，简称流感）是由流感病毒引起的急性呼吸道传染病。根据病毒核蛋白和基质蛋白，分为甲、乙、丙、丁（或 A、B、C、D）四型，目前感染人的主要是甲型流感病毒（H_1N_1、H_3N_2 亚型）与乙型流感病毒（Victoria 和 Yamagata 系）。其中，甲型（A 型）流感病毒传染性强。

流感具有传染性强、传播迅速、每年冬春季（我国）呈季节性流行和高发等特点，对人类健康危害较大。流感患者和隐性感染者是主要传染源。传染途径主要是通过呼吸道分泌物的飞沫传播或通过口腔、鼻腔、眼睛等黏膜直接或间接接触传播，接触被病毒污染的物品也可通过上述途径感染；在人群密集且密闭或通风不良的空间内，也可通过气溶胶的形式传播，传染性强，往往在短期内致使多人患病。流感常见的潜伏期为 1~7 天（多为 2~4 天），从潜伏期末到发病的急性期都具有传染性。易感人群包括慢性基础疾病患者、孕妇、儿童、医务人员、老年人等。

（二）临床表现

流感起病急，全身症状表现较重。主要以发热、头痛、肌痛和全身不适为主要症状，发热时体温可达39℃～40℃，伴有畏寒、寒战及全身肌肉与关节酸痛、乏力、食欲减退等全身症状，常有咽喉痛、干咳，可有鼻塞、流鼻涕、胸骨后不适、颜面潮红、眼结膜充血等表现。部分患者症状轻微或无症状。

肺炎是流感最常见的并发症，其他并发症有神经系统损伤、心脏损伤、肌炎和横纹肌溶解综合征、感染性休克等。部分患者会因出现并发症或基础疾病加重而发展成为重症病例，也有少数病例因病情进展快、出现严重并发症导致死亡。儿童流感并发喉炎、中耳炎、支气管炎较成人多见。

即学即练

关于流行性感冒的描述，错误的是（　　）

A. 甲型流感传染性强　　　　　　　　B. 临床表现以上呼吸道症状较重

C. 由流行性感冒病毒引起　　　　　　D. 发热及全身症状较重

E. 在我国一般冬、春季容易流行

答案解析

知识链接

人类与流感病毒的抗争史：敬科学、爱科学、学科学

流行性感冒是影响人类健康最厉害的传染病之一，自古以来，"流感"一直伴随人类发展，其中以西班牙型流行性感冒在人类历史上留下的印迹最深。在1918～1919年，西班牙型流行性感冒曾经造成全世界约5亿人感染，上千万人死亡（比第一次世界大战死亡人数还多）。为了打赢这场病毒战争，科学家们不断攻克一道道难关，掀起一场场以抗病毒、抗生素和疫苗为主题的医学革命。时至今日，虽然暂时还没有针对流感病毒的特异性抗病毒药物，但是，闻"流感"色变的时代已经一去不复返，随着金刚烷胺、奥司他韦等抗病毒药物的不断问世，流感疫苗研制体系逐渐趋于成熟，传染病防治制度逐步完善等防治方法不断给人类力量与信心；与病毒的抗争史，虽然一直在路上，但终究会取得胜利。

作为药学专业人员，我们要学习一代又一代科学家们不畏艰难、刻苦钻研、不断创新的科学精神，保持学习热情、脚踏实地、勇于探索，为人类健康工程添砖加瓦。

二、治疗原则与常用药物

（一）治疗原则

1. 早治疗、早隔离　对临床诊断病例、确诊病例（依据主要结合流行病学史、临床表现和病原学检查进行诊断）应采取早治疗、早隔离的基本原则，以限制感染扩散。

2. 抗病毒治疗　重症或有重症流感高危因素患者应在流感症状出现48小时内用药以减轻症状、减少并发症、缩短病程、降低病死率。发病时间超过48小时的重症患者依然能从抗病毒治疗中获益。

3. 对症治疗　高热者物理降温，或应用解热药物。咳嗽、咳痰严重者给予镇咳、祛痰药物，缺氧可采用鼻导管、开放面罩及储氧面罩进行氧疗。在流感继发细菌感染时恰当地使用抗生素。

（二）常用药物

目前我国上市的抗流感病毒药物有神经氨酸酶抑制剂、血凝素抑制剂和M_2离子通道阻滞剂。

1. 神经氨酸酶抑制剂　对甲型、乙型流感均有效。包括奥司他韦、扎那米韦、帕拉米韦。

（1）奥司他韦：胶囊剂、颗粒剂，适用于成人和1岁及以上儿童，是目前最常用的抗流感病毒临床推荐用药。

用于治疗流感病毒时，对成人和 13 岁以上青少年，推荐口服剂量为每次 75mg，每日 2 次，连用 5 天。1 岁及以上儿童参考体重计算服用剂量（体重 15kg 以内者，每次 30mg，每日 2 次；体重 15~23kg 者，每次 45mg，每日 2 次；体重 23~40kg 者，每次 60mg，每日 2 次；体重 40kg 以上者，每次 75mg，每日 2 次）。用于预防流感病毒时，推荐口服剂量为 75mg，每日 1 次，至少应用 10 天。

（2）扎那米韦：吸入粉雾剂，适用于成人和 7 岁及以上儿童。每日 2 次，每次两吸（2×5mg），每日吸入剂量为 20mg，连用 5 天。

（3）帕拉米韦：是一种新的强效神经氨酸酶抑制剂，为注射剂，目前临床应用数据有限，应严密观察不良反应。

2. 血凝素抑制剂 代表药物有阿比多尔，适用于成人甲型、乙型流感的治疗，口服，每次 0.2g，每日 3 次，连用 5 天。目前关于儿童及老年人（65 岁以上）用药的安全性尚无相关的临床研究数据。

3. M$_2$ 离子通道阻滞剂 代表药物有金刚烷胺、金刚乙胺。研究显示，目前流行的流感病毒株已经对金刚烷胺、金刚乙胺产生了耐药性。因此，金刚烷胺类药物对流感病毒的敏感度降低，临床基本不建议使用。

4. RNA 聚合酶抑制剂 2023 年 3 月，玛巴洛沙韦在我国获批用于治疗既往健康的成人和 5 岁及以上儿童单纯性甲型和乙型流感患者，或存在流感相关并发症高风险的 12 岁及以上儿童和成人流感患者。法维拉韦片，2014 年在日本获批用于治疗新型和复发型流感；在体内转化为活化形式——三磷酸法维拉韦，竞争 RNA 聚合酶，阻止复制。

▶▶ 岗位情景模拟

情景描述 王某，6 岁，昨天去室内游乐园玩耍整天，早上醒来说头痛、全身没力气，家长一摸额头，发热明显，测体温 39.6℃，连忙带到医院。医生经过询问和进一步病原学检查，确诊为流行性感冒。

讨　　论 1. 现需要给予王某进行抗病毒药物治疗，可选用什么药物？

2. 经询问，王某体重约 30kg，给药剂量为多少？

3. 作为药师，如何给予王某家长用药指导与健康教育？

答案解析

三、用药指导与健康教育

1. 奥司他韦不良反应少，一般为恶心、呕吐等消化道症状。但其引起的神经精神异常不良反应须密切监测。

2. 合理使用对症治疗药物。流感患者在早期（发病 48 小时内）应用抗病毒药物后大多不再需要对症治疗（解热镇痛，缓解鼻塞、咳嗽，抗过敏等）。如果使用，应提高针对性，不一定都用复方制剂。

3. 加强预防接种。接种流感疫苗是目前最有效预防流感及其并发症的方法，其他方法不可替代。需注意的是，疫苗需每年接种才能获得有效保护，疫苗毒株的更换由 WHO 根据全球监测结果来决定。并且，疫苗毒株必须与当前流行毒株的型别基本匹配，免疫才能有效。推荐孕妇、儿童、老年人等高危人群及儿童家庭成员和看护人员、慢性病患者、医务人员等重点人群应当优先接种。

另需注意的是，由于药物预防不能代替疫苗接种，也可能引起不必要的耐药性产生。因此，建议预防用药只能作为没有接种疫苗或接种疫苗后尚未获得免疫能力的高并发症风险人群的紧急临时措施。

4. 孕妇与围产期妇女在出现流感症状后，应尽早给予神经氨酸酶抑制剂奥司他韦或扎那米韦进行抗病毒治疗，同时进行流感病毒核酸检测。发热对孕妇和胎儿均有不利影响，可采用对乙酰氨基酚对症治疗。妊娠 3 个月内禁用愈创木酚甘油醚等。哺乳期妇女尽量不使用苯海拉明、氯苯那敏（扑尔敏）等，因为这些药物能通过乳汁影响婴幼儿。

知识链接

流感病毒怕什么？

研究显示，流感病毒对乙醇、碘酊、碘伏等常用消毒剂敏感，也对紫外线和热（56℃条件下 30 分钟可灭活）敏感。

因此，可在冬、春季流感高发季节对日常人群接触频率高的地方进行消毒，减少致病率。饮食上注意卫生，食物要洗净并煮熟，不吃或少吃生食。同时多到室外活动，勤晒被褥。

5. 流感高发期尽可能避免室内公共聚会或活动，注意保持室内通风。注意饮食卫生，勤洗手，保持口腔、鼻、咽喉清洁。建立并保持健康的生活习惯，如适度休息、膳食均衡、心情愉悦等。每周进行规律的体育锻炼，增强体质。

目标检测

答案解析

一、A 型选择题

1. 下列适用于流感的抗病毒药物是（　　）

    A. 磷酸奥司他韦胶囊　　　B. 美扑伪麻片　　　C. 对乙酰氨基酚片

    D. 氨咖黄敏胶囊　　　E. 阿司匹林片

2. 服用磷酸奥司他韦胶囊的用药时间推荐在症状出现（　　）内

    A. 48 小时　　　B. 60 小时　　　C. 72 小时

    D. 5 天　　　E. 7 天

3. 下列有关流感的叙述，错误的是（　　）

    A. 可能会出现发热、头痛症状　　　B. 可能会出现肌肉酸痛症状

    C. 体温可高达 39℃或以上　　　D. 不会出现呼吸道症状

    E. 全身症状明显

4. 流感病毒中传染性最强的是（　　）

    A. 甲型　　　B. 乙型　　　C. 丙型

    D. 丁型　　　E. 甲、乙、丙、丁型传染力相近

5. 流行性感冒确诊的依据是（　　）

    A. 发病季节　　　B. 血常规检查　　　C. 呼吸道症状轻微而全身症状重

    D. 病原学检查　　　E. 血凝抑制试验

二、X 型选择题

6. 下述流感的预防措施中，正确的有（　　）

　A. 提前接种流感疫苗，最好在 10 月底之前

　B. 对已确诊的流感患者进行隔离并及时治疗

　C. 减少室内公共场所活动

　D. 冬、春季提前给高危人群服用金刚烷胺进行药物预防

　E. 流感高发季节提前服用抗菌药物

7. 关于流感的传播途径，正确的有（　　）

　A. 飞沫传播

　B. 经口腔、鼻腔、眼睛等黏膜直接或间接传播

　C. 通过打喷嚏产生的气溶胶形成传播

　D. 血液传播

　E. 接触病毒污染物

8. 目前感染人的主要流感病毒有（　　）

　A. 甲型　　　　　　　　B. 乙型　　　　　　　　C. 丙型

　D. 丁型　　　　　　　　E. 甲、乙、丙、丁型都是

9. 下列抗病毒药物属于神经氨酸酶抑制剂的有（　　）

　A. 奥司他韦　　　　　　B. 扎那米韦　　　　　　C. 阿比多尔

　D. 金刚烷胺　　　　　　E. 金刚乙胺

10. 关于普通感冒和流感的区别，说法正确的有（　　）

　A. 普通感冒以全身症状为主，流感以局部症状为主

　B. 普通感冒以鼻塞、流鼻涕较为常见

　C. 流感发热比较重且伴有肌肉酸痛无力

　D. 普通感冒发热比较重且伴有肌肉酸痛无力

　E. 流感并发症较少或不严重，普通感冒并发症严重

书网融合……

知识回顾　　　　　微课　　　　　习题

（刘利军）

项目二十一　消化不良 微课

消化不良是相当常见的病症，各国报道的平均患病率在 19% ~ 41%。我国人群患病率 18% ~ 45%，占消化内科门诊就诊者的 20% ~ 50%。女性略多于男性，患病率随年龄增长而增高，至 60 岁以上开始略有下降。国外研究证明，已经调查的消化不良患者除少数有消化性溃疡等器质性病变外，绝大部分为功能性消化不良。功能性消化不良已成为影响现代人生活质量的重要病症之一。那么你知道有哪些药物可以治疗消化不良吗？这些治疗消化不良的药物又应该如何合理应用呢？我们怎么做可以预防消化不良的发生呢？

本项目主要介绍消化不良的概述、治疗原则与常用药物、用药指导与健康教育。

学习目标

1. **掌握**　消化不良的治疗原则，治疗药物的选用；用药指导与健康教育。
2. **熟悉**　消化不良的症状及病因。
3. **了解**　消化不良治疗药物的不良反应。

一、概述

消化不良（dyspepsia）是指一组表现为上腹部疼痛或烧灼感、餐后上腹饱胀及早饱感的症候群，可伴有食欲缺乏、嗳气、恶心、呕吐等。

根据病因可分为器质性消化不良（organic dyspepsia，OD）和功能性消化不良（functional dyspepsia，FD）。其中 FD 患者的症状源于上腹部，血生化和内镜等检查无异常发现，症状可持续或反复发作，是临床上最常见的一种功能性胃肠病。

（一）病因与病理生理

1. 功能性消化不良　FD 的发病机制尚未完全阐明，其病理生理学基础主要包括以下几个方面。

（1）胃肠运动功能障碍　近端胃适应性舒张功能受损、顺应性下降，致使餐后胃内食物分布异常，引起餐后饱胀、早饱感等。研究表明，胃肠运动功能障碍是 FD 的主要发病基础，40% 的 FD 患者存在胃排空延缓，可能与胃电生理节律紊乱有关。

（2）内脏高敏感性　FD 患者对胃扩张刺激产生不适感的程度明显高于健康人群，表明 FD 患者存在内脏高敏感性。

（3）胃酸分泌增加　虽然 FD 患者基础胃酸分泌在正常范围，但刺激可引起胃酸分泌增加，临床上患者的相关症状表现均提示与胃酸分泌相关，如空腹时上腹部不适或疼痛、进食后减轻以及抑酸治疗有效等。

（4）幽门螺杆菌（Hp）感染　对 Hp 感染是否为 FD 的发病因素尚存在争议。幽门螺杆菌感染可能只是少数 FD 发病的原因，根除 Hp 不能使多数 FD 患者的症状得到缓解。

（5）精神心理因素　约半数以上 FD 患者存在精神心理障碍，FD 症状的严重程度与抑郁、焦虑和恐惧等有关。因此，精神心理因素是 FD 发病的重要因素之一。

2. 器质性消化不良　由消化性溃疡和胃食管反流病，肝（肝炎、脂肪肝、肝硬化）、胆囊、胰腺等腹腔器官病变，以及全身性疾病（糖尿病、充血性心力衰竭、慢性肾功能不全、儿童缺锌、贫血等）所致。

另外，某些短期的消化不良可能与饱餐、摄入油腻食物、饮酒、药物、上呼吸道感染、早孕反应等有关，应积极寻找病因，有针对性的治疗。

知识链接

中国功能性消化不良专家共识意见

功能性消化不良（FD）发病的病理生理学机制与多种因素有关，目前尚无"金标准"治疗方案，欧美和亚洲国家分别制订了有关 FD 的诊治共识。目前我国已初步达成共识，制订了《中国功能性消化不良专家共识意见（2015 年，上海）》（简称《2015 年 FD 共识》）。FD 治疗总体目标是缓解症状，提高生命质量，防止复发。临床常选用抑酸剂、促胃动力药、黏膜保护剂和中药等干预措施，而饮食与生活方式调整、精神心理调节和穴位针灸或针刺治疗等非常规药物治疗方案在部分患者中也取得非常好的疗效。FD 是与众多因素相关的非器质性疾病，因此针对每一例患者，应详细了解患者症状发作时的饮食与生活方式、诱发因素，以判定其病理生理学机制，给予个体化治疗方案。

（二）临床表现

1. 餐后饱胀　食物长时间存留于胃内引起的不适感。

2. 早饱感　是指进食后不久即有饱感，以致摄入食物明显减少。

3. 上腹痛　位于胸骨剑突下与脐水平以上，两侧锁骨中线之间区域的疼痛。

4. 上腹烧灼感　局部的灼热感，与烧心不同。

5. 嗳气、恶心　早饱和上腹饱胀常伴有嗳气、恶心，呕吐并不常见，往往发生在胃排空明显延迟的患者，呕吐多为当餐胃内容物。

6. 精神症状　不少患者同时伴有失眠、焦虑、抑郁、头痛、注意力不集中等精神症状。

FD 根据症状分为 2 型：①上腹痛综合征，以与进餐相关的上腹疼痛、烧灼感为主。②餐后不适综合征，正常量进餐后上腹饱胀、早饱、嗳气。

大多数成年人做胃镜检查都会有慢性浅表性胃炎，少数为慢性萎缩性胃炎。慢性胃炎与消化不良从不同角度描述了同一组临床症候群，二者有重叠性。

二、治疗原则与常用药物

（一）治疗原则

1. 针对原发病治疗，如抗抑郁治疗。

2. 对症处理，影响生活质量时对症处理，按需服药，避免长期服用对症药物。

3. 生活调整，少食多餐；因胃底容受性扩张能力下降，进餐时不要摄入过多液体，每天分 6 ~ 8 次饮水；低脂饮食，减少蔬果摄入；鼓励运动。

4. 避免服用非甾体抗炎药（NSAID）等胃黏膜损害药物、聚乙二醇 4000（影响胃排空）等影响消化道蠕动药物。

（二）常用药物

1. 增进食欲用药 口服维生素 B_1、维生素 B_6，1 次 10mg，1 日 3 次；或口服干酵母片，1 次 0.5 ~ 2g，1 日 3 ~ 4 次。

2. 消化酶制剂 ①胰腺分泌功能不足或由于胃肠、肝胆疾病引起的消化酶不足者：可选用胰酶片，成人 1 次 0.3 ~ 1g，5 岁以上儿童 1 次 0.3g，1 日 3 次，进餐中服用；多酶片（每片含淀粉酶 0.12g、胃蛋白酶 0.04g、胰酶 0.12g），用于消化不良和增进食欲，口服，成人 1 次 2 ~ 3 片，1 日 3 次，儿童酌减。②偶然性消化不良或进食蛋白质食物过多者：可选乳酶生、胃蛋白酶。乳酶生 1 次 0.3 ~ 1g，1 日 3 次；胃蛋白酶 1 次 0.2 ~ 0.4g，1 日 3 次。餐前服用。③胆汁分泌不足者：可服用复方阿嗪米特肠溶片（每片含阿嗪米特 75mg、胰酶 100mg、纤维素酶 10mg、二甲硅油 50mg），1 次 1 ~ 2 片，1 日 3 次，餐后服用。

3. 促胃动力药 伴有恶心或呕吐者可选用甲氧氯普胺（老年人慎用）或多潘立酮片。多潘立酮，成人 1 次 10mg，儿童 1 次 0.3mg/kg，1 日 3 次，餐前 30 分钟服用；莫沙必利，1 次 5mg，1 日 3 次，餐前服用。

4. 抑酸剂 常用的抑酸剂有 H_2 受体阻断剂（H_2RA）和质子泵抑制剂（PPI）两大类。H_2RA 的常用药物有雷尼替丁和法莫替丁，一般成人 1 次 1 片，1 日 1 ~ 2 次，于餐后和（或）睡前服用；常用 PPI 制剂有奥美拉唑、兰索拉唑、泮托拉唑、雷贝拉唑和艾司奥美拉唑等，一般成人 1 日 1 次，每次 1 片，早餐前服用。

5. 消胀气药 二甲硅油制剂。

6. 其他用药 伴有明显精神心理障碍的患者可选择地西泮、三环类抗抑郁药或 5 - HT_4 再摄取抑制剂。

岗位情景模拟

情景描述 患者，女性，47岁，反复上腹烧灼感伴饱胀不适2年。患者2年前无明显诱因出现上腹烧灼感及饱胀不适，烧灼感于餐后明显；近3个月平均每周2次，伴嗳气，无反酸、恶心、呕吐及早饱，无上腹部疼痛，无黑便、贫血、消瘦及吞咽困难。自行服用奥美拉唑、铝碳酸镁片及中药（具体不详）治疗无明显好转。起病以来，精神、睡眠尚可，大、小便正常，体力、体重无明显改变。患者否认高血压、糖尿病、冠心病及传染病病史，否认肿瘤家族史。体检腹部无阳性体征。

讨　论 1. 该患者应诊断为何种疾病？病因有哪些？
　　　　 2. 药师应如何为其选择治疗药物？

答案解析

三、用药指导与健康教育

1. 消化酶和微生态制剂可作为治疗消化不良的辅助用药。复方消化酶和益生菌制剂可改善与进餐相关的腹胀、食欲不振等症状。但性质不稳定，故应根据说明书的要求正确储存，另送服时不宜用热水。

2. 抗菌药可抑制或杀灭助消化药中活菌制剂的活性，使效价降低；吸附剂可吸附药物，降低疗效，如必须合用时应间隔2~3小时。

3. 干酵母和乳酶生的不良反应较少，但也不可过量，否则可能发生腹泻；胰酶所致的不良反应偶见腹泻、便秘、恶心及皮疹，其在酸性条件下易被破坏，所以须用肠溶衣片，口服时不可嚼碎，应整片服用。

4. 多潘立酮可能引起心脏相关风险，建议限制使用。只有FD患者出现恶心和呕吐时，才建议使用多潘立酮进行治疗；但若有心脏病，服药前最好咨询医生。应先以尽可能小的剂量用药，逐步谨慎上调剂量，尽量不要超过30mg/d。红霉素、唑类抗真菌药是由肝药酶CYP3A4代谢，多潘立酮与之合用可使血药浓度升高，可能导致或加重药物毒性损害，故不宜联合使用。

5. 消化不良患者平时注意生活要规律，定时入睡，做好自我心理调节，消除思想顾虑，注意控制情绪，心胸开阔。

6. 戒烟酒，避免食用有刺激性的辛辣食物及生冷食物。保持饮食均衡并富含纤维素，例如新鲜水果、蔬菜及全麦等谷类。需细嚼慢咽，勿狼吞虎咽。避免多食精制的糖类加工食物及生乳制品，因会刺激胃酸分泌过量。节制花生、扁豆及大豆的摄入量，它们含有一种酶抑制剂，不利于消化。

目标检测

答案解析

一、A型选择题

1. 服用促胃动力药多潘立酮治疗消化不良，最佳用药时间是（　）

A. 睡前　　　　　　B. 餐中　　　　　　C. 餐后1小时

D. 餐前0.5小时　　E. 餐前10分钟

2. 对食欲缺乏者可服用的非处方药是 （　　）

    A. 胰酶片   B. 维生素 B_1 C. 六味安消散

    D. 胃蛋白酶合剂   E. 多潘立酮

3. 对由于胃肠、肝胆疾病引起的消化酶不足者可选用 （　　）

    A. 胰酶片   B. 维生素 B_1 C. 六味安消散

    D. 胃蛋白酶合剂   E. 多潘立酮

4. 对进食蛋白质食物过多者可用 （　　）

    A. 胰酶片   B. 维生素 B_1 C. 六味安消散

    D. 胃蛋白酶合剂   E. 多潘立酮

5. 由于精神因素致消化不良者必要时宜选用 （　　）

    A. 地西泮   B. 莫沙必利   C. 西咪替丁

    D. 奥美拉唑   E. 复方阿嗪米特肠溶片

二、X型选择题

6. 在使用助消化药物时应注意 （　　）

    A. 活菌制剂和吸附剂、抗菌药合用时应间隔 2 ~ 3 小时

    B. 酶或活菌制剂应存放于冷暗处，服用时不宜用热水

    C. 胃蛋白酶在弱碱性环境中消化力最强，故服用时可合用碱性食物

    D. 胰酶对急性胰腺炎早期患者、蛋白质及其制剂过敏者禁用

    E. 胰酶与等量碳酸氢钠、西咪替丁合用可增强疗效

7. 对于消化不良伴胃灼热、嗳气、恶心、早饱、呕吐、上腹饱胀者可选用的处方药有 （　　）

    A. 莫沙必利   B. 地西泮   C. 西咪替丁

    D. 依托必利   E. 多潘立酮

8. 消化不良的临床表现包括 （　　）

    A. 空腹时腹部不适、嗳气、恶心   B. 常伴有上腹部深压痛

    C. 食欲缺乏   D. 有时可出现轻度腹泻

    E. 经常感觉饱胀或有胃肠胀气感，打嗝、排气增多

9. 下列哪些原因可导致消化不良 （　　）

    A. 慢性胃炎、慢性胆囊炎、慢性胰腺炎

    B. 进食过饱、进食油腻、饮酒过量

    C. 服用阿司匹林、红霉素等药物

    D. 精神因素

    E. 感染、贫血、恶性肿瘤等全身性疾病

书网融合……

知识回顾　　　　微课　　　　习题

（宋新丽）

学习引导

腹泻，也是我们常说的"拉肚子"。近年来，随着发展中国家口服补液盐的广泛应用、母乳喂养率提高、营养和卫生保健措施改善，该病症的致死率明显降低，但仍是我国儿童常见病症及5岁以下儿童的主要死亡原因之一。儿童患腹泻非常普遍，尤其是6个月到2岁的儿童。那么你知道有哪些药物可以治疗腹泻吗？我们怎么做可以预防腹泻的发生呢？

本项目主要介绍腹泻的概述、治疗原则与常用药物、用药指导与健康教育。

📖 学习目标

1. **掌握**　腹泻的概念、治疗原则与常用药物；用药指导与健康教育。
2. **熟悉**　腹泻的病因、临床表现。
3. **了解**　腹泻的分型和临床特点。

一、概述

腹泻（diarrhea）是指排便次数明显超过平时习惯（＞3次/日），粪质稀薄，含水量增加（＞85%），大便可伴有黏液、脓血或未消化的食物。腹泻常伴有排便急迫感、肛门不适、便失禁等症状。

临床上按病程可分为急性腹泻，病程＜2周；迁延性腹泻，病程2周至2个月；慢性腹泻，病程＞2个月。

（一）病因

从病因学方面可分为感染性腹泻和非感染性腹泻。

1. 感染性腹泻

（1）常见类型：包括细菌（大肠埃希菌、沙门菌、霍乱弧菌、志贺菌等）、病毒（轮状病毒、诺瓦克病毒等）、寄生虫（包括蓝贾第鞭毛虫、阿米巴原虫等）、真菌感染（念珠菌、曲霉菌、毛霉菌）。病毒性感染导致的急性腹泻比例远超过其他病原体，尤其是婴幼儿腹泻。

（2）特殊的感染性腹泻：包括抗菌药相关性腹泻、医院获得性腹泻和免疫缺陷相关性腹泻等。

2. 非感染性腹泻　饮食不卫生，对鱼、虾、乳制品过敏等引起的肠道变态反应；先天性或继发性乳糖不耐受，肠道对糖类消化、吸收不良可引起腹泻。气候突然变化、腹部受凉使肠蠕动增加，也可能诱发消化功能紊乱致腹泻。

（二）分型和临床特点

1. 按照发病机制分型

（1）渗出性腹泻：为肠黏膜炎症时渗出大量黏液、脓血，上述炎性渗出物增多而导致肠内渗透压增高、肠蠕动加快引起腹泻；如肠黏膜大面积损伤，将引发电解质、水分吸收障碍。

（2）渗透性腹泻：由高渗性药物和食物的消化、分解不完全引起，如先天性乳糖不耐受症、慢性胰腺炎、肝病、胆道梗阻性疾病、胰腺功能不全而致胰液分泌不足与胆汁分泌减少等，使脂肪、蛋白质、碳水化合物不能被完全分解、吸收。

（3）分泌性腹泻：胃肠道分泌过多的水分与电解质而致腹泻，如小肠和结肠分泌的盐类和水分超过其吸收功能。

（4）动力性腹泻：是胃肠动力紊乱导致的腹泻，临床表现是腹痛、腹鸣、腹泻，代表性疾病是肠易激综合征。

（5）激惹性腹泻：因化学刺激或食生冷、油腻、辛辣食物所导致。

（6）激素性腹泻：因变态反应或由肿瘤产生过多激素（副肿瘤综合征）引起的腹泻。

（7）肠道菌群失调性腹泻：是肠道正常菌群的数量或比例失去平衡导致。

2. 按照粪便性状分型 粪便呈稀薄水样且量多为分泌性腹泻；脓血便或黏液便见于感染性腹泻、炎症性肠病；暗红色果酱样便见于阿米巴痢疾；血水便或洗肉水样便见于嗜盐菌性食物中毒和急性坏死性肠炎；黄水样便见于沙门菌属或金黄色葡萄球菌性食物中毒；米泔水样便见于霍乱或副霍乱；脂肪泻和白陶土色便见于胆道阻塞；黄绿色便混有奶瓣见于儿童消化不良；激惹性腹泻多为稀水样、伴有糊状粪便的颗粒，下泻急促，同时腹部肠鸣音亢进、腹痛剧烈。

（三）临床表现

可伴有恶心、呕吐、腹痛、腹胀、食欲不振等。急性腹泻常有腹痛，尤其是感染性腹泻较为明显。小肠疾病所致腹泻，疼痛常在脐周，便后腹痛缓解不明显；结肠病变者疼痛多在下腹，便后疼痛常可缓解。有里急后重感，即肛门坠胀、便意频繁、排便不尽的感觉。还可有发热、烦躁、精神萎靡、嗜睡，甚至惊厥、昏迷、休克，可伴有心、脑、肝、肾等其他器官系统受累表现，以及不同程度的脱水、代谢性酸中毒、低钾血症等。腹泻伴关节痛或关节肿胀，见于肠结核、系统性红斑狼疮等。

> **即学即练**
>
> 小肠疾病引起腹泻的临床特点为（ ）
>
> A. 发热常见且明显　　　B. 便后疼痛常可缓解　　　C. 便后腹痛缓解不明显
>
> **答案解析** D. 呕吐　　　E. 左下腹刺痛

二、治疗原则与常用药物

（一）治疗原则

1. 病因治疗 感染性腹泻需要根据病原体进行治疗。病毒性腹泻常为自限性，目前缺乏特效抗病毒药物，故一般不用；细菌性腹泻治疗根据不同病因，选用相应的抗生素。慢性胰腺炎所致腹泻可补充多种消化酶，药物相关性腹泻应立即停用有关药物。

2. 对症治疗 纠正水、电解质紊乱和酸碱失衡，酌情补充液体，补充维生素、氨基酸、脂肪乳剂等营养物质，补液方式分为口服补液、静脉补液。

（二）常用药物

1. 口服补液盐（ORS） 补液能有效纠正腹泻引起的液体和电解质丢失。口服补液盐（ORS）Ⅰ、Ⅱ称为标准补液盐，也称传统补液盐；口服补液盐（ORS）Ⅲ为低渗补液盐。ORSⅢ比 ORSⅠ、Ⅱ渗透压低，ORSⅢ有助于缩短腹泻持续时间、减少静脉补液量约33%、减少粪便排出量约20%、减少呕吐次数约30%，ORSⅢ可同时用于预防和纠正脱水，为腹泻治疗首选。低渗补液盐相比于传统补液盐的优势可见表22-1。

ORSⅢ的用法与用量：一袋量溶于250ml温开水中，随时口服。成人开始予50ml/kg，4~6小时内服完，以后根据患者脱水程度调整剂量直至腹泻停止；婴幼儿应用时需少量多次给予。重度脱水或严重腹泻应以静脉补液为主，直至腹泻停止。

表22-1 低渗补液盐（ORSⅢ）与传统补液盐（ORSⅠ、Ⅱ）的区别

项目	传统补液盐 （ORSⅠ、ORSⅡ）	低渗补液盐Ⅲ （ORSⅢ）	ORSⅢ的优势
渗透压	311mOsm/L	245mOsm/L	低渗；腹泻治疗首选用药
钠盐浓度	90mmol/L	75mmol/L	疗效：双重作用，快速补液，安全止泻 安全性：降低高钠血症发生率，更安全
张力	2/3张	1/2张	
适应证	轻度脱水	轻、中度脱水，补充钠、钾、氯	
疗效	补液	补液、止泻	
口感	苦涩	淡甜	口感：口感好，更适合儿童
方便性	每袋冲500ml	每袋冲250ml，配备250ml量杯	方便性：易于配制，随时轻松服用

2. 吸附剂 吸附剂可结合消化道黏液和毒素，代表药有蒙脱石散和药用炭。①蒙脱石散是一种黏膜保护剂，对消化道内的病毒、细菌及其毒素有固定和抑制作用，对消化道黏膜有覆盖能力，并通过与黏液中的糖蛋白相互结合，提高肠黏膜屏障对致损伤因子的防御能力，促进肠黏膜修复，可以减轻急性感染性腹泻的症状，并缩短病程。用法与用量：治疗急性腹泻时首剂量应加倍，口服，成人每次1袋（3g），1日3次，服用时将本品倒入50ml温开水中混匀后快速服完。②药用炭能有效吸附肠道内气体、细菌和毒素，也可用于食物中毒引起的腹泻、腹胀等。用法与用量：口服，成人每次3~10片，1日3次，餐前服用。

3. 微生态制剂 常用双歧杆菌活菌胶囊、地衣芽孢杆菌活菌胶囊、复方嗜酸乳杆菌片等。主要用于肠道菌群失调引起的腹泻，或由寒冷和各种刺激所致的激惹性腹泻。此类药物有助于恢复肠道正常菌群的微生态平衡，抑制病原菌定植和侵袭，从而控制腹泻。

4. 抗分泌药 主要是消旋卡多曲和次水杨酸铋。消旋卡多曲是一种脑啡肽酶抑制剂，具有抑制分泌的作用，能减少大便的量并缩短腹泻持续时间，有快速抗腹泻作用，对胃肠道蠕动和肠道基础分泌无明显影响。次水杨酸铋能有效减少腹泻次数并缓解其程度，减轻腹泻患者的恶心、腹痛等症状。

5. 消化不良引起的慢性腹泻 应服用鞣酸蛋白，其口服后在肠道内经过胰蛋白酶分解，会释放出鞣酸，其可以使肠黏膜表层内的蛋白质沉淀，从而形成一种保护膜，可减轻刺激，降低炎症渗出，并且能减少肠蠕动，从而起到收敛止泻的作用。用法与用量：口服，成人1次3~6片，1日3次空腹服用。但对于肠蠕动过快造成的动力性腹泻效果欠佳。如是动力性腹泻，在口服鞣酸蛋白的同时可加用抑制肠

蠕动的药物，如地芬诺酯、洛哌丁胺。

对摄食脂肪过多者可服用胰酶和碳酸氢钠；对胰腺功能不全者应服用胰酶、多酶片；对摄食蛋白质过多者宜服胃蛋白酶；对同时伴腹胀者选用乳酶生或二甲硅油。

6. 肠道动力抑制药 阿片受体激动剂（洛哌丁胺、复方地芬诺酯）可降低肠道动力。洛哌丁胺适用于成人和 6 岁以上儿童，急性腹泻成人首剂 4mg，以后每腹泻一次再服 2mg，直到腹泻停止或达到每日极量 16mg，若无效则停服；肝功能不全、妊娠期慎用，哺乳期避免使用。盐酸洛哌丁胺胶囊禁用于小于 2 岁的患儿以及伴有高热和脓血便的急性菌痢患者；不宜应用于需要避免抑制肠蠕动的患者，尤其是肠梗阻、胃肠胀气者。

即学即练

下列药物中，有腹泻的 2 岁以下儿童不宜使用的是（   ）

A. 鞣酸蛋白　　　　　　　B. 洛哌丁胺　　　　　　　C. 盐酸小檗碱

D. 双歧杆菌三联活菌制剂　E. 复方乳酸菌胶囊

答案解析

岗位情景模拟

情景描述 患儿，男，1 岁，因腹泻 2 天入院。现病史：患儿入院 2 天前不明原因出现腹泻，大便呈蛋花汤样稀水便，10～15 次/天。经临床检查后，确诊为急性腹泻。治疗：入院后积极补液，枯草杆菌二联活菌颗粒、蒙脱石散口服，调整饮食，并完成相应辅助检查。

讨　　论 患儿服用的蒙脱石散作用是什么？腹泻的治疗原则有哪些？

答案解析

7. 抗感染治疗 细菌感染而引起的感染性腹泻，可用诺氟沙星、左氧氟沙星等；小檗碱尤其适用于痢疾志贺菌、大肠埃希菌感染的轻度急性腹泻；如是病毒感染的腹泻，只需要对症治疗即可，病程大概 1～2 周左右，严重情况下可使用抗病毒药物，比如利巴韦林。

知识链接

腹泻用药常见误区

误区 1：频繁换药 一些腹泻患者治病心切，用药 1～2 天后不见好转，就急于更换其他药品。

其实，任何药物发挥作用都需要一个过程，如果不按规定的疗程用药，当然达不到效果。若频繁更换抗生素，易使细菌和机体产生耐药性，反而造成不良后果。因此，要按规定的疗程用药，不可随意频繁换药。

误区 2：过早停药 少数腹泻患者常依据症状服药，即腹泻重时多服药、腹泻轻时少服药、稍有好转就停药。这样做很容易造成治疗不彻底而使腹泻复发，或由急性腹泻转为慢性腹泻，给治疗带来更多困难。

三、用药指导与健康教育

1. 止泻同时，实施对因治疗不可忽视 不明原因的腹泻不建议擅自用药，应经过检查确诊后进行针对性治疗，以防盲目用药掩盖病情，导致不良后果。

2. 及时补充水和电解质，特别注意补充钾盐 腹泻时由于大量排出水分，使血液黏稠，可诱发脑动脉闭塞、脑血流不足甚至脑梗死，应注意补液并密切观察。

3. 指导患者合理用药

（1）蒙脱石散于急性腹泻服用 1 天后、慢性腹泻服用 2～3 天后症状未改善，建议咨询医生。可同时口服乳酶生或微生态制剂。注意腹部保暖，控制饮食，少食生冷、油腻、辛辣等刺激性食物。

（2）洛哌丁胺对胃肠动力有抑制作用，会延长毒素和病原微生物在肠道里停留的时间，增加毒素和病原微生物的吸收机会，故不单独用于感染性腹泻；且当腹泻原因不清时禁用洛哌丁胺。若用于伴有肠道感染的腹泻，必须同时应用有效的抗生素治疗。对急性腹泻服用后出现便秘或 48 小时后症状无改善，应停用。空腹或饭前半小时服药可提高疗效。

（3）微生态制剂多为活菌制剂，应冷藏保存。如需溶解服用，水温不宜超过 40℃。不宜与抗生素、药用炭、小檗碱和鞣酸蛋白同时应用，以避免效价的降低，如需合用，至少应间隔 2～3 小时。早期应用于细菌或病毒引起的感染性腹泻无效；后期可辅助给予，以帮助恢复菌群的平衡。

（4）口服补液盐（ORS）Ⅲ用水溶解，不能加入果汁、奶或粥中，不能加糖；配置好后可室温放置 24 小时，凉了可水浴加热，但不可再加水，以免造成稀释而影响疗效。当少尿或无尿、因为严重呕吐等原因不能口服、肠梗阻、肠麻痹、肠穿孔、酸碱平衡紊乱时，需禁用。

（5）药用炭吸附能力强，不宜与维生素、抗生素、生物碱、乳酶生及各种消化酶同时服用；也可影响儿童的营养吸收，3 岁以下儿童患长期腹泻或腹胀者禁用。

（6）盐酸小檗碱（黄连素）不宜与鞣酸蛋白合用。鞣酸蛋白大量服用可能会引起便秘，也不宜与铁剂同服。

4. 加强护理 尽量多休息，多喝水、果汁、米粥，以免脱水。饮用含酒精和咖啡因饮料会增加水和电解质的流失，故避免服用。为缓解胃痉挛，可热敷腹部。

急性感染性腹泻期间，口服或静脉补液开始后应尽早给予适宜饮食，不推荐高糖、高脂和高纤维素食物。婴幼儿母乳喂养者继续母乳喂养，配方奶喂养者伴有乳糖不耐受时可选择低乳糖或无乳糖配方奶。年龄较大的儿童，无需严格限制饮食，尽可能保证热量供给。急性腹泻治愈后，应额外补充疾病导致的营养素缺失。

5. 及早补锌 WHO 和联合国儿童基金会于 2005 年联合发表了新修订的《腹泻病治疗指南》，强调儿童在腹泻发生时应及早补锌。因为补锌可有利于缩短腹泻病程、减轻病情，并预防以后 2～3 个月发生腹泻。小于 6 个月的患儿每天补充元素锌 10mg，大于 6 个月的患儿每天补充元素锌 20mg，疗程 10～14 天。

6. 预防与控制 急性感染性腹泻是可预防疾病，适当的预防措施可大幅降低该类疾病的发病率。主要措施包括：培养良好的卫生习惯，注意个人卫生和环境卫生；提倡母乳喂养；积极防治营养不良；加强疫苗接种。患者及其密切接触者应及时到医疗机构治疗。在医院产科的婴儿室、儿科病房等发现病毒性腹泻、鼠伤寒沙门菌肠炎等时，应及时隔离、治疗患儿，同时对污染的环境进行消毒。

目标检测

答案解析

一、A 型选择题

1. 肠道菌群失调性腹泻常见的病因是（　　）

    A. 细菌、真菌、病毒、寄生虫感染

B. 直肠或结肠溃疡、肿瘤或炎症

C. 肠道正常细菌的数量或比例失去平衡

D. 外界的各种刺激，如受寒、过食辛辣食物等

E. 消化、吸收不良或暴饮暴食

2. 因胰腺功能不全引起的消化不良性腹泻适宜选用（　　）

    A. 胰酶　　　　　　　　B. 碳酸氢钠　　　　　　C. 胃蛋白酶

    D. 双八面蒙脱石　　　　E. 小檗碱

3. 双歧杆菌活菌胶囊治疗腹泻的机制是（　　）

    A. 防止蛋白质发酵　　　　　　　　　　B. 补充正常的细菌

    C. 减少腹胀和腹泻　　　　　　　　　　D. 维持肠道正常菌群的平衡

    E. 抑制肠内腐败菌生长

4. 药用炭可以用于治疗细菌感染性腹泻，可是不适用的人群是（　　）

    A. 青少年　　　　　　　B. 老年人　　　　　　　C. 成年女性

    D. 成年男性　　　　　　E. 3 岁以下儿童

5. 激惹性腹泻的主要病因是（　　）

    A. 直肠或结肠溃疡、肿瘤或炎症

    B. 变态反应或由肿瘤产生过多激素引起

    C. 细菌、真菌、病毒、寄生虫感染

    D. 肠道正常菌群的数量或比例失去平衡

    E. 外界的各种刺激，如受寒、过食辛辣食物等

二、X 型选择题

6. 关于腹泻的药物治疗，下列叙述正确的有（　　）

    A. 细菌感染而引起的感染性腹泻，可用诺氟沙星

    B. 因胰腺功能不全引起的消化不良性腹泻用胰酶

    C. 病毒性腹泻可选用抗病毒药，如阿昔洛韦、泛昔洛韦

    D. 肠道菌群失调性腹泻可补充微生态制剂，例如双歧杆菌活菌胶囊

    E. 激惹性腹泻是因化学刺激引起的腹泻，可供选用的有双八面体蒙脱石散

书网融合……

知识回顾　　　　微课　　　　习题

（姚晓坤）

学习引导

　　便秘常令人心神不宁、寝食难安。随着现代生活节奏的加快，饮食习惯等发生巨大变化，便秘已成为我国人群普遍存在的问题。便秘本身虽不致死，但会增加心脑血管疾病的发病率与致死率。便秘的发生与增龄有关，老年人是便秘的高发人群。此外，高龄老人常因老年性痴呆或抑郁症而失去排便反射，引起便秘。那么便秘有哪些危害？发生便秘应该怎么办？

　　本项目主要介绍便秘的概述、治疗原则与常用药物、用药指导与健康教育。

学习目标

1. **掌握**　便秘的概念、治疗原则与常用药物；用药指导与健康教育。
2. **熟悉**　便秘的病因、临床表现。
3. **了解**　便秘的分型。

一、概述

　　便秘（constipation）是一种（组）症状，指排便困难和（或）次数减少、粪便干结；每周排便少于 3 次，并且排便费力、排便不尽感、肛门－直肠堵塞感、排便费时和需辅助排便。病程超过 6 个月即为慢性便秘。

　　我国成人慢性便秘的患病率为 4%～6%，并随年龄增长而升高，70 岁以上人群慢性便秘患病率可高达 23%。女性患病率约为男性 2 倍。

（一）病因与分型

　　便秘分为器质性便秘和功能性便秘。其中青壮年以功能性便秘为主，老年人多数为器质性便秘，不少药物也可引起便秘。

1. 器质性便秘

（1）肠管器质性病变：肿瘤、炎症或其他原因引起的肠腔狭窄或梗阻。

（2）直肠、肛门病变：直肠脱垂、痔疮等。

（3）内分泌或代谢性疾病：糖尿病、甲状腺功能减退症等。

（4）系统性结缔组织疾病：硬皮病、系统性红斑狼疮等。

（5）神经精神系统疾病：抑郁症、脑卒中等。

231

（6）结肠神经 – 肌肉病变：假性肠梗阻、先天性巨结肠等。

2. 功能性便秘 机制尚未完全阐明，可能与结肠传输和排便功能紊乱有关。功能性疾病所致便秘可分为正常传输型便秘、慢传输型便秘、排便障碍型便秘和混合型便秘四类。

（1）摄入的食物过少或过于精细或水分不足，对结肠运动的刺激减少。

（2）因工作紧张、生活节奏过快、环境因素、精神因素等干扰了正常的排便习惯。

（3）缺乏身体活动而使结肠蠕动减慢，导致便秘。

（4）长期服用泻药会引起便秘的发生。

（5）腹肌及盆腔肌张力不足，排便推动力不足或不协调，也可造成便秘。

3. 药物性便秘 类固醇激素、镇痛药、阿片类药物、非甾体抗炎药、抗胆碱药、抗惊厥药、抗抑郁药、抗组胺药、钙通道阻滞剂、抗帕金森病药、利尿药、钙剂或含铝抗酸剂、抗心律失常药等均可引起便秘。

（二）临床表现

便秘的临床表现以排便费力（81.0%）最为常见，其他症状依次为粪便干硬（71.5%）、排便不尽感（54.2%）、直肠堵塞感（38.8%）、腹胀（36.7%）、排便次数减少（35.6%）和需辅助排便（28.4%）。部分患者会出现口苦、食欲减退、腹痛或头晕、头痛、疲乏等症状，但一般较轻。患者长期便秘可导致精神压力，出现焦虑、紧张的不良情绪。

二、治疗原则与常用药物

（一）治疗原则

1. 对症治疗 便秘要有针对性的治疗，酌情选用缓泻药，如开塞露、甘油栓等药物，但切忌滥用。必要时可戴指套予以手法辅助取便，或进行其他对症治疗如中药疗法等。

2. 病因治疗 便秘并非单独的疾病，而是多种疾病的一个症状，应着重病因诊断。仅作出"便秘"的症状诊断是不完整的，甚至是危险的。

3. 生活方式的调整 增加膳食纤维和水的摄入、增加运动等生活方式的调整是便秘的基础治疗措施。协助患者了解排便的生理，应用生物反馈疗法，建立起良好的排便条件反射，养成每日按时排便的习惯。

（二）常用药物

1. 缓泻药 促进排便反射或使粪便中水分含量增加、加速肠内容物的运行而使排便顺利。根据其作用原理分为四类。

（1）渗透性泻药 此类药物可在肠内形成高渗状态，吸收水分，增加肠内容物容积，促进肠蠕动，引起排便。包括聚乙二醇、不被吸收的糖类（乳果糖、山梨醇）和盐类。

①聚乙二醇4000：有效改善便秘患者的各种症状，安全性和耐受性较高，连续用药治疗24个月仍能保持良好的疗效。由于聚乙二醇不会导致水、电解质失衡，不良反应少，适用于心脑血管病、糖尿病、肾功能不全合并便秘者，对老年人、儿童和孕妇均很安全，也可用于痔疮术后、肛裂、肛周脓肿、长期卧床者以及产后排便规律的恢复。

②乳果糖：在结肠中被消化道菌群转化成低分子量有机酸，导致肠道内 pH 下降，并通过渗透作用增加结肠内容量。适用于轻度、中度便秘的治疗，包括老年人、儿童、婴儿和孕妇各个年龄组，安全性高；对有慢性便秘的患者有效，且显著地降低老年人粪便嵌塞的发生率。乳果糖可引起结肠胀气、腹痛

和腹泻。

③硫酸镁：导泻作用迅速、强烈，常用于结肠镜检查或手术前的肠道清洁准备。一般为清晨空腹服，同时饮 100~400ml 水，避免造成脱水。

即学即练

以下哪项是乳果糖治疗功能性便秘的主要机制（　　）

A. 润滑肠壁，软化大便和调节稠度

B. 在结肠中被消化道菌群转化成低分子量有机酸，导致肠道内 pH 下降，并通过渗透作用增加结肠内容量

C. 润滑并刺激肠壁，软化大便

D. 刺激肠壁的感受神经末梢，引起肠反射性蠕动增强而促进排便

E. 使肠内容物的渗透压升高，吸收组织中的水分，增大容积

答案解析

（2）润滑性泻药　此类药物能润滑并刺激肠壁，软化大便，使粪便易于排出，且作用温和。包括液状石蜡、甘油、多库酯等。

甘油灌肠制剂如开塞露作用温和，不引起剧泻，适用于应避免排便用力的患者如老年人、孕妇、产妇、心脑血管疾病患者、直肠肛管术后患者等使用；但易产生依赖性，不宜长期应用。甘油栓 1 次 1 枚塞入肛门，1 日 1~2 次，多于给药后 30 分钟见效。

（3）容积性泻药　此类药物在肠道不被吸收，在肠腔内吸收水分后，增加粪便量，使干硬的粪便变得松软而易于排出。尤其适用于膳食纤维摄入不足的患者，主要作为轻度便秘长期治疗的手段，服药时应补充足够的液体。常用药物有欧车前、羟甲基纤维素等。优点：经济、安全、无全身副作用、可长期使用，但会引起腹胀、结肠梗阻以及钙和铁的吸收不良。

（4）刺激性泻药　此类药物通便起效快，可增强肠道动力并刺激肠道分泌。目前多不主张长期使用刺激性泻药，可间断使用，多用于需迅速通便者。孕妇慎用，急腹症患者禁用。主要药物包括含蒽醌类的植物性泻药（如大黄、番泻叶、芦荟等）、比沙可啶、蓖麻油等。长期使用含蒽醌类泻药可引起结肠黑变病，有潜在的肠神经损害毒性作用。

比沙可啶可显著改善每周自发排便次数及便秘症状，提高生活质量，且药物耐受性良好。使用方法为 1 日 1 次，每次 1~2 片，整片吞服。

知识链接

酚酞片为什么被禁用？

酚酞片也称果导片，以前主要用于治疗习惯性顽固性便秘，因见效快且价格低廉而被广泛销售。酚酞片属于刺激性泻药，它是通过对肠道神经产生刺激而发挥作用。人体的神经有一个特性，就是在经常性受到某种刺激时，会趋于"麻木"（耐受），敏感性降低，以至于药物剂量越吃越大，不服药就无法排便，从而形成药物依赖性。

2021 年 1 月 14 日，国家药品监督管理局发布《关于注销酚酞片和酚酞含片药品注册证书的公告》。该公告指出，酚酞片和酚酞含片存在严重的不良反应，在我国使用风险大于获益，因此决定即日起停止酚酞片和酚酞含片在我国的生产、销售和使用。

2. 促动力剂　包括莫沙必利、伊托必利、普芦卡必利等。①普芦卡必利为选择性、高亲和力的 5 - 羟色胺（5 - HT$_4$）受体激动剂，具有促肠动力活性。可在一天中任何时间服用，不建议儿童及小于 18 岁的青少年使用本品。成人每日 1 次，每次 2mg；其每日剂量超过 2mg 时，可能不会增加疗效。如普芦卡必利治疗 4 周后无效，应该对患者进行重新评估，并重新考虑继续治疗是否有益。②莫沙必利为选择性 5 - HT$_4$ 受体激动剂，成人通常用量为 1 日 3 次，每次 1 片（5mg），饭前或饭后口服。

3. 促分泌剂　促进肠道黏液分泌，促进排便。包括鲁比前列酮和利那洛肽。鲁比前列酮可显著增加每周自发排便次数，改善大便稠度、排便费力及严重便秘症状。长期服用还可显著增加患者的健康评分及生活质量评分，且未发现任何严重不良反应。鲁比前列酮亦可明显改善继发于阿片类药物所致便秘患者的每周完全自发排便次数。不良反应主要有恶心、头痛等。

4. 益生菌　是一种良好的肠道微生态调节剂，维持正常生理性菌群平衡，改善肠道微生态环境，使粪便软化而利于排便。药物主要有双歧杆菌、乳酸杆菌、肠球菌等肠道正常有益菌群。无明显不良反应。然而，益生菌治疗便秘面临着选择何种菌株、剂量进而达到更好疗效的问题，这仍需临床研究证实。

>> **岗位情景模拟**

　　情景描述　杨先生，68 岁，大学退休教师，经常熬夜写书，生活方式以静坐为主，常常由于高度集中注意力而不能及时如厕，食量少且较为精细，每周平均大便 1 次，粪便干硬难以排出，曾在排便时有心绞痛发作病史。

　　讨　　论　药师应该如何进行问病荐药呢？

答案解析

💡 **知识链接**

益生菌在慢性便秘治疗中的应用

　　通过功能性化合物（益生元、益生菌和共生体）重建便秘患者体内的菌群已显示对调节便秘和改善临床症状有着积极作用。因为益生菌和益生元有相互促进作用，单一使用治疗便秘可能不如联合使用效果理想，临床上往往联合不同菌株和各种膳食纤维治疗便秘。膳食纤维对促进肠道益生菌繁殖并抑制条件致病菌或有害菌生长已有定论，益生元（如低聚果糖、半乳糖和菊粉等）会促进肠道共生有益菌群（如乳酸杆菌、双歧杆菌等）优先生长。益生菌在便秘治疗中的确切效果已经引起越来越多人的关注。常用于治疗便秘的益生菌主要有干酪乳杆菌代田株、嗜酸乳杆菌、鼠李糖乳杆菌、动物双歧杆菌乳酸亚种、长双歧杆菌、嗜热链球菌等。

5. 中成药　常用的中成药有麻仁润肠丸、通乐颗粒、苁蓉通便口服液等，也能有效缓解慢性便秘的症状。

三、用药指导与健康教育

1. 应找准病因进行针对性治疗，尽量少用或不用泻药。

2. 口服缓泻药仅是临时的措施，一旦便秘缓解，就应停用；缓泻药连续使用不宜超过 7 天。一般缓泻药可在睡前给药，外用药物甘油栓、开塞露一般即时应用。缓泻药对伴有阑尾炎、肠梗阻以及不明原因的腹痛、腹胀者禁用；妊娠期妇女慎用。

3. 长期慢性便秘者（老年人、长期卧床者）可选用渗透性泻药乳果糖；结肠低张力所致的便秘可于睡前服用刺激性泻药（比沙可啶），次日清晨排便，或用甘油栓、开塞露；结肠痉挛所致的便秘可用容积性或润滑性泻药，并增加膳食纤维的摄入含量。

4. 指导患者合理用药

（1）乳果糖慎用于糖尿病患者，对有高乳酸血症患者禁用。对老年衰弱而接受乳果糖治疗超过 6 个月的患者宜定期测定血清电解质。

（2）比沙可啶有较强刺激性，不宜长期服用，只宜临时应用。应避免吸入或与眼睛、皮肤黏膜接触，在服药时不得嚼碎。服药前、后 2 小时不要喝牛奶、口服抗酸剂或刺激性药物。

（3）硫酸镁宜在清晨空腹服用，并大量饮水，以加速导泻和防止脱水。另在排便反射减弱引起腹胀时，应禁用硫酸镁导泻，以免突然增加肠内容物而不能引起排便。老年人慎用。

（4）长期服用番泻叶、芦荟、大黄等含蒽醌类泻药会发生结肠黑变病（结肠镜下大肠黏膜色素沉着，呈"蛇皮"或"豹斑"样改变）。长期服用刺激性泻药可能引起泻药型肠病（钡灌肠显示结肠袋的形状消失、末端回肠和结肠扩张），产生泻药依赖。

5. 注意特殊人群用药指导

（1）老年人：缺乏运动、因慢性疾病服用多种药物是老年人发生便秘的重要原因，应尽量停用导致便秘的药物，注意改变生活方式。对粪便嵌塞者，应首先清除嵌塞的粪便。通便药可首选容积性泻药和渗透性泻药，对严重便秘患者可短期适量应用刺激性泻药。

（2）妊娠期妇女：增加膳食纤维摄入、多饮水和适当运动是这类患者的主要治疗措施，容积性泻药、乳果糖、聚乙二醇 4000 安全性好，可选用。比沙可啶尚少见致畸的报道，但会引起肠痉挛而引发子宫收缩，不宜应用。应避免使用含蒽醌类泻药和蓖麻油。

（3）儿童：基础治疗包括家庭教育、合理饮食和排便习惯训练。对于粪便嵌塞者，可选用开塞露或温 0.9% NaCl 溶液灌肠。容积性泻药、乳果糖、聚乙二醇 4000 已证实有效，且耐受性良好。

（4）糖尿病患者：便秘是糖尿病患者最常见的消化道症状，虽然控制血糖可能对糖尿病患者的便秘治疗有益，但仍少有特异性治疗措施。可尝试使用容积性泻药、渗透性泻药（乳果糖慎用）和刺激性泻药。

（5）终末期患者：通常患者由于病情需要无法停用阿片类药物，应注意在使用该类药物期间预防性给予泻药治疗，使用药物剂量小且副作用少的方法是应用刺激性泻药或联合渗透性泻药与润滑性泻药。一般不建议单纯使用容积性泻药，因为这类药物需要大量饮水才能有效，而晚期癌症患者无法耐受大量的液体。

6. 调整生活方式，指导患者养成定时排便的习惯，建立高纤维、低脂肪的合理饮食结构。长期滥用泻药会造成顽固性便秘。

7. 可给予合并精神心理障碍、睡眠障碍的慢性便秘患者心理指导和认知疗法等，使患者充分认识到良好的心理状态和睡眠对缓解便秘症状的重要性；生物反馈是盆底肌功能障碍所致便秘的有效治疗方法。中医对改善慢性便秘症状有一定效果，针灸能改善便秘患者的症状和抑郁、焦虑状态；按摩推拿可促进胃肠道蠕动，有助于改善便秘症状。当患者症状严重影响工作和生活且经一段时间严格的非手术治疗无效时，可考虑手术治疗，但必须严格掌握手术适应证。

答案解析

目标检测

一、A型选择题

1. 缓泻药连续使用时间一般不应超过（　　）

 A. 3日　　　　　　　　B. 5日　　　　　　　　C. 7日

 D. 10日　　　　　　　E. 15日

2. 不属于常用缓泻药作用机制的是（　　）

 A. 容积性　　　　　　B. 渗透性　　　　　　C. 润滑性

 D. 润湿性　　　　　　E. 刺激性

3. 下列治疗便秘的药物中，属于处方药的是（　　）

 A. 乳果糖　　　　　　B. 硫酸镁　　　　　　C. 聚乙二醇4000

 D. 比沙可啶　　　　　E. 普芦卡必利

4. 关于治疗便秘，下列正确的叙述是（　　）

 A. 首先使用乳果糖

 B. 首先使用硫酸镁

 C. 首先进行生理管理，养成合理的饮食结构和良好的排便习惯

 D. 首先使用开塞露

 E. 多喝水，多摄入膳食纤维

5. 下列药物中，可单独使用，又可与山梨醇或甘油配伍使用的非处方药是（　　）

 A. 乳果糖　　　　　　B. 比沙可啶　　　　　C. 硫酸镁

 D. 莫沙必利　　　　　E. 酚酞

6. 下列药物中，通过作用于5－羟色胺（5－HT_4）受体而发挥缓泻作用的是（　　）

 A. 比沙可啶　　　　　B. 酚酞　　　　　　　C. 乳果糖

 D. 莫沙必利　　　　　E. 聚乙二醇4000

二、X型选择题

7. 属于缓泻药使用注意事项的有（　　）

 A. 一般均在早晨给药

 B. 妊娠期妇女慎用

 C. 尽量少用或不用缓泻药，找准病因进行针对性治疗或改变饮食习惯等

 D. 儿童不宜应用缓泻药，因可造成药物依赖性便秘

 E. 伴有阑尾炎、肠梗阻以及不明原因的腹痛、腹胀者禁用

8. 以下有关比沙可啶的作用机制与服用注意事项的叙述，正确的有（　　）

 A. 整片吞服（不得嚼碎）

 B. 首选用于急腹症者

 C. 不应与抗酸药同时服用

 D. 刺激肠壁感受神经末梢，增强肠反射性蠕动而排便

E. 服药前、后 2 小时勿喝牛奶、不可服用抗酸剂或刺激性药物

9. 下列关于便秘的治疗，叙述正确的有（　　）

　　A. 应找准病因进行针对性治疗，尽量少用或不用缓泻药

　　B. 对长期慢性便秘，不宜长期大量使用刺激性泻药

　　C. 对于结肠低张力所致的便秘，应于早晨起床后服用刺激性泻药

　　D. 硫酸镁宜在清晨空腹服用，并大量饮水

　　E. 开塞露一般即时应用

10. 可用于便秘治疗的处方药有（　　）

　　A. 洛哌丁胺　　　　　　　B. 莫沙必利　　　　　　C. 匹维溴铵

　　D. 普芦卡必利　　　　　　E. 比沙可啶

11. 下列哪些是便秘的临床表现（　　）

　　A. 大便干结

　　B. 排便费力、排出困难和排不尽感

　　C. 可有下腹部膨胀感、腹痛、恶心

　　D. 可伴有全身无力、头晕、头痛

　　E. 有时可在小腹的右侧摸到包块及发生痉挛的肠管

12. 发生便秘常见的原因有（　　）

　　A. 不良的饮食习惯、生活不规律

　　B. 似水不足

　　C. 缺少运动

　　D. 结肠低张力、肠运行不正常

　　E. 长期滥用泻药、抗酸药及胶体果胶铋

13. 使用以下哪些缓泻药可造成结肠黑变病，表现为结肠镜下大肠黏膜色素沉着，呈"蛇皮"或"豹斑"样改变（　　）

　　A. 番泻叶　　　　　　　　B. 比沙可啶　　　　　　C. 普芦卡必利

　　D. 芦荟　　　　　　　　　E. 大黄

14. 对于便秘患者，因身体原因慎用或禁用乳果糖的有（　　）

　　A. 肝性脑病患者　　　B. 长期卧床的老年患者　　C. 妊娠期妇女

　　D. 高乳酸血症患者　　E. 糖尿病患者

书网融合……

知识回顾　　　微课　　　习题

（姚晓坤）

模块六

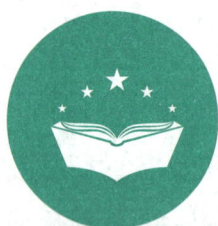

常见疾病的用药指导

项目二十四　高血压

项目二十五　血脂异常

项目二十六　冠心病

项目二十七　糖尿病

项目二十八　高尿酸血症与痛风

项目二十九　骨质疏松症

项目三　十　缺铁性贫血

项目三十一　支气管哮喘

项目三十二　消化性溃疡

项目三十三　尿路感染

项目三十四　病毒性乙型肝炎

项目三十五　失眠症

项目三十六　帕金森病

项目三十七　痴呆

项目二十四　高血压 📱微课

学习引导

高血压是危害人类健康及生命的现代流行病之一。国家卫健委 2019 年 8 月发布的《中国高血压防治现状蓝皮书 2018 版》中公布的数据表明，我国高血压患病率不断呈上升的趋势，每年新增的高血压患者达到数百万。高血压患者容易合并其他心脑血管疾病，所以防治高血压势在必行。

本项目主要介绍高血压的定义与分类、临床表现及并发症、常用治疗药物的特点及治疗原则、用药指导与健康教育等内容。

📖 学习目标

1. **掌握**　高血压的药物治疗原则与常用降压药的合理使用。
2. **熟悉**　高血压的用药指导与健康教育。
3. **了解**　高血压的分类及临床表现。

一、概述

高血压是多种心脑血管疾病发病的重要危险因素，也是导致心血管疾病死亡的重要原因之一。正常人的血压随内、外环境变化在一定范围内波动。对整体人群而言，血压水平随年龄逐渐升高，以收缩压更为明显；但 50 岁后舒张压呈现下降趋势，脉压也随之加大。因此，高血压患者早期阶段没有症状，许多高血压患者可以一直无不适感，直到发生心、脑、肾并发症，故高血压被称为"无声杀手"，是一种最常见的心血管系统慢性病。合理应用降压药是控制血压水平、防止心脑血管不良事件发生的关键。

（一）定义与诊断

1. 定义　高血压（hypertension）是指以体循环动脉血压升高、周围小动脉阻力增高同时伴有心排血量和血容量增加为主要表现的临床综合征，可导致心、脑、肾及周围血管、眼底动脉等靶器官的功能性或器质性损害。

2. 诊断　未使用降压药物并保持静息状态下，非同日 3 次测量诊室血压，收缩压（SBP）≥140mmHg 和（或）舒张压（DBP）≥90mmHg。其中 SBP≥140mmHg 和 DBP＜90mmHg 为单纯收缩期高血压。患者既往有高血压病史，目前正在使用降压药物，血压虽然低于 140/90mmHg，仍应诊断为高血压。

按照动态血压监测的高血压诊断标准：平均 SBP/DBP 24 小时≥130/80mmHg，白天 SBP/DBP≥

135/85mmHg、夜间 SBP/DBP≥120/70mmHg；按照家庭血压监测的高血压诊断标准：SBP/DBP≥135/85mmHg。

（二）分类和分级

1. 按病因分类　高血压由多种病因和复杂的发病机制所致，临床上分为原发性及继发性两类。①原发性高血压发病原因不明，具有起病隐匿、病情发展缓慢、病程较长等特点，多与遗传和环境因素相互作用有关，约占高血压患者的 95%。②继发性高血压约占 5%，是由于本身明确独立的病因引起的，如原发性醛固酮增多症、肾动脉狭窄、嗜铬细胞瘤、糖尿病等疾病，又称症状性高血压。

2. 按病程进展分类　分为缓进型和急进型两类。其中急进型又称恶性高血压，病程发展迅速，血压显著升高，出现头痛、呕吐、心悸、眩晕等症状，严重时会发生神志不清、抽搐，会在短期内发生严重的心、脑、肾等器官损害，如心梗、卒中、肾衰等，但临床上较少见。缓进型高血压起病隐匿，病情发展缓慢，病程较长，可达数十年，多见于 40 岁以上人群，早期可无任何症状，偶尔在查体时发现血压升高；个别患者可突然发生脑出血，此时才发现高血压。

3. 按血压水平分类　血压是指血液在血管中流动对血管壁产生的侧压力。常说的血压是指动脉血压，包括收缩压和舒张压。根据血压升高水平，我国目前临床上将高血压分为 1~3 级（表 24-1）。

表 24-1　血压水平分类和定义

分类	收缩压（mmHg）	条件	舒张压（mmHg）
正常血压	<120	和	<80
正常高值	120~139	和（或）	80~89
高血压	≥140	和（或）	≥90
1 级高血压（轻度）	140~159	和（或）	90~99
2 级高血压（中度）	160~179	和（或）	100~109
3 级高血压（重度）	≥180	和（或）	≥110
单纯收缩期高血压	≥140	和	<90

注：当收缩压和舒张压分属于不同级别时，以较高的分级为准。

4. 按心血管风险分层　高血压及血压水平是影响心血管事件发生和预后的独立危险因素，但是并非唯一决定因素，大部分高血压患者还有血压升高以外的心血管危险因素。因此，高血压患者的诊断和治疗不能只根据血压水平，还必须对患者进行心血管风险水平评估与分层（表 24-2）。

表 24-2　高血压患者心血管风险水平评估与分层

其他危险因素和病史	血压（mmHg）水平			
	SBP 130~139 和（或）DBP 85~89	SBP 140~159 和（或）DBP 90~99	SBP 160~179 和（或）DBP 100~109	SBP≥180 和（或）DBP≥110
无	—	低危	中危	高危
1~2 个其他危险因素	低危	中危	中/高危	很高危
≥3 个其他危险因素或靶器官损害，或 CKD 3 期、无并发症的糖尿病	中/高危	高危	高危	很高危
临床并发症，或 CKD≥4 期、有并发症的糖尿病	高/很高危	很高危	很高危	很高危

注：①收缩压（SBP）、舒张压（DBP）；②其他危险因素包括：年龄（男性 > 55 岁、女性 > 65 岁）、吸烟、血脂异常（总胆固醇 > 5.2mmol/L）、肥胖、心脑血管疾病家族史，靶器官损害（左心室肥厚、蛋白尿、血肌酐升高、动脉粥样硬化、视网膜病变、脑卒中）；③CKD：慢性肾脏疾病。

（三）临床表现及并发症

1. 一般症状　绝大多数原发性高血压属于缓进型，多见于中老年。特点是起病缓慢，症状缺乏特异性，常见头痛、头晕、心悸、颈项僵硬、易疲劳等，在劳累、精神紧张时加重。部分患者无症状，在体检或发生高血压的严重并发症和靶器官功能性或器质性损害时，才出现相应的临床表现。

2. 主要并发症　血压持续升高，可导致心、脑、肾、视网膜等靶器官的损害。

（1）**心**　高血压性心脏病主要是由于血压升高加重心脏后负荷，导致左心室肥厚、心脏扩大、心律失常、心力衰竭等；高血压常合并冠心病，出现心绞痛、心肌梗死等。

（2）**脑**　高血压致脑小动脉痉挛，发生头痛，多发生在枕部，合并眩晕、头胀、眼花、耳鸣、健忘、失眠等。长期高血压可使小动脉形成微小血管瘤，血压骤升可致微血管瘤破裂出血，脑出血常在血压明显升高的情绪激动、排便用力等情况下发生；当血压极度升高时，可产生高血压脑病，出现剧烈头痛、呕吐、视力减退、抽搐、昏迷等脑水肿和颅内高压征象，高血压脑病的主要并发症是脑出血和脑梗死。

（3）**肾**　早期无泌尿系统症状，血压持续增高时肾动脉硬化、肾单位萎缩，出现蛋白尿、多尿、夜尿等。严重时发生慢性肾衰竭，患者出现厌食、少尿、恶心、呕吐，血肌酐、尿素氮水平上升，引发代谢性酸中毒和电解质紊乱。

（4）**血管和视网膜**　高血压是导致动脉粥样硬化和主动脉夹层破裂等血管性疾病的重要因素，容易引起冠心病、脑卒中等疾病。视网膜小动脉发生痉挛，随着病情进展，可出现硬化改变，血压急剧升高导致眼底出血、渗出，伴视神经乳头水肿。

二、治疗原则与常用药物

📱 **知识链接**

《ISH 2020 国际高血压实践指南》的重要改动有哪些？

1. 高血压的诊断标准更严谨　连续多次重复测量血压后（通常需要 1 ~ 4 周内进行 2 ~ 3 次血压测量），诊室血压≥140/90mmHg 才可诊断为高血压。

2. 给出不同状态下高血压的诊断标准　在家自测血压（或白天、清晰状态）≥135/85mmHg；测量动态血压，24 小时血压平均值≥130/80mmHg；夜晚（或睡眠状态）的血压平均值≥120/70mmHg。

3. 高血压分为 2 级　1 级高血压：收缩压 140 ~ 159mmHg 和（或）舒张压 90 ~ 99mmHg；2 级高血压：收缩压≥160mmHg 和（或）舒张压≥100mmHg。

4. 高血压患者的心血管风险水平　只分为低危、中危、高危 3 个级别

5. 不同年龄的降压目标值不同　尽可能在 3 个月达到降压目标，基本目标是血压至少下降 20/10mmHg，最好将血压控制在 <140/90mmHg。

（一）治疗目标

原发性高血压的治疗目标是把血压降到正常或接近正常值，防止、延缓和减轻心、脑、肾及眼等靶器官损害，减少心脑血管疾病发病率和死亡率，并控制由高血压引起的其他并发症。不同人群，其降压目标也不相同，具体要求见表 24 - 3 所示。

表 24-3 高血压的治疗目标

人群	治疗目标
一般高血压患者	<140/90mmHg
老年高血压患者	建议控制在<150/90mmHg，舒张压不低于65~70mmHg
合并糖尿病、蛋白尿等高危患者	个体化或<140/90mmHg，可进一步控制在<130/80mmHg
老年单纯收缩期高血压患者	控制收缩压<150mmHg，可耐受者降低至140mmHg以下
脑卒中后的高血压患者	<140/90mmHg

高血压患者应早发现、早治疗，尽可能控制到目标值。降压过程要平稳，并非越快越好；老年人、病程较长或有靶器官损害的患者，降压更应缓慢适宜，过程需长达数周或数月。年轻人、病程较短的患者，可较快达标。同时降压过程中还应兼顾对糖、脂肪及尿酸代谢等多种危险因素的控制。

（二）治疗原则

应全面评估患者的总体危险，并在危险分层的基础上做出治疗决策。

具体原则 干预生活方式、血压控制标准个体化、多重心血管危险因素协同控制。①很高危患者：立即开始对高血压及并存的危险因素和临床情况进行综合治疗；②高危患者：立即开始对高血压及并存的危险因素和临床情况进行药物治疗；③中危患者：先对患者的血压及其他危险因素进行为期数周的观察，评估靶器官损害情况，然后决定是否以及何时开始药物治疗；④低危患者：对患者进行较长时间的观察，反复测量血压，尽可能进行24小时动态血压监测，评估靶器官损害情况，然后决定是否以及何时开始药物治疗。初诊高血压患者的评估及监测程序见图24-1。

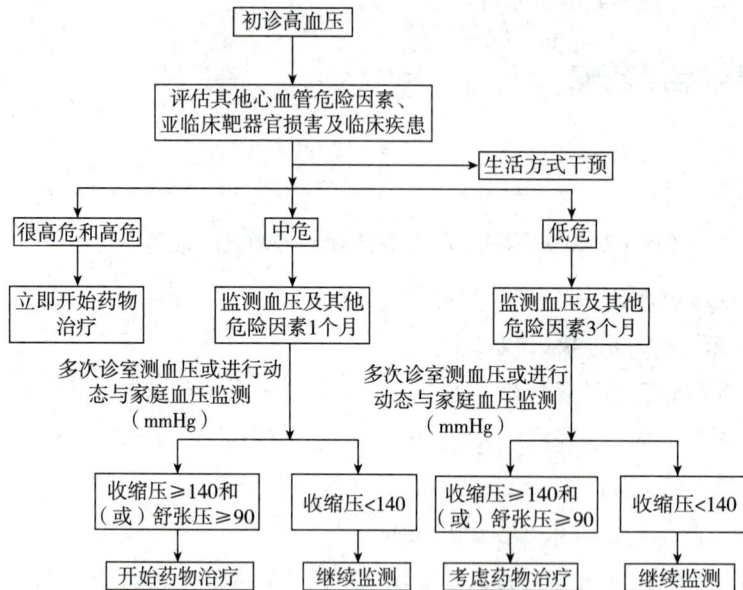

图 24-1 初诊高血压患者的评估及监测程序

（注：动态与家庭血压监测按照前述诊断标准）

（三）药物治疗

1. 降压药应用基本原则

（1）起始剂量宜小 一般患者采用常规剂量，老年人初始治疗时通常应采用较小的有效治疗剂量，平稳降压。

（2）优先选择长效制剂 尽可能选择持续24小时降压作用的长效药物，减少给药次数，提高患者治疗的依从性，从而更平稳地控制血压、保护靶器官，减少心血管事件的发生风险。临床上最好选用缓、控释制剂，每天1次用药；若使用中、短效制剂，则需每天2～3次用药，以达到平稳控制血压。

（3）联合用药　在低剂量单药治疗疗效不理想时，可采用两种或多种降压药物联合治疗，目的是达到最大降压效应，降低不良反应发生率。对血压≥160/100mmHg、高于目标血压20/10mmHg的高危和很高危患者，或单药治疗疗效不达标的患者，可采用两种或多种降压药物联合治疗，也可选用固定配比复方制剂。

（4）个体化给药　根据患者血压水平、并发症、药物疗效及耐受性等选择适合患者个体的降压药物。

（5）药物经济学　高血压是终身治疗，需要考虑成本－效益分析。

高血压患者血压控制平稳后，没有医生或药师的指导，不要随意停药或频繁改变给药方案。机体对高血压具有依赖性，但是对降压药没有依赖性，加药、减药、换药都要咨询医生或药师。

2. 常用降压药的种类及作用特点

（1）常用降压药及作用特点　目前常用降压药物主要有五大类，即血管紧张素转换酶抑制剂（ACEI）、血管紧张素Ⅱ受体阻断剂（ARB）、钙通道阻滞剂（CCB）、β受体阻断剂（βRB）、利尿剂（表24-4）以及由上述药物组成的固定配比复方制剂（表24-5）等。此外，还有α受体阻断剂（如哌唑嗪、特拉唑嗪）或其他降压药（如利血平的复方制剂），因不良反应较多，临床不主张单独使用。

表24-4　常用降压药及作用特点

类别	代表药	适应证	主要不良反应	禁忌证
血管紧张素转换酶抑制剂（ACEI）	××普利 卡托普利 依那普利 贝那普利 赖诺普利 雷米普利 培哚普利	较强的降压作用，能逆转血管壁、心脏的不良重塑，适用于伴有慢性心力衰竭、心肌梗死后的心功能不全、糖尿病肾病、慢性肾脏病、蛋白尿或微量白蛋白尿的患者	减慢缓激肽降解而作用于呼吸道，引起顽固性干咳；血钾升高；血管性水肿	双侧肾动脉狭窄、高钾血症、妊娠期、肾功能不全晚期禁用
血管紧张素Ⅱ受体阻断剂（ARB）	××沙坦 氯沙坦 缬沙坦 厄贝沙坦 坎地沙坦 替米沙坦 奥美沙坦 阿利沙坦	逆转左室肥厚，改善心脏舒张及心血管内皮功能。适用于伴左心室肥厚、心力衰竭、糖尿病肾病、冠心病、代谢综合征及不能耐受ACEI的患者	血钾升高；血管性水肿；偶有腹泻	双侧肾动脉狭窄、高钾血症、妊娠期、肾功能不全晚期禁用
钙通道阻滞剂（CCB）	二氢吡啶类 ××地平 硝苯地平 氨氯地平 尼群地平 尼卡地平 贝尼地平 非洛地平	适用于老年高血压、单纯收缩期高血压，伴有肾功能不全或冠状动脉硬化、颈动脉硬化及周围血管疾病的患者	头晕、面色潮红、恶心、呕吐等醉酒样反应，心率加快，足踝部水肿，牙龈增生等	反射性激活交感神经，心动过速与心力衰竭患者慎用
	非二氢吡啶类 维拉帕米 地尔硫草	联合使用降压	房室传导阻滞、心脏功能抑制，偶见牙龈增生等	二至三度房室传导阻滞、心力衰竭患者禁用

类别	代表药	适应证	主要不良反应	禁忌证
β 受体阻断剂 （β-RB）	××洛尔 普萘洛尔 美托洛尔 阿替洛尔 倍他洛尔 艾司洛尔 比索洛尔 拉贝洛尔	具有心脏保护作用。对心输出量偏高或血浆肾素活性增高的高血压患者疗效较好，对伴有冠心病、快速型心律失常、慢性心力衰竭患者更适合	可引起支气管痉挛、心脏功能抑制，可能影响糖、脂代谢；长期应用，突然停药可发生血压反跳性升高	严重支气管哮喘、二至三度房室传导阻滞者禁用，周围血管疾病或糖耐量异常者慎用
利尿剂	**噻嗪类利尿剂** 氢氯噻嗪 氯噻酮 吲达帕胺	适用于无并发症高血压患者作为首选药物，尤其适用于轻、中度高血压，老年人单纯收缩期高血压，肥胖及高血压合并充血性心力衰竭患者。因副作用与剂量相关，故宜采用小剂量	长期使用引起低血钠、低血钾及低血氯，引起高尿酸血症等。最大剂量不宜超过每日 1g	痛风禁用，高尿酸血症、明显肾功能不全者慎用（可选用袢利尿剂）
	保钾利尿剂 阿米洛利 氨苯蝶啶		血钾升高	高钾血症患者禁用
	醛固酮受体阻断剂 螺内酯		血钾升高，对抗雄激素而导致男性乳房发育	高钾血症患者禁用
	袢利尿剂 呋塞米		血钾降低，人体电解质失衡	对噻嗪类利尿剂过敏者、孕妇禁用
α 受体阻断剂 （α-RB）	××唑嗪 多沙唑嗪 哌唑嗪 特拉唑嗪	能逆转左室肥厚，改善胰岛素抵抗，明显改善前列腺增生症的排尿困难，适合伴有前列腺增生症的难治性高血压患者	直立性低血压（可于睡前服用以避免）	严重直立性低血压者禁用，心力衰竭患者慎用
肾素抑制剂	阿利吉仑	阻断肾素-血管紧张素-醛固酮系统，但不影响缓激肽和前列腺素的代谢，起到降压和治疗心血管病的作用	血钾升高，罕见血管性水肿	血管性水肿患者禁用，严重充血性心力衰竭患者慎用，18 岁以下患者不宜使用

即学即练

临床常用的降压药主要类别有（　　）

A. ACEI　　　　B. ARB　　　　C. CCB　　　　D. β-RB　　　　E. 利尿剂

答案解析

表 24-5　抗高血压固定配比复方制剂

主要组分与每片剂量	剂量	次数	相应组分的不良反应
复方利血平（利血平 0.032mg/氢氯噻嗪 3.1mg/双肼屈嗪 4.2mg/异丙嗪 2.1mg）	1~2 片	3	鼻塞、胃酸分泌及排便次数增多
氯沙坦钾/氢氯噻嗪（氯沙坦钾 50mg/氢氯噻嗪 12.5mg）或（氯沙坦钾 100mg/氢氯噻嗪 12.5mg）	1 片	1	偶见血管性水肿，血钾异常
厄贝沙坦/氢氯噻嗪（厄贝沙坦 150mg/氢氯噻嗪 12.5mg）	1 片	1	偶见血管性水肿，血钾异常
缬沙坦/氢氯噻嗪（缬沙坦 80mg/氢氯噻嗪 12.5mg）	1 片	1	偶见血管性水肿，血钾异常，血尿酸升高
替米沙坦/氢氯噻嗪（替米沙坦 40mg/氢氯噻嗪 12.5mg）	1 片	1	偶见血管性水肿，血钾异常

主要组分与每片剂量	剂量	次数	相应组分的不良反应
卡托普利/氢氯噻嗪（卡托普利10mg/氢氯噻嗪6mg）	1~2片	1~2	咳嗽，偶见血管性水肿，血钾异常
复方阿米洛利（阿米洛利2.5mg/氢氯噻嗪25mg）	1片	1	血钾异常，血尿酸升高
培哚普利/吲达帕胺（培哚普利4mg/吲达帕胺1.25mg）	1片	1	咳嗽，偶见血管性水肿，血钾异常
氨氯地平/缬沙坦（氨氯地平5mg/缬沙坦80mg）	1片	1	头痛，踝部水肿，偶见血管性水肿
赖诺普利/氢氯噻嗪（赖诺普利10mg/氢氯噻嗪12.5mg）	1片	1	咳嗽，血钾异常
降压药与非降压药组成的多效固定复方制剂			
依那普利/叶酸（依那普利10mg/叶酸0.8mg）	1~2片	1~2	咳嗽，恶心，偶见血管性水肿
氨氯地平/阿托伐他汀（氨氯地平5mg/阿托伐他汀10mg）	1片	1	头痛，踝部水肿，肌肉疼痛，氨基转移酶升高

注：每种药物的使用方法详见国家药品监督管理局批准的药品说明书。

（2）降压药的联合应用　联合用药时，药物的降压作用机制应具有互补性，每种药的剂量减小，药物间治疗作用应有协同或至少相加的作用，其不良反应可以相互抵消或至少不重叠（或不相加）。合并使用的药物品种数不宜过多，以避免复杂的药物相互作用。对血压≥160/100mmHg、高于目标血压20/10mmHg的高危和很高危患者，初始治疗即需要2种降压药；如未达到降压目标，则可能需要3~4种药物联合治疗。临床常见的联合用药方案如表24-6。

表24-6　降压药的联合用药方案

方案	联合药物	联合作用特点
两药联合方案	ACEI/ARB + 噻嗪类利尿剂	协同作用：①ACEI/ARB的升高血钾与噻嗪类利尿剂的降低血钾相互抵消；②同时拮抗利尿剂导致肾素-血管紧张素-醛固酮系统激活的不利于降压的负面作用
	ACEI/ARB + 二氢吡啶类CCB	协同降压：①ACEI/ARB可消除二氢吡啶类CCB引起的踝部水肿；②ACEI/ARB能部分阻断二氢吡啶类CCB所致反射性交感神经张力增加和心率加快等不良反应
	二氢吡啶类CCB + 噻嗪类利尿剂	降低高血压患者脑卒中发生风险
	二氢吡啶类CCB + β-RB	二氢吡啶类CCB的扩张血管和轻度增加心率的作用被β-RB抵消
三药联合方案	ACEI/ARB + 噻嗪类利尿剂 + 二氢吡啶类CCB	最常用联合方案，协同降压，不良反应少
四药联合方案	ACEI/ARB + 噻嗪类利尿剂 + 二氢吡啶类CCB + β-RB/螺内酯/α受体阻断剂/可乐定	主要适用于难治性高血压患者

▶▶ 岗位情景模拟

情景描述　患者，男，66岁，高血压病史8年，血压最高达180/120mmHg，伴有头晕症状，就诊前服用氢氯噻嗪片；合并有高尿酸血症3年，未予以药物治疗。近期感觉身体不适，医院检查：血压184/122mmHg，血尿酸860μmol/L。

诊断：3级高血压；高尿酸血症。治疗：停用氢氯噻嗪片，服用氯沙坦钾片与硝苯地平控释片控制血压，口服苯溴马隆片降尿酸。

讨　论　1. 为什么停用氢氯噻嗪片？

2. 为什么改用氯沙坦钾片和硝苯地平控释片控制血压？两种药物服用时应该对患者进行哪些用药教育？

答案解析

三、用药指导与健康教育

（一）用药指导

1. 特殊人群的用药指导

（1）老年高血压　要求逐步降低血压，建议血压降至 <150/90mmHg，如果能耐受则目标血压 <140/90mmHg。老年高血压的特点是收缩压增高，舒张压降低，脉压增大；血压波动性大、昼夜节律异常，容易出现体位性（直立性）低血压和假性高血压；并伴有靶器官损害和心脑血管疾病等情况，因此强调收缩压达标。ACEI、ARB、CCB、利尿剂均可作为初始或联合药物治疗。无并发疾病的老年高血压不宜首选 β 受体阻断剂。α 受体阻断剂可用于伴有良性前列腺增生症的难治性高血压患者的辅助用药。

（2）妊娠期高血压　妊娠期高血压治疗目的是减少母亲危险、保证母儿安全和妊娠的顺利进行。非药物治疗是药物治疗的基础，主要采取低盐饮食、适当运动、放松心情等措施。接受非药物治疗措施后，当血压升高≥150/100mmHg 时，可选择对胎儿安全有效的药物治疗。治疗目标是将血压控制在 <150/100mmHg。常用降压药有硝苯地平、拉贝洛尔、氢氯噻嗪等；硫酸镁是治疗严重子痫前期并预防子痫发作的首选药。而孕期使用 ACEI、ARB 可能会导致胎儿生长迟缓、羊水过少或新生儿肾衰竭，因此孕妇禁用；长期使用 β 受体阻断剂，有引起胎儿生长迟缓的可能。

（3）儿童及青少年高血压　多为原发性高血压，表现为轻、中度血压升高，临床特征不明显，与肥胖密切有关。血压明显升高者多为继发性高血压，肾性高血压是首位原因。首先采用非药物治疗控制血压。当改变生活方式无效且出现靶器官损害、合并糖尿病等并发症时，可采用药物治疗。目前我国经国家药品监督管理局批准的儿童降压药品种有限。可选卡托普利、氨氯地平、氨苯蝶啶、氯噻酮、氢氯噻嗪、呋塞米、普萘洛尔、阿替洛尔、哌唑嗪。

（4）高血压伴并发症的治疗　对于伴有并发症的高血压患者，要根据患者的个体情况以及药物间的相互作用，选择最佳的首选药物治疗，避免药物不良反应，提高降压治疗效果。常见高血压伴并发症的药物治疗如表 24-7 所示。

表 24-7　常见高血压伴并发症的药物治疗

高血压伴并发症	降压目标	治疗药物及注意事项
高血压伴脑血管病	病情稳定者 <140/90mmHg	拉贝洛尔、尼卡地平、尼莫地平等静脉降压药，降压的同时不降低脑血流量
高血压伴慢性肾脏病	无蛋白尿者 <140/90mmHg 有蛋白尿者 <130/80mmHg	ACEI 或 ARB、CCB、β 受体阻断剂、利尿剂等
高血压伴糖尿病	降压目标 <130/80mmHg	首选 ACEI 或 ARB 治疗。常与 CCB、β 受体阻断剂、小剂量利尿剂合用

（5）驾驶员、高空作业和精密仪器操作者　不宜选用 ARB，服后可出现头晕、步履蹒跚，影响驾驶、机械操作、高空作业者的注意力，应注意服药与工作的间隔时间。

2. 科学选择用药时间　正常人血压在昼夜之间有周期性变化，早晨 6 时开始升高，8～10 时达到高峰，傍晚开始降低，夜间睡眠降至低谷。一般高血压患者血压在上、下午各出现一次高峰，依从人体生物钟规律有效控制血压，早 7 时为"一日 1 次"的最佳给药时间；若"一日 2 次"给药，以早 7 时和下午 14～16 时为好。不宜在睡前或夜间服用。

3. 规范药物治疗　高血压患者出现胸闷、气短、运动耐力下降等情况时，应及时到医院就诊。没有医生或药师的建议，不得随意停药或改变药物剂量。

4. 关注药物不良反应　患者服用降压药出现相应的不良反应，如干咳、面部潮红、足踝部水肿、高钾血症等，应及时就医更换药物。

5. 规律监测血压　高血压患者需要规律监测血压。目前有水银柱血压计、电子血压计两种。为减少水银可能引起的污染，而且使用方便、快捷，家庭血压监测多采用电子血压计，其操作规程如下。

（1）受测者取坐位或仰卧位，将上肢裸露或衣袖上卷至腋窝处，前臂轻度外展，使肘部置于与心脏同一水平（仰卧时手臂应与腋中线保持水平并外展45°）。

（2）操作者将电子血压计袖带内的气体排空，然后将袖带均匀缠缚于受测者的上臂，袖带不可过松或过紧，以免影响测量值的准确性。在缠缚袖带时，操作者应注意将袖带的中部（多数电子血压计在袖带中部都有"三角形"标记）置于受测者肘窝的肱动脉处（即手臂内侧、肘窝上2cm处，用拇指按压肱动脉可感觉到脉搏跳动），以免降低压力感受器的敏感度。

（3）开启电子血压计进行测量。在袖带打气时，操作者应注意观察袖带粘合口是否裂开。若粘合口裂开了，应为受测者重新缠缚袖带进行测量。待电子血压计显示数值后，操作者应记录下血压计所显示的血压值。

（4）袖带内的空气排尽后，操作者应将袖带从受测者的上臂取下，让受测者休息片刻（至少1分钟），然后再次按照上述方法测量血压值1~2次。最后取几次测得血压的平均值，该数值即为受测者的真实血压值。

如果受测者需要确定自己是否患有高血压，则还应在非同日的同一时间（至少3次），采用相同的体位，用同一血压计测量同一手臂的血压值，才能判定自己是否患有高血压。

（5）血压检测注意事项：①测量的环境应保持安静，室温适宜。②测量前，受测者不能饮用酒、咖啡和浓茶，要停止吸烟并排空尿液。同时，受测者还应保持精神放松，检测前最好休息20~30分钟。③初次测量需要分别检测两侧上肢的血压值，然后选取血压值较高侧手臂作为今后固定测量的手臂。偏瘫患者应在健侧上肢进行测量。

（二）健康教育

高血压患者的自我管理非常重要，包括提倡健康生活方式，消除不利于心理和身体健康的行为和习惯，以减少高血压及其他心血管事件的发病危险。

1. 限制盐摄入　每日摄入钠盐量控制在6g（氯化钠），少食含盐量高的调味品及腌制品。

2. 增加钾摄入　增加富钾食物的摄入，多食新鲜水果、蔬菜和豆类食品，也可选用低钠富钾的食盐等。

3. 合理膳食　饮食以水果、蔬菜、低脂乳制品、富含膳食纤维的全谷物、植物来源的蛋白质为主，减少饱和脂肪酸和胆固醇的摄入。

4. 控制体重　限制过量饮食，肥胖的轻度高血压患者通过减轻体重可使血压降至正常；对肥胖的中、重度高血压患者，减轻体重的同时服用降压药物治疗。

体重指数控制在$18.5 \sim 23.9 kg/m^2$，男性腰围宜<90cm、女性腰围宜<85cm，减肥时建议将目标定为一年内减少初始体重的5%~10%，不宜减重过快。

5. 戒烟、限酒　戒烟虽不能降低血压，但戒烟可降低心血管疾病的发病风险。医师应强烈建议并督促高血压患者戒烟。过量饮酒显著增加高血压的发病风险，且其风险随着饮酒量的增加而升高，限制饮酒可使血压降低；每日酒精摄入量男性不超过 25g，女性不超过 15g。

6. 适量运动　运动形式以有氧运动为主，每天累计 30～60 分钟的中等强度运动，如步行、慢跑、骑自行车、游泳、打太极拳等；可以无氧运动作为补充。

7. 减轻精神压力，保持心态平衡　劳逸结合，保持足够而良好的睡眠，避免和消除紧张情绪。

目标检测

答案解析

一、A 型选择题

1. 高血压、冠心病患者提倡的饮食是（　）
    A. 高盐、高脂　　　　　B. 低盐、低脂　　　　　C. 低盐、高脂
    D. 高盐、低脂　　　　　E. 以上均可

2. 伴有哮喘病史的 2 级高血压患者，不宜选用的药物是（　）
    A. 氢氯噻嗪　　　　　　B. 卡托普利　　　　　　C. 硝苯地平
    D. 普萘洛尔　　　　　　E. 哌唑嗪

3. 一般情况下，高血压病人服用"一日 1 次"的长效降压药的最佳时间是（　）
    A. 清晨 7 时　　　　　　B. 上午 10 时　　　　　C. 中午 12 时
    D. 下午 3 时　　　　　　E. 傍晚 7 时

4. 属于血管紧张素转换酶抑制剂类的抗高血压药物是（　）
    A. 卡托普利　　　　　　B. 普萘洛尔　　　　　　C. 硝苯地平
    D. 哌唑嗪　　　　　　　E. 缬沙坦

5. 不属于钙通道阻滞剂的抗高血压药物是（　）
    A. 氨氯地平　　　　　　B. 硝苯地平　　　　　　C. 维拉帕米
    D. 氢氯噻嗪　　　　　　E. 尼莫地平

6. 对合并糖尿病及蛋白尿的高血压患者而言，在可耐受和可持续的条件下，降压治疗的目标是（　）
    A. 收缩压/舒张压 <140/90mmHg　　　　　　B. 收缩压/舒张压 <130/80mmHg
    C. 收缩压/舒张压 <150/90mmHg　　　　　　D. 收缩压/舒张压 <120/70mmHg
    E. 收缩压/舒张压 <120/80mmHg

7. 血管紧张素转换酶抑制剂的英文译名的规范缩写是（　）
    A. ACEI　　　　　　　　B. ARB　　　　　　　　C. CCB
    D. β－RB　　　　　　　 E. ACE

8. 下列降压药中属于利尿剂的是（　）
    A. 氨氯地平　　　　　　B. 硝苯地平　　　　　　C. 维拉帕米
    D. 氢氯噻嗪　　　　　　E. 卡托普利

二、X 型选择题

9. 以下利尿剂类降压药，属于保钾利尿的有（　）
    A. 呋塞米　　　　　　　B. 氢氯噻嗪　　　　　　C. 阿米洛利
    D. 吲达帕胺　　　　　　E. 氨苯蝶啶

10. 属于钙通道阻滞剂的抗高血压药物有（ ）

    A. 氨氯地平　　　　　　B. 硝苯地平　　　　　C. 维拉帕米

    D. 氢氯噻嗪　　　　　　E. 螺内酯

11. 治疗高血压的药物有（ ）

    A. 钙通道阻滞剂　　　　　　　　　　　　B. 血管紧张素转换酶抑制剂（ACEI）

    C. 血管紧张素Ⅱ受体阻断剂（ARB）　　　D. 利尿剂

    E. β受体阻断剂

书网融合……

知识回顾　　　　微课　　　　习题

（王桂梅）

学习引导

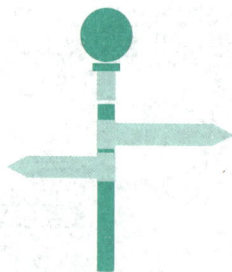

当我们长期肆无忌惮地享受美味佳肴的同时，血脂异常问题随之而来。血脂异常是动脉粥样硬化性心血管疾病最重要的危险因素之一。据《中国心血管健康与疾病报告》显示：我国心血管病危险因素流行趋势明显，心血管病的死亡率居首位。那么什么是血脂异常？选择什么药物治疗？怎样"管住嘴、迈开腿"？

本项目主要介绍血脂异常的定义与临床分型、药物治疗原则与合理选择、用药指导与健康教育等内容。

📖 学习目标

1. **掌握**　血脂异常的治疗原则及常用药物的合理选择。
2. **熟悉**　血脂异常的临床分型、用药指导与健康教育。
3. **了解**　血脂异常的防治目标水平。

一、概述

血脂是指血液中所含脂类物质的总称，主要包括血清总胆固醇（total cholesterol，TC）、三酰甘油（triglyceride，TG）、磷脂（phospholipid，PL）、游离脂肪酸（free fatty acid，FFA）等。脂质不溶或微溶于水，在血浆中与蛋白质相结合而以脂蛋白形式存在，被运输至组织进行代谢。脂蛋白分为高密度脂蛋白（high density lipoprotein，HDL）、低密度脂蛋白（low density lipoprotein，LDL）、极低密度脂蛋白（very low density lipoprotein，VLDL）及乳糜微粒（chylomicron，CM）等，其来源与功能如表 25-1 所示。正常人血浆脂质含量在一定波动范围内相对稳定。

表 25-1　常见脂蛋白的来源与功能

分类	主要成分	来源	功能
CM	TG	小肠合成	将食物中的外源性 TG 和胆固醇从小肠转运至其他组织
VLDL	TG	肝脏合成	转运内源性 TG 至外周组织，经脂蛋白脂肪酶水解后释放游离脂肪酸
LDL	胆固醇	VLDL 中 TG 经脂蛋白脂肪酶水解后形成	胆固醇的主要载体，经 LDL 受体介导而被外周组织摄取和利用，与动脉粥样硬化性心血管疾病直接相关
HDL	磷脂、胆固醇	主要是肝脏和小肠合成	促进胆固醇从外周组织移除，逆向转运胆固醇至肝脏或其他组织再分解，具有抗动脉粥样硬化作用

（一）血脂异常

1. 血脂异常　血脂异常是指血浆中脂质的异常，也是一种脂蛋白异常血症；通常指血浆中总胆固醇（TC）和（或）三酰甘油（TG）升高，也包括高密度脂蛋白胆固醇（HDL-C）降低。血脂异常可导致动脉粥样硬化，增高心脑血管病的发病率和死亡率，影响人们的生命质量，增加患者疾病负担。

临床上检测血脂的项目比较多，基本检测项目为血清中TC、TG、低密度脂蛋白胆固醇（LDL-C）、HDL-C等。LDL的代谢相对简单，且胆固醇占LDL重量的50%左右，故用LDL-C的浓度基本可反映LDL总量；HDL含多种成分，用HDL-C的浓度可间接了解血浆中HDL的多少。LDL-C增高是动脉粥样硬化发生、发展的主要危险因素；HDL能将外周组织如血管壁内的胆固醇运至肝脏进行分解代谢，具有抗动脉粥样硬化作用。

2. 病因　血脂异常是环境因素和基因缺陷相互作用所致的代谢异常。

（1）饮食因素　长期摄入过多胆固醇、高饱和脂肪酸和过多热量或大量饮酒，均易导致血脂异常。

（2）年龄和体重　血脂异常的好发年龄为50~55岁，随着年龄的增加，胆汁酸合成减少，肝内胆固醇含量增加，LDL受体活性更加降低。女性绝经后体内雌激素减少，LDL受体的活性更加降低，胆固醇水平也高于同龄正常男性。体重增加，易发生血脂异常。

（3）遗传异常　某些遗传基因的异常，可导致LDL分解代谢减低，LDL产生增加，载脂蛋白B（apoB）代谢缺陷，LDL颗粒中的游离型胆固醇含量增高，引起高胆固醇血症。

（4）继发因素　某些疾病（糖尿病、甲状腺功能减退症、肾病综合征、系统性红斑狼疮、骨髓瘤、脂肪萎缩症、急性卟啉病等）和药物（利尿剂、β受体阻断剂、糖皮质激素）也可引起血脂异常。

（二）临床分类

血脂异常分类较为复杂，最简单的是病因分类和临床分类。

1. 按病因分为继发性或原发性血脂异常　继发性血脂异常是指由于全身系统性疾病所引起者，如糖尿病、肾病综合征、甲状腺功能减退症等疾病以及长期服用某些药物（如β受体阻断剂、糖皮质激素等）。排除继发性血脂异常后，才可诊断为原发性血脂异常。

2. 简易临床分型　该分型最实用，与世界卫生组织（WHO）的六型（Ⅰ、Ⅱa、Ⅱb、Ⅲ、Ⅳ和Ⅴ型）相对应，如表25-2所示。

表25-2　血脂异常的简易临床分型

分类	TC	TG	HDL-C	相当于WHO分型
高胆固醇血症	增高			Ⅱa
高TG血症		增高		Ⅳ、Ⅰ
混合型高脂血症	增高	增高		Ⅱb、Ⅰ、Ⅳ、Ⅴ
低HDL-C血症			降低	

（三）实验室指标与临床表现

1. 实验室指标　临床上中国动脉粥样硬化性心血管疾病（atherosclerotic cardiovascular disease，ASCVD）一级预防人群血脂合适水平和异常切点分层标准如表25-3所示。

表 25 – 3　中国 ASCVD 一级预防人群血脂合适水平和异常切点分层标准［mmol/L（mg/dl）］

分层	TC	LDL – C	HDL – C	非 HDL – C	TG
理想水平		<2.6（100）		<3.4（130）	
合适水平	<5.2（200）	<3.4（130）		<4.1（160）	<1.7（150）
边缘升高	≥5.2（200）且 <6.2（240）	≥3.4（130）且 <4.1（160）		≥4.1（160）且 <4.9（190）	≥1.7（150）且 <2.3（200）
升高	≥6.2（240）	≥4.1（160）		≥4.9（190）	≥2.3（200）
降低			<1.0（40）		

2. 临床表现　主要包括三个方面：①脂质在真皮内沉积所引起的黄色瘤；②脂质在血管内皮沉积所引起的动脉粥样硬化，产生冠心病和周围血管疾病；③角膜弓和高脂血症眼底改变等。由于发病进程比较缓慢，多数血脂异常患者并无任何症状和异常体征，一般是进行血液生化检验（测定血胆固醇和三酰甘油）时被发现的。

二、治疗原则与常用药物

（一）治疗原则

1. 综合治疗　血脂异常最重要的治疗原则首先是饮食治疗和生活方式的改善，调节饮食，限制热量摄取，强调低胆固醇、低饱和脂肪酸和相对多的植物油摄入，加强体育锻炼，戒烟、限酒等。

2. 继发性血脂异常是以治疗原发疾病为主　对于糖尿病、甲状腺功能减退症等疾病引起的继发性血脂异常，经治疗后血脂可能恢复正常。如果继发性与原发性共同存在，需同时考虑治疗原发性血脂异常。

3. 心血管危险评估与调脂目标值

（1）ASCVD 危险评估　首先，按照是否患有 ASCVD，划分为二级预防和一级预防两类情况。在已诊断 ASCVD 的人群中，将发生过≥2 次严重 ASCVD 事件或者发生过 1 次严重 ASCVD 事件，且合并≥2 个高危险因素者列为超高危人群，其他 ASCVD 患者列为极高危人群。在尚无 ASCVD 的人群中，符合如下 3 个条件之一者，直接列为高危人群，不需要再进行 ASCVD 10 年发病风险评估：①LDL – C ≥ 4.9mmol/L 或 TC≥7.2mmol/L；②年龄≥40 岁的糖尿病患者；③CKD 3 ~ 4 期。

不具有以上 3 种情况的个体（包括 <40 岁的糖尿病患者），在考虑是否需要降脂治疗时，应进行未来 10 年间 ASCVD 总体发病风险的评估：按照 LDL – C、有无高血压及其他 ASCVD 危险因素个数分为 21 种组合，10 年发病平均风险 <5%、5% ~ 9% 和 ≥10% 分别定义为低危、中危和高危。对于 ASCVD 10 年发病风险为中危的人群，如果年龄 <55 岁，则需进行 ASCVD 余生风险的评估。

具有以下任意 2 个或以上危险因素者，ASCVD 余生风险为高危：①收缩压≥160mmHg 或舒张压≥100mmHg（1mmHg = 0.133kPa）；②非 HDL – C≥5.2mmol/L；③HDL – C <1.0mmol/L；④体重指数≥28. kg/m²；⑤吸烟。

ASCVD 危险评估流程见图 25 – 1。

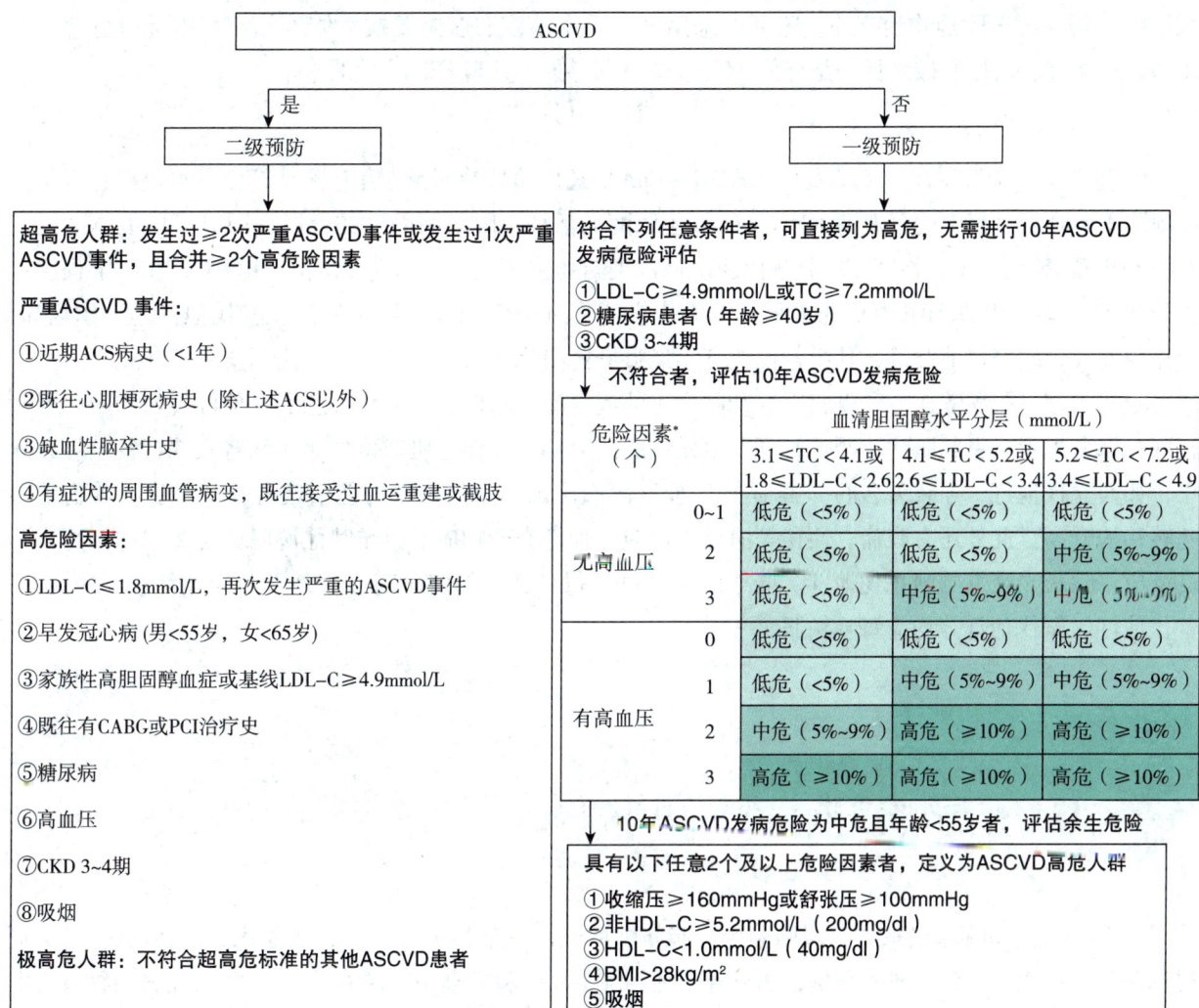

ASCVD

是 → 二级预防

否 → 一级预防

二级预防

超高危人群：发生过≥2次严重ASCVD事件或发生过1次严重ASCVD事件，且合并≥2个高危险因素

严重ASCVD事件：

①近期ACS病史（<1年）

②既往心肌梗死病史（除上述ACS以外）

③缺血性脑卒中史

④有症状的周围血管病变，既往接受过血运重建或截肢

高危险因素：

①LDL-C≤1.8mmol/L，再次发生严重的ASCVD事件

②早发冠心病（男<55岁，女<65岁）

③家族性高胆固醇血症或基线LDL-C≥4.9mmol/L

④既往有CABG或PCI治疗史

⑤糖尿病

⑥高血压

⑦CKD 3~4期

⑧吸烟

极高危人群：不符合超高危标准的其他ASCVD患者

一级预防

符合下列任意条件者，可直接列为高危，无需进行10年ASCVD发病危险评估

①LDL-C≥4.9mmol/L或TC≥7.2mmol/L

②糖尿病患者（年龄≥40岁）

③CKD 3~4期

不符合者，评估10年ASCVD发病危险

危险因素*（个）	血清胆固醇水平分层（mmol/L）		
	3.1≤TC<4.1或 1.8≤LDL-C<2.6	4.1≤TC<5.2或 2.6≤LDL-C<3.4	5.2≤TC<7.2或 3.4≤LDL-C<4.9
无高血压 0~1	低危（<5%）	低危（<5%）	低危（<5%）
无高血压 2	低危（<5%）	低危（<5%）	中危（5%~9%）
无高血压 3	低危（<5%）	中危（5%~9%）	中危（5%~9%）
有高血压 0	低危（<5%）	低危（<5%）	低危（<5%）
有高血压 1	低危（<5%）	中危（5%~9%）	中危（5%~9%）
有高血压 2	中危（5%~9%）	高危（≥10%）	高危（≥10%）
有高血压 3	高危（≥10%）	高危（≥10%）	高危（≥10%）

10年ASCVD发病危险为中危且年龄<55岁者，评估余生危险

具有以下任意2个及以上危险因素者，定义为ASCVD高危人群

①收缩压≥160mmHg或舒张压≥100mmHg

②非HDL-C≥5.2mmol/L（200mg/dl）

③HDL-C<1.0mmol/L（40mg/dl）

④BMI>28kg/m²

⑤吸烟

图25-1　ASCVD危险评估流程

注：* 包括吸烟、HDL-C<1.0mmol/L、男性≥45岁或女性≥55岁。

（2）调脂目标值　血脂异常的治疗宗旨是防控ASCVD，降低缺血性脑卒中或冠心病所致死亡等心脑血管事件发生危险。由于遗传背景和生活环境不同，个体罹患ASCVD危险程度显著不同，调脂治疗能使ASCVD患者或高危人群获益。①临床应根据个体ASCVD危险程度，决定是否启动药物调脂治疗。②以降低LDL-C水平作为防控ASCVD危险的首要干预靶点，非HDL-C控制可作为次要干预靶点。③调脂治疗需设定目标值：很高危者LDL-C<1.8mmol/L；高危者LDL-C<2.6mmol/L；中危和低危者LDL-C<3.4mmol/L。④LDL-C基线值较高而不能达目标值者，LDL-C至少降低50%；很高危患者LDL-C基线值在目标值以内者，LDL-C仍应进一步降低30%左右（表25-4）。

表25-4　不同分层ASCVD危险人群降低LDL-C治疗目标值

危险等级	LDL-C
低危	<3.4mmol/L
中、高危	<2.6mmol/L
极高危	<1.8mmol/L，且较基线降低幅度>50%
超高危	<1.4mmol/L，且较基线降低幅度>50%

4. 其他治疗　除药物治疗外，还可以采用外科手术治疗、血浆置换、体外低密度脂蛋白清除法以及基因疗法等。治疗的最终目的是降低 TG、TC、LDL－C，升高 HDL－C 的水平。

（二）常用药物

1. 他汀类　即羟甲戊二酰辅酶 A（HMG－CoA）还原酶抑制剂类，是应用最广泛的调脂药，竞争性抑制胆固醇合成过程中的限速酶 HMG－CoA 还原酶的活性，阻断胆固醇的合成；同时可以上调细胞表面的 LDL 受体，加速血浆 LDL 的分解代谢。他汀类药物主要是降低血清 TC 和 LDL－C，在一定程度上也降低 TG，轻度升高 HDL－C 的水平。常见代表药物有辛伐他汀、氟伐他汀、普伐他汀、洛伐他汀、阿托伐他汀、瑞舒伐他汀等；其中普伐他汀不经过肝药酶代谢，可用于肝肾功能不全的患者。

主要治疗高胆固醇血症和以胆固醇升高为主的混合型高脂血症。大部分患者对他汀类药物的耐受性较好；部分患者可引起肌病，严重时可发生横纹肌溶解症，并伴有肌球蛋白血尿和肾衰竭，甚至导致死亡，如西立伐他汀，导致著名的"拜斯亭"事件而撤出国际市场。还可能引起肝功能损害，如血清氨基转移酶升高。此外还有腹痛、便秘等消化道反应。他汀类药物应避免与其他调脂药合用，防止加重不良反应。除长半衰期的阿托伐他汀、瑞舒伐他汀可在每日任何固定时间服用外，洛伐他汀、辛伐他汀、普伐他汀、氟伐他汀等均应每晚顿服。

即学即练

他汀类调脂药常见的不良反应有（　　）

A. 横纹肌溶解症　　　　B. 肌球蛋白血尿　　　　C. 血清氨基转移酶升高

答案解析　D. 腹痛　　　　　　　　E. 便秘

---

2. 贝特类　即苯氧芳酸类，增强脂蛋白脂肪酶活性，加速 LDL 分解（促进胆固醇的逆向转运），同时抑制肝脏中 VLDL 的合成和分解，明显降低血清 TG 水平和升高 HDL－C 水平。常见代表药物有吉非罗齐、非诺贝特、苯扎贝特等。

主要用于高三酰甘油血症和以三酰甘油升高为主的混合型高脂血症。不良反应较小，主要是出现胃肠道功能紊乱，如恶心、腹胀、腹泻；胆结石、血液系统症状；少数出现一过性肝氨基转移酶和肌酸激酶升高；少数患者对本类药物产生过敏反应。该类药物不宜与他汀类药物同时服用，以减少横纹肌溶解症的发生率。禁用于肝肾功能不全及儿童、孕妇和哺乳期妇女。

3. 烟酸类　属于 B 族维生素，较大剂量时有明显的调脂作用，可能与抑制脂肪组织脂解和减少肝脏中胆固醇合成及分泌有关。能使血清中 TG、TC 及 LDL－C 降低，HDL－C 水平轻度升高。常用药物有烟酸及其衍生物阿昔莫司（即氧甲吡嗪）。烟酸有速释剂和缓释剂，速释剂因不良反应明显而在临床上停止使用。

临床主要治疗高三酰甘油血症和以三酰甘油升高为主的混合型高脂血症。主要不良反应有面部潮红、高尿酸血症以及恶心、呕吐等胃肠道反应等；偶见肝功能损害及诱发消化道溃疡。慢性肝病和严重痛风者禁用，高尿酸血症及消化性溃疡者慎用。

4. 胆酸螯合剂　为碱性阴离子交换树脂，在肠道内与胆酸不可逆结合，阻碍胆酸的肝－肠循环，阻断胆汁酸中胆固醇的重吸收。治疗高胆固醇血症和以胆固醇升高为主的混合型高脂血症。主要有恶心、呕吐、腹胀、腹痛、便秘等不良反应。常用药物有考来烯胺（消胆胺）、考来替泊（降胆宁）等。

5. 肠道胆固醇吸收抑制剂　依折麦布口服后被迅速吸收，与葡萄糖醛酸结合，作用于小肠细胞刷状缘，有效抑制肠道内胆固醇吸收。适应证为高胆固醇血症和以胆固醇升高为主的混合型高脂血症，单药或与他汀类联合治疗。耐受性良好，不良反应少，偶有胃肠道反应、头痛、肌痛等；活动性肝病或血清氨基转移酶持续升高者禁用。

6. PCSK9 抑制剂 依洛尤单抗能结合 PCSK9，并抑制循环型 PCSK9 与 LDL 受体的结合，从而阻止 LDL 受体降解，显著降低 LDL – C 水平。

依洛尤单抗是 2018 年 7 月 31 日获国家药品监督管理局批准上市，在中国获批用于治疗成人或 12 岁以上青少年纯合子型家族性高胆固醇血症的 PCSK9 抑制剂，皮下注射给药，可使 LDL – C 水平降低 40% ~ 70%，并可减少心血管事件风险。2019 年 12 月 28 日，同类药物阿利西尤单抗在我国获批上市。

7. 其他药物

（1）普罗布考 通过渗入到脂蛋白颗粒中，影响脂蛋白代谢而产生调脂作用，降低 TC 和 LDL – C 的同时，HDL – C 也明显降低（但提高其逆向转运胆固醇的功能）。同时还具有强效的抗脂质过氧化作用。适应证为高胆固醇血症，尤其是纯合子型家族性高胆固醇血症及黄色瘤患者。

（2）多烯脂肪酸类 不饱和脂肪酸是深海鱼油的主要成分，主要降低 TG 和轻度升高 HDL – C。治疗高三酰甘油血症和以三酰甘油升高为主的混合型高脂血症。具有鱼油腥味，易引起恶心、腹部不适等，有出血倾向者禁用。

（3）血脂康 血脂异常防治的一线用药，是从天然红曲中提取出来的有效成分（天然的他汀类混合物）而发挥调脂作用，每粒胶囊含洛伐他汀 2.5mg 及不饱和脂肪酸等成分，从而能够多途径而且多靶点地协同调节血脂，是《中国成人血脂异常防治指南》中推荐的中等强度降脂药，具有"三降一升"的作用——降低血胆固醇、三酰甘油、低密度脂蛋白胆固醇和升高高密度脂蛋白胆固醇，也适合长期服用；同时具有抗动脉粥样硬化的作用。不良反应较少，主要有胃肠道不适，对本品过敏、活动性肝炎或无法解释的血清氨基转移酶升高者禁用，用药期间应定期检查血脂、血清氨基转移酶和肌酸激酶等。

（4）脂必妥 主要成分为红曲等天然药物，其作用机制之一是通过抑制 HMG – CoA 还原酶，从而阻止内源性胆固醇的合成，具有调脂作用。不良反应少，是治疗血脂异常的理想药物。

岗位情景模拟

情景描述 患者，女，60 岁，冠心病，总胆固醇 11.7mmol/L，低密度脂蛋白胆固醇 8.6mmol/L，三酰甘油 1.60mmol/L。

诊 断 高脂血症、冠心病。

讨 论 1. 该患者治疗应该选择他汀类药物还是贝特类药物？

2. 简述他汀类药物常见的不良反应有哪些？如何进行健康指导？

答案解析

知识链接

降低血脂的中药有哪些？

能降低血清胆固醇的常用中药有 124 种，如决明子、首乌、生地、桑叶、柴胡、升麻、黄芩、黄连、茵陈、苏子等。不常用的中药亦有良好的降低血清胆固醇作用，如绞股蓝、苦丁茶、月见草等。

降低血清三酰甘油的中药有 84 种，如西洋参、银杏叶、冬虫夏草、白术、甘草、白首乌、熟地、茶树根等。

抗动脉粥样硬化（包括溶解动脉壁上斑块）的中药有 55 种。如枸杞子、升麻、赤芍、忍冬藤、刺蒺藜等。

能降低低密度脂蛋白胆固醇的中药有 20 种，如银杏叶、虎杖、枣仁、苏子、冬虫夏草、水牛角、茶叶、绞股蓝、苦丁茶、月见草等。

既能降血清胆固醇、三酰甘油，又能抗动脉粥样硬化的中药有黄精、女贞子、明党参、丹参、郁金、升麻、甘草、生姜等 19 种。

代表药物血脂康，主要成分为南方米酒精制而成的红曲，具有一定的降低胆固醇、低密度脂蛋白胆固醇和抗动脉粥样硬化的作用。开发更多的具有药食同源功效的产品，传承中医药文化，守正创新，是未来药师的责任。

三、用药指导与健康教育

（一）用药指导

1. ASCVD 患者或其高危、很高危患者的用药，需在医生的指导下长期或终生使用，不能只因为 LDL－C 达标而私自停药。

2. 如果应用某种他汀类药物发生不良反应，可换用另一种他汀类或换用非他汀类调脂药治疗。

3. 主张几种药物联合应用治疗，以取得更好的降脂效果，同时减少每一种药物的使用剂量，以达到减少药物不良反应的目的。贝特类药物单用或与他汀类药物联用，均易发生肌病，增加横纹肌溶解症的发生率，因此贝特类药物一般不能与他汀类药物合用；而非诺贝特与他汀类药物联合应用发生肌病的可能性相对较少，一般是清晨服用非诺贝特，夜间服用他汀类药物。禁止两种贝特类药物联用。

4. 调脂药的选择：高胆固醇血症首选他汀类，如效果不明显，可联用依折麦布或胆酸螯合剂；高三酰甘油血症首选贝特类，也可选用烟酸类和多烯脂肪酸类，对于重度高三酰甘油血症可联合使用贝特类和多烯脂肪酸类。混合型高脂血症，一般首选他汀类，以降低 TC 及 LDL－C 水平；但当血清 TG≥5.65mmol/L 时，首选贝特类降低 TG，以避免发生急性胰腺炎；TC、LDL－C 与 TG 均显著增高时，他汀类药物与贝特类药物联用，但要选择副作用小的药物，并在不同时间给药。低 HDL－C 血症，可选择的药物相对较少，目前可选择烟酸类药物治疗。

5. 特殊人群血脂异常的指导：40 岁及以上糖尿病患者血清 LDL－C 水平控制＜2.6mmol/L，保持 HDL－C 目标值≥1.0mmol/L；代谢综合征的血脂控制目标是 LDL－C＜2.6mmol/L，TG＜1.7mmol/L，HDL－C≥1.0mmol/L。

6. 他汀类药物避免与大环内酯类抗菌药（阿奇霉素除外）合用。服药期间如出现不明原因的肌痛或关节无力，尤其是伴有全身不适、发热时应立即就诊。

7. 饮用大量西柚汁（1.1L/d 以上）、嗜酒者，应避免应用他汀类药物或仅用小剂量，并密切随访，减少不良反应的发生。

8. 很高危人群的降脂目标可用"1850"来概括：LDL－C 目标值降低到 1.8mmol/L 以下，或降幅大于 50%。可选用第三代强效他汀类药物瑞舒伐他汀进行治疗，其安全性已获得广泛的认可。

（二）健康教育

1. 血脂异常的治疗是一个长期、规范、持续的过程，才能降低 ASCVD 的风险。

2. 保持规律、均衡饮食，限制富含胆固醇、三酰甘油食物的摄入（如限制胆固醇含量高的蛋黄、动物内脏、鸡皮、带鱼等的摄入），同时减少动物油的摄入。增加富含纤维素食物的摄入，多食粗粮、杂粮、海带、蔬菜、水果等。多食具有调脂作用的保健食品，如苹果、洋葱、大蒜、大豆、海带等。

3. 倡导健康的生活方式　如加强运动锻炼、戒烟限酒、行为矫正等综合治疗措施，消除不利于身心健康的行为和习惯。

目标检测

答案解析

一、A 型选择题

1. 通过抗氧化作用，发挥调脂疗效的药物是（　　）

  A. 辛伐他汀   B. 吉非罗齐   C. 普罗布考

  D. 烟酸   E. 氯贝丁酯

2. 在血脂异常的综合治疗中，基础治疗是（　　）

  A. 饮食控制   B. 他汀类药物   C. 贝特类药物

  D. 烟酸类药物   E. 胆酸螯合剂类药物

3. 脂蛋白中有抗动脉粥样硬化作用的是（　　）

  A. TG   B. TC   C. HDL

  D. LDL   E. VLDL

4. 以下调脂药中，抑制羟甲基戊二酰辅酶 A 还原酶的是（　　）

  A. 洛伐他汀   B. 普罗布考   C. 氯贝丁酯

  D. 吉非罗齐   E. 依折麦布

5. 对于因血脂异常造成心肌梗死危险的患者，可作为一线治疗的药物是（　　）

  A. 考来烯胺   B. 普罗布考   C. 洛伐他汀

  D. 烟酸   E. 依折麦布

二、X 型选择题

6. 服用调脂药会出现的不良反应主要有（　　）

  A. 头痛、失眠、恶心   B. 腹胀、腹痛、嗜睡

  C. 皮肤红斑、瘙痒   D. 食欲减退、腹泻、胃肠痉挛

  E. 氨基转移酶增高、肌痛

7. 血脂异常的临床表现主要有（　　）

  A. 黄色瘤   B. 角膜老年环   C. 眼底病变

  D. 冠心病   E. 消化性溃疡

8. 主要治疗高胆固醇血症和以胆固醇升高为主的混合型高脂血症的药物有（　　）

  A. 洛伐他汀   B. 普罗布考   C. 氯贝丁酯

  D. 吉非罗齐   E. 烟酸

书网融合……

知识回顾   微课   习题

（王桂梅）

学习引导

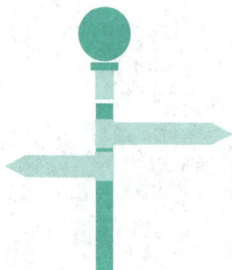

《2022 中国卫生健康统计年鉴》显示，2021 年我国城市居民心脏病死亡率为 165.37/10 万，居所有致死疾病之首。冠心病是一种常见重大慢性病，为最主要的致死性心脏疾病，死亡率为 135.08/10 万。"健康中国 2030"规划纲要指出，到 2030 年，要实现重大慢性病过早死亡率（%）比 2015 年降低 30%的目标。

本项目主要介绍冠心病的临床特征、治疗原则与常用药物、用药指导与健康教育。

学习目标

1. **掌握**　冠心病的常用药物、用药指导与治疗原则。
2. **熟悉**　冠心病的概念与临床表现；健康教育。
3. **了解**　冠心病的病理生理机制、分类及流行病学特点。

一、概述

（一）定义

冠状动脉粥样硬化性心脏病是指冠状动脉（简称冠脉）发生粥样硬化使血管狭窄或闭塞，导致心肌缺血、缺氧或坏死而引起的心脏病，简称冠心病，归属于缺血性心脏病。本病多发生于 40 岁以上成人，男性发病早于女性，经济发达地区发病率较高，近年来该病发病呈现出年轻化趋势。

冠心病的主要病因是冠脉粥样硬化，但引发冠脉粥样硬化的原因尚不完全清楚，可能是多种因素综合作用的结果。由于脂质代谢不正常，血液中的脂质沉着在原本光滑的动脉内膜上，形成一些类似粥样脂类物质堆积而成的白色斑块，这些斑块渐渐增多造成动脉腔狭窄，使血流受阻，导致心脏暂时缺血，产生心绞痛。如果冠脉硬化引起血栓形成，使整个血管血流完全中断，将发生急性心肌梗死，甚至猝死。少数人可因冠脉痉挛（血管可以没有粥样硬化）导致心绞痛的发生，如果痉挛超过 30 分钟，也会引发急性心肌梗死（甚至猝死）。

（二）分类

世界卫生组织将冠心病分为无症状性心肌缺血（隐匿型冠心病）、心绞痛、心肌梗死、缺血性心肌病和心源性猝死 5 种临床类型。

近年来临床将冠心病分为急性冠状动脉综合征（acute coronary syndrome，ACS）和慢性心肌缺血综合征 2 类，便于治疗策略的制定。①慢性心肌缺血综合征又被称为稳定型冠心病，包括隐匿型冠心病、稳定型心绞痛及缺血性心肌病等，其中最具代表性的病种是稳定型心绞痛。②急性冠状动脉综合征（ACS）：指冠心病中急性发病的临床类型，包括 ST 段抬高型心肌梗死（ST – segment elevation myocardial infarction，STEMI）、非 ST 段抬高型心肌梗死（non – ST – segment elevation myocardial infarction，NSTE-MI）及不稳定型心绞痛（unstable angina，UA）。

知识链接

门诊特殊病种——减轻患者负担，助力健康中国

门诊特殊病种指可以门诊治疗，不需住院治疗的，但需要长期依靠药物维持病情稳定的慢性疾病。门诊特殊病种经过特殊病审批后，可以选一家作为特殊病定点医院，其门诊发生的特殊病费用可以按住院统筹比例报销，并可以按记账方式就医，减轻了患者个人负担。

目前，国内绝大多数地方的门诊特殊病种包括冠心病、高血压、糖尿病、肝硬化、精神病、恶性肿瘤、肾透析、肾移植术后、帕金森病、类风湿关节炎、系统性红斑狼疮、乳腺癌（内分泌治疗）、肝豆状核变性、慢性心力衰竭、慢性肾功能不全、癫痫、膀胱肿瘤（灌注治疗）、丙型肝炎、肝移植术后、造血干细胞移植术后、前列腺癌（内分泌治疗）等疾病。

门诊特殊病种按住院统筹比例报销，是我国社会进步、经济发展到一定程度后才有的惠民医疗政策。随着我国社会主义现代化建设深入推进，各地医保水平提高，一定会有更多地区将更多的疾病纳入门诊特殊病种范围，以提高人民健康水平，助力健康中国实现。

（三）临床表现

临床上冠心病的常见类型是心绞痛及心肌梗死。根据临床特点，心绞痛又包括稳定型心绞痛和不稳定型心绞痛。

1. 稳定型心绞痛 心绞痛以发作性胸痛为主要临床表现，疼痛的特点如下。

（1）部位 主要在胸骨体之后，可波及心前区，约有手掌大小范围，甚至横贯前胸，界限不很清楚。常放射至左肩、左臂内侧并达环指和小指，或至颈、咽或下颌部。

（2）性质 胸痛常为压迫、发闷或紧缩性，也可有烧灼感，但不会是针刺或刀扎样锐性痛，偶伴濒死的恐惧感觉。有些患者仅觉胸闷不适，不认为有胸痛。发作时，患者往往被迫停止正在进行的活动，直至症状缓解。

（3）诱因 发作常由体力劳动或情绪激动（如愤怒、焦急、过度兴奋等）所诱发，饱食、寒冷、吸烟、心动过速、休克等亦可诱发。疼痛多发生于劳力或激动的当时，而不是在劳累之后。典型的心绞痛常在相似的条件下重复发生，但有时同样的劳力只在早晨而不在下午引起心绞痛，提示其发作与晨间交感神经兴奋性增高等昼夜节律变化有关。

（4）持续时间 疼痛出现后常逐渐加重，然后在 3 ~ 5 分钟内渐消失，很少超过 30 分钟；可数天或数周发作一次，亦可一日内多次发作。

（5）缓解方式 一般在停止原来诱发症状的活动后即可缓解；舌下含用硝酸甘油也能在几分钟内缓解。

（6）体征 一般无异常体征。心绞痛发作时常见心率增快、血压升高、表情焦虑、皮肤出冷汗，有时可出现心律失常。

2. 不稳定型心绞痛　胸痛的部位、性质与稳定型心绞痛相似，但具有以下特点之一。

（1）原为稳定型心绞痛，在1个月内疼痛发作的频率增加，程度加重、时限延长、诱发因素变化，硝酸酯类药物缓解作用减弱。

（2）1个月之内新发生的心绞痛，并因较轻的负荷（如仅为日常一般活动）所诱发。

（3）休息状态下发作心绞痛或较轻微活动即可诱发，发作时表现有 ST 段抬高的变异型心绞痛也属此范畴。

3. 心肌梗死　临床表现与梗死的大小、部位以及冠脉侧支循环情况密切有关。

（1）梗死发生前1周左右常有前驱症状，如静息状态和轻微活动时发作的心绞痛，伴有明显的不适和疲惫。

（2）梗死时表现为持续性剧烈压迫感、闷塞感，甚至刀割样疼痛，位于胸骨体之后，常波及整个前胸，以左侧为重。部分患者可沿左臂尺侧向下放射，引起左侧腕部、手掌和手指麻刺感，部分患者可放射至上肢、肩部、颈部、下颌，以左侧为主。

（3）疼痛部位与以前心绞痛部位一致，但持续更久、疼痛更重，休息和含化硝酸甘油不能缓解。有时候表现为上腹部疼痛，容易与腹部疾病混淆。

（4）伴有低热、烦躁不安、多汗和冷汗、恶心、呕吐、心悸、头晕、极度乏力、呼吸困难、濒死感，持续30分钟以上，常达数小时。

（5）心肌梗死患者心率多增快，少数可减慢；除极少数患者早期血压可升高外，大部分患者血压降低；部分患者可有心律失常、休克或心力衰竭。

（四）并发症

主要是指心肌梗死的并发症，包括：心力衰竭、心源性休克、心脏破裂、室间隔穿孔、各类心律失常、动脉栓塞、室壁瘤等。

（五）诊断

冠脉造影检查是目前冠心病诊断的"金标准"，但该检查属有创操作，存在一定的手术风险，同时费用偏高，无法在冠心病患者中广泛开展。

1. 心绞痛的诊断　依靠典型的发作特点且含用硝酸甘油后缓解，结合年龄和存在冠心病易患危险因素，一般可诊断成立。

2. 心肌梗死的诊断　心脏生物标志物（最好是肌钙蛋白）增高或有增高后降低的动态演变，并有以下至少1项心肌缺血的证据。

（1）心肌缺血临床表现。

（2）心电图出现新的心肌缺血变化，例如心电图提示 ST 段抬高。

（3）心电图出现病理性 Q 波。

（4）影像学证据显示新的心肌活力丧失病灶或区域性室壁运动异常。

二、治疗原则与常用药物

（一）治疗原则

（1）改善冠脉的供血和减轻心肌的耗氧量。

（2）预防血栓形成。

（3）改善预后，减少心血管终点事件的发生。

（二）常用药物

1. 改善缺血、减轻症状的药物 改善缺血、减轻症状的药物主要包括硝酸酯类药物、β受体阻断剂及钙通道阻滞剂；这些药物应与预防心肌梗死和死亡的药物联合使用，其中β受体阻断剂同时兼具两方面的作用。

（1）硝酸酯类药物 其作用机制是通过扩张静脉、外周动脉与冠脉，从而减轻心脏前、后负荷，降低心肌耗氧量，增加心脏侧支循环血流，使心绞痛得到缓解。另外，它还有降低血小板黏附等作用。本类药物主要有硝酸甘油、硝酸异山梨酯（消心痛）、单硝酸异山梨酯等。

①硝酸甘油 可用0.5mg片剂置于舌下含服，2～3分钟起效；可予喷雾剂1～2喷，1分钟起效。可间隔5分钟重复给药，15分钟内最多3次。

②硝酸异山梨醇 可用5～10mg，舌下含服，3～5分钟起效，作用维持1～2小时。或用喷雾剂喷入口腔，1分钟起效。

③单硝酸异山梨酯 口服，每次20mg，2次/日；饭后服，不宜嚼碎。作用与硝酸甘油相似，口服后半小时起效，但较持久（能维持4小时以上），因此适用于预防发作。

（2）β受体阻断剂 能减慢心率、降低血压、减低心肌收缩力，从而降低心肌耗氧量，减少因用力、激动引起的症状性及无症状性心肌缺血的发作，提高患者运动耐量。同时β受体阻断剂具有抑制交感神经过度兴奋的作用，减少由此引发的严重甚至致命的心律失常。在无明显禁忌时，β受体阻断剂是冠心病患者的一线用药。对不稳定型心绞痛的患者，可以降低急性心肌梗死的发生率，是非抗血小板治疗的首选药物，与硝酸酯类药物合用效果更佳；急性心肌梗死患者使用可以降低死亡率，也是心梗后及冠脉介入治疗后应长期坚持服用的药物。常用药物有美托洛尔、阿替洛尔、比索洛尔和兼有α受体阻断作用的卡维地洛、阿罗洛尔、拉贝洛尔等。

（3）钙通道阻滞剂（CCB） 其作用为抑制或缓解冠脉血管痉挛，抑制心肌收缩，扩张外周阻力血管及冠脉，降低心肌耗氧及增加冠脉血流，某些CCB还能减慢心率。一般耐受性好，可用于稳定型心绞痛的治疗和冠脉痉挛引起的变异型心绞痛，特别适用于某些有β受体阻断剂禁忌的情况，例如哮喘、慢性阻塞性肺疾病和周围血管疾病等。常用药物有维拉帕米、硝苯地平、氨氯地平、拉西地平等。

（4）其他治疗药物 ①曲美他嗪通过调节心肌能源底物，抑制脂肪酸氧化，优化心肌能量代谢，改善心肌缺血及左心功能，缓解心绞痛。可与β受体阻断剂等抗心肌缺血药物联用。常用剂量为60mg/d，分3次口服。②尼可地尔是一种钾通道开放剂，其冠状动脉扩张作用与ATP敏感性钾通道开放及鸟苷酸环化酶有关；同时其亦是一种硝酸酯类药物，因此具有双重冠状动脉扩张作用，可以有效扩张各级冠状动脉，尤其是冠状动脉的微小血管分支，缓解冠状动脉痉挛，显著增加冠状动脉血流量。③伊伐布雷定通过选择性抑制窦房结起搏电流以降低心率而发挥抗心绞痛作用；适用于β受体阻断剂和钙通道阻滞剂不能耐受、无效或禁忌，但又需要控制窦性心律的患者。

2. 预防心肌梗死、改善预后的药物

（1）抗血小板药物 可以抑制血小板聚集，避免血栓形成而堵塞血管。主要有阿司匹林、氯吡格雷、血小板糖蛋白Ⅱb/Ⅲa受体阻断剂、替格瑞洛等。阿司匹林为最经济、应用最广泛的抗血小板制剂，维持量为每天100mg左右，每日1次；氯吡格雷可抑制由二磷酸腺苷（ADP）与其受体结合而诱导的血小板聚集，抗血小板作用略大于或等于阿司匹林，维持量为每天75mg，每日1次，主要应用于冠心病介入手术后的患者。血小板糖蛋白Ⅱb/Ⅲa受体阻断（阿昔单抗）作用于血小板聚集的最后共同途径，因此它是作用最强、最直接、最昂贵的抗血小板制剂，目前应用于行冠心病介入手术的患者。

（2）抗凝药物　主要有肝素和低分子肝素、华法林以及新型口服抗凝药物等。凝血酶是使纤维蛋白原转变为纤维蛋白最终形成血栓的关键环节，因此，抗凝药物主要通过抑制凝血酶而达到抗凝作用。主要用于不稳定型心绞痛和急性心肌梗死。应警惕出血倾向的发生。

（3）他汀类药物　能有效降低TC和LDL－C水平，并因此减少心血管事件。他汀类药物还有延缓动脉粥样斑块进展、稳定斑块及抗炎等有益作用。

（4）β受体阻断剂　多项荟萃分析显示，心肌梗死后患者长期接受β受体阻断剂（主要为美托洛尔、比索洛尔和卡维地洛）二级预防，可降低相对死亡率。目前，尚无明确证据表明阿替洛尔能够影响患者的死亡率。

（5）ACEI或ARB　此类药物具有心血管保护作用，能够减轻冠脉内皮损伤，具有抗动脉粥样硬化、抗血栓、抗凝等效用，同时可通过抑制肾素－血管紧张素－醛固酮系统而扩张血管，改善心室重构及心功能，减少心绞痛发生。对于急性心肌梗死或近期发生心肌梗死合并心功能不全的患者，尤其是那些使用β受体阻断剂和硝酸甘油不能控制缺血症状的高血压患者，应当使用此类药物。常用药物有依那普利、贝那普利、雷米普利、福辛普利等。

3. 溶栓药物　包括非特异性纤溶酶原激活剂（尿激酶、链激酶）与特异性纤溶酶原激活剂（阿替普酶、瑞替普酶等），能促进纤溶酶原转变成纤溶酶，溶解血栓，可使阻塞血管再通，恢复梗死区血液供应，缩小心肌梗死面积，主要应用于急性ST段抬高型心肌梗死。

▶▶ 岗位情景模拟

情景描述　患者，男，56岁。活动后心前区疼痛3年，加重4个月入院。患者3年前开始步行上3楼时出现心前区闷痛，伴左上肢酸痛，每次持续几十秒至几分钟不等，休息约1分钟可缓解，每个月发作1~2次。近4个月开始在用力、情绪激动时出现心前区闷痛，持续达数分钟，伴左上肢酸痛或不适，心前区疼痛与左上肢疼痛同时发作、消失，经休息或含服"硝酸甘油片"3~5分钟方可缓解。近2个月每月发作5~6次。今日因心前区疼痛再次发作来院就诊，无其他病史，无不良嗜好。

讨　　论　该患者可诊断哪种类型的冠心病? 应该给患者推荐的治疗药物及其注意事项是什么?

答案解析

三、用药指导与健康教育

（一）用药指导

1. β受体阻断剂　使用后需要静息心率降至55~60次/分；严重心绞痛患者如无心动过缓症状，可降至50次/分。如无禁忌证，β受体阻断剂应作为稳定型心绞痛的初始治疗药物。为减少β_2受体被阻断后引发的不良反应，可选用选择性β_1受体阻断剂，如美托洛尔、比索洛尔、阿替洛尔等。β受体阻断剂禁用于严重支气管哮喘、心动过缓、房室传导阻滞的患者。

2. 硝酸酯类　舌下含服或喷雾用硝酸甘油仅作为心绞痛急性发作时的缓解症状用药，也可于运动前数分钟使用。长效硝酸酯类药物用于降低心绞痛发作的频率和程度，适宜心绞痛慢性长期治疗，但不适宜治疗急性发作。用药时应注意给予足够的无药间期（通常每日应有 8～12 小时的间歇期），以减少耐药性的发生，如劳力性心绞痛患者日间服药、夜间停药。不良反应有头昏、头胀痛、头部跳动感、面红、心悸等，偶有血压下降；第 1 次舌下含服硝酸甘油时，应注意可能发生体位性低血压。使用治疗勃起功能障碍药物西地那非者，24 小时内不可应用硝酸甘油等硝酸酯类药物，以免引起低血压，甚至危及生命。严重主动脉瓣狭窄或肥厚型梗阻性心肌病引起的心绞痛，不宜使用硝酸酯类药物。

3. CCB　二氢吡啶类 CCB 与非二氢吡啶类 CCB 同样有效，其中非二氢吡啶类 CCB 负性肌力效应较强。长效 CCB 能减少心绞痛发作。常见不良反应包括：足踝部水肿、便秘、心悸、面部潮红，低血压也时有发生，其他不良反应还有头痛、头晕、虚弱无力等。当稳定型心绞痛合并心力衰竭必须用长效 CCB 时，可选择氨氯地平或非洛地平。β 受体阻断剂和长效 CCB 联用较单药更有效。非二氢吡啶类 CCB 地尔硫䓬或维拉帕米可作为对 β 受体阻断剂有禁忌（如变异型心绞痛）患者的替代治疗。但非二氢吡啶类 CCB 和 β 受体阻断剂联用可使心脏传导阻滞和心肌收缩力减弱更加明显，需要特别警惕；老年人、伴有心动过缓或左心室功能不全患者应避免两药联用。

4. 他汀类　稳定型冠心病属于 ASCVD 很高危患者，LDL-C 目标值应为 <1.8mmol/L。为达到更好降脂效果，在他汀类药物治疗基础上，可加用胆固醇吸收抑制剂依折麦布 10mg/d。应用他汀类药物时，须严密监测氨基转移酶及肌酸激酶等生化指标，及时发现药物可能引起的肝脏损害和肌病。采用强化降脂治疗时，更应注意监测药物的安全性。

即学即练

监测他汀类药所致肌毒性的临床指标是（　　）

A. 乳酸脱氢酶　　　　B. 尿淀粉酶　　　　C. 碱性磷酸酶

答案解析　D. 肌酸激酶　　　　E. 氨基转移酶

---

5. ACEI 或 ARB　对于稳定型心绞痛合并糖尿病、心力衰竭或左心室收缩功能不全的高危冠心病患者，均应使用 ACEI。对于不能耐受 ACEI 的患者可改用 ARB。

（二）健康教育

1. 主要危险因素控制　监测并控制血压、血脂、血糖等心血管危险因素。

2. 饮食习惯改善　饮食宜清淡，易消化，少食油腻、脂肪含量高、多糖类的食物，每日摄入适量的蔬菜和水果，少食多餐，晚餐量宜少，不宜喝浓茶和咖啡。

3. 生活习惯改善　作息规律、劳逸结合，戒烟限酒，增加运动、控制体重并减肥。

4. 心理调适　避免精神紧张，保持心情愉悦。

5. 综合治疗　冠心病多采用多种药物联合的综合治疗，合理选用改善缺血、减轻症状的药物与预防心肌梗死、改善预后的药物，需严格遵从医嘱，定期门诊复诊。服药期间需自我监测，观察是否有皮下瘀斑、鼻出血、血尿、黑便等出血倾向表现。

6. 急救处理　一旦怀疑冠心病急性发作，立即嚼服阿司匹林 300mg，舌下含服硝酸酯类，打急救电话"120"；同时密切注意血压、心率、心律的变化。

目标检测

答案解析

一、A 型选择题

1. 冠心病最常见的病因是（　　）

 A. 主动脉瓣狭窄   B. 心肌肥厚   C. 严重贫血

 D. 冠脉粥样硬化   E. 主动脉瓣关闭不全

2. 稳定型心绞痛发作疼痛的典型部位是（　　）

 A. 心尖区   B. 心前区并向左上臂放射

 C. 胸骨下段后   D. 胸骨上、中段后

 E. 剑突下

3. 心绞痛急性发作，以下用药合理的是（　　）

 A. 硝酸甘油片舌下含服   B. 硝酸甘油片吞服

 C. 口服阿替洛尔   D. 口服富马酸氨氯地平片

 E. 口服马来酸依那普利片

4. 冠心病治疗过程中，为避免血栓形成而堵塞血管，常用阿司匹林抗血小板聚集，这时阿司匹林维持量为每天（　　）

 A. 50mg 左右   B. 100mg 左右   C. 200mg 左右

 D. 10mg 左右   E. 20mg 左右

二、X 型选择题

5. 对于冠心病患者，健康教育内容包括（　　）

 A. 健康的饮食习惯   B. 良好的生活习惯

 C. 避免精神紧张   D. 不能随意增减药物

 E. 做好自我监测

书网融合……

知识回顾   微课   习题

（薛　强）

项目二十七　糖尿病 e 微课

现在很多人都是"谈糖色变"，为何引起人们愉悦的"糖"到了如此尴尬的地步？都是糖尿病惹的祸。糖尿病是一种典型的富贵病。据有关文献报道，我国糖尿病的发病率从 20 世纪 70 年代的不足 1%，发展至今，全国 2 型糖尿病已达 4000 万例患者，而且以每天至少 3000 人次的速度增加。这意味着糖尿病将在我们这个逐步走向富裕的国家肆虐。那什么是糖尿病？其并发症有哪些？治疗糖尿病的药物有哪些？怎样预防和指导糖尿病患者安全用药和健康教育？

本项目主要介绍糖尿病的概念、临床表现及并发症、诊断标准、药物治疗原则与合理选择、用药指导与健康教育等内容。

学习目标

1. **掌握**　糖尿病的治疗原则及合理用药。
2. **熟悉**　糖尿病的分型、诊断标准、用药指导与健康教育。
3. **了解**　糖尿病的临床表现、并发症。

一、概述

（一）概念

糖尿病（diabetes mellitus，DM）是一组由于胰岛素分泌缺陷和（或）胰岛素作用缺陷引起的，以慢性高血糖伴其他碳水化合物、脂肪和蛋白质代谢障碍为特征的代谢性疾病。可造成眼、肾脏、心脏、血管和神经等多种器官系统的慢性损害、功能障碍甚至衰竭。病情严重或应激状态时可发生急性严重代谢紊乱。

（二）分类

糖尿病发病机制复杂，可能与遗传、环境、肥胖等因素有关。临床上将糖尿病分为 1 型糖尿病（T_1DM）、2 型糖尿病（T_2DM）、妊娠糖尿病（GDM）和其他特殊类型糖尿病。

1. 1 型糖尿病　又称胰岛素依赖型，胰岛 β 细胞破坏，导致胰岛素绝对缺乏，青少年多见，起病急，代谢紊乱症状明显，占我国糖尿病患者总数的比例约为 5%。患者需注射胰岛素以维持生命。

2. 2 型糖尿病　又称非胰岛素依赖型，以胰岛素抵抗为主伴胰岛素进行性分泌不足，多见于成年人和肥胖者，占我国糖尿病患者总数的 90%~95%，分为肥胖型和非肥胖型两种类型，主要是由于遗传易感性、高热量饮食、缺乏运动等原因导致。

3. 妊娠糖尿病　是妊娠期间发生的不同程度的糖代谢异常。不包括孕前已诊断或已患糖尿病的患者，后者称为糖尿病合并妊娠。

4. 其他特殊类型糖尿病　包括某些胰岛素遗传缺陷（如 A 型胰岛素抵抗综合征）、胰腺病变（如胰腺炎、胰腺肿瘤）、内分泌病变（如肾上腺皮质激素、胰高血糖素等升糖激素的拮抗作用）、某些药物或化学品等所致。

（三）临床表现

1. 典型表现　大多数糖尿病患者初期无明显症状，部分患者可有多饮、多食、多尿、体重减轻的"三多一少"症候群。

2. 临床特点　1 型糖尿病、2 型糖尿病的临床表现有所不同，其临床特点如表 27-1 所示。

表 27-1　1 型糖尿病与 2 型糖尿病的临床特点

鉴别要点	1 型糖尿病	2 型糖尿病
发病年龄	任何年龄均可发病，30 岁前最常见	一般有家族遗传病史，多见于肥胖或超重患者，常在体检中被发现
起病速度	起病急，多有典型的"三多一少"症状。	起病隐匿、缓慢，无症状时间可达数年至数十年
酮症酸中毒	血糖显著升高，经常反复发生	少见
自身免疫性抗体	阳性率高。成人晚发自身免疫性糖尿病的发病年龄在 20~48 岁，易出现大血管病变	阴性，随着病程延长，可出现糖尿病慢性并发症
血中胰岛素和 C 肽水平	很低，甚至检测不出	正常、高于正常或轻度降低
治疗原则	胰岛功能基本丧失，需要终生应用胰岛素替代治疗	胰岛功能有缺陷，可采用基础治疗、口服降糖药治疗，必要时注射胰岛素

3. 并发症　主要包括急性并发症、慢性并发症。

（1）急性并发症　包括糖尿病酮症酸中毒、高渗性非酮症高血糖综合征、感染等。其中糖尿病酮症酸中毒是最常见的糖尿病急症。1 型糖尿病可自发出现糖尿病酮症酸中毒；2 型糖尿病常因感染、胰岛素治疗不当、饮食不当、创伤、手术、麻醉等诱发。

（2）慢性并发症

①微血管病变　典型改变是微循环障碍和微血管基底膜增厚，主要表现在视网膜、肾、神经和心肌组织，其中以糖尿病肾病和糖尿病视网膜病变尤为常见。糖尿病肾病常见于病史超过 10 年的患者，严重者可见大量蛋白尿、水肿、高血压、肾功能减退等，是 1 型糖尿病的主要死亡原因；糖尿病视网膜病变可引起白内障、青光眼等，是成年人导致失明的主要原因之一。

②大血管病变　糖尿病患者中动脉粥样硬化的患病率较高，发病更早，病情进展较快，可引起冠心病、缺血性和出血性脑血管病、肾动脉硬化、肢体动脉硬化等。心脑血管病变是目前 2 型糖尿病的主要死亡原因。

③神经系统并发症　可累及神经系统的任何一部分，病因复杂，可能涉及大血管和微血管病变、代谢因素、自身免疫机制以及生长因子不足等。

④糖尿病足　是由于末梢神经病变、下肢动脉供血不足、感染等因素，引起足部畸形、皮肤干燥和

发凉、胝胀形成，是糖尿病最严重和治疗费用最多的慢性并发症之一，严重者可出现足部疼痛、溃疡、坏疽。糖尿病足是糖尿病患者非外伤性截肢、致残的主要原因。

> **即学即练**
>
> 属于糖尿病慢性并发症的是（ ）
> A. 糖尿病视网膜病变　　　　B. 心脑血管病变　　　　C. 糖尿病足
> D. 糖尿病酮症酸中毒　　　　E. 高渗性非酮症高血糖综合征

（四）诊断依据

我国目前采用国际上通用的诊断标准，见表27-2。

表27-2　糖尿病的诊断标准

诊断标准	静脉血浆葡萄糖水平或糖化血红蛋白水平
有典型糖尿病症状（多饮、多尿、多食、不明原因体重下降）加上随机血糖检测	≥11.1mmol/L
（或加上）空腹血糖检测	≥7.0mmol/L
（或加上）葡萄糖负荷后2小时血糖检测	≥11.1mmol/L
（或加上）糖化血红蛋白	≥6.5%

注：空腹状态指至少8小时没有进食热量；随机血糖指不考虑上次用餐时间的一天中任意时间血糖，不能用来诊断空腹血糖受损或糖耐量异常。无典型糖尿病症状者，需改日复查确认。

二、治疗原则与常用药物

（一）治疗原则

糖尿病的治疗原则是早期预防，早期、长期、综合治疗及个性化治疗，以使血糖达到或接近正常水平，纠正代谢紊乱、消除症状，防止或延缓并发症，延长寿命，降低死亡率。

非药物治疗是血糖控制的基石，生活方式干预是治疗2型糖尿病的基础治疗措施，主要包括饮食干预、体育锻炼和控制体重等。药物治疗上宜依据糖尿病的分型、患者体重、血糖控制情况、并发症、药物不良反应等综合因素进行药物选择。2型糖尿病患者常合并代谢紊乱的临床表现，如高血压、血脂异常、肥胖症等，并发症的发生风险和发展速度均将显著增加。因此需结合患者的年龄、合并症、并发症等不同，控制患者血糖平稳，并使血压、血脂等得到达标控制，即实现综合控制目标，如表27-3所示。

表27-3　中国2型糖尿病综合控制目标

指标	目标值
毛细血管空腹血糖（mmol/L）	4.4~7.0
毛细血管非空腹血糖（mmol/L）	<10.0
糖化血红蛋白（%）	<7.0
血压（mmHg）	<130/80
总胆固醇（mmol/L）	<4.5

续表

指标	目标值
高密度脂蛋白胆固醇（mmol/L）	男性>1.0，女性>1.3
三酰甘油（mmol/L）	<1.7
低密度脂蛋白胆固醇（mmol/L）	未合并动脉粥样硬化性心血管疾病<2.6，合并动脉粥样硬化性心血管疾病<1.8
BMI（kg/m²）	<24.0

（二）常用药物

糖尿病治疗药物种类众多，可大致分为口服降糖药与供注射应用的胰岛素、胰高血糖素样肽-1（GLP-1）类似物。

1. 胰岛素 胰岛素是最有效的降糖药物，是一种小分子量的酸性蛋白质，在血液中代谢快，几分钟即被清除或失去活性。胰岛素皮下或静脉注射后，不断地持续吸收进入血液中，因此持续起效。胰岛素的制剂不同，吸收入血的速度不同，导致起效、持续时间各异，可分为速效、短效、中效、长效以及预混胰岛素。胰岛素主要用于1型糖尿病患者，2型糖尿病患者在发生感染、外伤、手术等急性应激或出现严重并发症时应选用。常用胰岛素制剂的作用特点见表27-4所示。

📱 知识链接

中国诺贝尔奖提名第一人：钮经义

钮经义先生是人工全合成结晶牛胰岛素工作的主要研究人员，中国申报诺贝尔奖第一人，长期从事天然有机化学研究，包括蛋白质和多肽的结构分析与化学合成等。从20世纪40年代留美求学走上生化科研之路开始，钮经义先生潜心科研、报效祖国，为新中国生物化学事业奋斗一生。

表27-4　常用胰岛素制剂的作用特点

类别	胰岛素制剂	给药途径	起效时间	峰值时间	作用持续时间△	给药方法
短效	短效胰岛素（RI）# （胰岛素注射液）	皮下	15~60min	2~4h	5~8h	餐前30min（皮下）
		静脉	10~30min	15~30min	0.5~1.0h	抢救糖尿病酮症酸中毒和高血糖高渗性昏迷
速效	门冬胰岛素#	皮下	10~15min	1~2h	4~6h	餐前5~10min或餐后立即给药
	赖脯胰岛素#	皮下	10~15min	1.0~1.5h	4~5h	餐前10~15min
	谷赖胰岛素#	皮下	10~15min	1~2h	4~6h	餐前0~15min或餐后立即给药
中长效	中效胰岛素（NPH）	皮下	2.5~3.0h	5~7h	13~16h	一日次固定时间给药
	长效胰岛素（PZI）	皮下	3~4h	8~10h	长达20h	一日次固定时间给药
	长效胰岛素类似物（甘精胰岛素）	皮下	2~3h	无血药浓度峰值	长达30h	一日次固定时间给药
	长效胰岛素类似物（地特胰岛素）	皮下	3~4h	3~14h	长达24h	一日次固定时间给药
	长效胰岛素类似物（德谷胰岛素）	皮下	1h	无血药浓度峰值	长达42h	一日次固定时间给药

续表

类别	胰岛素制剂	给药途径	起效时间	峰值时间	作用持续时间△	给药方法
预混胰岛素*	预混胰岛素30R（30/70）	皮下	0.5h	2~12h（双时相）	14~24h	个体化给药，注射后30min内必须进食
	预混胰岛素50R（50/50）	皮下	0.5h	2~3h（双时相）	10~24h	个体化给药，注射后30min内必须进食
	预混胰岛素类似物（预混门冬胰岛素30）	皮下	10~20min	1~4h	14~24h	个体化给药，注射后30min内必须进食
	预混胰岛素类似物（预混赖脯胰岛素25）	皮下	15min	30~70min	16~24h	个体化给药，注射后30min内必须进食
	预混胰岛素类似物（预混赖脯胰岛素50，预混门冬胰岛素50）	皮下	15min	30~70min	16~24h	个体化给药，注射后30min内必须进食

注：* 预混胰岛素30R的组成为30%短效胰岛素加70%低精蛋白锌胰岛素，预混胰岛素50R的组成为50%短效胰岛素加50%低精蛋白锌胰岛素。

\#可以静脉注射。

△因受胰岛素剂量、吸收、降解等多种因素影响，且个体差异大，本表所列"作用持续时间"仅供参考。

2. 其他降糖药　主要用于胰岛功能尚存的糖尿病患者，临床常用口服降糖药物有磺酰脲类、格列奈类、双胍类、α-葡萄糖苷酶抑制剂、噻唑烷二酮类（TZDs）、二肽基肽酶-4（DPP-4）抑制剂、钠-葡萄糖协同转运蛋白-2（SGLT-2）抑制剂等，注射制剂有胰高血糖素样肽-1（GLP-1）类似物，各自的作用机制不同，使用的方法和注意事项也各异。常用降糖药如表27-5所示。对伴发疾病，抗高血压、调血脂、抗血小板药和改善微循环的药物可综合利用。

表27-5　常用降糖药

降糖药物	每日剂量（mg）	使用次数（每日）	主要不良反应
磺酰脲类促胰岛素分泌剂			
格列本脲	5~10（最大15）	1~3	低血糖、消化道反应、过敏反应
格列齐特	80~240（最大320）	1~3	低血糖、消化道反应、过敏反应
格列齐特缓释片	30~120（最大120）	1	低血糖、过敏反应
格列吡嗪	2.5~20（最大30）	2~3	低血糖、消化道反应、过敏反应
格列吡嗪控释片	5~10（最大20）	1	低血糖、过敏反应
格列喹酮	15~120（最大180）	1~3	低血糖、消化道反应、过敏反应
格列美脲	1~4（最大6）	1	低血糖、消化道反应、过敏反应、肝功能异常
非磺酰脲类促胰岛素分泌剂			
瑞格列奈	0.5~4（最大16）	1~3	胃肠道反应、过敏反应、低血糖
那格列奈	180~360（最大540）	3	肝功能异常、低血糖、皮疹、瘙痒、腹痛
双胍类			
二甲双胍	1000~2000（最大2550）	1~3	消化道反应
α-葡萄糖苷酶抑制剂			
阿卡波糖	150~300	3	腹胀、肠鸣音亢进、腹泻
伏格列波糖	0.6	3	腹胀、肠鸣音亢进、腹痛
噻唑烷二酮类胰岛素增敏剂			
罗格列酮	4~8	1~2	肝功能异常、头痛、上呼吸道感染、水肿

续表

降糖药物	每日剂量（mg）	使用次数（每日）	主要不良反应
吡格列酮	15～45	1	肝功能异常、头痛、上呼吸道感染、水肿
二肽基肽酶-4抑制剂			
西格列汀	100	1	肌痛、关节痛、腹痛、头痛
维格列汀	100	2	肌痛、关节痛、腹痛、头痛
沙格列汀	5	1	肌痛、关节痛、腹痛、头痛
利格列汀	5	1	肌痛、关节痛、腹痛、头痛
阿格列汀	25	1	肌痛、关节痛、腹痛、头痛
胰高血糖素样肽-1类似物			
艾塞那肽	0.01～0.02	2	恶心、呕吐
利拉鲁肽	0.6～1.2（最大1.8）	1	恶心、呕吐
钠-葡萄糖协同转运蛋白-2抑制剂			
卡格列净	100（可增加至300）	1	低血压、泌尿与生殖系统感染、酮症酸中毒
恩格列净	10（可增加至25）	1	低血压、泌尿与生殖系统感染、酮症酸中毒
达格列净	5（可增加至10）	1	低血压、泌尿与生殖系统感染、酮症酸中毒

（1）单药治疗　如果单纯生活方式干预不能使血糖控制达标，应开始单药治疗。2型糖尿病的首选治疗药物是二甲双胍，若无禁忌证，二甲双胍应一直保留在糖尿病的药物治疗方案中。为降低胃肠道不良反应，可从小剂量开始，视患者耐受情况逐渐加量。造影检查如需使用碘对比剂时，应暂时停用二甲双胍。二甲双胍与乳酸性酸中毒发生风险间的关系尚不确定。长期使用二甲双胍者应注意维生素 B_{12} 缺乏的可能性。

不耐受二甲双胍治疗者，可选择 α-葡萄糖苷酶抑制剂或促胰岛素分泌剂（包括磺酰脲类药物和格列奈类药物）。α-葡萄糖苷酶抑制剂常见胃肠道不良反应如腹胀、排气等，从小剂量开始，逐渐加量可减少不良反应；单独服用本类药物通常不会发生低血糖；应用 α-葡萄糖苷酶抑制剂的患者如果出现低血糖，治疗时需食用葡萄糖或蜂蜜，而食用蔗糖或淀粉类食物纠正低血糖的效果差。磺酰脲类和格列奈类促胰岛素分泌剂都可导致体重增加，两类药物一般不联合应用；消渴丸是含有格列本脲和多种中药成分的固定剂量复方制剂，其降糖效果与格列本脲相当。

（2）二联与三联治疗　如单独使用二甲双胍治疗而血糖仍未达标，则可进行二联治疗，加用促胰岛素分泌剂、α-葡萄糖苷酶抑制剂、DPP-4抑制剂、TZDs、SGLT-2抑制剂、胰岛素或GLP-1类似物。如使用二联治疗血糖仍未达标，则可进行三联治疗，即在二甲双胍的基础上再加用不同作用机制的两种降糖药物。

TZDs单独使用时不导致低血糖，但与胰岛素或促胰岛素分泌剂联合使用时可增加低血糖的发生风险。体重增加和水肿是TZDs的常见不良反应，这些不良反应在与胰岛素联合使用时表现更加明显。TZDs的使用与骨折和心力衰竭风险增加相关，有心力衰竭（NYHA心功能分级Ⅱ级以上）、活动性肝病、严重骨质疏松或有骨折病史的患者应禁用本类药物。

三、用药指导与健康教育

岗位情景模拟

　　情景描述　患者，男，67岁，退休人员，自述患2型糖尿病10年，一直口服二甲双胍片。近来查体发现空腹血糖6.3mmol/L，餐后血糖10.9mmol/L。医嘱新加阿卡波糖片，餐前嚼服。

　　讨　　论　1. 口服降糖药分为几类？每种药物的特点是什么？

　　　　　　　　2. 医嘱新加阿卡波糖片的原因是什么？

答案解析

（一）用药指导

1. 严密观察不良反应

　　（1）低血糖反应　低血糖反应是患者使用降糖药物的主要风险，可诱发低血糖和休克，严重者甚至死亡。胰岛素、磺酰脲类和格列奈类促胰岛素分泌剂均可引起低血糖，患者使用药物应从小剂量开始，逐渐增加剂量，谨慎地调整剂量。一旦出现低血糖，立即口服葡萄糖水和糖块、巧克力、甜点等，严重者静脉滴注葡萄糖注射液。

　　二甲双胍、TZDs、α-葡萄糖苷酶抑制剂、DPP-4抑制剂、SGLT-2抑制剂和GLP-1类似物等单用一般不导致低血糖，但联合使用胰岛素或促胰岛素分泌剂可增加低血糖的发生风险。需要注意联合阿卡波糖治疗出现低血糖时，口服包括蔗糖在内的普通碳水化合物类食物无效，需要补充葡萄糖以纠正低血糖。

　　（2）胃肠道反应　胃肠道反应是口服降糖药的常见不良反应，主要有恶心、呕吐、食欲减退、腹泻等，一般症状较轻，患者多能耐受，常在用药早期出现，随治疗时间延长可能逐渐减轻。从小剂量开始逐渐加量是减少类似不良反应的有效方法，一些药物与食物同服或使用肠溶制剂可能减轻胃肠道反应；若不良反应频繁出现或较严重，应调整用药方案。

　　（3）乳酸性酸中毒　乳酸性酸中毒主要为双胍类药物罕见的严重不良反应。肝、肾功能正常患者长期应用二甲双胍不增加乳酸性酸中毒风险，有肾功能损害时易发生乳酸在体内蓄积，导致乳酸性酸中毒。同时需要关注患者的血肌酐水平。二甲双胍常见不良反应如恶心、呕吐等消化道不适多发生在用药初期，若患者在坚持某一剂量治疗一段时间后出现胃肠道不适，应警惕乳酸性酸中毒可能。另外，长期使用二甲双胍者应注意补充维生素 B_{12}。

　　（4）注射胰岛素时的注意事项　①每次注射时宜变换注射部位，两次注射点要间隔2cm，注射部位应选择皮肤疏松部位，如上臂三角肌、臀大肌、大腿前侧、腹部等，以确保胰岛素稳定吸收，同时防止发生皮下脂肪营养不良而导致注射部位产生脂肪萎缩等。②未开启的胰岛素应冷藏保存，冷冻后的胰岛素不可再用。③使用中的胰岛素笔芯不宜冷藏，可与胰岛素笔一起使用或随身携带，但在室温下最长可保存4周（以各种胰岛素制剂的药品说明书有关内容为准）。

2. 严谨执行个体化用药方案

　　（1）用药时间选择　选择药物使用时间存在着餐前半小时、餐前即刻、餐中、餐后等明显差异，磺酰脲类、格列奈类以及胰岛素使用后，如果不及时进餐，容易产生低血糖危险；阿卡波糖若不能在用餐即刻服用，则无治疗作用；而另一些每日服用一次的药物，如早晨漏服，则应在记起时尽快服用。

（2）注意用药方法　　正确的使用方法对胰岛素尤为重要，包括遵医嘱的用法与用量、胰岛素注射器或注射笔的使用、合适的注射部位等；正确的服用方法对口服降糖药同样重要，如阿卡波糖需要嚼服，而一些肠溶片、缓释与控释制剂需要整片服用且不可掰开或研碎。

（3）注意药物相互作用　　药物的相互作用影响用药安全。一些药物影响降糖药物在体内的吸收、分布、代谢与排泄过程，导致药效增强出现低血糖反应。如非甾体抗炎药、磺胺类抗菌药可能导致磺酰脲类游离型血药浓度增高，药效增强；地高辛、吗啡、氨苯蝶啶等经肾小管排泄的药物，可能与二甲双胍竞争肾小管转运系统，导致二甲双胍在体内蓄积而使血药浓度升高，药效增强；利福平、苯妥英钠、苯巴比妥等肝药酶诱导剂可能促进磺酰脲类、格列奈类等药物代谢，降低其血药浓度，药效减弱；噻嗪类利尿剂、糖皮质激素、口服避孕药等药物可能导致血糖升高，降低降糖药物的疗效，应调整降糖药物剂量。同时，一些降糖药也可能影响其他药物的疗效，如二甲双胍、格列齐特等可能增强华法林的抗凝作用，增加出血风险。

3. 其他注意事项　　有些药物可能产生交叉过敏反应，如磺酰脲类与磺胺类，因而磺胺类过敏者禁用磺酰脲类。

（二）健康教育

糖尿病的综合管理又称"五驾马车"，主要包括糖尿病教育、饮食控制、运动治疗、血糖自我监测和药物治疗五个方面。让患者充分认识糖尿病、详细了解综合管理的五个方面对本病的防治具有重要意义。

1. 告知血糖平稳控制的重要性　　对于初诊、初治患者，需引起患者足够重视，必须帮助其树立药物治疗不能代替饮食控制的意识；对于饮食控制不佳或对疾病重视程度不够的患者，应告知糖尿病的危害，如糖尿病酮症酸中毒等急性并发症可能导致昏迷甚至死亡，长期血糖控制不佳导致糖尿病肾病、视网膜病变、动脉粥样硬化、糖尿病足等慢性并发症，患者及其家属将面临沉重医疗负担且严重影响生活质量。

2. 树立治疗信心　　糖尿病患者可能需要长期甚至终生使用药物治疗，首先消除患者对疾病的悲观认识，告知患者积极配合医嘱、坚持规范治疗，糖尿病完全可以控制。其次消除患者对药物不良反应的恐惧或误解，不要擅自停药或盲目减量，影响治疗效果；需要指导患者认识所用药品的常见不良反应与严重不良反应。

3. 坚持良好的生活方式　　坚持轻、中度的有氧运动，戒烟限酒，长期酗酒的患者应避免使用二甲双胍。

4. 正确使用血糖仪，进行血糖自我监测，避免低血糖

（1）测量血糖前准备物品：血糖仪、血糖试纸、酒精棉球、采血笔、采血针等物品。

（2）确认试纸：将密码牌插入血糖仪侧面的密码槽内，取出试纸将带磁条的一头插入血糖仪中。血糖仪显示屏显示全部呼号约1秒后，显示最近一次测量结果，之后显示前次试纸代码。确认试纸代码是否与该试纸瓶身所示代码一致，确认后会出现滴血符号。

（3）装填采血针：将采血针安装到位，根据被测者情况选用适当的采血深度，然后将采血针"上膛"。

（4）采血：挤压被测者手指腹侧使血液充盈饱满，用酒精棉球对将要采血的部位消毒，并进行采血。

（5）将被测者手指腹侧的血滴靠近试纸采血口处，确认显示屏出现滴血符号后，再轻触试纸采血口，待采血视窗充满后，血糖仪即开始测量，5秒后测量值将显示。

（6）将试纸拔出血糖仪，血糖仪自动关机。请将使用过的试纸、采血针等废物妥善丢弃。

目标检测

一、A 型选择题

1. 1 型糖尿病的特点为（　　）

　　A. 起病隐匿、缓慢

　　B. 胰岛功能基本丧失，需要终生应用胰岛素替代治疗

　　C. 一般有家族遗传病史

　　D. 随着病程延长，可出现糖尿病慢性并发症

　　E. 不易发生酮症酸中毒

2. 糖尿病患者服用降糖药时，若发生头晕、心慌等低血糖反应，应首选采取的救治措施是（　　）

　　A. 立即送医院抢救

　　B. 立即口服葡萄糖水和糖块等

　　C. 先自我检测血糖，根据情况决定是否需要补充

　　D. 口服普萘洛尔缓解心慌症状

　　E. 正常反应，卧床休息

3. 合并重度感染的 2 型糖尿病宜用（　　）

　　A. 胰岛素　　　　　　B. 格列本脲　　　　　　C. 甲苯磺丁脲

　　D. 二甲双胍　　　　　E. 苯乙双胍

4. 符合糖尿病诊断标准的静脉血浆葡萄糖值是（　　）

　　A. 随机≥11.1mmol/L 或空腹≥7.0mmol/L 或 OGTT 中 2 小时≥11.1mmol/L

　　B. 随机≥7.8mmol/L 或空腹≥7.0mmol/L

　　C. 随机≥11.1mmol/L 或空腹≥7.8mmol/L

　　D. 随机≥7.0mmol/L 或空腹≥6.1mmol/L

　　E. 随机≥7.8mmol/L 或空腹≥6.1mmol/L

5. 胰岛素与磺酰脲类药物都具有的不良反应是（　　）

　　A. 过敏反应　　　　　B. 粒细胞缺乏　　　　　C. 低血糖反应

　　D. 胃肠道反应　　　　E. 肌痛

6. 1 型糖尿病患者应选用的药物是（　　）

　　A. 胰岛素　　　　　　B. 格列齐特　　　　　　C. 阿卡波糖

　　D. 二甲双胍　　　　　E. 瑞格列奈

二、X 型选择题

7. 治疗糖尿病的药物包括（　　）

　　A. 磺酰脲类　　　　　B. 格列奈类　　　　　　C. 双胍类

　　D. 胰岛素　　　　　　E. α－葡萄糖苷酶抑制剂

8. 下面哪些人群需应用胰岛素控制高血糖（　　）

A. 1 型糖尿病

B. 糖尿病急性并发症，如酮症酸中毒等

C. 2 型糖尿病口服降糖药失效者

D. 2 型糖尿病患者体重显著下降

E. 某些继发性糖尿病，如胰腺切除术后、类固醇性糖尿病等

9. 属于阿卡波糖的不良反应有（　　）

A. 高血糖反应　　　　　B. 腹胀　　　　　　　C. 乳酸性酸中毒

D. 腹泻　　　　　　　　E. 酮症酸中毒

10. 2 型糖尿病的特点为（　　）

A. 任何年龄均可发病

B. 起病急，多有典型的"三多一少"症状

C. 一般有家族遗传病史

D. 胰岛功能部分受损

E. 随着病程延长，可出现糖尿病慢性并发症

书网融合……

知识回顾　　　　　微课　　　　　习题

（王桂梅）

PPT

学习引导

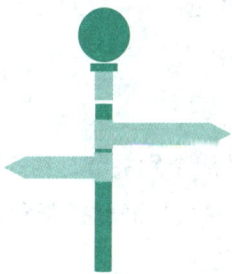

随着人们饮食结构和生活方式的改变，高尿酸血症的发病率逐年上升，现已成为继高血压、高血糖、高血脂之外的"第四高"，而国人痛风的发病率也随之"芝麻开花节节高"。那你知道高尿酸血症和痛风之间的关系吗？痛风是怎样发作的吗？怎么用药治疗呢？

本项目主要介绍高尿酸血症和痛风的定义、疾病特征、治疗原则与常用药物、用药指导与健康教育。

📖 学习目标

1. **掌握**　痛风的用药指导与健康教育。
2. **熟悉**　痛风的治疗原则与常用药物。
3. **了解**　高尿酸血症与痛风的临床特征及流行病学特点。

一、概述

（一）定义

尿酸是人体内嘌呤核苷酸的分解代谢产物，高尿酸血症（hyperuricemia，HUA）是嘌呤代谢紊乱引起的代谢异常综合征。正常嘌呤饮食下，非同日 2 次空腹血尿酸水平超过 420μmol/L，称之为高尿酸血症。

痛风是指血尿酸超过其在血液或组织液中的饱和度后于关节局部形成尿酸钠晶体并沉积，诱发局部炎症反应和组织破坏。严重者可并发心脑血管疾病、肾衰竭，最终可能危及生命。

高尿酸血症和痛风的患病率逐年上升，二者之间密不可分，是慢性肾脏病、高血压、心脑血管疾病及糖尿病等疾病的独立危险因素。

（二）病因与分类

1. 病因　引起高尿酸血症的原因有：①尿酸生成过多，高嘌呤饮食、饮酒、药物、溶血、骨髓增生性疾病（白血病、多发性骨髓瘤）、横纹肌溶解（药物、创伤）等均可引起血尿酸生成增加；②尿酸排出减少，遗传、肥胖、某些药物（噻嗪类利尿剂、胰岛素、青霉素、环孢素、阿司匹林等）、肾功能不全、酸中毒；③混合性因素，即尿酸生成过多和排出减少同时存在。

痛风的发病受种族、饮食、饮酒、职业、环境和受教育程度等多个因素的影响。痛风的发生与性别、年龄相关，多见于中老年人（约占90%），发病高峰年龄为40～50岁，患病率随年龄增长而增加，且男性高于女性。高尿酸血症是痛风最重要的生化基础。引起痛风发作的诱因有关节损伤、暴饮暴食、过度疲劳、湿冷环境、药物、感染、创伤及手术等。

2. 分类 痛风可分为原发性痛风和继发性痛风，其中原发性痛风约占90%，且有一定的家族遗传倾向。

（1）原发性痛风 属于先天性代谢缺陷疾病，多具有家族性，男性多见，女性仅在绝经期后偶有发生。临床一般所说的痛风多指原发性痛风，常伴有血脂代谢异常、肥胖症、糖尿病、原发性高血压、冠心病及动脉硬化等。

（2）继发性痛风 主要由肾脏病、血液病及药物、高嘌呤食物等多种原因引起。

（三）临床表现

1. 无症状高尿酸血症 血尿酸水平升高，但没有疼痛、关节炎等临床表现。

2. 急性痛风性关节炎 多起病急骤，首次发作常始于凌晨，通常只累及外周个别关节，约50%病例中第一跖趾关节为首发部位。关节局部疼痛、皮色潮红，甚至紧张发亮，有时可见静脉扩张和瘀斑，活动受限。局部症状迅速加重，数小时内可达高峰，以至患者辗转反侧，难以忍受。

3. 间歇期 在急性期之后，可反复发作，多见于未治疗或治疗不彻底者，可表现为多关节受累；或仅有血尿酸水平增高，无明显临床症状。

4. 慢性痛风石及慢性痛风性关节炎 痛风石，是尿酸盐沉积于组织中所致。由于尿酸盐不易透过血－脑屏障，故除中枢神经系统外，几乎在所有的组织中均可形成痛风石，但以关节软骨及关节周围组织多见。一般在发病10年左右出现体表痛风石。体表痛风石的好发部位是外耳，尤其以耳轮和对耳轮多见；其次为尺骨鹰嘴、膝关节囊和肌腱；少数见于指、掌、足、眼睑、鼻软骨、角膜或巩膜。

5. 痛风性肾病 长期高尿酸血症患者还可出现肾脏损害，包括慢性尿酸盐肾病、尿酸性肾结石等。

📱 **知识链接** ──

"痛风"病名由来——弘扬中医药文化，树立文化自信

祖国传统医学中医，既是一门医学又是一门哲学。在中医古籍记载中，痛风是一种以关节肿痛为突出表现的全身性疾病，已存在数千年，而"痛风"作为医用名词始见于南北朝时期。不过，在疾病分类粗放的当时，痛风与众多关节病相混杂。

到金元时期，中医大家朱丹溪的代表作《格致余·痛风论》记载："痛风者，大率因血受热已自沸腾，其后或涉冷水，或立湿地，或扇风取凉，或卧当风，寒凉外搏，热血得寒，汗浊凝涩，所以作痛，夜则痛甚，行于阴也"。对痛风的症状、病因病机做了具体分析。他的《丹溪手镜》中还指出痛风、历节、鹤膝风、白虎风之间的不同，将关节病按照症状特点做了详细的区别："历节风痛走注不定；痛风有定，夜甚；鹤膝风膝大，或痹，或痛不痛，筋动难，或仁不仁。饮痹往来如历节风；白虎飞尸痛浅，按之便；附骨疽痛深，按之无益"。朱丹溪的论述令痛风特征更鲜明，迈出了痛风独立命名的第一步。

1995年1月1日起实施的《国标·中医病证诊断疗效标准》对痛风进行了明确定义，即由血尿酸升高导致的四肢关节红、肿、热、痛。国标所言中医的"痛风"与西医痛风含义基本相同，至此，痛风被定义为一个中西医通用的确切医学概念。

二、治疗原则与常用药物

（一）治疗原则

痛风并非不治之症，关键是早预防、早发现、早治疗。早期治疗一般预后良好，到了晚期尿酸盐广泛弥漫性在组织中沉积或发生肾功能不全，则预后不佳。

因此，痛风的药物治疗原则一般是尽快终止急性关节炎发作，纠正高尿酸血症，防止关节炎复发，防止痛风石形成和肾功能损害。坚持长期用药，将血液中尿酸浓度控制在正常水平是治疗成功的关键。此外，还需同时治疗伴发的高脂血症、糖尿病、原发性高血压、冠心病、脑血管病等。

痛风的治疗还需要合理的饮食控制、充足的水分摄入、规律的生活节奏、适当的体育活动以及定期的健康检查。

（二）常用药物

药物治疗常用抑制尿酸生成、促进尿酸排泄和镇痛抗炎的药物，详见表28-1。痛风的药物治疗应按照临床分期进行，并遵循个体化原则。

表28-1 痛风的治疗药物

治疗药物	作用机制	代表药物
尿酸合成抑制剂	抑制黄嘌呤氧化酶，阻断黄嘌呤转化为尿酸，减少尿酸生成	别嘌醇、非布司他
促尿酸排泄药物	抑制近端肾小管对尿酸的重吸收，以利于尿酸排泄	丙磺舒、苯溴马隆
抑制白细胞游走进入关节的药物	抑制炎性细胞趋化，对制止炎症、止痛有特效	秋水仙碱
非甾体抗炎药	抑制前列腺素合成，起到镇痛、缓解炎症反应的作用	对乙酰氨基酚、吲哚美辛、塞来昔布

1. 急性发作期的治疗 治疗药物应及早、足量使用，见效后逐渐减停。暂缓使用降尿酸药物，以免引起血尿酸波动，延长发作时间或引起转移性痛风。同时卧床休息，抬高患肢，避免负重。

（1）非甾体抗炎药 非甾体抗炎药已逐渐成为治疗急性痛风的一线用药，通常开始使用足量，一旦症状减轻即逐渐减量，5～7天后停用。常用的有双氯芬酸钠、布洛芬、吲哚美辛、依托考昔、塞来昔布等，其中，依托考昔的胃肠道不良反应较小。

（2）秋水仙碱 痛风急性发作期首选药，首剂1mg，1小时后追加0.5mg，12小时后改为0.5mg qd. 或 bid.，直至疼痛症状缓解，疗程通常不超过2周。建议在疼痛发作12小时内服用，一般24～48小时内会明显见效。一旦治疗过程中出现腹泻等胃肠道不良反应，应立即停药。注意复查血常规、肝肾功能。

（3）糖皮质激素 临床上，当非甾体抗炎药、秋水仙碱等常规镇痛抗炎药效果欠佳或者存在用药禁忌时（如患者同时合并肾功能不全），可以短期使用糖皮质激素，如泼尼松20～30mg/d，症状缓解后逐渐减停，总疗程7～10天。

2. 间歇期和慢性期的治疗 该阶段治疗旨在控制血尿酸在正常水平，促进痛风石和尿酸盐结石的溶解、排泄，预防痛风急性炎症反复发作。降尿酸治疗启动的时机和尿酸控制目标需高度个体化。如血尿酸>540μmol/L，须立即开始药物降尿酸治疗，治疗目标是将尿酸降至420μmol/L以下。如血尿酸>480μmol/L，同时合并痛风性关节炎发作1次、尿酸性肾结石、肾功能减退、高血压、糖尿病、血脂异常、冠心病、肥胖、脑卒中、心功能不全等情况，也应该开始降尿酸治疗，将尿酸降至360μmol/L以下。有痛风石或慢性痛风性关节炎或痛风性关节炎频繁急性发作，治疗目标是将尿酸降至300μmol/L以下。血尿酸的波动易诱发"二次痛风",故降尿酸治疗的初期应给予 NSAIDs 或小剂量的秋水仙碱预防痛风性关节炎急性发作,同时辅以碳酸氢钠碱化尿液。

临床上常用的降尿酸治疗药物主要有抑制尿酸生成、促进尿酸排泄和促进尿酸降解药物。

(1)抑制尿酸生成药物

①别嘌醇 适用于原发性和继发性高尿酸血症,尤其是因尿酸生成过多所致的高尿酸血症患者;另外,轻度肾功能不全以及有肾结石的痛风患者也可服用,但肾小球滤过率(GFR)≤30ml/min 时禁用。其不良反应包括发热、过敏反应、肝毒性等。需要格外警惕的是别嘌醇所致的"剥脱性皮炎"超敏反应,尽管发生率不高(只有 0.1%~0.4%),但后果极为严重,病死率高达 20%~25%。别嘌醇超敏反应的发生,与体内携带的一种叫 HLA-B*5801 的基因有关,为慎重起见,在服用别嘌醇前,要先检查该基因,阳性者禁用。

②非布司他 非布司他是新型的黄嘌呤氧化酶非嘌呤特异性抑制剂,口服后主要在肝脏代谢,经肾脏和肠道双通道排泄,与其他降尿酸药物相比其降尿酸效果及肾脏的保护作用更佳。非布司他适用于痛风患者高尿酸血症的长期治疗,是痛风性肾病患者的首选药物,但不推荐用于无临床症状的高尿酸血症;禁用于重度肝损害、冠心病和心力衰竭患者。

(2)促进尿酸排泄药物 常见的有丙磺舒和苯溴马隆,两者均通过抑制肾脏近端小管内皮细胞对尿酸的重吸收而达到促进尿酸排泄的作用。因促进尿酸排泄能引起尿酸盐晶体在尿路的沉积及肾功能损害,故应从小剂量开始缓慢增加,同时多饮水、碱化尿液,以利于尿酸排出。对别嘌醇无效的痛风患者,苯溴马隆的疗效明显优于丙磺舒,不良反应也明显少于丙磺舒。常规剂量的苯溴马隆疗效优于别嘌醇。但因在美国曾经发现服用苯溴马隆导致肝衰竭,故该药被 FDA 禁止使用,目前美国市场已经没有苯溴马隆供应;但在国内目前使用仍较为广泛。

(3)尿酸氧化酶 可促进尿酸降解,将尿酸氧化并分解为可溶性代谢物排出,包括拉布立酶和普瑞凯希,可用于治疗其他降尿酸治疗无效或有禁忌的痛风患者。拉布立酶主要用于预防和治疗血液系统恶性肿瘤患者的急性 HUA,尤其适用于放疗或化疗所致的 HUA。普瑞凯希是一种高聚合的重组尿酸氧化酶,可用于传统降尿酸治疗无效的成年难治性痛风患者,长期用药安全且疗效好;可能的不良反应有输液反应、发热、贫血、过敏反应、胃肠不适、非心源性胸痛或肌肉痉挛等。

另外,非诺贝特、氯沙坦等药物原本并非用于降尿酸治疗,但是在使用中发现这几种药物能促进肾脏尿酸的排泄,因此高尿酸血症患者在选择调脂药、降压药时应优先选择这些药物。但是在痛风患者中不推荐单独采用这些药物来进行降尿酸治疗,而是可以与黄嘌呤氧化酶抑制剂合并使用,以提高降尿酸治疗的效果。

既往认为降尿酸治疗均应该在急性发作平息、炎症控制至少 2 周后方可开始,理由是急性痛风发作期采用降尿酸治疗可能会加重痛风的症状。目前认为在有效抗炎药物的保护下,降尿酸治疗并非禁忌,这一新观点值得在以后的临床实践中加以证实。

3. 碱化尿液治疗 接受降尿酸药物,推荐将尿 pH 维持在 6.2~6.9,以增加尿中尿酸溶解度,利于尿酸盐结晶溶解和从尿液排出。可选择碳酸氢钠和枸橼酸盐制剂。

4. 肾脏病变的治疗 在使用利尿剂时应避免使用影响尿酸排泄的噻嗪类利尿剂、呋塞米、依他尼酸等;可选择螺内酯等;碳酸酐酶抑制剂乙酰唑胺兼有利尿和碱化尿液的作用,也可选用。降压可用 ACEI,避免使用减少肾脏血流量的 β 受体阻断剂和钙通道阻滞剂。其他治疗同各种原因引起的慢性肾损害。对于尿酸性尿路结石,大部分可溶解后自行排出,体积大且固定者可体外碎石或手术治疗。对于急性尿酸性肾病，除使用别嘌醇积极降低血尿酸外，应按急性肾衰竭进行处理。对于慢性肾功能不全可进行透析治疗，必要时可做肾移植。

5. 无症状高尿酸血症的治疗　对于血尿酸水平在 540μmol/L 以下、无痛风家族史者一般无需用药治疗，但应控制饮食、避免诱因，并密切随访；反之应使用降尿酸药物。如果伴有原发性高血压、糖尿病、血脂异常、心脑血管疾病等，应在治疗伴发病的同时适当降低血尿酸。

> **即学即练**
>
> 对急性痛风性关节炎有效的药物是（　）
> A. 苯溴马隆　　B. 磺吡酮　　C. 别嘌醇　　D. 丙磺舒　　E. 秋水仙碱
>
> 答案解析

▶ 岗位情景模拟

> **情景描述**　患者，男，42岁，已婚。5年前饮酒受凉后右侧第一跖趾关节疼痛，伴局部皮肤红肿、发热。5年来多于夜间发病，每年发作1~2次，疼痛程度较轻，自行冷敷处理，持续数天后可缓解，故未予以重视。前晚聚餐应酬时进食较多海鲜，饮啤酒约500ml，昨日晨起再次出现上述症状，右侧第一跖趾关节肿痛程度剧烈，测血尿酸460μmol/L。
>
> **讨　　论**　1. 该患者疾病初步诊断是什么？
> 　　　　　　2. 该疾病治疗可选用什么药物？
> 　　　　　　3. 对于该患者平时饮食和生活习惯应该如何建议？
>
> 答案解析

三、用药指导与健康教育

（一）用药指导

1. 秋水仙碱　不宜长期应用，若长期应用可引起骨髓抑制，血尿、少尿、肾衰竭，胃肠道反应等不良反应。胃肠道反应是本药严重中毒的前驱症状，一旦出现应立即停药。严重肾功能不全者、妊娠期妇女禁用；年老、体弱者以及骨髓造血功能不全、严重心功能不全和胃肠疾病者慎用。

2. 别嘌醇　不良反应有胃肠道症状如腹泻、腹痛及皮疹、低热、肝功能异常或粒细胞减少等。用药期间多饮水，并使尿液呈中性或碱性以利尿酸排泄。别嘌醇服用后可出现眩晕，用药期间不宜驾驶车船、飞机和操作机械。在用药期间不宜过度限制蛋白质的摄入。禁用于严重肝肾功能不全、明显血细胞低下者。

3. 苯溴马隆　服用时需碱化尿液，将尿 pH 调整至 6.2~6.9，心、肾功能正常者维持尿量 2000ml/d 以上。苯溴马隆有肝损害风险，应从小剂量开始，避免联用有肝毒性的药物，治疗期间应定期监测肝功能。

4. 丙磺舒　治疗初期，由于尿酸盐由关节析出，可能会加重痛风发作，因此在用药期间应摄入充足的水分（2500ml/d），并维持尿液呈微碱性，以减少尿酸结晶和痛风石及肾内尿酸沉积的危险。与磺胺类药有交叉过敏反应，对磺胺类药过敏者、2岁以下儿童、妊娠期及哺乳期妇女、严重肾功能不全者（CrCl≤30ml/min）、尿酸性肾结石者禁用。

5. 注意诱发痛风的相关药物 包括抗肿瘤药物、阿司匹林、环孢素、肾上腺素、噻嗪类利尿剂等。

（二）健康教育

1. 均衡饮食，营养治疗 痛风与肥胖、糖尿病、高血压及高脂血症等关系密切，故应降低体重，控制每天总热量的摄入，少吃碳水化合物。此外，还要少吃蔗糖、蜂蜜，因为其所含果糖量很高，会加速尿酸生成。脂肪可减少尿酸正常排出，应适当限制脂肪摄入。清淡的饮食一方面可以减少能量的摄入，有助于减轻体重；另一方面也可以减少由脂肪分解所产生的酮体对肾脏排泄尿酸的抑制作用。每天需保证适量蛋白质的摄入，牛奶、奶酪、脱脂奶粉和蛋类所含的嘌呤较少，可选用；酸奶因含乳酸较多，因此对痛风患者不利。豆制品中因嘌呤成分含量较高，痛风患者不宜食用。

限制嘌呤摄入，动物性食品中的嘌呤含量较多，含量高的食物包括动物内脏、牛肉、羊肉、家禽、海产品、坚果、全麦制品、乳酸饮料。植物幼芽部分一般含中度的嘌呤成分，不可多食，如菜花类、豆苗、笋类。

多食以新鲜蔬菜、水果为主的碱性食品。增加碱性食物的摄入可升高尿液的 pH，有利于尿酸盐的溶解。碱性食物是指含有较多的钾、钠、钙、镁等元素的食物，可在体内氧化生成碱性离子，如青菜、紫菜、海带、马铃薯、水果等。西瓜和冬瓜不但是碱性食品，而且具有利尿作用，对痛风患者更有利。但是蔬菜中的嫩扁豆、青蚕豆、鲜豌豆含嘌呤量高，要限制食用。水果富含钾元素及维生素 C，可降低痛风发作风险，应食用果糖含量较少的水果，如樱桃、草莓、菠萝、西瓜、桃。

2. 多饮水，促进尿酸排出 大量喝水可缩短痛风发作的持续时间，减轻症状。每日饮水量 2000 ~ 3000ml，避免可乐、橙汁、苹果汁等含果糖饮料。

3. 限制酒精摄入 酒精摄入量与痛风的发病风险呈剂量 - 效应关系。应当限制酒精摄入，禁饮黄酒、白酒、啤酒。

4. 积极治疗共病 研究表明，有效地控制高血糖、高血脂或高血压也可能改善血尿酸水平。因此在治疗痛风的同时，要积极治疗伴发的血脂异常、糖尿病、高血压、冠心病和脑血管疾病等。

目标检测

答案解析

一、A 型选择题

1. 痛风主要是因为下列哪种物质代谢紊乱导致 （   ）

    A. 糖   B. 脂肪   C. 蛋白质

    D. 嘌呤   E. 嘧啶

2. 下列不属于痛风病理损害特征的是 （   ）

    A. 关节病变   B. 出血   C. 痛风石

    D. 尿酸性肾结石   E. 肾脏损害

3. 痛风的药物治疗原则不包括 （   ）

    A. 中药为主

    B. 尽快终止急性关节炎发作

    C. 分期进行，并遵循个体化原则

    D. 纠正高尿酸血症，防止关节炎复发

E. 防止尿酸结石形成和肾功能损害

4. 目前推荐为一线降尿酸用药的是（　）

    A. 秋水仙碱   B. 丙磺舒   C. 别嘌醇

    D. 阿司匹林   E. 塞来昔布

5. 目前推荐为促尿酸排泄的药物是（　）

    A. 非布司他   B. 秋水仙碱   C. 阿司匹林

    D. 糖皮质激素   E. 丙磺舒

二、X 型选择题

6. 痛风患者饮食须限制摄入（　）

    A. 碳水化合物   B. 适量牛奶   C. 酸奶

    D. 豆制品   E. 动物性食品

书网融合……

| 知识回顾 | 微课 | 习题 |

（薛　强）

PPT

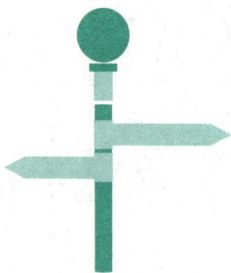

学习引导

骨质疏松症是一种与增龄相关的骨骼疾病。第七次全国人口普查显示，目前我国 60 岁以上人口已超过 2.64 亿，65 岁以上人口已超过 1.9 亿，是世界上老年人口绝对数量最大的国家。随着老年化日趋严重，骨质疏松症已成为我国面临的重要公共健康问题。如何早期筛查与识别骨质疏松症？如何有效降低骨质疏松后骨折的发生风险？解决这些问题，是助力实施"健康中国 2030"规划纲要的重大举措。

本项目主要介绍骨质疏松症的临床特征、治疗原则与常用药物、用药指导与健康教育。

📖 学习目标

1. **掌握**　骨质疏松症药物治疗原则与治疗药物的合理使用。
2. **熟悉**　骨质疏松症常用治疗药物的用药指导与健康教育。
3. **了解**　骨质疏松症的病因、发病机制和临床表现。

一、概述

骨质疏松症是一种以骨量低下、骨组织微结构损坏导致骨脆性增加，易发生骨折为特征的全身性骨病。

（一）分类

骨质疏松症分为原发性和继发性两大类。原发性骨质疏松症又分为绝经后骨质疏松症（Ⅰ型）、老年性骨质疏松症（Ⅱ型）和特发性骨质疏松症（包括青少年型）3 种。绝经后骨质疏松症一般发生在妇女绝经后 5~10 年内；老年性骨质疏松症一般指老人 70 岁后发生的骨质疏松；而特发性骨质疏松症主要发生在青少年，病因尚不明。继发性骨质疏松症指由任何影响骨代谢的疾病或药物所致的骨质疏松。

（二）临床表现

疼痛、脊柱变形和发生脆性骨折是骨质疏松症最典型的临床表现。但许多骨质疏松症患者早期常无明显的症状，往往在骨折发生后经 X 线或骨密度检查时才发现有骨质疏松。

1. 疼痛　患者可有腰背疼痛或周身骨骼疼痛，负荷增加时疼痛加重或活动受限，严重时翻身、起坐及行走有困难。

2. 脊柱变形　严重者可有身高缩短和驼背，脊柱畸形和伸展受限。

3. 骨折　脆性骨折是指低能量或非暴力骨折，如仅因日常活动而发生的骨折即为脆性骨折。常见部位为胸椎、腰椎，髋部、桡尺骨远端和肱骨近端，其他部位也可发生骨折。发生过一次脆性骨折后，再次发生骨折的风险明显增加。胸椎压缩性骨折会导致胸廓畸形，影响心、肺功能。腰椎骨折可能会改变腹部解剖结构，引起便秘、腹痛、腹胀、食欲减低和进餐时过早饱胀感等。

4. 对心理状态及生活质量的影响　骨质疏松症及其相关骨折对患者心理状态的危害常被忽略，主要的心理异常包括恐惧、焦虑、抑郁、自信心丧失等，自主生活能力下降、缺少与外界接触和交流均会给患者造成巨大的心理负担。应重视和关注骨质疏松症患者的心理异常，并给予必要的治疗。

（三）诊断与鉴别诊断

临床上诊断骨质疏松症应包括两个方面：确定骨质疏松症和排除其他影响骨代谢的疾病。

1. 诊断　临床上用于诊断骨质疏松症的通用标准是：发生了脆性骨折和（或）骨密度低下。目前尚缺乏直接测定骨强度的临床手段，因此，骨密度和骨矿物质含量测定是骨质疏松症临床诊断以及评价疾病程度客观的量化指标。

（1）**脆性骨折**　一般指非外伤或仅因轻微外伤发生的骨折，这是骨强度下降的明确体现，也是骨质疏松症的最终结果和并发症。发生了脆性骨折，临床上即可诊断骨质疏松症。

（2）**诊断标准（基于骨密度测定）**　骨质疏松性骨折的发生与骨强度的下降有关，而骨强度是由骨密度及骨质量所决定。骨密度约反映70%的骨强度，假如骨密度低下同时伴有其他危险因素会增加骨折的危险性。因目前尚缺乏较为理想的骨强度直接测量或评估方法，临床上采用骨密度测量作为诊断骨质疏松症、预测骨质疏松性骨折风险、监测自然病程及评价药物干预疗效的最佳定量标准。

临床上应用的有（外周）双能X线吸收测定法（DXA）、定量计算机断层照相术（QCT）。其中DXA测量值是目前国际学术界公认的骨质疏松症诊断的金标准。基于DXA测定：骨密度值低于同性别、同种族正常成年人骨峰值不足1个标准差属正常；降低1~2.5个标准差为骨密度低下（骨量减少）；降低程度等于或大于2.5个标准差为骨质疏松。符合上述诊断标准同时伴有一处或多处骨折时为严重骨质疏松症。

骨密度通常用T-Score（T值）表示，T值=（测定值－骨峰值）/正常成人骨密度标准差，见表29-1。

表29-1　骨质疏松症的骨密度诊断标准

诊断	T值
正常	≥ -1
骨量减少	-2.5 ~ -1
骨质疏松	≤ -2.5

即学即练

判定为骨质疏松的T值（骨密度值）范围是（　　）

A. ≥2.5　　　B. 1~2.5　　　C. -1~1　　　D. -2.5~-1　　　E. ≤-2.5

答案解析

T值用于绝经后妇女和50岁以上男性的骨密度水平。对于儿童、绝经前妇女和50岁以下的男性，其骨密度水平建议用Z值表示：Z值=（测定值－同龄人骨密度均值）/同龄人骨密度标准差。

2. 鉴别诊断　骨质疏松可由多种病因所致。在诊断原发性骨质疏松症之前，一定要重视排除其他影响骨代谢的疾病，以免发生漏诊和误诊。需要鉴别的疾病如影响骨代谢的内分泌疾病（性腺、肾上腺、甲状旁腺及甲状腺疾病等）、类风湿关节炎等自身免疫性疾病、影响钙和维生素D吸收和调节的肠道与肾脏疾病、多发性骨髓瘤等恶性疾病、长期服用糖皮质激素或其他影响骨代谢的药物以及各种先天性和获得性的骨代谢异常疾病。

二、治疗原则与常用药物

（一）治疗原则

药物治疗的原则有：①预防为主，防治结合；②局部治疗与整体治疗相结合；③个体化用药原则，即根据患者年龄、性别、药物疗效和不良反应等制订不同的用药方案。

一旦发生骨质疏松性骨折，生活质量下降，出现各种合并症，可致残甚至致死。因此，骨质疏松症的预防比治疗更加现实和重要。骨质疏松症的防治措施主要包括基础措施、药物干预和康复治疗。基础措施包括调整生活方式和使用骨健康基本补充剂。骨健康基本补充剂主要是钙剂和维生素 D。

（二）常用药物

1. 药物的分类、作用及特点　治疗骨质疏松症的药物分为骨吸收抑制药、骨形成促进药、双重作用药物、其他机制类药物及中成药。

骨质疏松症治疗药物的选择已逐步转为依据骨折风险分层的治疗策略，主要包括骨折高风险者和极高骨折风险者。对于骨折高风险者，建议首选口服双膦酸盐（如阿仑膦酸钠、利塞膦酸钠等）；对于口服不耐受者，可选择唑来膦酸或地舒单抗。对于极高骨折风险者，初始用药可选择特立帕肽、唑来膦酸、地舒单抗、罗莫佐单抗或续贯治疗；而对于髋部骨折极高风险者，建议优先选择唑来膦酸或地舒单抗。

2. 常用治疗药物

（1）双膦酸盐类　是目前临床上应用最为广泛的抗骨质疏松症药物。双膦酸盐与骨骼羟磷灰石的亲和力高，能够特异性结合到骨重建活跃的骨表面，抑制破骨细胞功能，从而抑制骨吸收。不同双膦酸盐抑制骨吸收的效力差别很大。目前用于防治骨质疏松症的双膦酸盐主要包括阿仑膦酸钠、唑来膦酸、利塞膦酸钠、伊班膦酸钠和米诺膦酸等。

双膦酸盐类药物总体安全性较好，主要的不良反应如下。①胃肠道不良反应，包括上腹疼痛、反酸等症状。②急性期反应：一过性"流感样"症状。③肾功能损伤：进入血液的双膦酸盐类药物约60%以原型从肾脏排泄，对于肾功能异常的患者，应慎用此类药物或酌情减少药物剂量。④颌骨坏死。⑤非典型性股骨骨折。

口服吸收率仅为1%～5%，若与食物或含钙饮料同服则吸收率更低。因此，服用此类药物时应严格限制在空腹状态。目前采用与钙剂的交替间断给药方法，可获得较好的治疗效果。阿仑膦酸钠主要用于绝经后妇女的骨质疏松症，每次10mg，1次/日，服用2年左右效果较好。

（2）降钙素类　降钙素是一种钙调节激素，能抑制破骨细胞的活性并能减少破骨细胞的数量，从而减少骨量丢失并增加骨量。降钙素类药物另一突出的特点是能明显缓解骨痛。对骨质疏松性骨折或骨骼变形所致的慢性疼痛及骨肿瘤等疾病引起的骨痛均有效。降钙素最适于骨转换率高和不愿接受、不宜采用雌激素的患者，也适于骨折时的急性疼痛。用降钙素时需补充足量的钙剂。常用鲑鱼降钙素50U，皮下或肌内注射，1次/日，有效后减量，疗程0.5～1年；另有鳗鱼降钙素，每次20U，肌内注射，1～2次/周。

（3）绝经激素治疗药物　能抑制骨转换，减少骨丢失。临床研究已证明包括雌激素补充疗法和雌、孕激素补充疗法，能减少骨丢失，降低骨质疏松性椎体、非椎体及髋部骨折的风险，是防治绝经后骨质疏松症的有效措施。

（4）选择性雌激素受体调节剂类　此类药物不是雌激素，而是与雌激素受体结合后，在不同靶组织导致受体空间构象发生不同改变，从而在不同组织发挥类似或拮抗雌激素的不同生物效应。如雷洛昔芬在骨骼与雌激素受体结合，发挥类似雌激素的作用，抑制骨吸收，增加骨密度，降低椎体骨折发生的风险；而在乳腺和子宫则发挥拮抗雌激素的作用，因而不刺激乳腺和子宫，有研究表明其能够降低雌激素受体阳性浸润性乳腺癌的发生率。雷洛昔芬药物总体安全性良好，有静脉栓塞病史及有血栓倾向者禁用。雷洛昔芬不适用于男性骨质疏松症患者。

（5）甲状旁腺素类似物（parathyroid hormone analogue，PTHa）　是当前促进骨形成的代表药物，国内已上市的特立帕肽是重组人甲状旁腺素氨基端 1 - 34 活性片段。间断使用小剂量 PTHa 能刺激成骨细胞活性，促进骨形成，增加骨密度，改善骨质量，降低椎体和非椎体骨折的发生风险。特立帕肽总体安全性良好，常见不良反应为恶心、眩晕等。

（6）维生素 K 类　四烯甲萘醌是维生素 K_2 的一种同型物，是 γ - 羧化酶的辅酶，在 γ - 羧基谷氨酸的形成过程中起着重要作用。γ - 羧基谷氨酸是骨钙素发挥正常生理功能所必需的，具有提高骨量的作用。

（7）RANKL 单克隆抗体　地舒单抗是一种 RANKL 抑制剂，为特异性 RANKL 的完全人源化单克隆抗体，能够抑制 RANKL 与其受体 RANK 结合，影响破骨细胞形成、功能和存活，从而降低骨吸收、增加骨密度、改善皮质骨和松质骨的强度，降低骨折发生风险。地舒单抗总体安全性良好，长期应用略增加 ONJ 或 AFF 的发生风险。同时，应注意地舒单抗为短效作用药物，不存在药物假期，一旦停用，需要序贯双膦酸盐类或其他药物，以防止骨密度下降或骨折风险增加。

（8）活性维生素 D 及其类似物　目前国内上市治疗骨质疏松症的活性维生素 D 及其类似物有阿法骨化醇、骨化三醇及艾地骨化醇。艾地骨化醇为新型活性维生素 D 衍生物，不需要肾脏 1α 羟化酶羟化即可发挥生理活性，此类药物更适用于老年人、肾功能减退及 1α 羟化酶缺乏或减少的患者，具有提高骨密度、减少跌倒、降低骨折风险的作用。

活性维生素 D 总体安全性良好，但应在医师指导下使用，服药期间不宜同时补充较大剂量的钙剂，并建议定期监测血钙和尿钙水平；特别是艾地骨化醇，常规饮食情况下，服药期间可不必服用钙剂。活性维生素 D 在治疗骨质疏松症时，可与其他抗骨质疏松症药物联用。

（9）罗莫佐单抗　是硬骨抑素单克隆抗体，通过抑制硬骨抑素的活性，拮抗其对骨代谢的负向调节作用，在促进骨形成的同时抑制骨吸收。FDA 于 2019 年 4 月批准罗莫佐单抗用于治疗具有高骨折风险或其他抗骨质疏松症药物治疗失败或不耐受的绝经后骨质疏松症，获批治疗骨质疏松症的疗程为 12 个月；2019 年 11 月 EMA 批准其上市，用于治疗具有高骨折风险且无心肌梗死或卒中病史的绝经后骨质疏松症患者；在我国尚未上市，正在进行Ⅲ期临床试验。

罗莫佐单抗总体安全性良好。使用时要注意监测心脏不良事件；注意过敏反应，如血管性水肿、多形性红斑、皮炎、皮疹和荨麻疹等，若发生，应立即停药，并给予抗过敏治疗；治疗期间，应补充充足的钙剂和维生素 D。

> **知识链接**
>
> **学会合理补钙**
>
> 钙是人体不可缺少的营养素，也是预防和治疗骨质疏松症的重要药物，中年以后就应重视钙剂的补充。判断人体是否缺钙，应去正规医院检查。人体每天需要的钙应随不同的年龄、性别、身体状况而异。
>
> 食物钙是最好的来源，其中奶制品的吸收量可达含钙量的30%。口服钙剂应当选择高纯度、含钙量高的制剂。补钙应该每日均衡，随三餐补充，同时适当补充锰、铜、锌、维生素D、雌激素（绝经后妇女）以及加强体育锻炼等均有利于钙的吸收和利用。

> **▶▶ 岗位情景模拟**
>
> **情景描述** 一中年女性顾客到药店咨询："我听说女性进入更年期以后易发生骨质疏松，我现在正处于更年期，是否该服用一些预防骨质疏松的药物呢？"
>
> **讨　　论** 如果你是药店销售员，你将如何正确解答？
>
> 答案解析

三、用药指导与健康教育

（一）用药指导

1. 雌激素 雌激素所引发的致癌、血栓形成、血糖和血脂代谢改变、胆石症、高血压等问题一直为人们所关注，其致癌作用目前尚未定论。雌激素的不良反应与剂量有关，口服雌激素常引起恶心、呕吐、头昏等，适当减量或注射给药，可以减轻其不良反应。因此，绝经激素治疗应遵循以下原则：①明确的适应证和禁忌证。②绝经早期（绝经10年内或年龄<60岁）开始用，获益更大、风险更小。③应用最低有效剂量。④治疗方案个体化。⑤局部问题局部治疗。⑥坚持定期随访和安全性监测（尤其是乳腺和子宫）。⑦是否继续用药应根据每位妇女的特点并每年进行临床获益-风险的利弊评估。

2. 降钙素 应用降钙素带来的恶心、呕吐、头昏及面部潮红也与剂量有关，必要时可暂时性减少药物剂量。本药为多肽制剂，有引起过敏性休克的可能，应用前须做过敏试验。用药过程中出现过敏、喘息、眩晕、便意、耳鸣等应立即停药。

3. 双膦酸盐类 口服双膦酸盐类药物应空腹服用，以200~300ml白开水送服，服药后30分钟内避免平卧，应保持上身直立的站位或坐位；在此期间应避免进食牛奶、果汁等任何食品和药品。胃及十二指肠溃疡、反流性食管炎者慎用。

4. 甲状旁腺素 一定要在专业医生指导下应用，用药期间应监测血钙水平，防止高钙血症的发生。治疗时间不宜超过2年。

5. 维生素D 大量使用维生素D可发生中毒，需定期监测血钙和尿钙。

6. 钙剂 补充钙剂以清晨和睡前各1次为佳，以减少食物对钙吸收的影响；如采取"3次/日"的用法，最好于餐后1小时服用。

7. 注意药物相互作用 双膦酸盐与钙剂、抗酸药等药物同时服用，后者会干扰双膦酸盐的吸收，因此在服用时要尽量避免同时口服；活性维生素 D 与噻嗪类利尿剂合用会增加高钙血症的危险。正在进行强心苷类药物治疗的患者如发生高钙血症可能会诱发心律失常，所以应谨慎确定药物剂量。

（二）健康教育

1. 保持健康的生活方式 多种类型的运动有助于骨量的维持。绝经期妇女每周坚持至少 3 小时的运动，机体总钙量将增加。但必须注意运动量适度，因运动过度致闭经者，骨量丢失反而加快。运动还能提高骨关节灵敏度以及平衡能力，要鼓励骨质疏松症患者积极锻炼。良好的营养对于预防骨质疏松症具有重要意义，包括足量的钙、维生素 D、维生素 C 以及蛋白质摄入，从儿童时期起，日常饮食应有足够的钙摄入，钙影响骨峰值的获得。避免嗜烟、酗酒，慎用影响骨代谢的药物。

2. 预防摔倒 采取防止跌倒的各种措施，注意是否有增加跌倒的疾病和药物。应尽量避免骨质疏松症患者摔倒，以减少髋骨骨折以及桡骨下端骨折（Colles 骨折）。

3. 掌握药物的正确使用方法，遵医嘱服药 在医生的指导下合理选择、坚持规律服用抗骨质疏松症药物。

4. 定期检查骨密度 美国国家骨质疏松症基金会（NOF）建议，接受抗骨质疏松症治疗者应每 2 年进行一次骨密度测量；而国际临床骨密度测量学会（ISCD）提倡首次随访测定应在启动治疗或改变治疗后 1 年进行；我国指南推荐在药物首次治疗或改变治疗后每年、效果稳定后每 1～2 年重复骨密度测量。

目标检测

答案解析

一、A 型选择题

1. 治疗绝经后妇女原发性骨质疏松症的首选药是（　　）

    A. 雌激素　　　　　　　B. 双膦酸盐　　　　　　C. 降钙素

    D. 钙剂　　　　　　　　E. 甲状旁腺素

2. 骨质疏松症好发于哪类人群（　　）

    A. 儿童　　　　　　　　B. 青少年　　　　　　　C. 中年男性

    D. 绝经后妇女　　　　　E. 中年女性

3. 抑制骨吸收的药物不包括（　　）

    A. 降钙素　　　　　　　B. 雷洛昔芬　　　　　　C. 双膦酸盐

    D. 维生素 D　　　　　　E. 雌激素

4. 骨形成促进药不包括（　　）

    A. 甲状旁腺素　　　　　B. 雄激素　　　　　　　C. 氟制剂

    D. 钙剂　　　　　　　　E. 维生素 K

二、X 型选择题

5. 绝经激素治疗遵循的原则有（　　）

    A. 明确的适应证和禁忌证

B. 绝经早期（<60 岁）开始用

C. 应用最低有效剂量

D. 治疗方案个体化

E. 坚持定期随访和安全性监测

书网融合……

知识回顾　　　　微课　　　　习题

（薛　强）

PPT

学习引导

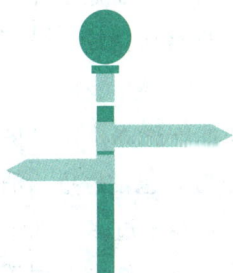

当你工作、学习紧张，易感疲劳，食欲缺乏，经常出现头晕、眼花、记忆力下降时，你是否知道身体发出了警告信号？当你无意发现指甲、手掌皮肤、口唇、睑结膜苍白无色时，你想到贫血了吗？贫血的临床表现有哪些？治疗贫血的药物有哪些？怎样对贫血患者进行用药指导与健康教育？

本项目主要介绍缺铁性贫血（最常见的贫血类型）的概念、临床表现及诊断，药物治疗原则与合理应用、用药指导与健康教育等内容。

学习目标

1. **掌握** 缺铁性贫血的治疗原则与常用药物。
2. **熟悉** 缺铁性贫血的用药指导与健康教育。
3. **了解** 缺铁性贫血的诊断及临床表现。

一、概述

缺铁性贫血（iron deficiency anemia，IDA）是指各种原因的缺铁导致红细胞生成减少所引起的低色素性贫血。这种贫血特点是骨髓、肝、脾及其他组织中缺乏可染色铁（贮存铁），血清铁浓度和血清转铁蛋白饱和度均降低，呈现小细胞低色素性贫血，是临床上最常见的贫血类型。

缺铁性贫血的多发人群包括妊娠期和育龄期女性、婴幼儿和儿童等。据世界卫生组织（WHO）资料显示，目前全世界贫血人数超过 20 亿，占世界人口的 37%；而我国 6 岁及以上居民贫血的发病率为 9.7%，其中 6~11 岁儿童和孕妇贫血的发病率分别为 5.0% 和 17.2%。贫血不仅影响个体体能，还影响多种疾病的治疗及预后。

（一）发病机制与病因

1. 发病机制　正常人每天造血需要的铁量为 20~25mg，主要来自衰老破坏的红细胞。正常人每天从食物摄取铁 1~1.5mg 维持铁平衡，而孕妇及哺乳期妇女需要的铁量为 2~4mg。铁的主要吸收部位是十二指肠和空肠上端，当铁缺乏时也可从胃和小肠下部吸收。

铁以二价铁离子（Fe^{2+}）的形式被吸收，影响铁吸收的因素比较多，主要有：①胃酸水平，胃酸缺乏或使用抗酸药时会降低铁的吸收。②膳食铁的含量及存在形式，有机铁较易吸收，血红素铁较非血红素铁吸收率高；植物类饮食中含有的鞣酸、草酸等可与铁形成难吸收的络合物而影响吸收。③体内贮存铁量影响铁的吸收。贮存铁量多时，血浆铁的转运率低，铁吸收减少；相反，贮存铁量低或需要量高时，血浆铁的转运率高，则吸收率高。正常人对铁的吸收率为10%~20%，缺铁时，吸收率增高，可达20%~60%。④某些药物，如维生素C等酸性药物促进铁吸收。

2. 病程　缺铁性贫血分为三期。

（1）铁负平衡期　身体需要或丢失的铁超过从饮食中吸收的铁，机体动员贮存铁代偿。铁贮存检查出现异常，包括血清铁蛋白下降或骨髓铁染色显示缺铁。

（2）缺铁造血期　贮存铁耗竭，血清铁开始下降。当血清铁 <15μg/L 时，提示贮存铁耗竭，但是只要血清铁正常，红系造血就不会受到影响；当转铁蛋白饱和度下降至15%~20%时，将会影响红系造血。

（3）缺铁性贫血期　转铁蛋白饱和度进一步下降至10%~15%时，血红蛋白和红细胞比容开始下降。轻度者骨髓呈低增生表现；缺铁加重时出现小细胞低色素性贫血；重度缺铁性贫血持续，骨髓表现为红系增生，出现相应临床表现。

3. 病因　缺铁性贫血为多因素发病，主要包括的病因如下。①需铁量增加而铁摄入不足：多见于婴幼儿、妊娠期和哺乳期妇女，青少年偏食等。②铁丢失增加：如慢性胃肠道失血（包括痔疮、消化性溃疡、胃肠道息肉、胃肠道肿瘤、寄生虫感染、食管－胃底静脉曲张破裂等）、月经量过多（如子宫肌瘤、月经失调等妇科疾病）、咯血和肺泡出血（肺结核、支气管扩张症、肺癌等）、血红蛋白尿等，慢性失血比急性失血更常见。③铁吸收障碍：胃酸缺乏（如胃大部切除术后、萎缩性胃炎）、肠道疾病（如长期不明原因腹泻、肠结核、克罗恩病等）、食物相互作用（如摄入富含鞣酸食物、饮浓茶）等，均可因铁吸收障碍而发生 IDA。

（二）临床表现及诊断

1. 临床表现

（1）一般表现　贫血的发生比较隐匿，起病缓慢，早期患者能很好地代偿与适应，不影响日常生活与工作。乏力、疲倦、活动能力减退等是最早和最常见症状。

（2）皮肤黏膜　黏膜及甲床苍白，指甲扁平、反甲或脆裂，面色萎黄或苍白，皮肤干燥、萎缩，毛发干燥、脱落等。

（3）消化系统　一般可有食欲缺乏、消化不良、恶心、呕吐、腹胀、腹泻等症状，消化道黏膜损害表现为口角炎、舌炎、舌乳头萎缩、慢性胃炎等。少数患者可有吞咽异物感或异嗜症；异嗜症是铁缺乏的特殊表现之一，如喜吃生米、冰块、泥土、石子等。

（4）中枢神经系统　头晕、耳鸣、头痛、失眠、多梦、记忆减退等；缺铁影响小儿生长发育，导致心理－行为障碍，如易激惹、注意力不集中等。

（5）呼吸、循环系统　轻微活动甚至休息时出现乏力、心悸、气促等表现。长期严重贫血可导致贫血性心脏病。

（6）泌尿生殖系统　女性常有月经不规则，闭经最常见。

2. 诊断

（1）贫血诊断　男性 Hb <120g/L，女性 Hb <110g/L，孕妇 Hb <100g/L。

（2）贫血程度　Hb 在 90~120g/L 为轻度贫血，60~90g/L 为中度贫血，30~60g/L 为重度贫血，小于 30g/L 为极重度贫血。

（3）缺铁性贫血的诊断　急性失血时为正色素性贫血；慢性缺铁性贫血表现为小细胞低色素性贫血，红细胞平均体积（MCV）<80fl、红细胞平均血红蛋白含量（MCH）<26pg、红细胞平均血红蛋白

浓度（MCHC）＜32%；也可以从血常规报告单上快速判断：通常 Hb 与 RBC 比例约为 3:1（如 Hb 120g/L，RBC 4.0×10^{12}/L）；血涂片检查可见红细胞大小不等、中心浅染区扩大，网织红细胞计数正常或轻度增高；血清铁与铁蛋白降低，总铁结合力升高，转铁蛋白饱和度下降（＜15%）。

二、治疗原则与常用药物

（一）治疗原则

对因治疗是缺铁性贫血最基本和重要的治疗原则，首先要查明引起贫血的病因。其次对于中、重度贫血，需要补铁治疗，补足机体贮存的铁量。急性重度贫血需要输血治疗，一袋红细胞悬液（2 个单位）能补充铁 500mg，使 Hb 上升 10g/L。

（二）常用药物

1. 口服铁剂　是治疗缺铁性贫血的首选方法，应根据血红蛋白水平，估计补铁治疗剂量。治疗的目的不仅要纠正缺铁性贫血，还应补足已经耗竭的贮存铁量。临床常用药物如表 30-1 所示。口服铁剂的常见不良反应有恶心、呕吐、胃部不适、黑便等胃肠道反应，严重者可致患者难以耐受而被迫停药。

表 30-1　临床常用的口服铁剂

药物名称	规格	治疗剂量	作用特点
硫酸亚铁片	0.3g	成人预防量 0.3g，一日 1 次；儿童一日 3 次，每次 50~100mg	口服铁剂中的标准制剂，是一种无机化合物的铁剂，胃肠道反应明显，主要有恶心、腹痛或便秘、黑便等
乳酸亚铁片	0.2g	成人一次 0.2g，一日 3 次	饭后服用，吸收率高
葡萄糖酸亚铁片	0.1g	成人一次 0.4~0.6g，一日 3 次；儿童一次 0.1g，一日 3 次	作用温和、起效快，铁利用度高，不良反应较轻
富马酸亚铁混悬液	10ml	成人一次 20ml，一日 2~4 次	含铁量高，起效快，可见胃肠道不良反应
琥珀酸亚铁片	0.1g	预防：成人一日 1 片，孕妇一日 2 片，儿童一日 0.5 片；治疗：成人一日 2~4 片，儿童一日 1~3 片，分次服用	含铁量高，吸收平稳，有蛋白膜保护，对胃黏膜的刺激小，不良反应少见
复方锌铁钙颗粒	5g	成人，一次 1 包，一日 3 次；1~10 岁儿童，一次 1 包，一日 2 次；6~12 个月儿童，一日 1 包；6 个月以下儿童，一日 0.5 包	适用于锌、铁、钙缺乏引起的各种疾病
多糖铁复合物胶囊	150mg	成人每日一次，每次口服 1~2 粒；儿童需在医生的指导下使用	含铁量较高，对于治疗孕、产妇缺铁性贫血的优越性尤为突出

注：治疗剂量仅供参考，具体剂量应在医生或药师指导下，参照药品说明书使用。

口服铁剂治疗有效的表现：先是外周血网织红细胞增多，高峰在开始服药后 5~10 天；2 周后血红蛋白浓度上升，监测 Hb 上升 15g/L 为治疗有效的标准，一般 2 个月左右恢复正常。铁剂治疗应在血红蛋白恢复正常后至少再持续 4 ~ 6 个月，待贮存铁指标正常后方可停药。

2. 静脉注射铁剂 静脉注射铁剂有右旋糖酐铁、蔗糖铁等，适于胃肠道反应重或经胃肠不能吸收，需要快速补铁的情况，一般用于贫血比较严重的患者。有两种给药方式，一种是大剂量给药，每次给药至少 500mg，快速补充体内铁的缺乏；另一种是长期小剂量给药，每次给予铁剂 100mg，疗程需在 10 周以上，以增强机体对促红细胞生成素治疗的反应，多见于血液透析患者。

静脉注射铁剂的主要不良反应是过敏，严重的过敏反应可危及生命。首次用药前先给予试验剂量，用 0.5ml 试验剂量进行深部肌内注射，肾上腺素备用，做好预防过敏反应的应急措施，若观察至少 1 小时而无过敏反应，再给予足量治疗。注意不要在皮肤暴露部位注射，避免药液溢出引起皮肤染色。

📱 **知识链接** --

注射铁剂的滴注速度要求

静脉注射铁剂滴注速度：① 100mg 铁剂至少滴注 15 分钟；② 200mg 铁剂至少滴注 30 分钟；③ 300mg 铁剂至少滴注 1.5 个小时；④ 400mg 铁剂至少滴注 2.5 个小时；⑤ 500mg 铁剂至少滴注 3.5 个小时。每次给药先缓慢滴注至少 15 分钟，密切观察患者情况，若无不良反应发生，可将剩余铁量按上述滴注速度要求滴注完毕。

注射铁剂可产生局部疼痛、局部淋巴结肿痛，可引起低血压、心动过速、荨麻疹和皮肤发黑、色素沉着等不良反应。严重肝、肾功能不全的患者禁用。

3. 其他常用药物

（1）复方红衣补血口服液 补血、益气、健脾，用于缺铁性贫血的辅助治疗。口服，一次 10ml，一日 3 次。

（2）阿胶 补血、滋阴、润燥、止血。用于血虚萎黄，眩晕心悸，心烦不眠，肺燥咳嗽。烊化兑服，3 ~ 9g。

（3）当归 补血、活血、止痛、润肠、通便。主治血虚萎黄、眩晕心悸、月经不调、经闭痛经、虚寒腹痛等，尤其是女性及老人，用量 5 ~ 9g。

▶▶ **岗位情景模拟** --------------------------------

情景描述 某患者，女，49 岁，因工作繁忙而劳累，月经不规律，经量增多，出现面色苍白、头晕、乏力等现象。医院血常规检查：Hb 61g/L；血涂片检查：可见红细胞大小不等，中心浅染等现象。医生确诊为缺铁性贫血，给予硫酸亚铁和维生素 C 口服。治疗 2 周后，患者感觉良好，进食正常，睡眠好，体重无明显变化。

讨 论 1. 医生确诊患者为缺铁性贫血的依据是什么？

2. 怎样为患者推荐药物并进行用药指导？

答案解析

三、用药指导与健康教育

（一）用药指导

1. 尽量选用二价铁剂（Fe^{2+}），二价铁的溶解度大，易被吸收，而三价铁剂在体内的吸收少、刺激性大，只有转化为二价铁后才能被吸收；胃酸缺乏者可与稀盐酸并用，有利于铁剂的解离和吸收；铁剂在胃肠道的吸收具有黏膜自限现象，补铁过量将造成铁负荷过重，对人体肝脏、心脏等器官造成危害。

2. 空腹服用亚铁盐吸收最好，但胃肠道反应较大，患者难以耐受，因此建议进餐时或餐后服用，以减少药物对胃肠道的刺激。注意铁剂与药物的配伍禁忌：四环素类、考来烯胺、喹诺酮类等药物可在肠道与 Fe^{2+} 形成络合物而影响铁的吸收，碳酸氢钠与 Fe^{2+} 生成难以溶解的碳酸铁而阻碍铁剂的吸收；抑酸药（质子泵抑制剂类、H_2受体阻断剂类等）影响 Fe^{3+} 转化为 Fe^{2+}，应避免长期服用。而酸性药物维生素 C 可作为还原剂，促进 Fe^{3+} 转化为 Fe^{2+} 而增进吸收。

3. 铁剂与茶叶中的鞣酸结合，生成不溶解的沉淀，不易被吸收；牛奶、蛋类、钙剂、磷酸盐、草酸盐等可抑制铁剂的吸收，而肉类、果糖、氨基酸可促进铁剂的吸收。

4. 服药前需告知患者：①铁剂可引起肠道蠕动减慢而致便秘。②服用铁剂后可出现黑便，可能是铁与肠内硫化氢作用而生成黑色的硫化铁所致，可掩盖消化道出血而延误病情或引起误认为出血的担心，事先应向患者说明。③口服液体铁剂时须使用吸管，避免牙齿染黑。

5. 重视药物的疗效监测，铁剂治疗后，监测 Hb 至少上升 15g/L 为治疗有效的标准，上升 20g/L 以上更为可靠。判定 IDA 治愈需满足临床症状完全消失、Hb 恢复正常值、血清铁蛋白等检验指标正常、缺铁的病因消除等条件。

6. 血色素病或含铁血黄素沉着症及不伴缺铁的其他贫血（如地中海贫血）患者、肝肾功能严重损害患者、未经治疗的尿道感染者不宜使用铁剂治疗。

（二）健康教育

1. 合理膳食，增加含铁丰富食物的摄取：①要考虑铁的补充与吸收，多食含铁丰富的食物，如动物肝脏、海带、黄豆、蔬菜、水果、大枣、蜂乳、芝麻、黑木耳等。②提倡使用铁锅烹饪或煮粥，会有助于铁元素的补充。③要有足够蛋白质的摄入。

2. 运动可提高机体抵抗力和综合免疫功能，但贫血患者一般心率升高，不宜采用过于剧烈的运动。

3. 由于缺铁影响多种酶的功能，致使细胞免疫功能产生缺陷，易导致感染，因此患者要预防发生感冒及其他感染性疾病。

4. 老年人用药种类较多，服药前须注意铁剂可能与其他药物之间的相互作用，避免同时服用影响铁吸收的药物或食物。一是避免不合理的饮食结构或搭配，二是避免食物中蔬菜类过多而肉、蛋类不足，三是避免富含铁的食物与牛奶、浓茶、咖啡同服。

5. 酒精中毒、肝炎、急性感染、溃疡性结肠炎、胰腺炎、消化性溃疡患者慎用铁剂治疗。

目标检测

答案解析

一、A 型选择题

1. 下列有关缺铁性贫血的临床表现，不正确的是（　　）

   A. 指甲扁平　　　　　　B. 面色萎黄　　　　　　C. 皮肤干燥

   D. 血压升高　　　　　　E. 头晕、耳鸣

2. 下列抑制铁剂吸收的是（　　）

   A. 维生素 C　　　　　　B. 草酸盐　　　　　　　C. 果糖

  D. 氨基酸   E. 稀盐酸

3. 下列促进铁剂吸收的是（ ）

  A. 维生素 C   B. 草酸盐   C. 牛奶

  D. 茶   E. 鞣酸

4. 铁剂可能引起的不良反应除外（ ）

  A. 便秘   B. 黑便   C. 恶心

  D. 呕吐   E. 出血倾向

5. 治疗缺铁性贫血的首选治疗药物是（ ）

  A. 叶酸   B. 维生素 B_{12} C. 维生素 C

  D. 硫酸亚铁   E. 硫酸铁

二、X 型选择题

6. 铁剂的吸收部位有（ ）

  A. 十二指肠   B. 胃   C. 小肠下部

  D. 大肠   E. 以上均可

7. 下列药物可与铁剂发生配伍禁忌的有（ ）

  A. 维生素 C   B. 四环素   C. 钙剂

  D. 奥美拉唑   E. 考来烯胺

8. 下列抑制铁剂吸收的食物有（ ）

  A. 维生素 C   B. 牛奶   C. 茶

  D. 钙剂   E. 果糖

书网融合……

  知识回顾   微课   习题

（王桂梅）

项目三十一　支气管哮喘 🅔 微课

PPT

学习引导

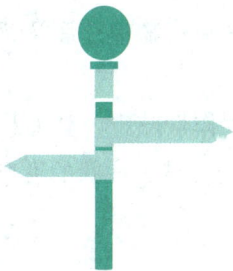

随着支气管哮喘发病率和疾病严重程度的提升，哮喘占用了大量的医疗资源，增加了患者的经济负担，已成为危害全球公共卫生安全和人民健康的严重问题。据《支气管哮喘防治指南（2020年版）》报道，截至目前，全球哮喘患者约3.58亿人。我国20岁及以上人群哮喘发病率约为4.2%，按照2015年全国人口普查数据推算，我国应有4570万哮喘患者。

本项目主要介绍支气管哮喘的临床特征、治疗原则与常用药物、用药指导与健康教育。

📖 学习目标

1. **掌握**　支气管哮喘的药物治疗方法和常用药物的合理使用。
2. **熟悉**　支气管哮喘的治疗原则和健康教育。
3. **了解**　支气管哮喘的临床表现与分型。

一、概述

支气管哮喘简称哮喘，是由多种炎症细胞（如嗜酸性粒细胞、肥大细胞、T淋巴细胞、中性粒细胞等）、气道结构细胞（如平滑肌细胞、气道上皮细胞等）和细胞组分参与的气道慢性炎症性疾病。其特征是：慢性炎症导致气道对多种刺激因素呈现出高反应性、广泛多变的可逆性气流受限，患者出现反复发作性喘息、气急、胸闷和（或）咳嗽等症状，常在夜间和（或）清晨发作或加剧，多数患者可自行缓解或经治疗后缓解；随着病程的延长，出现一系列气道结构的改变，即气道重构（如肌层肥厚、气道上皮细胞纤维化等）。

（一）危险因素

1. 遗传因素　哮喘是一种复杂的、具有多基因遗传倾向的疾病，发病具有家族聚集现象，血缘关系越近、患病率越高，如绝大多数患者的亲人当中，都可以追溯到有哮喘或其他过敏性疾病（过敏性鼻炎、特应性皮炎）病史。

2. 环境因素　具有哮喘易感基因的人群发病受环境因素的影响较大。

（1）变应原性因素　①室内：如尘螨、宠物、蟑螂；②室外：如花粉、草粉；③食物：如鱼、虾、蛋类、牛奶等。

（2）非变应原性因素：大气污染、吸烟、肥胖等。

（3）药物因素：如阿司匹林、抗生素、普萘洛尔等。

3. 其他因素 精神因素、气候变化、运动等引起内分泌变化均可导致。

（二）临床表现

1. 症状

（1）哮喘的典型症状为反复发作性喘息、胸闷、咳嗽和伴有哮鸣音的呼气性呼吸困难。前驱症状是鼻、咽、眼等部位黏膜的其他症状，如打喷嚏、流鼻涕、流泪、干咳等。

（2）症状经常是患者在接触灰尘、花粉、宠物、烟雾、香水或油漆等变应原或刺激性气体后发作，有些患者（尤其是青少年）是在运动时出现胸闷、咳嗽及呼吸困难。夜间和（或）清晨发作或加剧是哮喘的特征之一。

（3）症状通常是发作性的，可在数分钟内发生，持续数小时至数天；经平喘药物治疗后缓解或自行缓解。

（4）不典型哮喘：患者无喘息症状、无典型的呼气性呼吸困难，表现为发作性咳嗽、胸闷或其他症状。临床上对以咳嗽为唯一症状的不典型哮喘称为咳嗽变异性哮喘；对以胸闷为唯一症状的不典型哮喘称为胸闷变异性哮喘。

2. 体征

（1）哮喘发作时的一般体征是精神紧张、呼吸加快、端坐呼吸，严重者可有发绀。典型体征是双肺可闻及广泛的哮鸣音，呼气音延长，胸廓饱满；轻度时可不出现哮鸣音；非常严重的哮喘发作，哮鸣音反而减弱，甚至完全消失，称为"沉默肺"，是病情危重的表现。长期哮喘患者可见桶状胸。

（2）非发作期体检可无异常发现。

（三）分期

支气管哮喘分为急性发作期、慢性持续期和临床缓解期。

1. 急性发作期 是指喘息、气促、咳嗽、胸闷等症状突然发生，或原有症状急剧加重，并以呼气流量降低为特征，常因接触变应原、刺激物或呼吸道感染诱发。其程度轻重不一，病情加重可在数小时或数天内出现，偶尔可在数分钟内即危及生命，故应对病情作出正确评估，以便给予及时有效的紧急治疗。按哮喘急性发作严重程度分为轻度、中度、重度和危重4级，见表31－1。

表31－1 哮喘急性发作期病情严重程度分级

临床特征	轻度	中度	重度	危重
气短	步行、上楼时	稍事活动	休息时	休息时，明显
体位	可平卧	喜坐位	端坐呼吸	端坐呼吸或平卧
讲话方式	连续成句	单句	单词	不能讲话
精神状态	可有焦虑，尚安静	时有焦虑或烦躁	常有焦虑、烦躁	嗜睡或意识模糊
出汗	无	有	大汗淋漓	大汗淋漓
呼吸频率	轻度增加	增加	常 > 30 次/分	常 > 30 次/分
辅助呼吸肌活动及三凹征	常无	可有	常有	胸腹矛盾运动
哮鸣音	散在、呼气末期	响亮、弥散	响亮、弥散	减弱甚至消失
脉率	< 100 次/分钟	100 ~ 120 次/分钟	> 120 次/分钟	脉率变慢或不规则
奇脉（又称吸停脉，吸气时脉搏减弱或消失）	无，<10mmHg	可有，10 ~ 25mmHg	常有，10 ~ 25mmHg	无，提示呼吸肌疲劳
使用 β_2 受体激动剂后 PEF 预计值或个人最佳值	> 80%	60% ~ 80%	< 60%	无法完成检测

续表

临床特征	轻度	中度	重度	危重
PaO_2（吸空气）	正常	≥60mmHg 但多<95mmHg	<60mmHg	<60mmHg
$PaCO_2$（吸空气）	<45mmHg	≤45mmHg	>45mmHg	>45mmHg
SaO_2（吸空气）	>95%	90%~95%	<90%	<90%
pH	正常	正常	正常或降低	降低

2. 慢性持续期　此期是指没有急性哮喘发作，但是在相当长的时间内总有不同频度和不同程度的哮喘症状发生。根据其临床表现和肺功能可将慢性持续期的病情程度分为间歇发作状态、轻度持续、中度持续、重度持续4级（表31-2），并以此制定合理的治疗方案。此分级受两方面因素的影响，并不是一成不变的：对于没有经历规范治疗的患者，可直接根据临床表现和肺功能进行分级；而对已经处于规范化治疗中的患者，则要与本人治疗前临床表现和肺功能进行比较，如果症状未改善则将病情严重程度升一个级别，如"轻度持续"升为"中度持续"。

表31-2　哮喘慢性持续期临床表现分级

项目	间歇发作状态	轻度持续	中度持续	重度持续
临床症状	短暂出现，<1 次/周	发作时影响活动和睡眠，≥1 次/周，但不是每天出现	每天有症状，发作时影响活动和睡眠，每天需用β$_2$ 受体激动剂	频繁、连续出现症状，日常活动受限
夜间发作	≤2 次/月	>2 次/月，但并不是每周出现	≥1 次/周	频繁出现
FEV_1占预计值百分比	≥80%，变异率<20%	≥80%，变异率为 20%~30%	60%~80%，变异率>30%	≤60%，变异率>30%

3. 临床缓解期　指患者无喘息、气促、胸闷、咳嗽等症状已达4周以上，且1年内无急性发作，肺功能正常。

（四）小儿支气管哮喘的症状和特点

1. 特点　小儿支气管哮喘起病可因年龄、诱因的不同有所差别。婴幼儿哮喘，多数在上呼吸道病毒感染后发病，起病较缓慢，以黏膜肿胀、分泌亢进为主，哮鸣音音调较低，对糖皮质激素反应相对较差，日间或夜间咳喘明显；儿童哮喘多数是因为吸入变应原诱发，起病急，有明显的平滑肌痉挛，哮鸣音音调较高，对糖皮质激素反应较好。

2. 症状和体征　哮喘发作的前驱症状，如鼻痒、打喷嚏、流眼泪、干咳等；随后，不少患儿会出现胸部压迫感，表现出以呼气困难为主的呼吸困难，患儿不能平卧，两肩耸立，头向前俯，用力喘息可持续数小时。绝大多数患儿在喘息发作至一定程度时便表现出咳嗽，并咳出稀薄痰液或黏液性痰栓，这是由于随着气道分泌黏液的增多及解痉药的应用，大量分泌物得以排出所致。由于小儿不会表达，起病多为急症。

体检时可见明显三凹征（锁骨上窝、胸骨上窝、肋间隙凹陷），呼气时间延长并伴有高音调的哮鸣音，严重患儿两肺哮鸣音消失。

但需注意，小儿患上呼吸道感染引起炎症时也会表现出与哮喘类似的症状，但以咳嗽、咳痰为主，没有明显的呼气困难和三凹征，喘息程度随着感染的控制而停止，用支气管扩张药并不能使症状缓解等，要注意鉴别区分。为进一步明确哮喘，可做肺功能和其他实验室检查。在采集病史时，可向患儿或家长提出如下几个问题：①喘息是否反复发作？②是否常在夜间发作？③暴露在空气的刺激环境时发作是否明显？④用平喘药后症状是否缓解？如对上述任意问题的回答是肯定的，结合体征和肺功能检查即可做出哮喘的诊断。

知识链接

"最美医生奶奶"盛锦云：做个好医生

在苏州大学附属儿童医院，常能看到一位扶着手推车行走的老人。她不是来看病的患者，而是为患者看病的医生。她叫盛锦云，中国儿科哮喘界的知名专家，治疗的哮喘患儿累积大约已达 3 万余例。86 岁高龄的她，如今依然坚持在门诊一线接诊，被网友亲切地称为"最美医生奶奶"。

她对儿童哮喘的治疗现状非常焦虑。焦虑在于，在我国，仍然有大量患者因为惧怕所谓的吸入激素副作用而不选择规范治疗，仍有大量的医生为了迎合患者而放弃吸入激素的规范治疗，或者因为医生的知识不更新而给患者进行不规范的口服激素治疗，从而导致哮喘这样一个可以控制得很好的疾病在我国的死亡率长期居高不下。

（五）哮喘与慢性阻塞性肺疾病（COPD）的区别　见表 31 - 3。

表 31 - 3　哮喘和 COPD 的鉴别诊断

区别项目	哮喘	COPD
临床症状	喘息；休息或运动时呼吸困难；胸闷；咳嗽	咳嗽、咳痰；伴随运动的呼气困难；喘息；胸闷
夜间发作	经常出现	很少
吸烟史	部分患者	大多数患者
肺功能	可逆性好	可逆性差
激发试验	阳性	经常阴性
运动后	支气管收缩	无支气管收缩

二、治疗原则与常用药物

哮喘治疗的目标是长期控制症状、预防未来风险的发生。即通过使用最小有效剂量的药物甚至不用药物的治疗能使患者享有正常人的学习、工作和生活。哮喘临床控制状况和标准见表 31 - 4。

表 31 - 4　哮喘临床控制状况和标准

临床特征	控制（满足以下所有条件）	部分控制（在任何一周内出现以下 1～2 项特征）	未控制（在任何一周内）
白天哮喘症状	无或 ≤2 次/周	每周 >2 次	出现 ≥3 项部分控制特征
活动受限（包括运动）	无	有	
夜间发作/憋醒	无	有	
需急救治疗/缓解性药物治疗的次数	无或 ≤2 次/周	每周 >2 次	
肺功能（PEF/FEV_1）	正常或高于正常预计值或个人最佳值的80%	低于正常预计值或个人最佳值的80%	
急性发作	无	每年 ≥1 次	每周 ≥1 次

（一）治疗原则

1. 积极治疗　不仅是在疾病急性发作期治疗，也要注意平常的治疗，以预防并减少疾病急性发作的次数。

2. 规范治疗　由于哮喘的治疗方法在不断地更新和完善，所以哮喘患者应到正规医院进行规范治疗，即使不能治愈，也可以很好地控制病情。

3. 长期治疗　哮喘病程迁延时间长，是一种慢性疾病，而目前的治疗主要以控制病情发展、减轻症状为主，还不能彻底治愈，因此患者应坚持长期的治疗。

4. 个体化治疗　患者因体质不同，治疗效果也会不同。因此，根据患者自身的病情进行针对性治疗很重要。

即学即练

下列不属于支气管哮喘治疗原则的是（　　）

A. 短期控制症状治疗　　B. 积极治疗　　C. 规范治疗　　D. 长期治疗　　E. 个体化治疗

答案解析

（二）常用药物

治疗支气管哮喘的药物分为控制性药物和缓解性药物两类。①控制性药物：需要每天使用并长时间维持治疗的药物。这些药物主要通过抗炎作用使哮喘维持临床控制状态，其中包括吸入性糖皮质激素（ICS）、全身性糖皮质激素、白三烯受体阻断剂、长效 β_2 受体激动剂（LABA，须与 ICS 联合应用）、缓释茶碱制剂、色甘酸钠、抗 IgE 抗体及其他有助于减少激素剂量的药物等。②缓解性药物：又称急救药物，是指在哮喘急性发作期按需使用的药物。这些药物通过迅速解除支气管痉挛而缓解哮喘症状，其中包括速效吸入性和短效口服 β_2 受体激动剂、全身性糖皮质激素、吸入性抗胆碱药物、短效茶碱制剂等。

1. 糖皮质激素　糖皮质激素是最有效的抗变态反应、控制气道炎症的药物，如抑制嗜酸性粒细胞等炎症细胞在气道的聚集、抑制炎症介质的生成和稀释、增强平滑肌细胞 β_2 受体的反应性。该类药物的给药途径包括吸入、口服、头皮贴剂、静脉等，吸入为首选途径。

（1）吸入性糖皮质激素（ICS）　临床上常用的 ICS 包括二丙酸倍氯米松、布地奈德、丙酸氟替卡松等。该类药物能有效减轻哮喘症状、提高生活质量、改善肺功能、降低气道高反应性、控制气道炎症、减少哮喘发作的频率并减轻发作的严重程度、降低病死率。此类药物具有以下几方面的特点：局部抗炎作用强；药物直接作用于呼吸道，所需剂量较小；大部分被肝脏灭活，全身不良反应较少。ICS 已成为目前哮喘长期治疗的首选药物。

通常需规律吸入 3~7 天以上方能起效，因此不作为救治急性哮喘发作的首选药，但可合并应用 β_2 受体激动剂以尽快解除支气管哮喘急性发作期的支气管痉挛状态。少数患者可出现声音嘶哑、咽部不适和念珠菌感染等不良反应，吸药后应及时用清水漱口，选用干粉吸入剂或加用储雾器可减少上述不良反应。

多数成人哮喘患者吸入小剂量激素即可较好地控制哮喘，且有证据表明患者每天吸入低剂量至中剂量激素，一般不会出现明显的全身不良反应。大剂量 ICS 对儿童哮喘发作有一定帮助，选用雾化吸入布地奈德混悬液，1 次 1mg，需每间隔 6~8 小时使用一次，但病情严重时不能以吸入治疗替代全身性糖皮质激素治疗，否则可能延误病情。但长期吸入较大剂量糖皮质激素（ >1000μg/d ）易出现全身不良反应，包括皮肤瘀斑、肾上腺功能抑制和骨密度降低等。由于吸烟可以降低 ICS 的效果，故吸烟患者须戒烟并给予较高剂量的 ICS。常用 ICS 每日剂量高低与换算关系见表 31 – 5。

表 31 – 5　常用 ICS 每日剂量高低与换算关系

药物	低剂量（µg）	中剂量（µg）	高剂量（µg）
二丙酸倍氯米松	200 ~ 500	500 ~ 1000	> 1000
布地奈德	200 ~ 400	400 ~ 800	> 800
丙酸氟替卡松	100 ~ 250	250 ~ 500	> 500

布地奈德除常用干粉吸入剂外，还有经以压缩空气为动力的射流装置雾化吸入的混悬液制剂，对患者吸气配合的要求不高，起效较快，适用于轻至中度哮喘急性发作时的治疗。

（2）口服糖皮质激素　适用于轻至中度哮喘急性发作或慢性哮喘持续期吸入大剂量吸入性糖皮质激素治疗无效和作为静脉应用激素治疗后的序贯治疗。一般使用半衰期较短的激素，如泼尼松、泼尼松龙或甲泼尼龙等，泼尼松、泼尼松龙起始剂量 30 ~ 60mg/d，症状缓解后逐渐减量至 ≤10mg/d，然后停用或改用吸入制剂。对于激素依赖型哮喘，应采用每天或隔天清晨顿服给药的方式，以减少外源性激素对下丘脑 – 垂体 – 肾上腺轴的抑制作用。

长期口服糖皮质激素可引起骨质疏松症、高血压、糖尿病、下丘脑 – 垂体 – 肾上腺轴的抑制、肥胖症、白内障、青光眼等。对伴有结核病、真菌或寄生虫感染、骨质疏松症、青光眼、糖尿病、严重抑郁或消化性溃疡的哮喘患者，全身给予糖皮质激素治疗时应慎重，并密切随访。长期全身应用糖皮质激素的哮喘患者可感染致命的疱疹病毒。

尽管全身性糖皮质激素不是经常使用的缓解哮喘症状的方法，但是对于严重的急性哮喘是需要的，因为它可以预防哮喘的恶化、降低因哮喘而入急诊或住院的几率、预防早期复发、降低病死率。具体使用应根据病情的严重程度，当症状缓解或肺功能已达到个人最佳值时，可以考虑停药或减量。地塞米松因对下丘脑 – 垂体 – 肾上腺轴的抑制作用大，不推荐长期使用。另外，全身应用糖皮质激素也是治疗儿童重症哮喘发作的一线药物，一般口服泼尼松 1 ~ 2mg/（kg·d）。

（3）静脉糖皮质激素　重度或严重哮喘发作时，应经静脉及时给予琥珀酸氢化可的松（100 ~ 400mg/d）或甲泼尼龙（80 ~ 160mg/d）。重症儿童患者静脉注射琥珀酸氢化可的松 5 ~ 10mg/（kg·次）或甲泼尼龙 1 ~ 2mg/（kg·次），视病情间隔 4 ~ 8 小时重复使用。无激素依赖倾向者可在短期 3 ~ 5 天内停药；有激素依赖倾向者应适当延长给药时间，症状缓解后逐渐减量，然后改口服或吸入制剂维持。

2. β₂ 受体激动剂　通过激动气道的 β₂ 肾上腺素受体，激活腺苷酸环化酶，舒张支气管平滑肌，增加黏膜上皮纤毛清除功能，降低血管通透性，调节肥大细胞及嗜碱性粒细胞脱颗粒和炎症介质的释放，缓解哮喘症状。包括短效制剂和长效制剂，长效制剂又分为快速起效和慢速起效两种。

（1）短效 β₂ 受体激动剂（short – acting beta2 agonist，SABA）　常用药物是沙丁胺醇和特布他林。有吸入、口服和静脉三种制剂。

①吸入给药：可供吸入的 SABA 包括气雾剂、干粉剂和雾化溶液。这类药物能够迅速缓解支气管痉挛，通常在数分钟内起效，疗效可维持数小时，是缓解轻至中度哮喘急性症状的首选药物，也可用于预防运动性哮喘。这类药物应按需使用，不宜长期、单一、过量应用。不良反应包括骨骼肌震颤、低血钾、心律紊乱等。

②口服给药：如沙丁胺醇、特布他林、丙卡特罗等，通常在服药后 15 ~ 30 分钟起效，疗效维持 4 ~ 8 小时不等。使用虽较方便，但心悸、骨骼肌震颤等不良反应比吸入给药时明显。缓释和控释剂型的

平喘作用维持时间可达 8～12 小时，特布他林的前体药班布特罗作用时间可维持 24 小时，可减少用药次数，适用于有夜间哮喘症状患者的治疗。

③注射给药：虽然平喘作用较为迅速，但因全身不良反应的发生率较高，不推荐使用。

（2）长效 β₂ 受体激动剂（long－acting beta2 agonist，LABA）　该类药物舒张支气管平滑肌的作用可维持 12 小时以上。目前在我国临床使用的吸入性 LABA 主要有沙美特罗和福莫特罗，以及超长效的茚达特罗、维兰特罗及奥达特罗等，可通过气雾剂、干粉剂等装置给药。

福莫特罗起效最快，也可作为缓解性药物按需使用。特别提醒：长期单独使用 LABA 有增加哮喘患者死亡的风险，故不推荐长期单独使用 LABA 治疗。

3. ICS＋LABA 复合制剂　ICS＋LABA 具有协同的抗炎和平喘作用，可获得相当于或优于加倍剂量 ICS 的疗效，并可增加患者的依从性、减少大剂量 ICS 引起的不良反应，尤其适合于中至重度慢性持续哮喘患者的长期治疗，低剂量 ICS＋福莫特罗复合制剂可作为按需使用药物，包括用于预防运动性哮喘。目前在我国临床上应用的 ICS＋LABA 复合制剂有不同规格的丙酸氟替卡松－沙美特罗干粉剂、布地奈德－福莫特罗干粉剂、二丙酸倍氯米松－福莫特罗气雾剂和糠酸氟替卡松－维兰特罗干粉剂等。

4. 白三烯受体阻断剂（LTRA）　主要药物有扎鲁司特和孟鲁司特钠。此类药物可减轻哮喘症状、改善肺功能、减少哮喘的恶化，但其抗炎作用不如 ICS。服用方便，尤其适用于伴有过敏性鼻炎、阿司匹林哮喘、运动性哮喘患者的治疗，该药物在我国临床应用已有 20 多年，总体是安全、有效的。但是最近美国 FDA 发出警示，使用白三烯受体阻断剂时要注意出现精神症状的不良反应。

5. 茶碱类药物　具有舒张支气管平滑肌及强心、利尿、兴奋呼吸中枢和呼吸肌等作用，低浓度茶碱具有一定的抗炎作用。研究结果显示，茶碱的代谢有种族差异性，中国人与美国人相比，血浆药物分布浓度高，总体清除率低。因此，中国人给予较小剂量的茶碱即可起到治疗作用。国内研究结果证实，小剂量茶碱联合激素治疗哮喘的作用与较高剂量激素疗法具有同等疗效，对下丘脑－垂体－肾上腺轴的抑制作用则较高剂量激素疗法弱。对 ICS 或 ICS＋LABA 仍未控制的哮喘患者，可加用缓释茶碱维持治疗。

由于茶碱价格低廉，在我国广泛使用。茶碱的不良反应有恶心、呕吐、心律失常、血压下降及多尿等，茶碱使用后血药浓度的个体差异大。因此，条件允许的情况下应在用药期间进行血药浓度的监测。妊娠期妇女、小儿、老年或发热患者，以及伴有心、肝、肾功能障碍和甲状腺功能亢进症者应慎用。西咪替丁、普萘洛尔、大环内酯类、喹诺酮类等影响茶碱代谢，使其排泄速度减慢，因此在与茶碱合用时应减少用药量。多索茶碱的作用与氨茶碱相同，但不良反应较轻；双羟丙茶碱的作用较弱，不良反应较少。

6. 抗胆碱药物　吸入性抗胆碱药物，如短效抗胆碱药物（short－acting muscarinic agonist，SAMA）异丙托溴铵和长效抗胆碱药物（long－acting muscarinic agonist，LAMA）噻托溴铵，具有一定的支气管舒张作用，但较 β₂ 受体激动剂弱，起效也较慢。抗胆碱药物可通过气雾剂、干粉剂和雾化溶液给药。本品与 β₂ 受体激动剂联合应用具有互补作用。雾化吸入 SAMA 异丙托溴铵与 SABA 沙丁胺醇复合制剂是治疗哮喘急性发作的常用药物。哮喘治疗方案中的第 4 级和第 5 级患者在 ICS＋LABA 治疗基础上可以联合使用吸入 LAMA。妊娠早期、青光眼、前列腺增生的患者应慎用此类药物。

新近上市的 ICS＋LABA＋LAMA 三联复合制剂糠酸氟替卡松－维兰特罗－乌美溴铵干粉剂、布地奈德福－福莫特罗－格隆溴铵气雾剂，都是在 ICS＋LABA 复合制剂基础上再加入 LAMA，重度哮喘患者使用吸入的三联复合制剂更为方便。

7. 甲磺司特 是一种选择性 Th2 细胞因子抑制剂，可抑制 IL−4、IL−5 的产生和 IgE 的合成，减少嗜酸性粒细胞浸润，减轻气道高反应性。该药为口服制剂，安全性好，适用于过敏性哮喘患者的治疗。

8. 抗 IgE 抗体 抗 IgE 抗体是重组鼠抗人 IgE 单克隆抗体，有阻断游离 IgE 与 IgE 效应细胞表面受体结合的作用，可应用于血清 IgE 水平增高的哮喘患者。目前主要用于经过 ICS + LABA 联合治疗后症状仍未控制的严重哮喘患者。使用方法为每 2 周皮下注射 1 次，持续 3~6 个月。

9. 变应原特异性免疫疗法 将引起哮喘发作的特异性变应原（如尘螨、毛屑、花粉等）的提取液，配成不同浓度，通过皮下注射、舌下含服或其他途径给予患者，通过提高对变应原的耐受性，使其再次接触时不诱发或减轻哮喘症状，适用于变应原明确但难以避免的哮喘患者。该治疗方法可减少常用哮喘药物的剂量，改善哮喘症状，减轻气道高反应性，降低过敏性鼻炎患者未来发生哮喘的危险性，减少未来新的变应原种类，远期效果可节约医疗经济负担。

10. 其他治疗哮喘药物 第二代抗组胺药物（H_1 受体阻断剂）如氯雷他定、阿司咪唑、氮卓斯汀、特非那定，其他口服抗变态反应药物如曲尼司特、瑞吡司特等，在哮喘治疗中作用较弱，主要用于伴有变应性鼻炎的哮喘患者，但不建议长期使用。该类药物的主要不良反应是嗜睡；阿司咪唑和特非那定可引起严重的心血管不良反应，应慎用。

（三）治疗方案

1. 急性发作期的治疗 哮喘急性发作是指患者喘息、气急、胸闷、咳嗽等症状在短时间内迅速加重，肺功能恶化，需要给予额外的缓解药物进行治疗的情况。哮喘急性发作的常见诱因有接触变应原与各种理化刺激物或上呼吸道感染等，部分哮喘急性发作也可以在无明显诱因的情况下发生。哮喘发作多见于治疗依从性差、控制不佳的患者；高达 24% 以上的哮喘急性发作可归因于吸入技术不佳而引起，特别是同时使用多种装置的患者。

哮喘急性发作时肺功能恶化以呼气流量降低为特征，通过比较 PEF 或 FEV_1 与发作前的变化可以量化哮喘加重的严重程度。哮喘急性发作的程度轻重不一；病情发展的速度也有所不同，可以在数小时或数天内出现，偶尔可在数分钟内危及生命。哮喘急性发作的治疗取决于哮喘加重的严重程度以及患者对治疗的反应。治疗的目的在于尽快缓解症状、解除气流受限和改善低氧血症，同时还需要制定长期治疗方案以预防再次急性发作。

（1）轻至中度急性发作的处理 轻度和部分中度急性发作的哮喘患者可以在家庭中进行自我处理。SABA 是缓解哮喘症状最有效的药物，患者根据病情轻重每次使用 2~4 喷，一般间隔 3 小时重复使用，直到症状缓解。在使用 SABA 时应该同时增加控制性药物（如 ICS）的剂量，增加的 ICS 剂量至少是基础使用剂量的 2 倍。如果控制性药物使用的是布地奈德 – 福莫特罗复合制剂，则可以直接增加吸入布地奈德 – 福莫特罗 1~2 吸，但该药物每天不要超过 8 吸。

口服激素的使用：若初始治疗和增加控制治疗 2~3 天后患者症状未完全缓解；或者症状迅速加重，PEF 或 FEV_1 占预计值% <60%；或者患者既往有突发严重哮喘急性发作史，应口服激素治疗。建议给予泼尼松 0.5~1.0mg/kg 或等效剂量的其他口服激素治疗 5~7 天。

后续处理：初始治疗 1~2 天后自我评估治疗反应不佳，如哮喘症状使日常活动受限或 PEF 下降 >20% 达 2 天以上，应及时到医院就诊，在医师指导下调整治疗。经过自我处理后，即使症状缓解的患者也建议到医院就诊，评估哮喘控制状况和查寻发作原因，调整控制性药物的使用，预防以后的哮喘发作。

（2）中至重度急性发作的处理　中至重度急性发作的哮喘患者应该按照以上介绍的自我处理方法进行自我急救，同时尽快到医院就诊。

2. 慢性持续期的治疗　指以控制哮喘临床症状、维持肺功能接近正常水平为目标的治疗方案（五步分级治疗方案），详见表 31 - 6。由于哮喘的复发性和多变性，因此需在不断评估和监测患者哮喘控制水平的基础上，定期对治疗方案进行调整。若目前的治疗方案不能使哮喘得到控制，则应该升级直至达到哮喘控制为止。当哮喘控制维持至少 3 个月后，可以降级治疗。

对大多数未经治疗的持续性哮喘患者，初始治疗应从第 2 级开始；若初始评估哮喘处于严重未控制状态，治疗则应从第 3 级开始。通常情况下，初诊患者 1～3 个月内回访，以后每 3 个月随访一次。

其中，ICS 的使用剂量分起始剂量和维持剂量，前者依据病情严重程度而定；后者以能控制症状和气道炎症的最低用量确定，一般要连续应用 2 年。

哮喘慢性持续期的治疗必须以个体化、最小量和最简单联合、不良反应最少、达到最佳控制水平为基本原则。

表 31 - 6　哮喘长期（阶梯式）治疗方案

	第 1 级	第 2 级	第 3 级	第 4 级	第 5 级
首选控制性药物	按需使用低剂量 ICS + 福莫特罗	规律使用低剂量 ICS 或按需使用低剂量 ICS + 福莫特罗	规律使用低剂量 ICS + LABA	规律使用中等剂量 ICS + LABA	高剂量 ICS + LABA 并评估添加治疗，如：噻托溴铵、抗 IgE 药物、抗 IL - 5/5R 药物、抗 IL - 4R 药物
其他可选控制性药物	SABA 使用时即联合低剂量 ICS	LTRA 或 SABA 使用时即联合低剂量 ICS	中等剂量 ICS 或低剂量 ICS + LTRA	高剂量 ICS + 噻托溴铵或 LTRA	加用低剂量口服激素（但需考虑不良反应）

3. 咳嗽变异性哮喘的治疗　咳嗽变异性哮喘的治疗原则与典型哮喘治疗相同，大多数患者 ICS 或 ICS + LABA 治疗有效，治疗时间在 8 周以上。部分患者停药后可以复发，需要长期治疗。很少需要口服激素治疗，对于气道炎症严重者或 ICS 治疗效果不佳时，可以考虑升级治疗，加用 LTRA 治疗，或短期使用中等或低剂量口服激素治疗。

4. 胸闷变异性哮喘的治疗　这类患者以中青年多见，起病隐匿，胸闷可在活动后诱发，部分患者夜间发作较为频繁，没有反复发作的喘息、气促等典型哮喘表现，常伴有焦虑。肺部听诊无哮鸣音，具有气道高反应性、可逆性气流受限以及其他典型哮喘的病理生理特征，ICS 或 ICS + LABA 治疗有效。

岗位情景模拟

情景描述　患者，男，35 岁。咳嗽、发热 2 周，喘息 5 天。2 周前受凉后出现咽痛、发热、咳嗽，以干咳为主，最高体温 37.8℃。口服抗感冒药后发热症状明显改善，但咳嗽症状改善不明显。5 天前出现喘息，夜间明显，自觉呼吸时有"喘鸣音"，常于夜间憋醒，接触冷空气或烟味后症状加重。既往患过敏性鼻炎 5 年，经常使用抗过敏药。无烟酒嗜好。其父患湿疹多年。

讨　论　1. 患者所患为何病？诊断依据是什么？

2. 针对患者症状，首先应选择什么药物进行治疗？

答案解析

三、用药指导与健康教育

（一）用药指导

1. ICS 本药在口咽局部的不良反应包括声音嘶哑、咽部不适和念珠菌感染。吸药后应及时用清水含漱 口咽部，选用干粉吸入剂或加用储雾器可减少上述不良反应。ICS 全身不良反应的大小与药物剂量、药物的生物利用度、在肠道的吸收、肝脏首过代谢率及全身吸收药物的半衰期等因素有关。哮喘患者长期吸入临床推荐剂量范围内的 ICS 是安全的，但长期高剂量吸入激素后也可出现全身不良反应。

2. 吸入药物的疗效取决于肺内沉积率 肺内沉积率受药物剂型、给药装置、吸入技术等多种因素影响。一般而言，干粉吸入装置的肺内沉积率高于标准颗粒定量气雾剂，软雾气雾剂和超细颗粒气雾剂在细支气管及肺泡内沉积率高于干粉剂和标准颗粒定量气雾剂。

3. 口服激素的使用 口服激素时，一般使用半衰期较短的激素（如泼尼松等），推荐采用每天或隔天清晨顿服给药的方式，以减少外源性激素对下丘脑－垂体－肾上腺轴的抑制作用。

4. 用药依从性 哮喘需要长期规范化治疗，依从性高低与哮喘的转归密切相关，依从性提高可显著改善哮喘控制水平，但国内、外调查显示哮喘患者的治疗依从性普遍偏低。解决这一问题首先需要判断患者依从性状态，分析导致患者依从性差的原因，并根据存在的问题制定有针对性的解决方案，选择正确的药物（如由医生和患者共同决策药物/剂量的选择）、尽量选择长效制剂（最好是每日仅为 1～2 次用药）等措施均可以提高治疗的依从性。

5. 正确使用吸入装置指导 吸入装置种类繁多，使用不当会导致哮喘控制不佳，增加哮喘急性发作的风险以及吸入药物的不良反应，甚至使患者产生抵触吸入制剂的情绪，因此掌握吸入制剂的正确使用非常重要。随时评估患者吸入装置的应用情况，反复对患者进行吸入技术教育可提高正确使用率。医生、药师或护士应当以实物正确演示每一种处方所列吸入装置的使用方法，然后让患者练习，查看患者使用药物的细节，发现错误及时纠正，如此反复数次，确保患者熟练掌握吸入技术。

（二）健康教育

1. 心理指导 由于哮喘患者病程较长，病情易反复，造成患者心理压力较大；有的患者入院后不思饮食、睡眠质量差。药师应帮助患者树立信心，让患者了解哮喘虽不能根治，但通过适当、规范、长期的治疗是可以控制的，使其消除思想顾虑，主动地配合治疗和护理。

2. 饮食指导 哮喘患者应尽量食用清淡、易消化、有足够热量的食物，如瘦肉、大豆等高蛋白食物；胡萝卜、南瓜、大枣、番茄、青菜等富含维生素 A、维生素 C 及钙质的食物。不适宜食用鱼、虾、蟹、蛋、牛奶等易过敏的食物；忌酒及过咸的食物。消化不良的患者要少食多餐。

3. 休息与活动指导 哮喘发作时应取半卧位或端坐位，可以在床上放一小桌，以便患者休息，减少疲劳。非发作期时，应积极锻炼，如游泳、快走、慢跑等，尽可能改善肺功能，最大程度恢复劳动力，并预防疾病发展为不可逆性气流受限甚至气道阻塞，防止发生猝死。

4. 日常生活指导

（1）结合每位患者的具体情况，有针对性地寻找和避免接触敏感因素，以免诱发哮喘。如避免接触挥发性化学物品；哮喘患者应注意回避宠物，因变应原可存在于狗、猫、鸟等宠物的唾液、皮屑、羽毛和尿中；花粉过敏的患者在春秋季节、大风季节应减少外出；哮喘患者应注意控制情绪，避免情绪波动、精神应激等。

（2）保持居住环境的干净清洁，经常打扫卫生，清洗床上用品，而且哮喘患者尽量在打扫时离开现场；不用加塑料的家具，不用加湿器、除臭剂，不铺地毯；不用皮毛制成的衣物或被褥。

（3）禁止吸烟，避免接触烟雾及刺激性气体。

（4）多补充水分，尤其是急性发作期要多饮水，并进半流质食物，以利于痰液湿化和排出。

（5）哮喘患者应学会在家中自行监测病情变化，并进行自我评定。

（6）随身携带平喘药，学会在哮喘发作时进行简单的紧急自我处理办法。熟悉哮喘发作的先兆表现，如打喷嚏、鼻痒等，并强调出现哮喘发作先兆时应立即吸入 β_2 受体激动剂，同时使患者保持平静，以迅速控制哮喘症状，防止严重哮喘发作。

目标检测

答案解析

一、A 型选择题

1. 引起支气管哮喘发作和反复发作的最重要病理生理因素是（　　）

　　A. 遗传因素　　　　　　　　　　　B. 支气管黏膜下迷走神经感受器敏感

　　C. β 受体功能低下　　　　　　　　D. 气道变应性炎症

　　E. 支气管平滑肌舒缩神经功能失调

2. 主要作用于 β_2 肾上腺素能受体的支气管解痉药是（　　）

　　A. 肾上腺素　　　　　B. 异丙基肾上腺素　　　C. 氨茶碱

　　D. 麻黄碱　　　　　　E. 沙丁胺醇

3. 下列可作为轻至中度哮喘急性发作首选药的是（　　）

　　A. 布地奈德气雾剂　　　B. 泼尼松龙片　　　　C. 沙丁胺醇气雾剂

　　D. 孟鲁司特钠咀嚼片　　E. 氨茶碱注射液

4. 中至重度持续哮喘患者的长期治疗中，常联合使用长效 β_2 受体激动剂与（　　）

　　A. 第二代抗组胺药物　　　　　　　B. 吸入性糖皮质激素

　　C. 白三烯受体阻断剂　　　　　　　D. 茶碱类药物

　　E. 抗胆碱药

二、X 型选择题

5. 典型性支气管哮喘发作的最主要临床特点包括（　　）

　　A. 反复发作性喘息、胸闷、咳嗽和伴有哮鸣音的呼气性呼吸困难

　　B. 前驱症状是鼻、咽、眼等部位黏膜的其他症状

　　C. 经常是在接触灰尘、花粉、宠物、烟雾、香水或油漆等变应原或刺激性气体后发作

　　D. 症状通常是发作性的，可在数分钟内发生

　　E. 经平喘药物治疗后缓解或自行缓解

书网融合……

知识回顾　　　微课　　　习题

（薛　强）

项目三十二　消化性溃疡 🅴微课

PPT

学习引导

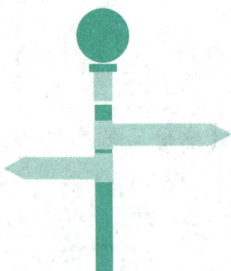

消化性溃疡是常见的消化道疾病，一般男性多于女性。消化性溃疡是全球性多发疾病，但在不同国家、地区的患病率可存在不同的差异。通常认为人群中约逾10%在其一生中曾患消化性溃疡，本病的发生、发展与饮食习惯、生活和工作压力都有关系。那么胃痛、胃不适是不是消化性溃疡的症状呢？得了消化性溃疡如何用药？如何进行健康教育？

本项目主要介绍消化性溃疡的定义、病因、发病机制和临床表现；消化性溃疡的药物治疗原则、治疗药物的合理使用指导与健康教育。

📖 学习目标

1. **掌握**　消化性溃疡的常用药物及用药指导。
2. **熟悉**　消化性溃疡的治疗原则与健康教育。
3. **了解**　消化性溃疡的定义、病因、发病机制和临床表现。

一、概述

消化性溃疡（PU）是指胃肠道黏膜被胃酸和胃蛋白酶等自身消化而发生的溃疡，其深度可达到或超过黏膜肌层，其中95%发生于胃和十二指肠，因此通常所说的消化性溃疡多指胃溃疡（GU）和十二指肠溃疡（DU）。消化性溃疡是一种多发病、常见病，发病率占总人口的10%~12%，各年龄段人群均可发病，以青壮年多见，男女之比为（5~6）：1。临床上十二指肠溃疡与胃溃疡发生率的比值约为3：1，胃溃疡的发病年龄一般较十二指肠溃疡推迟至少10年。

（一）病因

消化性溃疡的病因和发病机制较为复杂，迄今尚未完全阐明。目前认为主要与黏膜的损伤因素和保护因素失衡有关，胃溃疡以保护因素减弱为主，十二指肠溃疡以损伤因素增强为主。

1. 损伤因素的增强

（1）胃酸/胃蛋白酶分泌增加　胃液的消化作用是消化性溃疡形成的基本条件。胃酸由胃内壁细胞分泌，可激活胃蛋白酶原成为有活性的胃蛋白酶，加重对黏膜的侵袭，消化性溃疡患者每小时泌酸量比正常人高1倍。

（2）幽门螺杆菌（Hp）感染　Hp感染是消化性溃疡形成的主要病因之一。一方面，消化性溃疡患者的Hp感染率可高达90%以上；另一方面，Hp阳性率人群消化性溃疡的患病率也较高。因此，根除

Hp 治疗有助于消化性溃疡的愈合及显著减少溃疡复发。

知识链接

幽门螺杆菌的发现

1979 年，病理学医生在慢性胃炎患者的胃窦黏膜组织切片上观察到一种弯曲状细菌，并且发现这种细菌邻近的胃黏膜总是有炎症存在，因而意识到这种细菌和慢性胃炎可能有密切关系。1982 年，澳大利亚医学科学家巴里·马歇尔（Barry J. Marshall）和罗宾·沃伦（J. Robin Warren）二人发现了导致胃炎和胃溃疡的细菌——幽门螺杆菌，在国际消化病学界引起了巨大的轰动。2005 年 10 月 3 号，这两位澳大利亚医学科学家因此获得了 2005 年诺贝尔生理学或医学奖。

幽门螺杆菌（*Helicobacter pylori*，Hp）是人类发展至 21 世纪初唯一一种已知的胃部细菌，它是一种呈"反 S 形"或弧形弯曲的革兰阴性杆菌，主要寄生在胃幽门、胃窦等附近的黏膜上。Hp 的根除治疗使消化性溃疡不再是一种病程漫长、久治不愈的疾病，而成为可用短程抗生素和抑酸制剂即可治愈的疾病。Hp 的发现对消化性溃疡的药物治疗开辟了崭新的领域与途径。

（3）药物　长期服用阿司匹林等非甾体抗炎药和泼尼松等糖皮质激素类药物可诱发消化性溃疡，发生率约 20%。其机制包括：①直接损伤黏膜；②抑制环氧化酶 – 1（COX – 1）活性，减少内源性前列腺素的合成和分泌。

2. 保护因素的减弱　黏液 – 碳酸氢盐 – 黏膜屏障受到破坏、黏膜的血运循环减弱和上皮细胞再生能力降低等。

3. 其他因素　胃和十二指肠运动异常、应激、精神心理因素和疾病因素均可通过影响损伤因素和保护因素之间的平衡导致消化性溃疡。此外吸烟、饮酒、饮食、遗传等因素也参与消化性溃疡的发生、发展。

（二）临床表现

消化性溃疡临床表现程度各异。典型症状是上腹部疼痛，性质可有胀痛、钝痛、饥饿样不适，可伴随上腹饱胀、反酸、嗳气、恶心、呕吐、纳差甚至消瘦与贫血。其他症状或伴有失眠、多汗等自主神经系统症状。部分患者可无症状，或以出血、穿孔等并发症为首发表现。典型消化性溃疡有以下典型特点。

1. 慢性病程　可在几年、十几年甚至几十年的时间内反复发作或持续存在。

2. 周期性发作　病程中发作与缓解交替出现，发作有季节性，多在秋冬之交或冬春之交发病，亦可因精神紧张、过度劳累、饮食不慎、药物影响等因素诱发或加重。

3. 节律性疼痛　胃溃疡疼痛表现为饱餐痛，多在餐后 1 小时内发生，下次餐前缓解，夜间痛不如十二指肠溃疡多见，进食不缓解甚至加重，呈"进食—疼痛—缓解"的规律；十二指肠溃疡疼痛表现为夜间痛和饥饿痛，进食或可缓解，呈"疼痛—进食—缓解"的规律。随着检查手段的发展和药物的早期干预，症状典型的消化性溃疡已较为少见，很多消化性溃疡患者腹痛发作并无明显节律性或仅表现为消化不良症状。

胃镜检查是确诊消化性溃疡最可靠的方法，X 线钡餐检查也是诊断溃疡常用的方法，并应查明有无幽门螺杆菌的感染。幽门螺杆菌感染的诊断方法包括依赖于胃镜活检的侵入性方法和不依赖胃镜活检的非侵入性方法。其中非侵入性方法主要有血清学检测方法和呼气试验方法。

二、治疗原则与常用药物

（一）治疗原则

消化性溃疡的治疗方法包括三方面，即药物治疗、一般治疗和外科手术治疗，以药物治疗为主，同时要强调治疗的长期性和持续性。消化性溃疡的药物治疗原则是去除病因、缓解症状、促进溃疡愈合、预防复发和防治并发症。选择药物要效果好、性价比高、使用方便和个体化治疗。

📖 **知识链接**

液闪法尿素［^{14}C］呼气试验

目前国际上公认的幽门螺杆菌检测"金标准"——液闪法尿素［^{14}C］呼气试验是一种无创伤、无痛苦的检测方法，患者只需轻松吹口气，即可诊断是否有幽门螺杆菌感染。

它的原理是利用碳的同位素［^{14}C］为标记物标记尿素中的碳原子，利用幽门螺杆菌能分解尿素的特点，从而确定有无这种菌类的存在。

口服带标记的尿素胶囊后，如果胃中有幽门螺杆菌，其产生的尿素酶会将被标记的尿素分解为二氧化碳和氨气，尿素中被标记的碳原子移至二氧化碳，二氧化碳经血液循环从肺而排出体外，将排出的二氧化碳收集（吹气或呼气）。通过液闪计数仪检测受试者呼气中［^{14}C］标记的二氧化碳放射性活度，从而可判断患者是否存在 Hp 感染。

即学即练

答案解析

患者，男性，59 岁，诊断为消化性溃疡，医生为其开具了抗菌药物。该患者应用抗菌药的目的是（ ）

A. 抗幽门螺杆菌　　　　B. 保护胃黏膜　　　　C. 减轻溃疡症状
D. 抑制胃酸分泌　　　　E. 清除肠道寄生菌

（二）常用药物

1. 根除幽门螺杆菌（Hp）药物　根除 Hp 不但可以促进溃疡愈合，而且可以预防溃疡复发。因此，只要是有 Hp 感染的消化性溃疡，无论初发或复发、活动期或愈合期、有无并发症，均应根除 Hp。常用的药物有质子泵抑制剂、铋剂、抗菌药等，由于大多数抗菌药在胃酸环境中活性较低且不能穿透黏液层而作用于细菌，单一药物治疗效果较差，目前提倡联合治疗。

可用于抗 Hp 感染的抗菌药有阿莫西林、克拉霉素、四环素、甲硝唑、呋喃唑酮、左氧氟沙星等，它们多在酸性环境中较稳定。阿莫西林在体内、外均有良好的抗 Hp 作用，在胃内酸性环境中较为稳定，在 pH 接近中性时疗效最好；主要不良反应为过敏反应、腹泻和伪膜性肠炎。克拉霉素易于吸收，抗 Hp 效果较好，但单独使用易耐药。四环素抗 Hp 效果较好，耐药菌株少。非耐药菌株对甲硝唑非常敏感，但耐药菌株多见，一旦耐药，Hp 感染治愈率明显下降；甲硝唑的主要不良反应为口腔异味或金属味、恶心等。随着 Hp 对于上述抗菌药的耐药性增加，呋喃唑酮等因耐药率低、疗效高逐渐受到重视。

铋剂可通过破坏细菌细胞壁、阻止 Hp 黏附于胃黏膜上皮和抑制 Hp 尿素酶、蛋白酶活性而发挥抗 Hp 作用；铋剂与抗菌药合用有协同效应。奥美拉唑等 PPI 在体内、外均可抑制 Hp 生长，但单独应用不能治愈 Hp 感染；PPI 可显著提高胃内 pH，增加抗菌药稳定性，提高抗 Hp 疗效。

由于耐药菌株的出现、抗菌药物不良反应、患者依从性差等因素，部分患者胃内的 Hp 难以根除，此时应因人而异制订多种根除 Hp 方案。对有并发症和经常复发的消化性溃疡患者，应追踪监测抗 Hp 的疗效，一般应在治疗至少 4 周后复查 Hp，避免在应用 PPI 或抗菌药期间复检 Hp 而出现假阴性结果。

目前推荐铋剂 + PPI + 抗菌药 1 + 抗菌药 2 的四联疗法根除 Hp。铋剂、PPI：餐前半小时服用；抗菌药：餐后服用。标准剂量 PPI：艾司奥美拉唑 20mg，雷贝拉唑 10mg 或 20mg，奥美拉唑 20mg，兰索拉唑 30mg，泮托拉唑 40mg，艾普拉唑 5mg。标准剂量铋剂：枸橼酸铋钾 220mg，胶体果胶铋 200mg。抗菌药组合推荐方案见表 32 - 1。

表 32 - 1　幽门螺杆菌根除四联方案中抗菌药组合和用法、用量

方案	抗菌药 1	用法、用量	抗菌药 2	用法、用量
1	阿莫西林	1000mg，bid	克拉霉素	500mg，bid
2	阿莫西林	1000mg，bid	左氧氟沙星	500mg，qd 或 200mg，bid
3	阿莫西林	1000mg，bid	呋喃唑酮	100mg，bid
4	四环素	500mg，tid 或 qid	甲硝唑	400mg，tid 或 qid
5	四环素	500mg，tid 或 qid	呋喃唑酮	100mg，bid
6	阿莫西林	1000mg，bid	甲硝唑	400mg，tid 或 qid
7	阿莫西林	1000mg，bid	四环素	500mg，tid 或 qid

鉴于四联疗法延长疗程可在一定程度上提高疗效，推荐疗程为 10 天或 14 天。同时，根除治疗前停服 PPI 不少于 2 周，停服抗菌药、铋剂等不少于 4 周。如是补救治疗，建议与上次治疗至少间隔 2 ~ 3 个月，原则上不重复原方案。

为避免耐药菌株的发生，提高 Hp 根除率，应注意严格掌握根除 Hp 的适应证，选用正规、有效的治疗方案，联合用药，避免使用单一抗菌药。Hp 根除率不足 90%，治疗失败者间隔 3 ~ 6 个月后进行补救治疗，应个体化调整抗菌药物。阿莫西林、呋喃唑酮和四环素的耐药率低，而克拉霉素、左氧氟沙星的耐药率高（不可重复应用）。推荐方案中含甲硝唑的方案有 2 种，会有重复应用可能；重复应用甲硝唑需优化剂量（甲硝唑增加至 1600mg/d），如初次治疗已用了优化剂量，则不应再次使用。青霉素过敏者可用四环素替代阿莫西林。

根除 Hp 疗效判断：用于明确 Hp 是否被根除的复查要在根除治疗结束至少 4 周后进行。首选应用非侵入性的尿素呼气试验，也可用胃黏膜活检标本检测 Hp。

2. 抑酸药　抑酸药是目前消化性溃疡治疗的最主要药物。目前临床上常用的抑酸药主要是质子泵抑制剂、H₂ 受体阻断剂。

（1）质子泵抑制剂（PPI）　PPI 是治疗消化性溃疡的首选药物，该类药物为前药，在胃部酸性条件下转化为活性物质，与质子泵（即 H^+，K^+ - ATP 酶）结合，使 H^+，K^+ - ATP 酶不可逆性失活，从而抑制胃酸分泌，抑酸作用维持时间较长，可迅速地控制症状并使溃疡愈合。常用的 PPI 包括：奥美拉唑、兰索拉唑、泮托拉唑、雷贝拉唑和艾司奥美拉唑等。各种质子泵抑制剂对胃、十二指肠溃疡均有很好的疗效，可在 2 ~ 3 天内控制溃疡症状。以溃疡是否愈合为标准，本药治疗十二指肠溃疡的疗程一般为 2 ~ 4 周、胃溃疡为 4 ~ 8 周；对 H_2 受体阻断剂无效的消化性溃疡患者，PPI 治疗 8 周的治愈率超过 90%。短期、大剂量奥美拉唑治疗消化性溃疡对促进急性出血时黏膜的愈合和预防再出血有良好的疗效。

①第一代 PPI：奥美拉唑、兰索拉唑和泮托拉唑等，起效时间慢，不能迅速缓解症状；药效不够强，需多次用药后才能取得最大抑酸效果，并具有明显的夜间酸突破现象；服药及进食时间均可能影响药效学和药动学参数，个体差异大，与其他药物相互作用明显。

②第二代 PPI：雷贝拉唑、艾司奥美拉唑、艾普拉唑、莱米拉唑等，因具有起效更快、抑酸效果更好、没有明显的夜间酸突破现象、能 24 小时持续抑酸、个体差异小、与其他药物相互作用少等特点而使其在临床的应用越来越广泛。

PPI 的标准剂量每日 1 次，早餐前服药。不良反应轻微，常见的有腹泻、腹痛、疲乏、口干、恶心、腹胀、呕吐、皮疹等，个别患者有血清氨基转移酶和胆红素增高，停药后消失。PPI 因抑酸作用强、疗效肯定、使用方便、安全性好，目前已作为活动期消化性溃疡治疗的首选药物。

（2）H_2 受体阻断剂　能选择性竞争性结合胃壁细胞膜上的 H_2 受体，阻断其与组胺结合，从而抑制食物、组胺及促胃液素引起的胃酸分泌，达到治疗溃疡的目的。临床上常用的药物有西咪替丁、雷尼替丁、法莫替丁、尼扎替丁和罗沙替丁等。各种 H_2 受体阻断剂的相对抑酸强度及其药动学参数有所不同，但在临床应用标准剂量时，其疗效基本相同。

本类药物治疗十二指肠溃疡的愈合率为 70% ~ 80%，疗程一般为 4 ~ 6 周，对十二指肠溃疡疗效优于胃溃疡；治疗胃溃疡一般需 6 ~ 8 周。此类药物疗效好、用药方便、价格适中，长期使用不良反应少。在消化性溃疡合并上消化道出血时，多采用静脉滴注 H_2 受体阻断剂，待消化道出血停止后，再改用口服制剂继续治疗。

3. 抗酸药　主要是一些无机碱，可中和胃酸，升高胃液 pH，抑制胃蛋白酶的活性。此类药物起效快，能迅速缓解溃疡疼痛，促进溃疡愈合。但是单用能否使溃疡愈合尚有争议。目前抗酸剂主要用于消化性溃疡的辅助治疗，尤其是腹痛症状严重者的早期治疗阶段的联合用药。常用的药物主要有碳酸氢钠、碳酸钙、氧化镁、氢氧化铝、三硅酸镁、铝碳酸镁等。此类药物的疗效以水剂最好，粉剂次之，片剂最差；片剂应嚼碎服用，进入胃中可很快地形成一层保护膜。因空腹服用的药物立即自胃排出，为增加其在胃内的作用持续时间，故抗酸药应在饭后 1.5 小时服用。为对抗夜间胃酸增高，睡前应服一次。

抗酸药的特点是作用时间短，服药次数多，容易发生便秘或腹泻等副作用，如含镁的抗酸药可引起腹泻、含铝的抗酸药可引起便秘。从临床疗效观察，抗酸药对消化性溃疡的止痛效果较好，但对胃酸的抑制作用可因增加促胃液素的分泌而减弱，不利于溃疡的愈合，现较少单独使用，临床上多用复方制剂（如复方氢氧化铝片），以增强疗效、降低不良反应，作为消化性溃疡止痛辅助治疗。新一代的抗酸药铝碳酸镁具有抗酸药和黏膜保护药的优点，含有铝、镁两种金属离子，相互抵消了便秘和腹泻的副作用，但个别患者还是可能出现腹泻；可干扰四环素类药物的吸收；常用日剂量 1g，疗程 6 ~ 8 周；促进溃疡愈合的疗效与 H_2 受体阻断剂（H_2RA）相当，无明显不良反应。

4. 胃黏膜保护剂　主要通过增加碳酸氢盐分泌、改善黏膜血流或在黏膜表面形成保护膜而增强黏膜抵抗力，加速溃疡的愈合，广泛用于消化性溃疡的治疗，常用药物有铋剂、硫糖铝、前列腺素类似物、吉法酯等。

（1）铋剂　在酸性条件下（pH < 5.0）能形成氧化铋胶体附着于溃疡表面，形成保护膜而抵御胃酸、胃蛋白酶及酸性食物对溃疡面的侵蚀，还可包裹 Hp 菌体、干扰 Hp 代谢而发挥杀菌作用，所以特别适用于合并 Hp 感染的消化性溃疡患者，以枸橼酸铋钾最为常用。枸橼酸铋钾治疗溃疡 4 周和 8 周的愈合率不同，对十二指肠溃疡分别是 75% ~ 84% 和 88% ~ 97%，胃溃疡的愈合率分别为 70% ~ 75% 和 77% ~ 87%，疗效与 H_2 受体阻断剂相似。对 H_2 受体阻断剂治疗无效的消化性溃疡，铋剂治疗 4 周的愈

合率是80%～85%。经过铋剂治疗的溃疡复发率也显著下降，可能与其具有杀灭Hp的作用有关，因此铋剂在难治性及复发性溃疡的治疗上具有独特的优势。在常规剂量下和规范用药周期内服用比较安全，不良反应少而轻，可有便秘、恶心、舌苔发黑等。

（2）硫糖铝 是硫酸蔗糖和氢氧化铝的复合物，无抗酸作用。其保护胃黏膜的机制包括：①在酸性环境下可形成不溶性的胶体，与溃疡处炎症渗出的蛋白质结合，形成一层保护膜覆盖于溃疡面，阻止胃酸及胃蛋白酶的侵袭，促进溃疡愈合；②吸附胃蛋白酶和胆汁酸；③促进内源性前列腺素E的合成；④促进胃黏液和碳酸氢盐分泌；⑤增加胃黏膜血流量。近年研究表明，硫糖铝还具有抗Hp的作用。硫糖铝应于餐前1小时咀嚼成糊状后以温开水吞服，4～6周为一疗程。主要副作用为便秘，发生率3%～4%；偶见口干、恶心、腹泻等，长期服用可导致低磷血症。

（3）米索前列醇 是目前预防和治疗非甾体抗炎药（NSAID）所导致的溃疡最有效的药物，保护作用可达67%～90%。对胃、十二指肠溃疡的疗效与西咪替丁相似。餐前及睡前分4次口服，疗程4～8周。主要不良反应是腹部痉挛性疼痛和腹泻，与食物同时服用可延缓吸收、降低血药浓度、减少腹泻等不良反应。因可引起宫缩及流产，孕妇禁用。由于副作用较多，价格昂贵，主要作为二线用药。

（4）吉法酯 能够保护胃黏膜，促进溃疡修复愈合，增加胃黏膜前列腺素分泌，增强胃黏膜屏障，扩张胃黏膜血流微循环，改善局部血供。每次口服2片，每日3次；一般疗程为一个月，病情严重者需2～3个月。

5. 促胃动力药 一些消化性溃疡患者有明显的恶心、呕吐和腹胀，多是由于消化道动力不足而导致了潴留、排空迟缓、胆汁反流或胃食管反流等表现，可给予促进胃动力药，此类药物可加速胃排空，减少促胃液素分泌，减轻胃酸对胃黏膜的损害。常用的药物如多潘立酮、莫沙必利、西沙必利等。多潘立酮临床常用10～20mg，3次/日，餐前口服，10%～15%的患者可引起可逆性血催乳素水平升高。莫沙必利的促动力作用是多潘立酮的10～12倍，无明显心血管不良反应，常用剂量5mg，3次/日，餐前服用。

6. 中成药 快胃片、康复新液、胃康灵颗粒等也对消化性溃疡有一定的疗效。

>> **岗位情景模拟**

情景描述 患者，男，26岁，办公室白领，间断上腹部烧灼痛2年，常发生于空腹或夜间，伴反酸、嗳气，进食后缓解，冬、春季多发。

讨　　论 1. 该患者患什么疾病？

2. 该患者应该选用何药治疗？请给出简要的用药指导措施。

答案解析

三、用药指导与健康教育

（一）用药指导

1. 质子泵抑制剂 其安全性好，不良反应少，奥美拉唑可引起头晕，特别是用药初期，驾驶员和从事高空作业者慎用。PPI于清晨顿服或早晚各1次。但长期应用需注意低胃酸所致的维生素B_{12}等营养物质吸收障碍。由于胃酸分泌减少可见血清促胃液素水平增高，应定期检查胃黏膜有无肿瘤样增生。

2. H_2受体阻断剂 应在餐中或餐后即刻服用。因睡前服用效果更佳，近年来提倡睡前服用。如需要同时服用抗酸药，则应间隔 1 小时以上。长期服用西咪替丁可引起内分泌紊乱，在男性可引起勃起功能障碍、性欲下降、乳房发育，女性可有溢乳等现象，停药后消失；治疗溃疡愈合率较高，不良反应较少，但突然停药时会导致胃酸分泌反跳性增加，使病情加重或复发。雷尼替丁、西咪替丁、法莫替丁能引起幻觉、定向力障碍，驾驶员、高空作业者、精密仪器操作者慎用。

3. 抗酸药 如氢氧化铝凝胶，应在饭后 1 ~ 1.5 小时和睡前服。服用片剂时应嚼服，老年人长期服用氢氧化铝片或凝胶时，可影响肠道吸收磷酸盐，导致骨质疏松；铝盐吸收后沉积于脑，可引起老年性痴呆；骨折患者不宜服用；阑尾炎或急腹症时，服用氢氧化铝制剂可使病情加重，可增加阑尾穿孔的危险，应禁用。抗酸药通常作为对症药物短期服用，多在上腹痛前、腹痛时临时服用，作为加强溃疡止痛的辅助治疗药物，且不要与铁剂、钙剂及喹诺酮类等多种药物合用，以免影响药物吸收。

4. 铋剂 在酸性环境中方起作用，宜在餐前服用。口服过程中易导致牙齿、舌苔变黑，可用吸管直接吸入，其粪便可呈无光泽的灰黑色，也应事先向患者说明，停药后可自行消失。铋剂短时间服用不良反应少，长期使用会损伤大脑，因为这类药物可能造成铋在体内的蓄积，引起铋中毒。如服用过量或发生严重不良反应时，应立即就医。本品的疗程最长不得超过 4 周，1 年内不得重复用药。抗酸药、牛奶或钙剂可影响其作用，不宜同服，应间隔 0.5 ~ 1 小时；与四环素类同时服用可减少后者的吸收。严重肾功能不全、孕妇和哺乳期妇女禁用。

5. 硫糖铝 片剂在酸性环境中作用强，且易与蛋白质相结合，故主张在餐前 1 小时和睡前嚼碎后服用，对不能口服片剂的患者可选择硫糖铝的混悬剂由胃管内注入。糖尿病患者慎用。因其在酸性环境下凝集而发挥作用，不宜与碱性药物、钙剂、牛奶合用。可致便秘，偶有恶心、腹泻、皮疹、瘙痒及头晕。长期服用，可发生铝蓄积和铝中毒，出现骨软化症和脑病等。

6. 胃黏膜保护剂 服用胃黏膜保护剂时要注意服药姿势，站立时，由于药物与溃疡面接触时间短，药效不能充分发挥，所以服药后静卧半小时可减慢药物排空速度，延长药物局部作用时间，提高疗效。服用胃黏膜保护剂时，只需少量温水把药送服下去即可，半小时内不宜喝太多水，否则刚形成的药物保护膜可能被冲掉，使其保护作用减弱；如果想喝水，应在服药半小时后，等保护膜稳定或达到药物作用时间，再适量饮用。由于胃黏膜保护剂可干扰食物中脂溶性维生素（特别是维生素 A）的吸收，长期服用可导致脂溶性维生素缺乏。

7. 促胃动力药 推荐餐前 15 ~ 30 分钟口服。甲氧氯普胺可进入血 – 脑屏障引起倦怠、焦虑、锥体外系反应等神经精神症状；多潘立酮可引起可逆性血清催乳素升高等应提前告知患者。

8. 根除 Hp 用药前要权衡全身情况 核查患者用药记录单，避免出现药物不良反应与相互作用，例如他汀类药物与克拉霉素同服可增加肌溶解风险，应暂时停服；对于患有心律失常的患者，应权衡利弊，慎用克拉霉素。

9. 根除 Hp 的用药方案一定要按疗程服用 患者必须注意合理、规范、系统地用药。抑酸药物的疗程通常为 4 ~ 6 周，部分患者需要 8 周。根除 Hp 所需的疗程结束后应再继续服用质子泵抑制剂 2 ~ 4 周。在确定了合适的治疗方案后，必须坚持按疗程服用药物，治疗期间不宜随意更换药物，疗程结束后及时复查。

10. 消化性溃疡愈合后，大多数患者可以停药 对反复复发、Hp 阴性及合并多种损伤因素或伴有严重并发症的患者，可以给予维持治疗，即较长时间服用维持剂量的 H₂受体阻断剂或 PPI，疗程因人而异，短者 3 ~ 6 个月，长者 1 ~ 2 年，甚至更长时间。

11. 避免使用可引发或加重溃疡药物 溃疡活动期应停用胃黏膜损害药物（如非甾体抗炎药、糖皮质激素等）。如因疾病需要必须服用，可在医生或药师指导下尽量采用肠溶制剂或小剂量间断饭后服用；同时进行充分的抑酸治疗和黏膜保护，减少对胃的不良反应。

（二）健康教育

1. 生活规律，按时进餐。避免过度劳累或睡眠不足，对急性发作者应卧床休息。

2. 注重饮食治疗：清淡细软饮食，定时定量，少食多餐，细嚼慢咽；忌食坚硬、辛辣、油煎、生冷等刺激性食物。戒烟、酒、浓茶、浓咖啡。

3. 保持精神愉悦、心情愉快。注意保暖，避免受寒，增强机体免疫力。

4. 需告知患者 Hp 根除方案的潜在不良反应和用药依从性的重要性。

5. 幽门螺杆菌主要是经口腔进入人体，这种细菌常存在于带菌者的牙垢与唾液中，通过共同进食传染。因此注意家人同时治疗、碗筷消毒、提倡分餐制，注意口腔卫生、定期更换牙刷是预防该菌感染最关键的措施。

目标检测

答案解析

一、A 型选择题

1. 首选用于治疗十二指肠溃疡的药物是（　　）

A. 双氯芬酸钠　　　　B. 雷尼替丁　　　　C. 阿托品

D. 阿司匹林　　　　　E. 氢化可的松

2. 不属于质子泵抑制剂的是（　　）

A. 泮托拉唑　　　　　B. 兰索拉唑　　　　C. 奥美拉唑

D. 碳酸氢钠　　　　　E. 雷贝拉唑

3. 患者，女性，69 岁，诊断为胃溃疡，服用奥美拉唑后症状好转。以下对奥美拉唑的叙述，正确的是（　　）

A. 助消化药　　　　　B. H_1 受体阻断剂　　　　C. H_2 受体阻断剂

D. M 受体阻断剂　　　E. 抑制 H^+，K^+ – ATP 酶

4. 溃疡活动期患者不宜服用（　　）

A. 胶体铋　　　　　　B. 前列腺素制剂　　　C. 呋喃唑酮

D. 硫糖铝　　　　　　E. 布洛芬

5. 下列可以抑制胃酸分泌的药物是（　　）

A. 抗酸药　　　　　　B. 碳酸氢钠　　　　　C. 硫糖铝

D. 组胺 H_2 受体阻断剂　　E. 阿司匹林

6. 在中性 pH 条件下，对 Hp 最为敏感的抗生素是（　　）

A. 青霉素　　　　　　B. 四环素　　　　　　C. 左氧氟沙星

D. 红霉素　　　　　　E. 万古霉素

7. 对患有消化性溃疡的患者不适合应用的药物是（　　）

A. 美托洛尔　　　　　B. 利血平　　　　　　C. 可乐定

D. 哌唑嗪　　　　　　E. 呋塞米

二、X 型选择题

8. 消化性溃疡药物治疗的目的包括（　　）

　　A. 止痛　　　　　　　　　　B. 保护胃黏膜，防止复发

　　C. 促进溃疡的愈合　　　　　D. 减弱消化道分泌功能

　　E. 促进有害物质排泄

9. 根除幽门螺杆菌感染联合用药治疗方案中包括以下哪些药物（　　）

　　A. 奥美拉唑　　　　　B. 阿莫西林　　　　　C. 枸橼酸铋钾

　　D. 甲硝唑　　　　　　E. 硫糖铝

书网融合……

| 知识回顾 | 微课 | 习题 |

（葛　蕾）

项目三十三　尿路感染 🄔微课

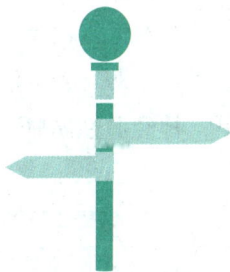

"尿频、尿急、尿不尽"是尿路感染常见的症状，女性患者多见，特别是育龄期女性和老年女性又比普通人群发病率高。尿路感染是仅次于呼吸道感染的第二大感染性疾病，其所引发休克而致死亡者在所有感染致死中居第三位。那么得了尿路感染怎么用药呢？平时怎么预防呢？

本项目主要介绍尿路感染的病因、发病机制、分类和临床表现；常用药物及其治疗原则；用药指导与健康教育。

学习目标

1. **掌握**　尿路感染的常用治疗药物及其治疗原则。
2. **熟悉**　尿路感染的用药指导与健康教育。
3. **了解**　尿路感染的病因、发病机制、分类和临床表现。

一、概述

尿路感染（urinary tract infection，UTI）简称尿感，是指各种病原微生物在尿路中生长、繁殖而引起的炎症性疾病。病原微生物可包括细菌、支原体、衣原体、真菌、病毒等。通常老百姓所说的尿路感染多指细菌引起的尿路感染。

根据感染部位可将尿路感染分为上尿路感染和下尿路感染。前者主要是肾盂肾炎、输尿管炎，后者主要是膀胱炎、尿道炎。根据临床有无症状可分为有症状性尿路感染和无症状性尿路感染。根据有无尿路异常可分为单纯性/非复杂性尿路感染和复杂性尿路感染，其中单纯性尿路感染是指无伴发尿路异常；复杂性尿路感染是指患者同时伴有尿路功能性或结构性异常，或因免疫低下所致机会性感染（如院内获得性尿路感染等）。

婴儿和老年人因免疫力低下易患此病，男婴因先天性尿路异常发生率高于女婴，故男婴尿路感染发生率高于女婴；但女婴尿道短、宽、直，因此如照护不当，易发生尿道炎。成年女性与男性的尿路感染发生率之比约为8∶1，其中已婚女性发病率显著高于未婚女性，这与性生活、月经、妊娠、使用避孕药有关。60岁以上女性尿感发生率高达10%～12%，多为无症状性细菌尿。除非存在泌尿生殖系统易感因素，50岁以下成年男性极少发生尿路感染；但50岁以上男性随着前列腺增生症发生率的增高，尿路感染的发生率相应增高。

（一）病因

1. 病原菌　尿路感染以细菌感染为主，极少数为真菌、原虫及病毒感染。最常见致病菌为革兰阴性杆菌，其中以大肠埃希菌最为常见，其次为克雷伯菌、变形杆菌等。主要是通过上行感染（约占95%）、血行感染、直接感染甚至是经淋巴途径侵袭人体，并突破机体的免疫防御后而引起发病。

2. 机体防御功能 是否发生尿路感染除与细菌的数量、毒力有关外，还取决于机体的防御功能。机体的防御功能包括：①排尿的冲刷作用。②尿道和膀胱黏膜的抗菌能力。③尿液中高浓度尿素、高渗透压和低 pH 等。④前列腺分泌物中含有的抗菌成分。⑤感染出现后，白细胞很快进入膀胱上皮组织和尿液中，起清除细菌作用。⑥输尿管 – 膀胱连接处的活瓣具有防止尿液、细菌上行进入输尿管的功能。⑦女性阴道的乳酸杆菌菌群对限制致病病原体的繁殖有重要作用。

3. 易感因素 正常情况下，由于泌尿生殖系统在解剖、生理方面的特点，使致病菌不易停留、繁殖，故不易引起感染。一旦泌尿生殖系统发生病理改变，防御感染的功能被破坏，致病菌就会乘虚而入，从而诱发感染。易感因素包括：①女性因尿道短、开口毗邻阴道口，容易发生感染。②不洁性活动。③尿路梗阻、妊娠压迫、前列腺增生、过度憋尿。④疾病：机体免疫力低下，神经源性膀胱。⑤医源性因素：如导尿或留置导尿管等。

即学即练

尿路感染的感染途径不包括（   ）

答案解析
A. 上行感染   B. 血行感染   C. 淋巴感染   D. 直接感染   E. 垂直感染

（二）临床表现

尿路感染患者多表现为尿频、尿急、尿痛，甚至肉眼血尿、腰痛等局部症状，也可同时存在发热、寒战等全身症状，也有部分患者临床表现不明显或无症状。不同部位尿路感染有不同的症状。

1. 膀胱炎 约占尿路感染的 60% 以上，分为急性单纯性膀胱炎和反复发作性膀胱炎。临床主要表现为尿频、尿急、尿痛、耻骨上膀胱区域或会阴部不适、尿道烧灼感，一般无全身感染症状。致病菌多为大肠埃希菌，占 75% 以上。

2. 肾盂肾炎 如患者有突出的全身感染表现，体温 >38.0℃，应考虑上尿路感染。分为急、慢性肾盂肾炎。

（1）急性肾盂肾炎 可发生于各年龄段，育龄女性最多见。通常起病较急，在全身症状（寒战、发热、腰痛、恶心、呕吐等）出现同时会伴有泌尿系统症状；老年人表现不典型，可仅表现为纳差、淡漠、谵妄等。而体格检查中会发现一侧或两侧肋脊角或输尿管点压痛和（或）肾区叩击痛。

（2）慢性肾盂肾炎 全身及泌尿系统局部表现可不典型，有时仅表现为无症状性细菌尿。半数以上患者可有急性肾盂肾炎病史，后出现不同程度的低热、间歇性尿频、腰痛及肾小管功能受损表现（夜尿增多、低比重尿等）。病情持续可发展为慢性肾衰竭。急性发作时类似"急性肾盂肾炎"表现。

3. 无症状性细菌尿 患者有真性菌尿，而无尿路感染的症状；可由症状性尿感演变而来或无急性尿路感染病史。

4. 复杂性尿路感染 由于此类患者同时伴有尿路异常或免疫低下，患者临床表现差异很大。既有较轻的泌尿系统症状，也可有膀胱炎、肾盂肾炎症状，甚至更为严重的患者可有菌血症、败血症的表现。

尿液检查中含有白细胞对尿路感染诊断意义较大，部分尿路感染患者有镜下血尿，少数急性膀胱炎患者可出现肉眼血尿，蛋白尿多为阴性至微量。尿细菌培养对诊断尿路感染有重要价值，但尿细菌定量培养可出现假阴性或假阳性结果，需结合临床表现进行判别。

二、治疗原则与常用药物

（一）治疗原则

尿路感染的治疗主要是注意休息，多饮水，足量、足疗程地应用对致病菌敏感的抗感染药物治疗。尿路感染如反复发作，应积极寻找病因，针对性治疗，并及时去除诱发因素。

1. 用药原则 ①根据尿路感染的位置以及是否存在复杂性尿感的因素选择抗生素的种类、剂量与疗程。②选用对致病菌敏感的抗生素。无病原学结果之前，一般首选对革兰阴性杆菌有效的抗生素，尤其是初发尿路感染。治疗 3 天症状无改善，应按尿细菌培养与药敏试验结果调整用药。③选择在尿和肾内浓度高的抗生素。④选用肾毒性小，不良反应少的抗生素。⑤单一药物治疗失败、严重感染、混合感染、出现耐药菌株时应联合用药。⑥综合考虑感染部位、菌种类型、基础疾病、感染中毒症状程度等因素决策治疗方案。

2. 疗效判定 ①治愈：症状消失，尿菌阴性，疗程结束后 2 周和 6 周复查尿菌仍阴性。②治疗失败：治疗后尿菌仍阳性；或治疗后尿菌阴性，但 2 周或 6 周复查尿菌转为阳性，且为同一种菌株（复发）。

知识链接

合理使用抗生素

细菌耐药性指细菌多次与药物接触后，对药物的敏感性减小甚至消失，致使药物对耐药菌的疗效降低甚至无效。研究表明，细菌耐药的历史甚至早于人类的出现，是细菌在长期进化过程中的一种自然现象。但抗生素的滥用使得细菌逐步从单一耐药发展到了多重耐药甚至泛耐药，最终成为"超级耐药菌"，即对临床各种抗菌药物都变得耐药。近年来，细菌耐药问题受到了全世界范围内前所未有的高度关注。据估计，到 2050 年，细菌耐药将导致全球范围内每年 1000 万人的死亡，由此造成全球 GDP（国内生产总值）损失高达 2% ~3.5% 。因此，可以说细菌耐药同时是一个经济问题。

那么合理使用抗生素就非常重要了，其原则是：应有效地控制感染，争取最佳疗效；预防和减少抗菌药物的不良反应；注意合适的剂量和疗程，避免产生耐药菌株；密切注意药物对人体内正常菌群的影响；根据微生物的药敏试验，调整经验用药，选择有针对性的药物，确定给药途径，防止浪费。

（二）常用药物

1. 急性膀胱炎 短程疗法可选半合成青霉素类、头孢菌素类、喹诺酮类或磺胺类等抗菌药物，任选一种药物连用 3 天，约 90% 的患者可治愈。不推荐喹诺酮类中的莫西沙星，因为该药不能在尿中达到有效治疗浓度。

对女性单纯性膀胱炎，复方新诺明（磺胺甲噁唑 – 甲氧苄啶，SMZ – TMP）、呋喃妥因、磷霉素被推荐为一线药物。这些药物效果好，对正常菌群的影响相对较小。

停服抗生素 7 天后，需进行细菌定量培养。如果阴性表示急性细菌性膀胱炎已治愈；如仍有真性细菌尿，应持续给予 2 周抗生素治疗。

2. 肾盂肾炎 首次发生的急性肾盂肾炎的致病菌 80% 为大肠埃希菌，在留取尿细菌检查标本后应立即开始治疗，首选对革兰阴性杆菌有效的药物。72小时显效者无需换药，否则应按尿细菌培养与药敏试验结果更换抗生素。

（1）病情较轻者　可在门诊口服药物治疗，疗程10～14天。常用药物有喹诺酮类（氧氟沙星0.2g，2次/日；环丙沙星或左氧氟沙星0.25g，2次/日）、半合成青霉素类（阿莫西林0.5g，3次/日）、头孢菌素类（头孢呋辛0.25g，2次/日）等。治疗14天后，通常约90%的患者可痊愈。如尿菌仍阳性，应参考药敏试验结果选用有效抗生素继续治疗4～6周。

（2）严重感染全身中毒症状明显者　需住院治疗，应静脉给药。经验性选择的常用药物有：左氧氟沙星0.5g，1次/日；哌拉西林-他唑巴坦3.375～4.5g，每8小时1次；头孢曲松1.0～2.0g，1次/日；头孢他啶2.0g，每12小时1次；头孢吡肟2.0g，每12小时1次。对于多重耐药革兰阴性菌感染者，可选用厄他培南1g，1次/日；亚胺培南0.5g，每6小时1次；美罗培南1g，每8小时1次。必要时联合用药。氨基糖苷类抗生素肾毒性大，应慎用。经过上述治疗若好转，可于退热后继续用药3天再改为口服抗生素，完成2周疗程。治疗72小时无好转，应按药敏试验结果更换抗生素，疗程不少于2周；但如经此治疗仍有持续发热者，应注意肾盂肾炎并发症，如肾盂脓肿、肾周脓肿等。

慢性肾盂肾炎的治疗关键是积极寻找并去除易感因素。急性发作时治疗同"急性肾盂肾炎"。

3. 复杂性尿路感染　包括再感染和复发。

（1）再感染　多数病例有尿路感染症状，治疗方法与首次发作相同。对半年内发生2次以上者，可用长程低剂量抑菌治疗，即每晚临睡前排尿后服用小剂量抗生素1次，如复方新诺明1～2片或呋喃妥因50～100mg或氧氟沙星200mg，每7～10天更换一次药物，连用半年。

（2）复发　复发且为肾盂肾炎者，特别是复杂性肾盂肾炎，在去除诱发因素（结石、梗阻、尿路异常等）的基础上，应按药敏试验结果选择强有力的杀菌性抗生素，疗程不少于6周。反复发作者，给予长程低剂量抑菌疗法。

4. 妊娠期尿路感染　宜选用毒性小的抗菌药物，如阿莫西林、呋喃妥因或头孢菌素类等。妊娠期急性膀胱炎治疗时间一般为3～7天。妊娠期急性肾盂肾炎应静脉滴注抗生素治疗，可用半合成广谱青霉素或第三代头孢菌素，疗程为2周。反复发生尿路感染者，可用呋喃妥因行长程低剂量抑菌治疗；但该药可通过胎盘屏障，在妊娠后期不宜应用，足月孕妇（妊娠≥37周）禁用，避免新生儿发生溶血性贫血。

> ▶▶ **岗位情景模拟**
>
> **情景描述**　患者，女，30岁，孕29周，突发尿频、尿急、尿痛，尿常规检查结果显示白细胞升高，镜下出现血尿。
>
> **讨　论**　1. 该患者应诊断什么疾病？
>
> 　　　　2. 该患者应该选用何药治疗？请给出简要的用药指导措施。
>
> 答案解析

三、用药指导与健康教育

（一）用药指导

1. 治疗期间多喝水，勤排尿，口服碳酸氢钠片以碱化尿液、缓解症状、抑制细菌生长。

2. 使用磺胺类药物同时，口服碳酸氢钠片可以增强药物抗菌活性，并且需多喝水以避免尿路结晶形成。

3. 使用头孢菌素类和青霉素类药物时要询问过敏史。

4. 喹诺酮类药物禁用于 18 岁以下儿童，不可与含有钙、铁等金属离子的食物或药物同服，否则影响其吸收。

（二）健康教育

1. 多饮水，不憋尿，注意会阴部清洁。

2. 尽量避免尿路器械的使用，必须应用时须严格无菌操作。如必须留置导尿管，前 3 天预防性给予抗生素可延迟尿路感染的发生。

3. 与性生活有关的尿路感染，应于性交后立即排尿、冲洗，并口服一次常用量抗生素。

4. 注意保暖，避免受寒；适当加强体育锻炼，提高机体免疫力。

5. 尿路感染急性发作期在规律药物治疗的同时必须注意休息，禁止性生活。

目标检测

答案解析

一、A 型选择题

1. 尿路感染最常见的致病菌是（　　）

 A. 大肠埃希菌　　　　　B. 肺炎球菌　　　　　C. 变形杆菌

 D. 葡萄球菌　　　　　　E. 粪链球菌

2. 判断慢性肾盂肾炎治愈的最主要指标是（　　）

 A. 尿常规正常　　　　　B. 尿细菌培养阴性　　　C. 尿路刺激征消失

 D. 肾功能好转　　　　　E. 肾区叩击痛消失

3. 急性肾盂肾炎最主要的治疗措施是（　　）

 A. 多饮水或静脉补液　　B. 卧床休息　　　　　　C. 应用糖皮质激素

 D. 应用抗生素　　　　　E. 解痉止痛

4. 女性，32 岁，发热伴腰痛、尿频、尿急 1 个月。近 3 天全身关节酸痛，尿频、尿急加重。体温 39.5℃，白细胞计数 13×10^9/L、中性粒细胞百分比 86%，尿培养大肠埃希菌阳性。诊断为尿路感染。应首选的抗生素是（　　）

 A. 青霉素　　　　　　　B. 红霉素　　　　　　　C. 灰黄霉素

 D. 头孢曲松　　　　　　E. 林可霉素

5. 尿路感染时需告知患者多饮水，其目的是（　　）

 A. 降低体温　　　　　　B. 缓解尿频　　　　　　C. 营养需要

 D. 冲洗尿路　　　　　　E. 治疗腰痛

6. 尿路感染的最主要感染途径是（　　）

 A. 上行感染　　　　　　B. 血行感染　　　　　　C. 淋巴感染

 D. 直接感染　　　　　　E. 垂直感染

二、X 型选择题

7. 针对尿路感染的预防，应重点告知患者（　　）

    A. 保持会阴部卫生　　　　B. 加强锻炼　　　　C. 加强营养

    D. 常服抗生素　　　　　　E. 多喝水

书网融合……

知识回顾　　　　微课　　　　习题

（葛　蕾）

学习引导

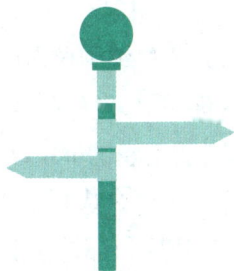

我国是一个乙型肝炎病毒感染大国，为了预防和控制乙型肝炎，我国自 2002 年起，将乙肝疫苗纳入全国儿童计划免疫范围。新生儿在出生后 1～2 天内接种乙型肝炎疫苗，并在满月后和 6 个月时再各接种一针，共计三针，方可在体内产生抵抗乙型肝炎病毒的能力。那么乙型肝炎流行会对人民健康带来哪些危害？如何防治？

本项目主要介绍病毒性乙型肝炎的病因与临床表现，治疗原则与常用药物，用药指导与健康教育。

学习目标

1. **掌握**　病毒性乙型肝炎的药物治疗原则，常用治疗药物的合理使用。
2. **熟悉**　病毒性乙型肝炎的用药指导与健康教育。
3. **了解**　病毒性乙型肝炎的病因和临床表现。

一、概述

病毒性肝炎是由各种肝炎病毒感染引起的以肝脏损害为主的全身性传染病。目前，根据病毒的生物特征、临床表现、流行病学特征将病毒性肝炎分为甲、乙、丙、丁、戊五型。其中，甲型、戊型肝炎病毒是经消化道（粪–口）途径传播的疾病，一般引起的是急性肝炎，此类肝炎属于自限性的，一般以保证休息和摄入易消化、吸收的食物等对症支持疗法为主，过度治疗对患者无益。

乙型、丙型和丁型肝炎可经血液途径传播，较为严重，既可引起急性肝炎，又可引起慢性肝炎，少部分患者还可发展为肝硬化及原发性肝癌。其中，乙型肝炎最为常见，因此本项目主要介绍病毒性乙型肝炎的用药指导。

知识链接

从"谈肝色变"到"摘帽"乙肝大国，我们离乙肝治愈还有多远？

2020 年 10 月 28 日，国务院新闻办公室举办"十三五"卫生健康改革发展有关情况发布会称，中国 5 岁以下儿童乙型肝炎病毒（HBV）感染率降至 1% 以下，摘掉了乙肝大国的"帽子"。被世界卫生组织誉为发展中国家典范。

30 年前，中国对乙肝的认知还很闭塞，乙肝抗病毒治疗率几乎为 0。从 2002 年我国开展了儿童乙肝疫苗预防接种的普及，对新生儿和 15 岁以下儿童全部实行了免费接种疫苗后，我国乙型肝炎病毒表面抗原携带率才有了明显下降。尽管我国肝炎防治取得了一定成就，但肝炎流行形势依然严峻，乙肝病毒携带者人数仍为全球最多。虽然目前乙肝还无法彻底治愈，但通过抗病毒治疗可以极大地改善患者生存质量，有效预防肝硬化、肝癌的发生。在不久的将来，我们终将全面攻克慢性乙型肝炎这一重大医疗卫生难题。

（一）病因

病毒性乙型肝炎（hepatitis B）是由乙型肝炎病毒（hepatitis B virus，HBV）感染引起的传染性肝脏疾病。HBV 感染是全球性的健康问题，我国属于 HBV 感染高流行区，主要传播途径包括经输血或血液制品传播、经黏膜和破损皮肤传播、母婴传播、性接触传播等。

HBV 为部分双链环状 DNA 病毒，侵入肝细胞后，部分双链环状 HBV-DNA 进入肝细胞核内，在宿主酶的作用下，以负链 DNA 为模板延长正链，修补正链中的裂隙区，形成共价闭合环状 DNA（cccDNA），然后以 cccDNA 为模板，转录成几种不同长短的 mRNA，其中含有全部遗传信息的 mRNA 称为前基因组 RNA（pgRNA）。pgRNA 进入肝细胞质，作为模板在 HBV 逆转录酶作用下，合成负链 DNA；再以负链 DNA 为模板，合成正链 DNA，重复循环上述过程。最后装配成完整的 HBV，释放至肝细胞外。cccDNA 半衰期长，很难从体内彻底被清除，是慢性乙型肝炎难以治愈和容易复发的根源。

（二）临床表现

HBV 感染的潜伏期为 30～160 天，平均 60～90 天。HBV 感染人体后可造成急、慢性肝炎或无症状携带者，少数可并发重症肝炎。

1. 急性乙型肝炎　可表现为急性黄疸型和无黄疸型肝炎。急性黄疸型肝炎的典型临床表现包括：乏力、厌油、食欲降低、恶心、呕吐、腹胀、肝区不适或隐痛、尿色加深、巩膜和皮肤黄染；急性无黄疸型肝炎较急性黄疸型肝炎常见，但症状较轻，整个病程不出现黄疸。急性乙型肝炎血清丙氨酸氨基转移酶（ALT）和天门冬氨酸氨基转移酶（AST）水平 10 倍以上升高并在病程中快速降低；血清 HBsAg、HBeAg、HBcAb-IgM 高滴度阳性，HBV-DNA 中、低水平阳性。

2. 慢性乙型肝炎　感染 HBV 后，病毒持续 6 个月仍未被清除者，成为慢性 HBV 感染。慢性乙型肝炎患者常见症状有：肝区感觉不适、有隐痛，全身乏力、食欲不振、厌油、恶心、腹泻、腹胀，有时会发热，严重者可出现黄疸；血清 ALT、AST 轻到中度升高；HBsAg 阳性，HBeAg 或 HBeAb 阳性，HBcAb 阳性，HBV-DNA 中高水平阳性。慢性乙型肝炎长期或反复发作，会发展为重症肝炎，可引起肝脾肿大、肝病面容、肝掌和蜘蛛痣，并可能出现持续加重的黄疸、少尿、无尿、腹水、意识模糊甚至昏迷。

二、治疗原则与常用药物

（一）治疗原则

1. 急性乙型肝炎　成人病例大多数可自行恢复，患者注意适当休息、加强营养，必要时采取支持和对症治疗。但对于症状重、有肝衰竭倾向或病程迁延者可考虑抗病毒和保肝治疗。

2. 慢性乙型肝炎　慢性乙型肝炎治疗的总体目标是：最大限度地长期抑制或消除 HBV，减轻肝细胞炎症坏死及肝纤维化，延缓和阻止疾病进展，减少和防止肝功能失代偿、肝硬化、肝癌及其他并发症的发生，从而改善生活质量和延长存活时间。慢性乙型肝炎治疗主要包括抗病毒、抗纤维化、免疫调节、降低氨基转移酶、保肝等方面。

HBV 活动性复制是肝脏损伤及进展的主要驱动因素，因此持续抑制病毒复制是首要目的，系统规范的抗病毒是慢性乙型肝炎治疗的关键。抗病毒治疗的一般适应证包括如下。

（1）血清 HBV - DNA 阳性，ALT 持续异常（＞正常范围上限）。

（2）血清 HBV - DNA 阳性的代偿期乙型肝炎后肝硬化者和 HBsAg 阳性的失代偿期乙型肝炎后肝硬化者。

（3）血清 HBV - DNA 阳性、ALT 正常，有下列情况者：①肝组织病理学检查显示显著炎症和（或）纤维化；②有乙型肝炎后肝硬化或乙型肝炎后肝癌家族史且年龄在 30 岁以上；③ALT 持续正常，年龄大于 30 岁，无创肝纤维化评估或肝组织病理学检查存在明显肝脏炎症或纤维化；④乙肝相关肝外表现。

> **即学即练**
>
> 慢性乙型肝炎治疗的关键是（　　）
> 答案解析
> A. 休息　　　B. 保肝　　　C. 免疫调节　　　D. 抗病毒　　　E. 降低氨基转移酶

（二）常用药物

1. 抗病毒药物　抗病毒药物在改善 HBV 感染者生活质量、延长寿命的同时，也使得垂直传播和水平传播机会减少。常用药物主要有以下两类。

（1）干扰素　干扰素（interferon，IFN）是机体细胞受各种诱导物刺激而产生的一类具有多种生物活性的糖蛋白，具有抗病毒、免疫调节及抗细胞增殖等作用。大量的临床研究和应用表明，慢性病毒性肝炎经 IFN 治疗后，HBsAg 和 HBeAg 的阴转率高，且有直接防治肝硬化和肝癌的作用，是 HBV 感染的标准治疗药物。

IFN 有 α、β、γ 三种类型，分别为人白细胞干扰素（α - IFN）、人成纤维细胞干扰素（β - IFN）、人免疫细胞干扰素（γ - IFN），在同种细胞中均具有广泛抗病毒活性及免疫调节活性。γ - IFN 免疫调节作用最强，α - IFN、β - IFN 主要与抗病毒作用有关，目前临床所用者大多为基因重组产物。

①α - IFN　即普通干扰素，每周 3 次或隔日 1 次给药，皮下或肌内注射。HBeAg 阳性慢性乙型肝炎疗程 6 个月至 1 年，HBeAg 阴性慢性乙型肝炎疗程至少 1 年。

②聚乙二醇化干扰素（PEG - IFN）　是普通 IFN 与不同分子量的聚乙二醇结合所制备成的长效干扰素，半衰期长，皮下注射，每周 1 次给药；可降低干扰素抗体的产生，疗效比普通 IFN 提高了 10% 左右，但毒副反应没有增加。常用药物有 PEG - IFN - α2a，每次 180μg。HBeAg 阳性慢性乙型肝炎疗程 1 年，HBeAg 阴性慢性乙型肝炎疗程至少 1 年。

（2）核苷（酸）类似物　迄今大多数有效的抗病毒药物都属于核苷（酸）类似物（nucleotide analogues，NAs）。本类药物口服方便、抗病毒活性较强、不良反应少，但是长期治疗可产生耐药性、停药后可有复发。

目前，国内上市的该类药物主要分为三类：a. L - 核苷类，如拉米夫定（lamivudine，LAM）、替比夫定（telbivudine，LdT）；b. 脱氧鸟苷类似物，如恩替卡韦（entecavir，ETV）；c. 无环核苷磷酸盐化合物，如阿德福韦酯（adefovir dipivoxil，ADV）、替诺福韦酯（tenofovir disoproxil fumarate，TDF）。

①拉米夫定，是一种很强的逆转录酶抑制剂，该药抑制 HBV 复制的能力强，且副作用较少和较轻，每日只需口服给药 1 次（每次 100mg），患者的依从性好。适用于伴有 ALT 升高和病毒活动性复制的、

肝功能代偿的成年慢性乙型肝炎患者的治疗。但该药在临床使用的核苷（酸）类似物中，耐药发生率最高，5 年耐药率高达 70%；停药后有可能加重病情，对肝硬化失代偿期患者可能会产生严重后果。

②阿德福韦酯，该药依从性好、抑制病毒复制的作用比拉米夫定弱，耐药发生率中等，但对拉米夫定耐药的患者有效，故可作为既往使用拉米夫定后发生临床耐药的替代药物，也可以用于初治患者。一般用法、用量为每日 1 次，每次 10mg，口服。

③恩替卡韦，该药对 HBV 的抑制作用很强，不良反应和耐药发生率很低，初治患者使用恩替卡韦后的完全应答率优于拉米夫定和阿德福韦，对拉米夫定临床耐药的病例使用该药 1~3 年后的耐药率分别为 1%（第一年）、9%（第二年）和 12%（第三年）。一般用法、用量为每日 1 次，每次 0.5mg，口服，但食物会影响该药吸收，应空腹服用（餐前或餐后至少 2 小时）。

④替比夫定，抗病毒活性强，耐药发生率中等，适用于有病毒复制证据以及有血清氨基转移酶持续升高或肝组织活动性炎症病变证据的慢性乙型肝炎患者。一般用法、用量为每日 1 次，每次 600mg，口服。

⑤替诺福韦酯，抗病毒活性很高，耐药发生率很低，对初治患者酯和拉米夫定、恩替卡韦、替比夫定耐药者均有效。一般用法、用量为每日 1 次，每次 300mg，口服。

基于抗病毒疗效和耐药方面的优势，恩替卡韦、替诺福韦酯两者被推荐为临床治疗乙肝的一线药物且可用于乙肝后肝硬化患者，替比夫定、阿德福韦酯和拉米夫定为二线药物。

2. 其他治疗药物

（1）抗炎保肝药物　此类药物具有改善肝脏功能、促进肝细胞再生、促进肝脏解毒功能等作用，可减轻肝脏炎症损伤。

①抗炎类药物　主要为甘草酸类制剂，如甘草酸二铵肠溶胶囊等，具有较强的非特异性抗炎作用，可稳定肝细胞膜及改善肝功能。

②抗氧化类药物　代表药物是水飞蓟宾类，可抑制肝细胞中脂质过氧化物的形成和稳定肝细胞膜，具有保肝和抗肝纤维化作用。

③肝细胞膜修复保护剂　代表药物是多烯磷脂酰胆碱，是肝细胞膜的天然成分，可进入肝细胞，增加膜的完整性、稳定性，促进肝细胞再生，并可抑制脂质过氧化和肝细胞凋亡。

④解毒类药物　主要药物有还原型谷胱甘肽、硫普罗宁，分子中的巯基可以与体内自由基结合，加速自由基排泄，保护肝细胞免受自由基侵害，并能促进三大营养物质（糖类、脂质、蛋白质）代谢。

⑤降酶类药物　代表药物是联苯双酯，具有显著的保肝、降酶、解毒、抗氧化、抗炎及免疫调节作用。主要用于 ALT 升高的慢性乙型肝炎患者。

（2）抗纤维化药物　主要是中成药如安络化纤丸、复方鳖甲软肝片、扶正化瘀片等，对明显肝纤维化或肝硬化患者可酌情选用。

知识链接

中医药在乙肝诊治中的作用

中医药在我国慢性乙型肝炎诊治中发挥着十分重要的作用。经过多年的科技攻关，形成了慢性乙型肝炎辨证分型和治疗方案，明确了中医药治疗慢性乙型肝炎的优势环节。为进一步提高中医药治疗慢性乙型肝炎的效果和确保治疗的安全性、有效性，中华中医药学会肝胆病专业委员会联合中国民族医药学会肝病专业委员会遵照循证医学的原则，进行系统文献荟萃分析和历代专家经验梳理，总结中医药、中西医结合治疗慢性乙型肝炎的临床研究成果，形成《慢性乙型肝炎中医诊疗指南（2018 年版)》，于 2018 年 9 月 26 日实施，对促进中医药防治慢性乙型肝炎诊疗方案的规范化有重要意义。中医药对慢性乙型肝炎的临床诊断、抗病毒治疗、改善免疫功能等方面的价值，增强了我们的民族自豪感和发展中医药的信心，中国经验和中国智慧助力人类健康。

三、用药指导与健康教育

（一）用药指导

1. IFN

（1）不良反应及防治　不良反应多且发生率高，常见乏力、头痛、肌肉酸痛、食欲缺乏等类似流感样症状，发生率高达 95% 左右，可睡前注射或同时服用非甾体抗炎药。少部分患者可能出现氨基转移酶增高、脱发、皮疹，甚至会发生骨髓抑制、甲状腺功能亢进、精神抑郁、肝损害加重，尤其是胆红素升高等。治疗过程中除观察 HBV－DNA 和乙肝标志物等疗效指标外，还应定期监测患者血常规、血糖、肝功能、甲状腺功能，定期评估患者精神症状，对出现明显抑郁症和有自杀倾向的患者，应该立即停药；并每 6 个月检测一次肝脏超声和血清甲胎蛋白。

（2）禁忌证　下列情况不宜使用 α－IFN：①血清胆红素 >2 倍正常范围上限；②失代偿性肝硬化；③有自身免疫性疾病；④严重心、肾疾病，糖尿病，甲状腺功能亢进症或减退症，明显精神异常者；⑤妊娠期。

（3）注意事项　①疗效不很满意，治疗慢性病毒性乙型肝炎只有 30%～40% 病例有持久应答，且个体差异大，使个体化治疗不能很好地开展；②需 2℃～8℃ 冷藏储存；③需注射给药，使用不便；④长期应用易诱导 IFN 抗体产生，降低疗效；⑤普通 IFN 半衰期较短，致使血药浓度反复波动，影响疗效。

2. NAs

（1）不良反应及防治

①LAM 不良反应较轻，常见有上腹部不适，头晕、乏力、口干，罕有皮疹；少数患者可有血小板减少、肌酸激酶增高，一般不需停药。

②ADV 不良反应发生率低，一般较轻，常见乏力、头痛、腹痛、恶心、食欲缺乏等，长期使用时有一定肾毒性，主要表现为血清肌酐升高和血磷降低，应避免与其他有肾毒性的药物合用，并定期监测血清肌酐、血磷及骨密度。

③ETV 不良反应有头痛、腹痛、鼻炎、乏力、恶心、头晕、腹泻等，血淀粉酶、胆红素增高，发生率常低于 5% 且大多呈轻度或中度，多数与药物治疗无关。偶可发生乳酸性酸中毒和脂肪变性，长期应用时应注意有无诱发肿瘤发生。

④LdT 常见不良反应有头晕、头痛、乏力、恶心、腹泻、血肌酸激酶增高、咳嗽、流感。严重不良反应有乳酸性酸中毒、肝肿大、脂肪变性、肌病、横纹肌溶解症。治疗中应监测肝功能及乳酸水平，如出现肌无力、肌痛等症状时应及早就诊，并根据情况减量或停药，以避免发生严重肌病。

⑤TDF 不良反应与 ADV 相似，但肾毒性低。另外，可导致乳酸性酸中毒或肝功能异常及骨密度降低，治疗中应避免与其他有肾毒性的药物合用，并定期监测血清肌酐、血磷，有骨折病史或骨质疏松者应监测骨密度。

（2）疗程　对于 HBeAg 阳性慢性乙型肝炎患者，治疗至 HBeAg 转阴、HBeAb 出现后至少再继续巩固治疗 1 年，且总疗程不短于 2 年时可考虑停药观察。对于 HBeAg 阴性慢性乙型肝炎患者，治疗至

HBV－DNA 检测不出、肝功能正常后至少再巩固 1 年半，且总疗程不短于 2 年半时可考虑停药观察。已发生肝硬化患者，原则上应长期治疗。

（3）监测

①NAs 治疗过程中，一般每 3 个月测定一次 HBV－DNA、肝功能（服用 ADV 和 TDF 者还应测定肾功能），根据具体情况每 3~6 个月测定一次 HBsAg、HBeAg/ HBeAb。

②NAs 治疗结束后，不论有无应答，停药后 6 个月内每 2 个月检测一次且以后每 3~6 个月检测一次 ALT、AST、HBV 血清免疫学标志物和 HBV－DNA。如随访中病情有变化，应缩短检测间隔。对所有慢性乙肝特别是肝硬化患者，应每 6 个月检查一次肝脏超声和血清甲胎蛋白。

（4）其他注意事项

①NAs 在体内经肾脏排出体外，肾功能不全者可降低药物排泄，使血药浓度升高，患者剂量可按照肌酐清除率调整。

②有妊娠计划或处于妊娠期，可选用药物妊娠毒性 B 级的替比夫定和替诺福韦酯，不能选用属于药物妊娠毒性 C 级的拉米夫定、阿德福韦酯和恩替卡韦。

③除拉米夫定外，上述其他 4 种 NAs 在 16 岁以下儿童患者中的安全性和疗效尚未明确，不推荐使用。

》》 岗位情景模拟

情景描述　患者，女，35 岁，3 个月前无诱因出现乏力、厌油、食欲减退，3 日前因劳累症状加重，并伴发热来院就诊，检查：体温 38.2℃，巩膜轻度黄染，颜面及颈部有数枚蜘蛛痣；肝在肋下 1.5cm，质软，压痛。HBsAg（＋），HBeAg（＋），抗－HBc（＋），ALT 200U/L。诊断为病毒性乙型肝炎。给予每天口服阿德福韦酯片 10mg/次治疗。

讨　　论　应如何对该患者进行用药指导和健康教育？

答案解析

3. 抗炎保肝药物　对于肝组织炎症明显或 ALT 水平明显升高的患者可酌情使用抗炎保肝药物，但同时使用的药物种类不宜过多，通常选用 1~2 种（最多不超过 3 种），以免增加肝脏负担，主要成分或作用机制相同或相似的药物不推荐联用，用药期间注意定期随访监测，及时调整治疗方案。

（二）健康教育

1. 乙型肝炎患者应早诊断、早治疗，注意休息。早期严格卧床休息最为重要，症状明显好转可逐渐增加活动量，以不感到疲劳为原则，至肝功能正常、临床症状消失后，仍需要休息 3~6 个月。

2. 注意饮食营养的摄入平衡，饮食以易消化的清淡饮食为宜，应含多种维生素，有足够的热量及适当的蛋白质，增加新鲜蔬菜、水果、食用菌类、大豆制品的摄入，减少脂肪类和高糖制品摄入，控制体重，避免体重增加过多导致脂肪肝与肝源性糖尿病。

3. 在医生的指导下以适当药物治疗，品种不宜过多，避免服用对肝脏有损害的药物，不推荐使用各种补药和保健食品。

4. 应该给患者详细解释抗病毒治疗的必要性和治疗过程的长期性、复杂性，以及规范治疗、系统随访的重要性，以提高其对治疗的依从性。重点强调不能任意变更及随意停止治疗。

5. 戒烟、禁酒，生活起居要有规律，心情愉悦；恢复期逐渐增加锻炼，如散步、打太极拳、爬山等。

6. 定期检查血常规、肝功能、甲胎蛋白、病毒有关指标和肝脏 B 超检查，及时了解病情变化，并终生随访。

7. 对慢性 HBV 携带者和 HBsAg 携带者，除不能献血并避免从事饮食业、自来水管理及托幼工作外，可照常生活、学习和工作，但要加强随访，出现不适要及时就医。

8. HBV 不通过消化道和呼吸道传播，所以日常接触如握手、拥抱或一起工作、吃饭等一般不会传染。但由于乙肝患者口腔或消化道溃疡出血而共用餐具者可传播，需做好碗筷消毒、提倡分餐制。要做到洗漱、刮面用具专用，饭前、便后洗手。

目标检测

答案解析

一、A 型选择题

1. 可引起乙型肝炎的病毒是（　　）

　　A. HIV　　　　　　　　B. HBV　　　　　　　C. HCV

　　D. HDV　　　　　　　　E. VZV

2. 不属于慢性乙型肝炎常见症状的是（　　）

　　A. 黄疸　　　　　　　　B. 厌油　　　　　　　C. 恶心、呕吐

　　D. 全身乏力　　　　　　E. 视物模糊

3. 能治疗慢性乙型肝炎的抗病毒药物是（　　）

　　A. 拉米夫定　　　　　　B. 联苯双酯　　　　　C. 阿昔洛韦

　　D. 氧氟沙星　　　　　　E. 硫普罗宁

4. 对慢性乙型肝炎的健康教育不包括（　　）

　　A. 戒烟、禁酒　　　　　　　　　　　　B. 注意休息，避免劳累

　　C. 多服用各种补药和保健食品　　　　　D. 减少脂肪类和高糖制品摄入

　　E. 规律作息

二、X 型选择题

5. 病毒性乙型肝炎的传播途径有（　　）

　　A. 经输血或血液制品传播　　　　　　　B. 经黏膜和破损皮肤传播

　　C. 母婴传播　　　　　　　　　　　　　D. 粪 - 口传播

　　E. 性接触传播

6. 治疗慢性乙型肝炎的措施有（　　）

　　A. 抗肝脏纤维化　　　　B. 升氨基转移酶　　　C. 抗病毒

　　D. 保肝　　　　　　　　E. 增强免疫功能

书网融合……

知识回顾　　　　微课　　　　习题

（赵丽霞）

PPT

学习引导

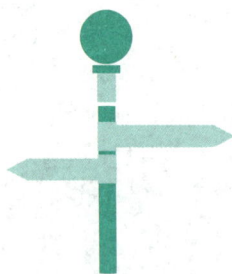

睡眠是人类重要的生命活动，正常的睡眠对于体力、精力的恢复至关重要。然而，随着生活压力的加大和生活方式的改变，失眠的患者越来越多，已成为神经科与精神科门诊仅次于头痛的第二大疾病，严重危害着人们的身体健康和工作、生活质量。那么导致失眠的原因有哪些？治疗失眠的药物有哪些？应如何选择？失眠患者有哪些注意事项？

本项目主要介绍失眠症的常见病因、临床表现、药物治疗原则、用药指导和健康教育等内容。

学习目标

1. **掌握**　失眠症的药物治疗原则与常用药物的合理使用。
2. **熟悉**　失眠症的用药指导与健康教育。
3. **了解**　失眠症的病因及临床表现。

睡眠障碍（sleep disorders）是指睡眠的数量、质量、时间或节律紊乱，睡眠量不正常以及睡眠中出现异常行为的表现，包括失眠症（insomnia）、嗜睡、睡眠 - 觉醒节律障碍、睡行症、夜惊、梦魇等。其中，失眠症是最常见的睡眠障碍性疾病，患病率为 10% ~ 20%，多见于女性和老年人，长期失眠对于正常生活和工作会产生严重负面影响，甚至会导致恶性意外事故的发生。

📱 知识链接

世界睡眠日

据世界卫生组织报道，27% 的人存在睡眠问题。为唤起全民对睡眠重要性的认识，国际精神卫生组织主办的全球睡眠和健康计划于 2001 年发起了一项全球性的活动，将每年的 3 月 21 日，即春季的第一天定为"世界睡眠日"。中国医师协会精神科医师分会的一项调查结果显示，在 2002 年内有 69.4% 的医生存在睡眠障碍问题。2003 年中国睡眠研究会把"世界睡眠日"正式引入中国。2021 年世界睡眠日的中国主题是："良好免疫源于优质睡眠"。

一、概述

失眠症是以睡眠启动和（或）睡眠维持困难所导致的睡眠质量或数量无法达到正常生理需求，从而影响日间社会功能的一种主观体验。

（一）病因

失眠症可由多种原因引起，主要病因包括急性应激、心理因素、药物因素和精神疾病因素等四个方面。

1. 急性应激　为失眠最常见的原因。主要包括一过性兴奋、精神紧张、近期居丧、思虑过度、躯体不适及睡眠环境改变、时差反应等。若得不到及时调整，可转变为慢性失眠。

2. 心理因素　由于过度关注自己的入睡困难，以致思虑过度、兴奋不安或焦虑烦恼，造成过度的睡眠防御性思维。在患者试图入睡或继续再睡时相应的沮丧、愤怒和焦虑情绪使其更加清醒，难以入睡。

3. 药物因素　主要包括兴奋性药物，如茶碱、咖啡因、可卡因、糖皮质激素、甲状腺激素和抗帕金森病药物等。拟肾上腺素类药物对睡眠有干扰作用，常引起头痛、焦虑、震颤等。镇静催眠药本身亦会引起睡眠 – 觉醒节律失调。

4. 精神疾病因素　如躁狂症，可因昼夜兴奋不安而少眠甚或不眠；抑郁症亦会导致患者早醒。

各种躯体疾病也可以导致失眠，有时很难确定这些疾病与失眠之间的因果关系。近年来，有人提出共病性失眠的概念，用以描述那些同时伴随其他疾病的失眠。

（二）临床表现

失眠症的主要临床表现包括入睡困难、睡眠维持障碍（易醒）、早醒（醒后不能再睡）、睡眠质量差（次日晨醒后仍困倦，无精力恢复感）、总睡眠时间减少（通常少于 6.5 小时），同时伴有日间功能障碍等。多数患者因过度关注自身睡眠问题而产生焦虑，出现紧张、不安、情绪低落，严重者有心率加快、体温升高、周围血管收缩等自主神经紊乱症状；而焦虑又可加重失眠，从而导致症状的恶性循环。长期失眠可导致情绪不稳、个性改变。长期以饮酒或服用镇静催眠药来改善睡眠者还可出现酒精和（或）药物依赖。

（三）诊断

对非器质性失眠的诊断主要考虑以下几个方面。

1. 患者主诉为入睡困难、难以维持睡眠或睡眠质量差。

2. 睡眠异常症状和相关的日间症状至少每周出现 3 次，睡眠异常症状和相关的日间症状持续至少 3 个月；如果病程不足 3 个月和出现的频率未达到每周 3 次的失眠，可诊断为短期失眠。

3. 昼夜专注于失眠，过分担心失眠的后果。

4. 患者对于睡眠"量"和（或）"质"的不满意已产生明显的苦恼或影响其社会角色和本职工作。

二、治疗原则与常用药物

（一）治疗原则

失眠症的治疗方法包括认知疗法、行为治疗和药物治疗。认知疗法主要通过提高患者对睡眠的正确认识和减少睡眠前焦虑以达到治疗的目的。行为治疗是指一系列帮助患者建立有规律的睡眠节律，克服睡前焦虑的行为调整方法，包括刺激控制训练、放松训练和自由想象训练等。药物治疗是指使用助眠药物产生近似生理性睡眠的方法。失眠的治疗不能单纯依靠镇静催眠药物，而要医生、药师、护士等临床工作人员与患者及其家属共同努力、密切配合、消除病因，正确理解失眠，综合决策后坚决执行治疗方案。

（二）药物治疗

1. 药物治疗原则

（1）个体化　小剂量开始给药，达到有效剂量后不可轻易调整药物剂量。

（2）按需服药、间断治疗　可以每周选择 3～5 日服药，而非连续每晚用药；需长期药物治疗的患者宜"按需服药"；抗抑郁药不能采用间断治疗的方法。

（3）疗程　短于 4 周的药物干预可连续治疗；超过 4 周的药物干预需每个月定期评估，每 6 个月或旧病复发时需对睡眠情况进行全面评估；必要时变更方案，或者根据患者的睡眠状况适时采用间歇治疗。

2. 常用治疗药物

治疗失眠症的理想药物应具有迅速导眠、维持足够睡眠时间、提高睡眠质量且无宿醉反应和成瘾性等特征。目前，临床治疗失眠的药物主要包括苯二氮䓬类受体激动剂、褪黑素受体激动剂和具有催眠效果的抗抑郁药物。巴比妥类药物、水合氯醛虽被美国 FDA 批准治疗失眠，但临床不推荐；抗癫痫药、抗精神病药仅适用特殊情况和人群。

（1）苯二氮䓬类受体激动剂（BZRAs）　包括传统的苯二氮䓬类药物（benzodiazepine drugs，BZDs）和新型非苯二氮䓬类药物（nonbenzodiazepine drugs，non‑BZDs）两类。

①苯二氮䓬类药物　常用药物有地西泮、氯氮䓬、艾司唑仑等。BZDs 通过非选择性激动 γ‑氨基丁酸受体 A（$GABA_A$）而发挥抗焦虑、催眠、抗惊厥和肌肉松弛等药理作用。可缩短入睡时间、减少觉醒时间和次数、增加总睡眠时间。不良反应主要有日间困倦、头昏、肌张力下降、跌倒和认知功能减退等。老年患者应用时尤须注意跌倒风险。使用中至短效 BZDs 治疗失眠时有可能引起反跳性失眠。持续使用 BZDs 后，在停药时可能会出现戒断症状，长期大量使用会产生耐受性和依赖性。BZDs 禁用于妊娠期或哺乳期妇女、肝肾功能损害者、阻塞性睡眠呼吸暂停综合征患者以及重度通气功能障碍者。

②非苯二氮䓬类药物　常用药物有唑吡坦、佐匹克隆、右佐匹克隆和扎来普隆等。与 BZDs 相比，本类药物为选择性 $GABA_A$ 复合受体激动剂，仅有单一的催眠作用，无肌肉松弛和抗惊厥作用。non‑BZDs 半衰期短，次日残余效应被最大程度地降低，一般不产生日间困倦，产生药物依赖性的风险较传统 BZDs 低，目前被推荐作为治疗失眠的一线药物。长期和（或）大量使用本类药物可出现宿醉效应和耐受性增加；佐匹克隆不良反应较少，偶见嗜睡、口苦、口干、肌无力、遗忘、醉态，长期服药后突然停药会出现戒断症状。

（2）褪黑素和褪黑素受体激动剂　褪黑素参与调节睡眠‑觉醒节律，可以改善时差症状、睡眠时相延迟综合征和昼夜节律失调性睡眠障碍。不良反应较小，可在老年人群中使用，也可用于倒时差。褪黑素受体激动剂包括雷美尔通、阿戈美拉汀等。雷美尔通是目前临床使用的褪黑素受体 MT_1 和 MT_2 激动剂，可缩短睡眠潜伏期、提高睡眠效率、增加总睡眠时间，用于治疗以入睡困难为主的失眠以及昼夜节律失调性睡眠障碍；由于没有药物依赖性，也不会产生戒断症状，已获准长期使用治疗失眠。阿戈美拉汀既是褪黑素受体激动剂，也是 5‑羟色胺受体阻断剂，具有抗抑郁和助眠双重作用，能够改善抑郁症相关性失眠，缩短睡眠潜伏期，增加睡眠连续性。

（3）抗抑郁药物　部分抗抑郁药同时具有助眠、镇静作用，在失眠伴随抑郁、焦虑心境时应用较为有效。

①低剂量（3～6mg/d）多塞平　因具有抗组胺机制，可以改善中青年和老年慢性失眠患者的睡眠状况，具有临床耐受性良好、无戒断效应的特点。

②选择性 5 - 羟色胺再摄取抑制剂 没有特异性助眠作用，但可通过治疗抑郁和焦虑来改善失眠症状。反之，对于部分镇静催眠药物无效的慢性失眠患者，虽然其有关量表评分并未达到抑郁或焦虑的诊断标准，但某些抗抑郁药物能够显著改善或治愈其失眠症状。

③小剂量（15~30mg/d）米氮平 可增加睡眠的连续性和慢波睡眠，缩短入睡潜伏期，增加总睡眠时间，改善睡眠效率；尤其是对于伴有失眠的抑郁症患者，能缓解失眠症状。常见不良反应有口干、便秘、食欲及体重增加等。

④抗抑郁药物与 BZRAs 联合应用 慢性失眠常与抑郁症状同时存在，在应用抗抑郁药物治疗的开始阶段，联用短效 BZRAs 有益于迅速改善失眠症状，提高患者依从性，作用持久且安全性高。联用两类药物治疗的不良反应主要有头痛、困倦、口干等。

》》 岗位情景模拟

情景描述 患者，女性，38 岁，某企业销售经理，精明能干，工作业绩突出。2 个月前开始入睡困难，白天毫无精神，只能靠维生素 B₁ 片来提高精神，2 个月后开始精神恍惚，做事丢三落四，工作效率明显下降，遂来医院就诊。诊断：失眠症。

讨　　论　1. 治疗失眠症的药物有哪些？
　　　　　　2. 该患者应如何选择药物？

答案解析

三、用药指导与健康教育

（一）用药指导

目前治疗失眠症的推荐用药顺序为：①短、中效苯二氮䓬类受体激动剂或褪黑素受体激动剂；②其他 BZRAs 或褪黑素受体激动剂；③具有镇静作用的抗抑郁药（如曲唑酮、米氮平、氟伏沙明、多塞平等），尤其适用于伴抑郁症和（或）焦虑症的失眠患者；④联用 BZRAs 和具有镇静作用的抗抑郁药；⑤抗癫痫药、抗精神病药不作为首选药物使用，仅适用于某些特殊情况和人群；⑥临床不推荐使用巴比妥类、水合氯醛、抗组胺药。常用助眠药的用法与用量见表 35 - 1。

表 35 - 1　常用助眠药的用法与用量

类别	药物	给药剂量和方法
苯二氮䓬类	三唑仑	口服给药，每次 0.25~0.5mg，睡前服用
	奥沙西泮	口服给药，每次 15~30mg，3 次/日（镇静、助眠）
	阿普唑仑	口服给药，每次 0.4~0.8mg，睡前服用
	劳拉西泮	口服给药，每次 1~2mg，2~3 次/日
	艾司唑仑	口服给药，每次 1~2mg，睡前服用
	地西泮	口服给药，每次 2.5~5mg，3 次/日（镇静）；每次 5~10mg，睡前服用（助眠）
	氟西泮	口服给药，每次 15~30mg，睡前服用
非苯二氮䓬类	唑吡坦	口服给药，每次 5~10mg，睡前服用
	佐匹克隆	口服给药，每次 7.5mg，睡前服用
	扎来普隆	口服给药，每次 5~10mg，睡前服用

1. 原发性失眠患者 首选短效 non - BZDs，如唑吡坦、佐匹克隆、右佐匹克隆和扎来普隆等；如首

选药物无效或无法依从，可更换另一种短、中效 BZDs 或褪黑素受体激动剂；若治疗效果不佳，可添加具有镇静作用的抗抑郁药物（如多塞平、曲唑酮、米氮平或帕罗西汀等），尤其适用于伴随焦虑和抑郁症状的失眠患者；若疗效仍不理想，可联用 BZRAs、褪黑素受体激动剂和抗抑郁药。

> **即学即练**
>
> 原发性失眠首选（　　）
>
> 答案解析　A. 氯氮䓬　　B. 唑吡坦　　C. 阿戈美拉汀　　D. 地西泮　　E. 米氮平

2. 长期应用镇静催眠药物的慢性失眠患者　不提倡药物连续治疗，提倡 non－BZDs 药物间歇治疗（推荐 3～5 次/周）或按需治疗，同时建议每 4 周进行 1 次评估。抗组胺药及其他辅助睡眠的非处方药不适用慢性失眠的治疗。

3. 老年失眠患者　首选非药物治疗手段，如睡眠卫生教育，尤其强调接受认知行为治疗。当针对原发疾病的治疗不能缓解失眠症状或无法依从非药物治疗时，可考虑药物治疗，推荐应用 non－BZDs 药物或褪黑素受体激动剂。必须使用 BZDs 时需谨慎，若发生共济失调、意识模糊、反常运动、幻觉、呼吸抑制等症状时，需立即停药并妥善处理。BZDs 引起的肌张力降低有可能产生跌倒等意外伤害，需特别关注。老年患者的药物治疗剂量应从最小有效剂量开始，短期应用或采用间歇疗法，不主张大剂量给药，用药过程中需密切观察药物不良反应。

4. 妊娠期及哺乳期失眠患者　妊娠期妇女使用镇静催眠药物的安全性缺乏资料，由于唑吡坦在动物实验中没有致畸作用，必要时可以短期服用；哺乳期应用镇静催眠药物以及抗抑郁药需谨慎，推荐非药物干预手段治疗失眠。

5. 围绝经期失眠患者　首先需鉴别和处理该年龄组中影响睡眠的常见疾病，如抑郁症、焦虑症和阻塞性睡眠呼吸暂停综合征等，按照症状和激素水平给予必要的激素替代治疗，而失眠症状处理与普通成人相同。

6. 伴有呼吸系统疾病的失眠患者　由于 BZDs 具有呼吸抑制作用，慢性阻塞性肺疾病（chronic obstructive pulmonary disease，COPD）及阻塞性睡眠呼吸暂停（低通气）综合征患者应慎用。non－BZDs 受体选择性强、次晨残余效应发生率低，使用唑吡坦和佐匹克隆治疗稳定期轻、中度 COPD 的失眠患者尚未发现呼吸功能障碍的不良反应报道，但扎来普隆对伴呼吸系统疾病的失眠患者疗效尚不确定。老年睡眠呼吸暂停患者常以失眠为主，复杂性睡眠呼吸紊乱者较多，单用唑吡坦等短效助眠药物可减少中枢性睡眠呼吸暂停的发生，在无创呼吸机治疗的同时应用可提高依从性，减少阻塞性睡眠呼吸暂停的发生。对高碳酸血症明显的 COPD 急性加重期、限制性通气功能障碍失代偿期的患者禁用 BZDs，必要时可在机械通气支持（有创或无创）的同时应用并密切监护。褪黑素受体激动剂雷美尔通可用于治疗睡眠呼吸障碍合并失眠的患者，但需要进一步的研究。

7. 共病精神障碍的失眠患者　精神障碍患者常存在失眠症状，应由精神科医师专科治疗以控制原发病，同时治疗失眠症状。抑郁症常与失眠症共病，不可单独治疗失眠症，以免进入恶性循环的困境。推荐组合治疗方法：①认知行为治疗失眠的同时选用具有催眠作用的抗抑郁药（如多塞平、阿米替林、米氮平或帕罗西汀等）；②抗抑郁药单用或合并镇静催眠药如 non－BZDs 药物、褪黑素受体激动剂。

（二）健康教育

1. 治疗前告知患者及其家属药物性质、作用、可能发生的不良反应及解决方案；治疗期间密切观察病情变化和不良反应，长期用药时应定期评估治疗的必要性；治疗初期和长期治疗中需要定期监测血常规、肝肾功能。

2. 抗抑郁药和助眠药的使用有可能加重阻塞性睡眠呼吸暂停综合征和周期性腿动；焦虑症患者存在失眠时，以抗焦虑药物为主，必要时在睡前加用镇静催眠药；精神分裂症患者存在失眠时，应选择抗精神病药物治疗为主，必要时可辅以镇静催眠药治疗失眠。

3. 助眠药物能引起嗜睡，在从事驾驶、仪器操作或其他需要集中注意力才能完成的操作时，应谨慎使用，以免发生事故。

4. 不能过量使用助眠药，并避免与酒精或其他能引起嗜睡的药物合用。

5. 长期应用苯二氮䓬类药物不能突然停药，以免发生症状反跳和戒断综合征。

目标检测

答案解析

一、A 型选择题

1. 失眠症的临床表现为（　　）
   A. 思维迟缓　　　　B. 意志活动减退　　　　C. 认知功能损害
   D. 心境低落　　　　E. 睡眠质量差、早醒

2. 属于褪黑素受体激动剂的药物是（　　）
   A. 艾司唑仑　　　　B. 唑吡坦　　　　C. 雷美尔通
   D. 米氮平　　　　E. 氟西汀

3. 老年失眠患者首选（　　）
   A. 地西泮　　　　B. 唑吡坦　　　　C. 佐匹克隆
   D. 褪黑素　　　　E. 非药物治疗手段

4. 因不良反应很小，可在老年人群中使用的既能治疗失眠症，也可用于倒时差的药物是（　　）
   A. 地西泮　　　　B. 劳拉西泮　　　　C. 佐匹克隆
   D. 扎来普隆　　　　E. 雷美尔通

5. 具有临床耐受性良好，无戒断症状的治疗失眠症的药物是（　　）
   A. 低剂量的多塞平　　　　B. 地西泮　　　　C. 艾司唑仑
   D. 阿普唑仑　　　　E. 佐匹克隆

6. 不属于苯二氮䓬类药物禁忌证的是（　　）
   A. 妊娠期和哺乳期　　　　　　　　B. 肝肾功能损害
   C. 阻塞性睡眠呼吸暂停综合征　　　D. 重度通气功能障碍
   E. 前列腺增生症

二、X 型选择题

7. 下列药物中，可用于治疗失眠症的有（　　）
   A. 地西泮　　　　B. 米氮平　　　　C. 阿戈美拉汀
   D. 佐匹克隆　　　　E. 唑吡坦和帕罗西汀联用

8. 抗失眠药物的合理使用原则包括（　　）

A. 使用最低有效剂量　　B. 间断给药　　　C. 短期给药

D. 减药缓慢　　　　　　E. 逐渐停药

书网融合……

知识回顾　　　微课　　　习题

（熊存全）

项目三十六　帕金森病 微课

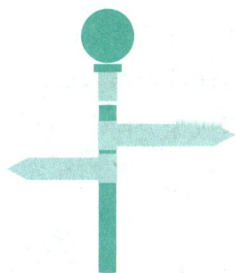

1817 年，英国医生詹姆斯·帕金森首次描述了一种疾病，其临床表现主要包括静止性震颤、运动迟缓、肌强直和姿势步态障碍等运动症状，部分患者还伴有抑郁、便秘和睡眠障碍等非运动症状，这就是帕金森病。帕金森病是中老年人的常见疾病，严重影响着患者的生活能力和质量。那么帕金森病的发病机制是什么？帕金森病有哪些常用治疗药物？应如何选用？帕金森病患者日常生活中有哪些注意事项？

本项目主要介绍帕金森病的发病机制、临床表现、药物治疗原则、常用治疗药物、用药指导和健康教育等内容。

学习目标

1. **掌握**　帕金森病的药物治疗原则与常用药物的合理使用。
2. **熟悉**　帕金森病的用药指导与健康教育。
3. **了解**　帕金森病的概念、发病机制及临床表现。

一、概述

帕金森病（Parkinson disease，PD）是一种中老年常见的慢性进行性中枢神经系统退行性变性疾病，因本病以震颤、肌强直及运动减少为主要临床特征，且震颤常为首发症状，故又名震颤麻痹。

世界各国帕金森病的患病率平均为 103/10 万人，随年龄增长而增加，60 岁以上老年人的患病率约为 1%。男女患病比例接近 1∶1。帕金森病的平均发病年龄为 55~60 岁，多为散发病例。

（一）发病机制

帕金森病最主要的病理改变是中脑黑质多巴胺（DA）能神经元的变性死亡，进而引起纹状体 DA 含量显著性减少。导致这一病理改变的确切病因目前仍不清楚，遗传因素、环境因素、增龄、氧化应激损伤等均可能参与帕金森病多巴胺能神经元的变性死亡过程。除此以外，脑外伤、吸烟、饮咖啡等因素也可能增加或降低罹患帕金森病的危险性。

（二）临床表现

帕金森病起病隐袭，进展缓慢。最常见的首发症状是一侧上肢的震颤或活动笨拙，进而累及对侧肢体。临床表现包括运动症状和非运动症状两大类。运动症状临床上主要表现为静止性震颤、运动迟缓、肌强直和姿势步态障碍。近年来人们越来越多的注意到抑郁、便秘和睡眠障碍等非运动症状也是帕金森病患者常见的主诉，它们对患者生活质量的影响甚至超过运动症状。

1. 静止性震颤　约70%的患者以震颤为首发症状，多始于一侧上肢远端，静止时出现或明显，随意运动时减轻或停止，精神紧张时加剧，入睡后消失。手部静止性震颤在行走时加重。典型的表现是频率为4~6Hz的"搓丸样"震颤，紧张或情绪激动时易发生，部分患者可合并姿势性震颤。

2. 肌强直　体格检查时，患者的肢体、颈部或躯干常有明显的阻力，这种阻力呈现各方向均匀一致的特点，类似弯曲铅管的感觉，故称为"铅管样强直"。患者合并有肢体震颤时，可在均匀阻力中出现断续停顿，如转动齿轮，故称为"齿轮样强直"。

3. 运动迟缓　指动作变慢，初始动作困难，主动运动丧失。患者的动作幅度减少，尤其是重复运动时。根据受累部位的不同，运动迟缓可表现在多个方面。面部表情动作减少、瞬目减少，称为"面具脸"。说话声音单调低沉、吐字不清。写字时颤抖歪曲、行距不匀、越写越小，称为"小写征"。洗漱、穿衣和其他精细动作可变得笨拙、不灵活。行走的速度变慢，手臂摆动幅度会逐渐减少甚至消失，步距变小。在疾病的早期，患者常常将运动迟缓误认为是无力，且常因一侧肢体的酸胀无力而误诊为脑血管疾病或颈椎病。因此，当患者缓慢出现一侧肢体的无力，且伴有肌张力的增高时应警惕帕金森病的可能。

4. 姿势步态障碍　姿势反射消失常在疾病的中晚期出现，患者不易维持身体的平衡，稍不平整的路面就有可能跌倒。患者行走时常常会越走越快，不易止步，称为慌张步态。晚期帕金森病患者可出现"冻结现象"，表现为行走时突然出现短暂的不能迈步，双足似乎粘在地上，须停顿数秒钟后才能继续前行；"冻结现象"常见于开始行走时、转身过程中、接近目标时或担心不能越过已知的障碍物时，如穿过旋转门。

5. 非运动症状　帕金森病患者除了震颤和行动迟缓等运动症状外，还可出现情绪低落、焦虑、睡眠障碍、认知障碍等非运动症状。疲劳感也是帕金森病常见的非运动症状。

（三）诊断

帕金森病的诊断主要依靠病史、临床症状及体征。根据隐袭起病、逐渐进展的特点，单侧受累进而发展至对侧，表现为静止性震颤和行动迟缓，排除非典型帕金森病样症状即可临床诊断。对左旋多巴制剂治疗有效则更加支持诊断。血常规、脑脊液检查多无异常。头CT、MRI也无特征性改变。嗅觉检查多可发现本病患者存在嗅觉减退。根据临床症状严重程度的不同，帕金森病的病程一般分为早期和中晚期。

二、治疗原则与常用药物

📱 **知识链接**

帕金森病——医学上的"哥德巴赫猜想"

在中国，提及"哥德巴赫猜想"，人们必然会想到陈景润先生。然而，这位誉满全球的数学家却因一次车祸，于1984年被诊断为帕金森病。帕金森病被称为医学上的"哥德巴赫猜想"，直到现在人类仍无法完全攻克它。1991年，陈景润曾回福州老家接受中医针灸治疗，一度让他的身体奇迹般地出现了转机。但一心只想着数学研究的陈景润很快回到北京，投入到繁忙的工作中。不久后，又因一次不慎摔倒而造成髋部粉碎性骨折，这次摔伤给陈景润的健康造成了无法弥补的严重伤害。1996年3月19日，陈景润先生由于肺部感染病情加重，终因呼吸、循环衰竭逝世。弥留之际，手上还经常握着一本数学书籍。陈景润先生为攻克"哥德巴赫猜想"作出了卓越的贡献，但却因帕金森病而壮志未酬。

（一）治疗原则

帕金森病的治疗包括对运动症状和非运动症状的全面综合性治疗，提倡早期诊断、早期治疗。治疗方法和手段包括药物治疗、手术治疗、运动疗法、心理疏导及照料护理等。药物治疗为首选，且是整个治疗过程中的主要手段；手术治疗则是药物治疗的一种有效补充。目前，帕金森病的治疗手段，无论是药物或手术治疗，只能改善患者的症状，并不能阻止病情的发展，更无法治愈。因此，治疗不仅要立足当前，更需要持续管理，以达到持续获益的效果。

（二）药物治疗

1. 药物治疗原则　帕金森病的药物治疗应以改善症状、延缓病情进展、提高工作能力和生活质量为目标，坚持"LOW"和"SLOW"的原则。通过"剂量滴定"以避免产生药物的急性副作用，力求实现"尽可能以小剂量达到满意临床效果"的用药目标，避免或降低运动并发症（尤其是异动症）的发生率。

治疗应依据循证医学的证据，做到个体化用药。不同患者的用药选择需要综合考虑各自的疾病特点（是以震颤为主，还是以强直少动为主）和疾病严重程度、有无认知障碍、发病年龄、就业状况、有无共病、药物可能的副作用、患者的意愿以及经济承受能力等因素，尽可能避免、推迟或减少药物的副作用和运动并发症。进行抗帕金森病药物治疗时，特别是使用左旋多巴时不能突然停药，以免发生恶性停药综合征。

2. 常用治疗药物

（1）复方左旋多巴（多巴丝肼、卡比双多巴）　左旋多巴是治疗帕金森病的标准疗法，是帕金森病药物治疗中最有效的对症治疗药物。初始用量为 62.5 ~ 125.0mg，2 ~ 3 次/日，根据病情逐渐增加剂量至疗效满意且不出现副作用的适宜剂量以维持治疗，餐前 1 小时或餐后 1.5 小时服药。以往多主张尽可能推迟应用，因为早期应用会诱发异动症；现有证据提示早期应用小剂量（≤400mg/d）并不增加异动症的发生风险。活动性消化道溃疡者慎用，闭角型青光眼、精神病患者禁用。

（2）多巴胺受体（DR）激动剂　包括麦角类和非麦角类两种类型。麦角类包括溴隐亭、α - 二氢麦角隐亭、卡麦角林和麦角乙脲；非麦角类包括普拉克索、罗匹尼罗、吡贝地尔、罗替戈汀。麦角类 DR 激动剂可导致心脏瓣膜病变和肺胸膜纤维化，目前已不主张使用。目前大多推荐非麦角类 DR 激动剂为首选药物，尤其适用于早发型帕金森病患者的病程初期。DR 激动剂均应从小剂量开始，逐渐增加剂量至获得满意疗效而不出现副作用为止。

（3）单胺氧化酶 B（MAO - B）抑制剂　主要有司来吉兰和雷沙吉兰。司来吉兰的用法、用量为 2.5 ~ 5.0mg（常释剂），2 次/日，分别于早晨、中午服用，不宜在傍晚或晚上应用，以免引起失眠，或与维生素 E 2000U 合用；司来吉兰口腔黏膜崩解剂的吸收、疗效、安全性均优于其一般剂型，用量为 1.25 ~ 2.50 mg/d。雷沙吉兰的用法、用量为 1mg，1 次/日，早晨服用。胃溃疡患者慎用；禁与选择性 5 - 羟色胺再摄取抑制剂合用。

（4）儿茶酚氧位甲基转移酶（COMT）抑制剂　主要药物有恩他卡朋、托卡朋等。在疾病早期首选复方左旋多巴 + COMT 抑制剂，按左旋多巴剂量不同分成 4 种剂型治疗。恩他卡朋用量为每次 100 ~ 200mg，服用次数与复方左旋多巴相同（若每日服用复方左旋多巴次数较多，也可少于复方左旋多巴的用药次数）；需与复方左旋多巴同时服用，单用无效。托卡朋每次用量为100mg，每日3次，第一剂与复方左旋多巴同时服用，此后二者间隔6小时服用；托卡朋可以单用，每日最大剂量为600mg。其副作用有腹泻、头痛、多汗、口干、氨基转移酶升高、腹痛、尿色变黄等；托卡朋可能会导致肝功能损害，需严密监测肝功能，尤其在用药之后的前3个月。

（5）金刚烷胺　剂量为50～100mg，2～3次/日，末次应在下午4时前服用。对少动、强直、震颤均有改善作用，对改善异动症亦有帮助。肾功能不全、癫痫、严重胃溃疡、肝病患者慎用，哺乳期妇女禁用。

（6）抗胆碱药　目前国内主要应用苯海索，剂量为1～2mg，3次/日。主要适用于伴有震颤的患者，对无震颤的患者不推荐应用。对<60岁的患者，要告知长期应用本类药物可能会导致认知功能下降，故应定期复查认知功能，一旦发现患者的认知功能下降则应立即停用；对≥60岁的患者最好不应用抗胆碱药；闭角型青光眼及前列腺增生患者禁用。

> **▶▶ 岗位情景模拟**
>
> **情景描述**　患者，男性，68岁，1年前无明显诱因出现右手震颤，不能控制，紧张时加重，休息时好转，睡眠后消失，于当地医院就诊。考虑帕金森病，给予盐酸苯海索片治疗，震颤症状有所好转。半年前出现走路不稳，启动困难，走起路来无法停下，人伴有震颤。查体：神志清楚，言语流利，四肢肌力5级，双下肢肌张力稍高，右手震颤，双侧肱二头肌反射（＋＋），双下肢膝腱反射（＋），慌张步态，其余无异常。诊断：帕金森病。
>
> **讨　论**　1. 该患者的治疗药物应如何选择？
> 　　　　　2. 应该对该患者进行哪些方面的健康教育？
>
> 答案解析

三、用药指导与健康教育

（一）用药指导

1. 早期帕金森病的治疗　一旦早期确诊，即应尽早开始治疗。早期治疗可以分为非药物治疗和药物治疗。非药物治疗包括认识和了解疾病、补充营养、加强锻炼、坚定战胜疾病的信心以及社会和家人对患者的理解、关心与照护支持等。

一般疾病初期多采取单药治疗，但也可采用优化的小剂量多种药物的联合应用，力求达到疗效最佳、维持时间更长且运动并发症发生率最低的目标。

（1）早发型患者　在不伴有智能减退的情况下，可有如下选择：①非麦角类DR激动剂；②MAO－B抑制剂；③复方左旋多巴；④复方左旋多巴＋COMT抑制剂（恩他卡朋双多巴片）；⑤金刚烷胺；⑥抗胆碱药。伴智能减退，应选择复方左旋多巴。首选药物并非按照以上顺序，需根据不同患者的具体情况而选择不同方案。若需疗效最佳，首选药物有非麦角类DR激动剂、MAO－B抑制剂或复方左旋多巴＋COMT抑制剂；若患者由于经济原因不能承受高价格的药物，则可首选金刚烷胺；若因特殊工作之需，力求显著改善运动症状，或出现认知功能减退，则可首选金刚烷胺或复方左旋多巴＋COMT抑制剂；对于震颤明显且其他抗帕金森病药物疗效欠佳的患者，可选用抗胆碱药（如苯海索）。

（2）晚发型或伴智能减退的患者　一般首选复方左旋多巴治疗。随着症状的加重，疗效减退时可添加 DR 激动剂、MAO－B 抑制剂或 COMT 抑制剂治疗。尽量不应用抗胆碱药物，尤其针对老年男性患者，因其具有较多的副作用。

2. 中晚期帕金森病的治疗　中晚期帕金森病，尤其是晚期帕金森病的临床表现极其复杂，既有疾病本身的进展，也有药物副作用或运动并发症的因素参与其中。对中晚期帕金森病患者的治疗，一方面要继续力求改善患者的运动症状，另一方面还要妥善处理一些运动并发症和非运动症状。

（1）中期治疗　早期首选 DR 激动剂、MAO－B 抑制剂或金刚烷胺/抗胆碱药物治疗的患者，发展至中期阶段，原有的药物不能控制症状时应添加复方左旋多巴治疗；早期即选用小剂量复方左旋多巴治疗的患者，到中期阶段症状控制不理想时应适当加大剂量或添加 DR 激动剂、MAO－B 抑制剂、金刚烷胺或 COMT 抑制剂。

（2）晚期治疗　晚期患者由于疾病本身的进展及运动并发症的出现，致使治疗相对复杂，处理也较困难。因此，在治疗之初即应结合患者的实际情况制定合理的治疗方案，以期尽量延缓运动并发症的出现、延长患者有效治疗的时间窗。

（二）健康教育

1. 帕金森病患者的饮食无特殊要求。服用左旋多巴制剂的患者用药应与进餐隔开，应于餐前 1 小时或餐后 1.5 小时用药。便秘的患者应多饮水、多进食富含纤维素的食物。

2. 适当的运动对于患者的功能恢复有一定的帮助。研究表明，太极拳对于患者的平衡功能有帮助。

3. 早期患者日常生活可自理，到中期多数患者需要一定程度的帮助。晚期患者日常生活需要照料：吞咽困难、饮水呛咳的患者可给予鼻饲饮食；长期卧床患者应定期翻身拍背，以避免压疮和坠积性肺炎的发生；尿失禁者需行导尿。

4. 姿势平衡障碍是帕金森病患者摔跤的最常见原因，易在变换体位（如转身、起身和弯腰）时发生。目前缺乏有效的治疗措施，调整药物剂量或添加药物偶尔奏效。主动调整身体重心、踏步走、大步走、听口令、听音乐或打拍子行走或练习跨越物体等可能有益。必要时使用助行器甚至轮椅，做好防护。

即学即练

帕金森病患者跌倒的最常见原因是（　　）

A. 体位性低血压　　　　　B. 静止性震颤　　　　　C. 姿势平衡障碍

D. 运动迟缓和步态异常　　E. 异动症

答案解析

---

5. 帕金森病是一种慢性进展性疾病，具有高度异质性。不同患者疾病进展的速度不同，目前尚不能治愈。早期患者通过药物治疗多可很好地控制症状。疾病中期，虽然药物仍有一定的作用，但常因运动并发症的出现导致生活质量的下降。疾病晚期，由于患者对药物反应差，症状不能得到控制，患者可全身僵硬，生活不能自理，甚至长期卧床，最终多死于肺炎等并发症。

6. 目前尚无有效的预防措施阻止疾病的发生和进展。当患者出现临床症状时，黑质多巴胺能神经元死亡已至少在 50% 以上，纹状体 DA 含量减少在 80% 以上。因此，早期发现临床前患者，并采取有效的预防措施阻止多巴胺能神经元的变性死亡，才能阻止疾病的发生与进展。

7. 基因突变以及快速眼动睡眠行为障碍、嗅觉减退等 PD 的非运动症状可出现在运动症状出现之前数年，它们可能是 PD 发生的早期生物学标志。有关多巴胺能神经元的保护性药物目前尚在研究之中。

目标检测

答案解析

一、A 型选择题

1. 不属于帕金森病临床表现的是（　　）

　　A. 运动减少　　　　　　B. 静止性震颤　　　　　C. 肌强直

　　D. 慌张步态　　　　　　E. 写字过大症

2. "铅管样强直"是下列哪种疾病的表现（　　）

　　A. 脑膜炎　　　　　　　B. 周围神经炎　　　　　C. 有机磷中毒

　　D. 帕金森病　　　　　　E. 强直性脊柱炎

3. 患者，男性，69 岁，逐渐出现四肢震颤，双手呈"搓药丸样"动作，面部缺乏表情，动作缓慢，走路呈"慌张步态"，被动运动时肢体呈齿轮样肌张力增高，需用下列何种药物治疗（　　）

　　A. 新斯的明　　　　　　B. 左旋多巴　　　　　　C. 苯妥英钠

　　D. 卡马西平　　　　　　E. 多巴胺

4. 老年（≥65 岁）的帕金森病患者，抗帕金森病首选药物是（　　）

　　A. 苯海索　　　　　　　B. 左旋多巴＋卡比多巴　C. 司来吉兰

　　D. 普拉克索　　　　　　E. 恩他卡朋

5. 震颤麻痹的病人哪类药物禁止使用（　　）

　　A. 金刚烷胺　　　　　　B. 抗胆碱药物　　　　　C. 单胺氧化酶 B 抑制剂

　　D. 多巴胺受体激动剂　　E. 吩噻嗪类药物

6. 帕金森病最应该采用的治疗方法是（　　）

　　A. 手术治疗　　　　　　B. 药物治疗　　　　　　C. 功能锻炼

　　D. 理疗　　　　　　　　E. 中药治疗

7. 治疗早期、轻度症状帕金森病患者，下列首选考虑选用的药物是（　　）

　　A. 苯海索　　　　　　　B. 左旋多巴　　　　　　C. 司来吉兰

　　D. 恩他卡朋　　　　　　E. 卡比多巴

8. 对于症状波动的运动并发症的治疗，首先考虑用（　　）

　　A. 增加左旋多巴的量　　　　　　　　　B. 减少左旋多巴的量

　　C. 增加金刚烷胺的量　　　　　　　　　D. 减少金刚烷胺的量

　　E. 增加半衰期长的多巴胺受体激动剂

二、X 型选择题

9. 帕金森病的临床表现有（　　）

　　A. 姿势平衡障碍　　　　B. 静止性震颤　　　　　C. 肌强直

　　D. 慌张步态　　　　　　E. 行动迟缓

10. 帕金森病的药物治疗原则有（　　）

　　A. 疾病早期适当暂缓用药

　　B. 当疾病影响患者的日常生活和工作能力时，则可开始症状性治疗

C. 药物治疗的目的是延缓疾病进展，直至治愈

D. 药物治疗坚持"low"和"slow"原则

E. 治疗要考虑结合共病因素，采取个体化的方案

书网融合……

知识回顾　　　微课　　　习题

（熊存全）

项目三十七　痴　呆 e 微课

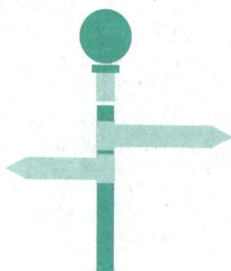

学习引导

在我国，老年人的生活和健康问题一直受到国家和各级医疗卫生机构的高度重视。但随着我国人口老龄化进程的加快，老龄人口不断扩大，伴随而来的是神经退行性疾病（如痴呆）的患病人数也越来越多。据统计，我国目前痴呆的患病人数约占全世界痴呆患者的1/4，更加糟糕的是我国痴呆患者的知晓率和就诊率都非常低。因此，全社会对这一群体应给予足够的重视，进行早期诊断、早期干预已经成为刻不容缓的任务。那么痴呆有哪些常见的病因？治疗痴呆的药物有哪些？疗效如何？对痴呆患者及其家属应如何进行健康教育？

本项目主要介绍痴呆的病因、临床表现、药物治疗原则、用药指导与健康教育等内容。

📖 学习目标

1. **掌握**　阿尔茨海默病的药物治疗原则与常用药物的合理使用。
2. **熟悉**　痴呆的用药指导与健康教育。
3. **了解**　痴呆的病因及临床表现。

一、概述

痴呆（dementia）是一种由于神经退行性病变、脑血管病变、外伤、感染、肿瘤、营养不良等原因引起的严重且持续的认知障碍。临床上以缓慢出现的智力减退为主要特征，伴有不同程度的人格改变，但无意识障碍，多见于老年人群。痴呆是老龄化社会面临的重要公共健康与卫生服务问题，其患病率、致残率、致死率均较高，应受到全社会的高度重视。

在痴呆中，最常见的类型为阿尔茨海默病（Alzheimer disease，AD），占痴呆总数的60%~70%。AD的发病率与年龄呈正相关，65岁以上的老年人中AD的患病率约为5%，80岁以上的患病率可达20%以上；女性多于男性。AD的发病危险因素包括痴呆家族史、女性、年老、抑郁症史、21-三体综合征家族史、低教育水平等。

血管性痴呆（vascular dementia，VD）是痴呆的第二大类型，占痴呆总数的10%~25%。65岁以上人群中VD的患病率为1.2%~4.2%；VD的发病率与年龄有关，男性多于女性；VD的危险因素与脑卒中的危险因素相似，如高血压、冠状动脉疾病、糖尿病、血脂异常、房颤、吸烟等。其他类型的痴呆还有路易体痴呆、帕金森病所致痴呆、亨廷顿病性痴呆等。

📖 **知识链接** ···

阿尔茨海默病

1901 年 11 月，爱罗斯·阿尔茨海默医生在法兰克福精神病医院遇到一位 51 岁名叫澳杰斯特·狄特的女性患者，该患者的认知水平、记忆力及理解能力均明显下降。阿尔茨海默医生对她随访了 4 年。1906 年 4 月，澳杰斯特·狄特夫人去世，阿尔茨海默医生将病历和死者脑组织送到了慕尼黑克雷佩林实验室，通过染色技术发现了 β－淀粉样斑块和神经纤维缠结两种主要病变。同年，他的发现被报道并写入教科书中。为纪念发现者，该病被命名为阿尔茨海默病（Alzheimer disease，AD）。

（一）病因

引起痴呆的原因有很多（表 37 - 1），但能有效干预的病因并不多见。如能及早发现、及时治疗，部分痴呆患者的预后较好，10% ~15% 的患者进行对因治疗后可获得部分程度的改善，如神经梅毒、内分泌障碍、部分颅底占位性病变等所致的痴呆。

表 37 - 1 引起痴呆的病因

病因	疾病
中枢神经系统变性疾病	阿尔茨海默病、额－颞叶痴呆、Prion 病、路易体痴呆、帕金森病、亨廷顿病性痴呆等
脑血管病变	血管性痴呆
占位性病变	慢性脑脓肿、颅脑肿瘤、慢性硬膜下血肿等
感染和外伤	脑膜脑炎、脑炎、艾滋病痴呆、神经梅毒、脑外伤等
代谢障碍和中毒	艾迪生病、甲状腺功能减退症、库欣综合征、高胰高血糖素血症、肝衰竭、维生素缺乏症、酒精中毒、一氧化碳中毒、重金属中毒、药物中毒、肝豆状核变性等

（二）临床表现

痴呆的发生多缓慢、隐匿，主要表现为记忆减退、人格改变和社会功能受损等三个方面。

1. 记忆减退 是痴呆患者突出且早发的症状。早期出现近期记忆障碍，学习新事物的能力明显减退，严重者甚至找不到回家的路。随着病情的进一步发展，远期记忆也会受损，出现思维缓慢、抽象思维丧失，对一般事物的理解力和判断力越来越差，注意力日渐受损，可出现计算困难或不能计算，时间、地点和人物定向障碍。痴呆患者还可出现语言障碍，早期出现自发言语空洞、找词困难、用词不当，也可出现阅读困难，随后出现感觉性失语、无法交谈、重复言语，最后患者只能发出不可理解的声音或缄默不语。

2. 人格改变 痴呆患者可出现人格改变，表现为兴趣减少、社会性退缩、主观能动性差；也可表现为脱抑制行为，如冲动、幼稚行为等。情绪症状包括易激惹、焦虑、抑郁和情绪不稳等，有时表现为情感淡漠，或当患者对问题不能做出响应或者不能完成相应工作时出现突然放声大哭或愤怒的反应。部分患者还会出现坐立不安、尖叫、漫游和不恰当的甚至攻击性行为。也有患者可出现妄想和幻觉。

3. 社会功能受损 痴呆患者由于记忆、判断和思维等能力衰退，造成日常生活能力明显下降，对自己熟悉的工作不能完成，逐渐需要他人照顾，对他人的依赖性不断增强。早期患者不能独立购物、理财，晚期生活不能自理，运动功能逐渐丧失，无法完成既往熟悉的日常活动（如洗衣、做饭、穿衣等），均需他人协助。

（三）诊断

国际疾病分类（International Classification of Diseases，ICD）中痴呆的诊断标准为：①脑部疾病所致的一种综合征，通常为慢性或进行性记忆障碍，同时至少有下列一种或多种大脑皮质功能障碍——定向、思维、计算、理解、学习、语言、判断；②意识清楚；③认知功能障碍通常伴有情感控制、社会行为或动机退化，对个人生活能力有影响。

对照上述诊断标准，首先要熟悉患者病史和用药史，了解患者是否有智力减退和社会功能下降表现，通过简易智能状态检查量表对患者认知功能进行评定。多数颅底疾病所致的痴呆往往有神经系统局灶性缺损定位体征，可借助体格检查明确诊断。对痴呆的患者，需检查血钙、血糖、肝肾功能、血维生素 B_{12} 和叶酸、梅毒或艾滋病的血清免疫学检查，神经系统影像检查也能帮助明确痴呆病因。

二、治疗原则与常用药物

（一）治疗原则

痴呆的治疗应以提高患者的生活质量，减轻患者给家庭带来的负担为原则。首先，应及早查明病因并进行有效地干预；其次，需评估者认知功能和社会功能损害的程度，以及精神症状、行为问题和患者的家庭与社区资源等；然后进行包括非药物治疗和药物治疗在内的综合治疗。其中，非药物治疗主要包括：提供安全舒适的生活环境、提供充足的营养、适当运动等。有效的非药物治疗可使者的生活能力、情绪和行为问题得以明显改善。

（二）药物治疗

1. 药物治疗原则　痴呆的病因和类型较多，发病机制复杂，目前尚缺乏治疗痴呆的特效药物。虽然部分益智药物可在短期内改善患者的认知功能，延缓病情的发展，但长期疗效仍有待观察。对于最常见的痴呆类型阿尔茨海默病，因其病程长、病理机制复杂且临床分期（根据认知功能损害情况）相互交叉，药物治疗时应综合考虑患者的发病阶段、脑功能受损与痴呆程度、遗传因素所致药物反应的个体差异等方面的因素，选择适宜的治疗措施。

2. 常用治疗药物　目前尚无延缓痴呆病情进展和逆转认知功能受损的特效药物，主要为对症治疗。以阿尔茨海默病为例，治疗药物主要包括改善认知功能药物和控制精神症状药物两大类。

（1）改善认知功能药物　①胆碱酯酶抑制剂：多奈哌齐、卡巴拉汀、加兰他敏、石杉碱甲、利斯的明等。②M 受体激动剂：占诺美林、米拉美林等。③神经细胞生长因子增强剂：AIT-082、丙戊茶碱等。④非竞争性 N-甲基-D-天门冬氨酸（NMDA）受体阻断剂：美金刚。⑤脑代谢激活剂：吡拉西坦、茴拉西坦、盐酸赖氨酸、脑活素等。

（2）控制精神症状药物　部分 AD 患者在疾病的某一阶段常合并有精神症状，如幻觉、抑郁、焦虑、睡眠障碍等，可给予抗抑郁药和抗精神病药进行治疗。前者常用药物为选择性 5-HT 再摄取抑制剂（如氟西汀、帕罗西汀、西酞普兰、舍曲林等）；后者常用非典型抗精神病药，如利培酮、奥氮平、喹硫平等。

▶▶ 岗位情景模拟

　　情景描述　患者，女，72岁，中学文化程度，退休，进行性记忆力和生活自理能力下降2年。患者2年前开始出现记忆力问题。开始时表现为记不清客人的名字和刚看过的新闻等；随后记忆力下降越发明显，以至重复购买相同的食品、忘关煤气，并逐渐发展到遗失贵重物品。2个月前上街散步，找不到回家的路，家人四处寻找，最终被民警送回家。过去注意仪表，最近懒于洗漱、换衣。精神专科检查：多问少答，答案简单或错误；记忆力检查结果显示近记忆很差；情感反应较简单、冷漠。患者母亲高龄时也有类似症状，但未经诊治。头颅CT检查发现皮质性脑萎缩和脑室扩大。诊断：阿尔茨海默病。

　　讨　　论　1. 该患者可选择的治疗药物有哪些？

　　　　　　　　2. 如何对该患者及其家属进行健康教育？

答案解析

即学即练

关于抗痴呆药物的使用，下列说法不正确的是（　　）

A. 建议使用抗精神病药物

B. 应用胆碱酯酶抑制剂要监测患者有无胃出血

C. 卡巴拉汀需要于早晨和晚上与食物同服

D. 1次漏服改善认知功能的药物，若接近下次服药时间，则无需补服

E. 美金刚避免与金刚烷胺、氯胺酮和右美沙芬同时服用

答案解析

三、用药指导与健康教育

（一）用药指导

1. 阿尔茨海默病的治疗　推荐选择胆碱酯酶抑制剂和美金刚改善认知功能，若出现抑郁症状可适当给予抗抑郁药治疗。

　　（1）多奈哌齐　用于治疗各期AD，初始剂量为1次5mg，口服，1次/日，睡前服用，至少维持1个月；若临床评估发现疗效仍不明显，可将剂量增至10mg/d，睡前一次性服用，3~6个月为一个疗程。约1/3的AD患者有效，可延缓认知功能和社会功能下降速度。

　　（2）利斯的明　用于治疗轻、中度AD。起始剂量：1次1.5mg，2次/日；最大剂量：1次6mg，2次/日。

　　（3）美金刚　用于治疗中、重度AD。第一周剂量为5mg/d，晨服，每周递增5mg，第4周开始以后服用推荐的维持剂量20mg/d。

2. 血管性痴呆的治疗　目前尚无治疗VD的特效药物。对VD危险因素的预防和治疗可降低其发病率。应积极控制血压和其他危险因素（如高脂血症、糖尿病、肥胖等），并注意房颤和颈动脉狭窄等其他危险因素，华法林可减少卒中伴房颤的危险性。既往有TIA或非出血性疾病致卒中史的患者，可使用抗血小板聚集疗法降低发病的危险性，可选择小剂量阿司匹林。

（二）健康教育

1. 尽量使 AD 患者处于熟悉的环境，最好是在家里。中至重度患者外出时，身上应佩戴附有患者基本信息（如姓名、家庭住址、联系电话、患病情况等）的标识牌。

2. 需教育家庭成员，对患者提供切实可行的帮助，加强日常生活照护；对家属进行疾病相关知识的健康教育。

3. 注意药物相互作用

（1）酮康唑、红霉素、帕罗西汀等可通过抑制肝药酶而增强加兰他敏的作用。

（2）尿液碱化剂（碳酸酐酶抑制剂、碳酸氢钠）可降低美金刚的清除率而使血浆药物浓度升高，氯化铵可酸化尿液而增加美金刚的排泄；美金刚避免与金刚烷胺、氯胺酮和右美沙芬同时使用，防止发生药物中毒性精神病。

4. 若出现 1 次漏服改善认知功能的药物，请尽快补服；但若接近下次服药时间，则无需补服。

5. 抗精神病药虽可用于控制精神病性症状、攻击或激越行为，但由于老年人对抗精神病药物的不良反应更为敏感，故应从小剂量开始缓慢加量，症状改善后需逐渐减量或缓慢停药。与安慰剂相比，抗精神病药增加痴呆并发精神行为障碍的死亡风险，应谨慎使用。

6. 应用胆碱酯酶抑制剂要监测胃出血。

目标检测

答案解析

一、A 型选择题

1. 美金刚的作用机制为（ ）

A. 激动 N－甲基－D－天门冬氨酸受体

B. 抑制胆碱酯酶

C. 脑循环改善剂

D. 钙通道阻断剂

E. 非竞争性抑制 N－甲基－D－天门冬氨酸受体

2. 阿尔兹海默病的治疗原则不包括（ ）

A. 治疗目标是最大程度地维持 AD 患者的功能状态

B. 诊治共存的躯体疾病

C. 尽早使用抗胆碱药物

D. 充分重视非药物治疗

E. 重视照料者的身心健康

3. 可加快美金刚排泄的是（ ）

A. 碳酸酐酶抑制剂　　　B. 碳酸氢钠　　　C. 碳酸钙

D. 氢氧化钠　　　E. 氯化铵

4. 下列药物中，不能使加兰他敏作用增强的是（ ）

A. 酮康唑　　　B. 红霉素　　　C. 西咪替丁

D. 帕罗西汀　　　E. 苯妥英钠

二、X 型选择题

5. 用于治疗痴呆的胆碱酯酶抑制剂包括（　　）

    A. 多奈哌齐   B. 卡巴拉汀   C. 加兰他敏

    D. 美金刚   E. 石杉碱甲

书网融合……

知识回顾	微课	习题

（熊存全）

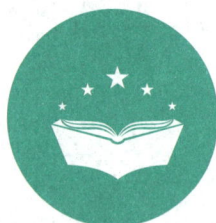

模块七
实践实训

实训一　药学服务沟通技巧训练　　实训二　药品科普宣传册的制作

实训三　用药咨询　　实训四　药物不良反应/事件的收集与上报

实训五　特殊人群的用药指导　　实训六　处方调配模拟实训

实训七　处方点评　　实训八　静脉用药集中调配实训

实训九　药品陈列和药店 POP 的制作　　实训十　药品储存与养护技能实训

实训十一　非处方药的推荐和介绍　　实训十二　腹泻的用药指导

实训十三　普通感冒的用药指导　　实训十四　高血压的用药指导

实训十五　血脂异常的用药指导　　实训十六　糖尿病的用药指导

实训十七　骨质疏松症的用药指导　　实训十八　缺铁性贫血的用药指导

实训十九　支气管哮喘的用药指导　　实训二十　消化性溃疡的用药指导

实训二十一　帕金森病的用药指导

实训一　药学服务沟通技巧训练

【实训目的】

1. 运用所学的理论知识，学会药学服务工作中的基本礼仪，用所学沟通技巧面向患者进行药学服务。

2. 掌握药学服务沟通的技巧，初步学会接待投诉和处理纠纷。

3. 树立以患者为本的药学服务理念。

【实训准备】

1. 对实训场所进行场景布置。

2. 设计沟通情景；搜集沟通案例。

【实训方法】

1. 通过小组讨论等形式，进行形体仪态训练、表达热情练习、尊重练习和有效询问练习，掌握沟通方法和技巧。

2. 通过模拟表演展示药学服务礼仪和沟通技巧，互相点评，教师讲评，达到反馈信息满意。

【实训步骤】

1. 形体仪态训练　分组分解动作练习，建立良好的体态语言体系（表1）。

表1　形体仪态训练规范和基本要求

内容	操作规范	基本要求
站姿	头抬起，正视前方，微收下颌，挺直颈部、腰部，双肩放松，呼吸自然。脚跟并拢，脚掌分开，两膝并严，双手自然下垂或相交放在小腹部	站得端正、自然、亲切、稳重，即要做到"立如松"
手势	①指引：向服务对象介绍或指明方向时，上身稍向前倾，手指自然并拢，手掌向上倾斜，以肘关节为轴指向目标 ②展示物品：应将被展示物品的正面朝向服务对象，解说时口齿清晰，操作手法干净利索，速度适宜，并进行必要的重复 ③递接物品：最好以双手递物于服务对象；不方便双手时，尽量采用右手	自然优美，规范适度，手势不宜过多，幅度不宜太大，身体其他部位应与手势协调
表情	眼神：在问候、听取诉说、征求意见、强调要点、表示诚意时应注视服务对象的眼，时间一般以3~6秒为宜；注视服务对象的面部时，最好是在以眼下三角区为中心的范围内；有时根据需要应对服务对象的某部分多加注视，如在递接物品时，应注视手部	在注视服务对象时，应面带微笑，眼神要保持相对稳定接触，注意自然，体现重视、友好和尊敬

2. 文明用语训练　分组进行模拟练习，建立文明用语语言体系（表2）。

表2 文明用语训练

要求	用语举例
招呼用语	① "阿姨，您好，有什么可以帮忙的?" ② "请稍等一下，我接待完这位顾客，马上就来。" ③ "先生/小姐，您慢慢选，选好了叫我一声，我先接待其他顾客。"
售中用语	① "这是品牌药品，疗效好，价格合理，一向很受欢迎。" ② "这种药品，几个品种都不错，您可以随便选。" ③ "对不起，您要买的品种刚卖完，但××与它是同样性能，我拿给您看。" ④ "对不起，您问的药品我们刚卖完，(如用同类性质的药品怎么样?) 近期不会有。太抱歉麻烦请您到其他药房看看。" ⑤ "您想买的药品在那边，请往这边走(手势)。"
收款用语	① "这是找您的×元钱，请收好。" ② "您的钱数不对，请您重新点一下。"
包装用语	① "东西都放进去了，请您拿好。" ② "这东西容易碎，请您小心拿好，注意不要碰撞。" ③ "东西我已帮您装好，请不要倒置。"
道歉用语	① "对不起，因为刚才忙，没听见您叫我，您需要什么?" ② "我会将您的意见反映给领导，以改进我们的工作，谢谢!"
解释用语	① "对不起，这的确是药品质量问题，我给您退换。" ② "对不起，您的药品已经使用过了，并且经过核实不属于质量问题，不能再卖给别的顾客了，实在不能给您退换。" ③ "对不起，对这个药品的质量问题很难判断，我们会协助您到相关质检单位鉴定一下，如确属质量问题，我们会承担相应责任。"
调解用语	① "我是××，您有什么意见请对我说好吗?" ② "请您放心，我们一定解决好这件事情。" ③ "您别着急，我们大家回忆一下，我记得刚才收您的是×张×面额的人民币，找您×元钱，请您再回忆确定一下，好吗?"
迎送用语	① "这是您的药，请拿好!" ② "慢走，祝您早日康复!"

3. 案例讨论 组织学生进行案例讨论，引导学生应用所学理论知识来分析问题。

4. 模拟实训 任意选取药学服务沟通场景，应用所学理论知识体现药学服务礼仪规范，应用沟通技巧，分组进行角色扮演(一位同学扮演药师，另一位扮演患者)，可借助道具等，在班内或实训场所具体实施，由其他各组同学和带教教师评价实际效果。

【实训思考】

1. 分析各组在案例模拟中的体态仪态、文明用语是否合理，并分析服务礼仪在药学服务中的作用。

2. 分析各组在案例模拟中应用到的沟通技巧。

3. 搜集一些沟通案例，分析所用沟通技巧是否合理，并给出合理解决方案。

参考案例

案例1

(地点：商业药房)

药师：你好! 请问我能帮助您什么?

患者：我好像感冒了，想买点感冒药。

药师：请问您哪里不舒服?

患者：这两天我咳嗽得厉害。

药师：咳嗽时有没有痰？

患者：没有。

药师：请问您咳嗽有多长时间了？

患者：一两天吧。

药师：您除了咳嗽以外，还有没有其他地方感觉不舒服？

患者：没有。

药师：在此之前，您有没有用过什么药？

患者：没有。

药师：我去给您拿点咳必清，它会帮助您早日康复。

患者：好的。那我怎么服用它呢？

药师：口服，1 日 3 次，1 次 1 片。

患者：那它有没有什么不良反应？

药师：它的不良反应很少，偶尔会有头晕、口干等。

患者：知道了。另外，在服药期间我要注意哪些问题呢？

药师：回去后多喝水、注意休息；避免食用辛辣和生冷的食物；在天气变化时注意保暖。这些都会让您的咳嗽好得更快一些。

患者：好的，谢谢您！

药师：不用谢，祝您早日康复！

患者：再见！

案例 2

（地点：门诊药房）

患者：嘿，怎么搞的，你们医院的药品质量有问题，怎么按都按不出来！

药师：您好，您先别急，让我看一下。哦，这个鼻用喷雾剂要先振摇一下，然后再往下按。

患者：我摇过了，根本压不下去（不耐烦，发火）。

药师：我来试试看。您看，药喷出来了，可能是您压的时候遇到阻力就没敢用力往下压，您再试试。其实这个鼻用喷雾剂质量没问题的；如果有质量问题，我们一定会给您更换的，您放心好了。

患者：噢，不好意思，是我没搞清楚（面带愧色）。

药师：没关系，这种情况我们经常遇到，因为这个是进口药，患者接触不多，是很常见的。如果还有其他问题，请随时与我们联系。

患者：谢谢你，再见。

（赵丽霞）

实训二　药品科普宣传册的制作

【实训目的】

1. 掌握药学信息服务的具体工作内容。

2. 掌握药学信息的收集、整理和评价工作。

3. 学会制作药品科普宣传册，能面向公众开展药学信息服务，提高患者的用药安全普及率。

【实训准备】

1. 选定进行药学信息宣传的对象：一般选定临床常见病、多发病，以及特殊人群作为进行药学信息服务的宣传对象。

2. 药品科普宣传册版面设计、内容编写等。

3. 收集健康教育相关资料。

【实训步骤】

1. 将每个班级同学分为 5～6 组，选择一个常见病或一类特殊人群作为药学信息宣传对象。

2. 根据所选择疾病或特殊人群情况，进行相关药学信息检索，收集、整理、评价药学信息（包括疾病、合理用药、健康教育以及生活保健等方面的知识）。

3. 设计药品科普宣传册版面。

4. 将所收集到的药学信息进行排版，制作药品科普宣传册。

5. 每个班级各实训小组统一汇报答辩，并展示本组所制作的药品科普宣传册。

6. 带教教师对每个班级各小组的汇报、作品等进行总结和点评，并指出各组的优缺点。

【实训思考】

1. 药学信息服务都包括哪些工作内容，如何开展药学信息服务？

2. 药学信息的收集、整理和评价过程中应该注意哪些问题？

（姚晓敏）

实训三 用药咨询

【实训目的】

1. 运用课堂教学所学理论知识，进一步加深对用药咨询的理解。

2. 对咨询的方式、咨询的内容、解释技巧有明确的认识。

3. 熟悉用药咨询，能独立解决用药咨询中的一般问题。

【实训准备】

1. 选定咨询地点，要求环境舒适，有明显的标志。

2. 准备用药咨询所需要的参考资料，如必要的书籍或文献。

3. 准备好心情，以饱满的热情、专业的素养面对每一个患者。

【实训步骤】

1. 选定咨询环境

（1）紧邻门诊药房或药店大堂：咨询处宜紧邻门诊药房或设在药店大堂的明显处，目的是方便患者向药师咨询与用药相关的问题。

（2）标志明确：药师咨询的位置应明确、显而易见，使患者可清晰看到咨询药师。

（3）环境舒适：咨询环境应舒适，并相对安静，较少受外界干扰，创造一个让患者感觉信任和舒适的咨询环境。如遇咨询时间较长、老年患者或站立不便的患者，应请其坐下，药师与患者面对面咨询。

（4）适当隐秘：对大多数患者可采用柜台式面对面咨询的方式；但对某些特殊患者应单设一个比较隐蔽的咨询环境，以便为特殊患者（如计划生育、妇产科、泌尿科、皮肤性病科患者）咨询，使患者放心、大胆地提出问题。

（5）必备设备：咨询台应准备药学、医学的参考资料、书籍以及面对患者发放的医药学科普宣传资料。有条件的单位可以配备装有数据库的计算机及打印机，可当场打印患者所需文件。

2. 用药咨询的练习（角色扮演）

药师：您好，我这儿是咨询台，我是承接患者咨询的药师，想占用您一点儿时间跟您谈谈如何合理使用这种药（用手指示患者的药物）。您了解这种药品吗？

患者：医生说我血压高，吃这种药可以降压。

药师：是的，这是一种长效降压药，应该每天清晨服用1次，可以维持24小时的降压作用。但有些患者在服药期间可能会发生不良反应，常见的不良反应有头痛、脚踝水肿和呼吸道感染。您在服药期间一旦发生这些不良反应，或有其他异常情况出现，应该马上咨询医生或我们药师。由于药物与药物之间会发生相互作用，请告诉我您还在服用哪些药（包括您在药店购买的非处方药）？

患者：我有时患感冒，去药店买过一些感冒药来服用。

药师：那么您需要注意，有些抗感冒药中含有一种减轻鼻充血剂的成分，如伪麻黄碱等，这些药可以收缩血管、引起血压升高、头痛。如需服用时，要注意监测血压，当出现血压升高时，立即停药或调整药物。另有些滴鼻剂如萘甲唑啉、羟甲唑啉、赛洛唑啉等，可促使鼻黏膜血管收缩，缓解感冒后的鼻塞，但在滴鼻时过量应用则易引发心动过速、血压升高，甚至出血，同样需要注意。

药师：这是一份有关该降压药合理使用的宣传资料，所述内容均是患者在用药中常遇到的问题，请带回去好好阅读一下，对您的用药会有帮助。您还有什么问题或不清楚的吗？

患者：我有一个问题，服用该药一定要在清晨吗？我能在睡前服吗？

药师：好，在回答问题前，我得先了解一下您的血压类型。近年来，医学研究表明，人体的血压类型可有几种。一般人从晨起后收缩压和舒张压迅速升高，在上午9~10时达到高峰，而晚上则开始降低，于睡眠时降至低谷，称为杓型高血压；而少部分患者（约10%）由于血压昼夜节律异常、动脉硬化、左心功能不全，血压于夜间降低小于10%或大于日间血压20%，血压曲线呈非杓型曲线，称为非杓型高血压。您平时自己监测血压吗？了解自己的血压属于哪种类型吗？

患者：我在家经常量血压，都是早上高、晚上低，应该属于杓型高血压吧。

药师：看来您对自己的疾病很了解也很关注，这非常好！对您这种杓型高血压患者，每日仅服1次的长效抗高血压药，以清晨7时左右为最佳服用时间；如服用中效抗高血压药则一日服用2次，以晨7时和下午3~6时为好。不宜在睡前或夜间服药以免血压过低，引起循环血流和血氧灌注不足，易致脑梗死的发生。而对非杓型高血压患者可于下午或晚上服药，能更好地纠正夜间的高血压。

患者：哦，这么看早上吃药对我来说应该比较合适，谢谢您了！最后一个问题，我要是血压控制好了可不可以停药？

药师：（强调用药的依从性）您一定要知道，抗高血压药也称为"维持药"，意思是您必须坚持服药，即使在血压控制良好的时候也要坚持用药。因为这样做目的有两个：首先使血压达标；同时控制过高的血压对心、脑、肾、眼等重要器官的损伤，减少高血压并发症的风险。从长远看这是非常重要的，除非出现不能耐受的不良反应而需要停药或换药，否则需要长期服药。您看我说清楚了吗（结束谈话）？

患者：好的，我明白了，我回去后会再仔细阅读您发给我的用药资料，谢谢您！

【实训思考】

1. 对于愤怒中的患者，你应该怎么做？
2. 若患者告知你，你的意见与医生的交代相矛盾，你应该怎么处理？

（何小霞）

实训四　药物不良反应/事件的收集与上报

【实训目的】

运用课堂教学所学理论知识，学会收集药物（药品）不良反应/事件，能正确规范填写"药物不良反应/事件报告表"，并按照药物不良反应报告流程进行 ADR 上报。

【实训准备】

1. 参考《药品不良反应报告和监测工作手册》。
2. 收集药物不良反应/事件案例。
3. 示例填写"药物不良反应/事件报告表"（表 3）。
4. 上报"药物不良反应/事件报告表"。

【实训步骤】

1. "药物不良反应/事件报告表"填写详细要求　"药物不良反应/事件报告表"是药品安全性监测工作的重要档案资料，需长期保存，务必使用钢笔或签字笔书写，填写内容和字迹要清楚、整洁；不得用不规范的符号、代号或不通用的缩写形式和草体签名。其中选择项画"√"，叙述项应准确、完整、简明，不得有缺项或漏项。

（1）新的□　严重□　一般□

新的 ADR：是指药品说明书中未载明的 ADR。

严重 ADR：是指因服用药品引起以下损害情形之一的反应——①引起死亡；②致癌、致畸、致出生缺陷；③对生命有危险并能够导致人体永久的或显著的伤残；④对器官功能产生永久损伤；⑤导致住院或住院时间延长。

一般 ADR：是指除新的、严重 ADR 以外的所有 ADR。

（2）单位名称　写明发现并报告不良反应的单位名称，须填写医疗卫生机构、药品生产企业或经营企业的完整全称。如"××市第一人民医院"、"××市××医药股份有限公司"。

（3）部门　填写报告单位的具体报告部门，应填写标准全称或简称，如"普通外科二病房"或"普外二"。

（4）电话　填写报告部门的电话，注意填写区号。

（5）报告日期　填写不良反应报告时间，如"2019 年 3 月 15 日"。

（6）患者姓名　填写患者真实全名。

（7）性别　在填写选择项时应规范使用"√"，不应使用"×"等其他标志，避免理解误差。

（8）出生日期　患者的出生年应填写 4 位数；如果患者的出生日期无法获得，应填写发生不良反应时的实足年龄。

（9）民族　根据实际情况正确填写，如"汉族"。

（10）体重　注意以"千克（公斤）"为单位；如果不知道准确的体重，请做一个最佳的估计。

（11）联系方式　最好填写患者或家属的联系电话或者移动电话。

（12）家族药物不良反应/事件　选择正确选项。

（13）既往药物不良反应/事件情况　根据情况选择正确选项。

（14）不良反应/事件名称　对明确为药源性疾病的填写疾病名称，不明确的填写 ADR 中最主要、最明显的症状。

（15）病历号/门诊号　认真填写患者的病历号（门诊号），以便于对病历详细资料的查找。

（16）不良反应/事件过程描述及处理情况　包括如下内容。

①不良反应/事件发生时间：应准确描述不良反应/事件发生的确切时间。

②不良反应/事件表现：在填写不良反应表现时要尽可能明确、具体描述，如为过敏性皮疹，要填写皮疹的类型、性质、部位、面积大小等；如为心律失常，要填写何种心律失常；如为上消化道出血，有呕血者需估计呕血量的多少等。与可疑不良反应有关的临床检查结果要尽可能明确填写，如怀疑某药引起药物性肝损伤，应填写用药前、后的肝功能变化，同时要填写肝炎病毒免疫学检验结果。所有检查要注明检查日期。严重病例应注意生命体征指标（体温、血压、脉搏、呼吸）的记录。

③不良反应/事件处理情况：主要针对不良反应而采取的医疗措施，包括为分析因果关系而采取的措施和相应结果，如补做皮肤过敏试验的情况。

（17）怀疑药品　报告人认为可能与不良反应/事件发生有关的药品。如认为两种药品均可能，应将两种药品的使用情况同时填上。药品名称要填写完整，不可用简称，同时填写商品名和通用名。

（18）并用药品　填写可能与不良反应相关的药品，明确无相关的药品则不必填写。

（19）药品剂型　准确填写剂型，如片剂、注射剂等，注射剂应详细填写粉针剂还是注射液制剂。

（20）生产厂家　填写药品生产企业的全称（包括所在省、市），不可填写简称。

（21）批号　填写药品包装上的生产批号，注意勿填写成产品批准文号。

（22）用法、用量　给药途径应填写"口服""肌注"等；如系静脉给药，需注明是静脉滴注还是静脉推注等。对于规定要缓慢静脉注射的药品应在报告表注明是否缓慢注射。

（23）用药起止时间　指同一剂量药品开始和停止使用的时间。如果用药过程中改变剂量，应另行填写该剂量的用药起止时间，并予以注明。起止时间均需填写"×月×日"。如某种药品只用 1 次，可填写用药持续时间。

（24）用药原因　填写使用该药品的具体原因，如原患高血压性心脏病患者，此次因肺部感染而注射氨苄西林引起不良反应，此栏应填"肺部感染"。

（25）不良反应/事件结果　指本次 ADR 经采取相应医疗措施后的结果，不是指原患疾病的后果。如患者的不良反应已经痊愈，后来又死于原患疾病或与不良反应无关的并发症，此栏应选择"治愈"。如留有后遗症也是指不良反应所引起的后遗症，注明为何种后遗症，具体填写其临床表现，注意不应将恢复期或恢复阶段的某些症状视为后遗症。如"死亡"应指出直接死亡原因。

（26）原患疾病　即病历中的诊断，注意不要写简写，如急性淋巴细胞白血病，不能写"ALL"。

（27）对原患疾病的影响　指发生的不良反应对原患疾病有无影响。如有影响，须写明具体有哪些影响，是使病情加重还是病程延长，甚至导致死亡，应根据实际情况选择。

（28）不良反应/事件分析　我国使用的分析方法主要有 5 条原则（具体见项目八的表 8-2 "不良反应/事件原则分析项"）。

（29）关联性评价　依据 5 条原则，将因果关系分为肯定、很可能、可能、可能无关、待评价、无法评价 6 级。

（30）报告人　填写报告人职业或药品企业职务，最后报告人应签名。

2. 案例　患儿王某，男，5 岁，因间断发热 8 天到医院就诊。由门诊以"急性化脓性扁桃体炎"收入儿科住院部，医生开具"哌拉西林–他唑巴坦"抗感染。患儿输注该药物约 20 分钟时，颜面部出现红色小丘疹，并逐渐增多，伴瘙痒。医生考虑该患儿对哌拉西林–他唑巴坦过敏，立即停用该药。停药后患儿皮疹逐渐消退，未诉不适。随后医生填写"药物不良反应/事件报告表"，上报医院药剂科。

3. 示例　填写"药物不良反应/事件报告表"（表 3）。

4. 上报"药物不良反应/事件报告表"　医疗机构、药品生产和药品经营企业收集并填写"药物不良反应/事件报告表"，于 30 日内向所在地的市级药品不良反应监测中心报告；其中新的、严重药物不良反应/事件应于发现或获知之日起即日内报告，死亡病例须立即报告。

目前我国医院报告药物不良反应，由临床医生填写"药物不良反应/事件报告表"，交临床药学室，该室对收集的报告进行整理、加工，然后上报至国家药品不良反应监测系统（www.adrs.org.cn）。

【实训思考】

1. "药物不良反应/事件"的收集与上报有什么意义？

2. 如何辨别是患者本身疾病还是药物不良反应所致后果？

制表单位：国家药品监督管理局

表3　药物不良反应/事件报告表

新的□　严重□　一般√　　医疗卫生机构√　生产企业经营企业□　个人□　　编码□□□□□□□□□□□□□□□□□□

| 单位名称：××市第一人民医院 | 部门：儿科 | 电话：×××－×××××××　报告日期：2019年8月5日 | | | |

| 患者姓名：王某 | 性别：男√女□ | 出生日期：××年×月×日 | 民族：汉族 | 体重：××（kg） | 联系方式：139××××5678 |

| 家族药物不良反应/事件：有□无√不详□ | | | 既往药物不良反应/事件情况：有√　无□　不详□ | | |

| 不良反应/事件名称：　丘疹 | 不良反应/事件发生时间：2019年7月29日 | 病历号/门诊号（企业填写医院名称）：12365 | | | |

不良反应/事件过程描述（包括症状、体征、临床检验等）及处理情况：

患儿因间断发热8天加重，于2019年7月29日到门诊就诊，门诊以"急性化脓性扁桃体炎"收入儿科住院部。给予哌拉西林－他唑巴坦2.25g，2次/日；盐酸氨溴索注射液30mg，2次/日。静脉滴注。患儿于上午10：00输入0.9%氯化钠注射液＋哌拉西林－他唑巴坦2.25g液体约半个小时（60ml），患儿颜面部出现红色丘疹，并逐渐增多，蔓延至上肢，伴瘙痒。患儿无气促、无呛咳、无胸闷与大汗。当即停用哌拉西林－他唑巴坦，给予地塞米松静脉推注、维生素C静脉滴注；11：00患儿丘疹逐渐消退，未再发。

	商品名称	通用名称（含剂型，监测期内品种用"＊"注明)	生产厂家	批号	用法、用量	用药起止时间	用药原因
怀疑药品	×××	哌拉西林－他唑巴坦粉针剂	××制药有限公司	19031400	2.25g（2次/日）静脉滴注	开始2019年7月29日　结束2019年7月29日	抗感染治疗
并用药品	×××	盐酸氨溴索注射液	××制药有限公司	121402	30mg（2次/日）静脉滴注	开始2019年7月29日　结束2019年8月4日	祛痰治疗

不良反应/事件的结果：治愈√　好转□　有后遗症□　表现：　　　死亡□　直接死因：　　　死亡时间：　年　月　日

原患疾病：急性扁桃体炎

对原患疾病的影响：不明显√　病程延长□　病情加重□　导致后遗症□　表现：　　　导致死亡□

国内有无类似不良反应（包括文献报道）：　有□　无□　不详√
国外有无类似不良反应（包括文献报道）：　有□　无□　不详√

关联性评价	报告人：　肯定□　很可能□　可能√　可能无关□　待评价□　无法评价□　签名：×××
	报告单位：　肯定□　很可能□　可能√　可能无关□　待评价□　无法评价□　签名：××市第一人民医院
	省级药品不良反应监测机构：肯定□　很可能□　可能□　可能无关□　待评价□　无法评价□　签名：
	国家药品不良反应监测中心：肯定□　很可能□　可能□　可能无关□　待评价□　无法评价□　签名：

报告人职业（医疗机构）：医生√　药师□　护士□　其他□　报告人职务或职称（企业）：　　　报告人签名：×××

（钟雪梅）

实训五 特殊人群的用药指导

【实训目的】

1. 掌握特殊人群用药指导的基本原则。

2. 学会对特殊人群用药案例进行分析，强化对特殊人群药物合理应用相关知识的理解，能够指导特殊人群合理选用并正确应用药物，培养学生独立分析问题和解决问题的能力。

【实训准备】

选择某一特殊人群进行专题案例资料收集，进行用药指导。示例案例如下。

案例1 李大爷，68岁，身体一直比较健康，近日因与儿女闹意见后生气，感觉头晕、目眩，请常年患高血压的邻居刘大爷帮助测量血压为150/110mmHg，认为自己得了高血压病，听刘大爷介绍其使用的某降压药疗效很好，故索求2片，分两次服下。当夜，因口渴起身下床饮水，突感头晕，两眼发黑，四肢无力，摔倒在地，被子女紧急送往医院。经查，左上臂骨折。

案例2 孙某，男，36岁，患乙型肝炎"大三阳"十余年，肝功能酶学指标正常，未采取治疗。近期感到疲乏、厌食，经朋友介绍服用了某种滋补保健品。服用3个月后，发现尿液颜色呈浓茶水色，乏力、厌食症状加重，经检查 AST 48U/L（正常值 0～40U/L）、ALT 147U/L（正常值 0～40U/L），经了解该保健品中含有较多剂量的维生素 D。

案例3 徐某，女，36岁，二胎妊娠已经10周，前期检查一切正常。1周前受凉发热，并有咽痛、咳嗽、咳痰、流涕以及周身酸痛等症状，自行服用左氧氟沙星胶囊2粒（每粒0.1g），共3次，总计服用0.6g（2日内）。后听说该药可以影响胎儿生长发育，抑制软骨生成，非常紧张，多次到医院要求进行检查确诊，均被医生告知无法确定胎儿是否受到药物影响。患者产生终止妊娠想法，但怀有二胎非常不易，思想矛盾，遂向药师咨询。

案例4 患儿，女，6个月，因"颈部湿疹"医师开具3%硼酸洗液，1日2次，湿敷患处；丁酸氢化可的松乳膏，1日2次，外用。2日后，家长咨询药师，诉患儿2日来哭闹频繁，用药处皮肤较前似有红肿。询问得知，因医师处方时告知丁酸氢化可的松乳膏为激素制剂，连续使用不应超过2周；患儿家长"闻激素色变"，自行改为单用硼酸洗液，并认为其安全无害，1日湿敷患处4次，每次1小时。

【实训步骤】

1. 学生分组，对特殊人群临床用药案例进行讨论、分析，教师巡视指导，每组推选代表发言，最后由教师点评、总结。

2. 学生通过多媒体，展示所选特殊人群合理用药的基本知识，并分组进行合理用药指导和健康教育的模拟训练（患者与药师角色扮演），最后每组推选代表进行模拟场景演练。

【实训思考】

1. 结合案例1，分析针对老年人合理用药指导应注意哪些事项？

2. 结合案例2，患者出现肝功能异常的最可能原因是什么？与基础疾病有无关系？应建议采取哪些治疗措施？应对患者今后的治疗和生活进行哪些合理用药指导和健康教育？

3. 结合案例3，药师应如何对患者进行用药风险评估？药师根据患者特点，应制定什么样的用药指导方案？

4. 结合案例4，患儿家长做法是否正确？为何患儿用药处皮肤较前似有红肿？如何提高儿童患者的用药依从性？

（严艾文）

实训六 处方调配模拟实训

【实训目的】

1. 通过模拟实训，使学生能够结合理论和实践，掌握处方调配的基本知识和基本技能，培育学生独立观察、分析和解决实际问题的能力。

2. 加强学生对麻醉药品、精神药品管理的认识。

3. 培养学生为患者提供优质药学服务的意识。

【实训内容】

1. 实训用品和环境

（1）模拟药房 药柜、药架、调剂台、发药台等配置。中西药处方和相关药品，药袋、药匙等调剂用具若干。需准备供中药调配所需的戥秤、冲筒、药臼、包药纸、相关的中药处方和中药饮片。

（2）医院药房实地实训

2. 实训方法和步骤模拟

医院门诊药房，每4位同学为一个小组，分别担任审方（发药）人员（1人）、调配人员（1人）和患者（2人），实训过程中4人轮换角色。

（1）收方审方：患者将已经收费的处方交给审核人员。接收处方时要求学生具有基本礼仪。

（2）审核处方：学生接到处方后，应对处方的合法性、规范性及适宜性进行审核。

（3）调配处方：调剂人员对合理处方按调剂规程进行调配。

（4）核对发药：调配人员将调配好的药品交付核对发药人员，由核对发药人员核对所调配的药品正确无误后，向患者发出所调配药品，并对患者进行用药指导。

（5）用药咨询：现场解答患者有关用药疑问。

（6）由教师监督观察调配人员和核对发药人员的操作过程，对调配结果进行评价，并按评分要求量化评价调配人员、核对发药人员工作质量。4位同学进行角色互换，按同样方法重新进行实训。

（7）实训指导：教师当场对学生的整个调剂流程进行点评。

【实训提示】

1. 本实训的各项要求以《处方管理办法》、《药品管理法》及相关法规、《中华人民共和国药典》及相关药品说明书为主要依据。

2. 处方调配的注意事项

（1）仔细阅读处方，按照药品的顺序逐一调配。

（2）对贵重药品、麻醉药品等分别登记账卡。

（3）调配药品时应检查药品的批准文号，并注意药品的有效期，以确保使用安全。

（4）药品调配齐全后，与处方逐一核对药品名称、剂型、规格、数量和用法，准确、规范地书写标签。

（5）对需特殊贮存条件的药品应加贴醒目标签，以提示患者注意，如"2℃～10℃冷处贮存"。

（6）尽量在每种药品上分别加贴用法、用量、贮存条件等标签，并正确书写药袋或粘贴标签。

特别注意标识以下几点：①药品通用名、剂型、剂量和数量；②用法、用量；③患者姓名；④调剂日期；⑤处方号或其他识别号；⑥药品贮存方法和有效期；⑦有关用药注意事项（如餐前或餐后、冷处贮存、驾车司机不宜服用、需振荡混合后服用等）；⑧调剂药房的名称、地址和电话。

（7）调配好一张处方的所有药品后再调配下一张处方，以免发生差错。

（8）核对后签名或盖专用签章。

【实训思考】

1. 《处方管理办法》要求药师应对处方的适宜性进行审核，审核的内容有哪些？

2. 药学专业技术人员调剂处方时必须做到"四查十对"，具体内容是什么？

3. 如何做好用药指导工作？

4. 中药调剂与西药调剂有什么不同？

5. 如何在日常调配工作中做好药学服务工作？

（黄　娇）

实训七　处方点评

【实训目的】

1. 学会处方点评的方法，掌握不合理处方的分析和处理，能初步评价处方药品使用的正确性。

2. 培养学生树立为患者提供优质药学服务的意识。

【实训准备】

1. 收集常见疾病的处方。

2. 根据处方中出现的药品，查阅相关文献或药品说明书。

【实训步骤】

1. 教师讲解处方点评的流程和注意事项，提示学生处方点评需解决的问题。

2. 抽取教师事先准备的处方，学生分组讨论完成处方点评，详细记录点评结果，并将不合理处方修改为合理处方，写出改进意见。

3. 每组派1名学生汇报讨论结果，其他同学进行观看并自由点评，教师再逐一对其进行点评与总结。

【实训思考】

1. 处方点评的目的是什么？对促进合理用药有什么作用？

2. 处方点评的结果有哪些？

3. 如何提高处方点评技能？

（黄　娇）

实训八 静脉用药集中调配实训

【实训目的】

1. 掌握静脉用药混合调配操作规程。
2. 熟悉静脉用药调配中心的基本工作流程。
3. 了解无菌操作技术。

【实训准备】

1. 模拟医院静脉用药集中调配中心（室）

环境和设备：模拟生物安全柜、水平层流洁净台。

用品包括：药品（生理盐水，5%葡萄糖注射液，其他医嘱用药）；75%乙醇，物料（一次性20ml注射器、隔离衣、口罩、帽子和手套）；医院静脉用药常见处方若干组（合理处方和不合理处方）。

2. 医院静脉用药集中调配中心（室）实地实训

【实训步骤】

1. 实训方法

学生分组，每10人一大组，每2人一小组，每一大组将进行静脉用药集中调配的5项任务训练。带教老师两位，教师从静脉用药处方组中选择一个静脉用药的处方，为学生布置静脉用药集中调配的任务。

2. 实训步骤

❯ 任务1 处方审核

处方审核要按照《处方管理办法》有关规定，执行落实"四查十对"：查处方，对科别、姓名、年龄；查药品，对药名、剂型、规格、数量；查配伍禁忌，对药品性状、用法用量；查用药合理性，对临床诊断。

❯ 任务2 打印标签、贴签、摆药标签管理操作

通过模拟网络信息服务（NIS）系统接收用药医嘱信息，将用药医嘱打印成输液处方标签，同时打印备份输液标签。输液标签上注明患者姓名、病区、床号、病历号、日期及药品的名称、剂量、用药频次等相关信息。

❯ 任务3 静脉用药混合调配

（1）选用适宜的一次性注射器，撕开外包装，旋转针头连接注射器，确保针尖斜面与注射器刻度处于同一方向，将注射器垂直放置于操作台上。

（2）用75%乙醇消毒输液袋（瓶）的加药处，放置于操作台的中央区域。

（3）用75%乙醇消毒安瓿瓶颈或西林瓶胶塞，并在操作台侧壁打开安瓿，避免对着高效过滤器打开，防止药液喷溅到高效过滤器。

（4）抽取药液时注射器针尖斜面应朝上，紧靠安瓿瓶颈口抽取药液，注入输液袋（瓶）中，轻轻摇匀。

（5）粉针剂需用注射器抽取适量静脉注射用溶媒，注入粉针剂的西林瓶内，必要时可轻轻摇动（或置于振荡器上）助溶，完全溶解混匀后，用同一注射器抽出药液，注入输液袋（瓶）内，轻轻摇匀。

（6）调配结束后，再次核对输液标签与所用药品名称、规格、用量，准确无误后，调配操作人员

在输液标签上签名，并将调配好的成品输液和空西林瓶、安瓿与输液标签一并放入专用筐内，以供复核者核对。

（7）通过传递窗将成品输液送至成品核对区，进行成品核对包装程序。

（8）输液调配操作完成后，应立即清场，用清水或75%乙醇无纺布擦拭台面，除去残留药液，不得留有与下批输液调配无关的药物、余液、注射器和其他物品。

▶ **任务4　成品输液的核对**

（1）成品输液的核对应按输液标签的内容逐项进行，检查所用输液和空西林瓶，安瓿的药名、规格、用量等是否与医嘱相符；核检非整瓶（支）用量的患者的用药剂量和标识是否相符；各岗位操作人员签名是否齐全；空安瓿等废弃物按规定进行处理。

（2）确认无误后核对者应当签名或盖章。

▶ **任务5　成品包装与发放**

经核对合格的成品输液，用适宜的塑料袋包装或封箱，按病区分别整齐放置于有病区标记的密闭容器内。危害药品的外包装上要有醒目的标记。

【实训思考】

1. 静脉用药集中调配的工作流程。
2. 建立静脉用药集中调配中心（室）的意义。

（黄　娇）

实训九　药品陈列和药店 POP 的制作

【实训目的】

1. 要求学生能够运用社会药房商品分区分类陈列的方式，并结合药品陈列的基本原则和技巧，完成药品陈列和理货工作。
2. 指导学生能根据门店要求制作 POP 广告。
3. 培养学生团队协作精神，养成积极、主动、认真、细致的工作态度。

【实训准备】

1. 教师准备

（1）对模拟药房进行药品陈列场景的柜台、货架与标志牌的布置。

（2）准备不同包装、用途和剂型的医药商品实物（包装盒）若干；POP 广告纸、马克笔等。

（3）确定评分细则（评分细则内容包括：陈列前是否对场地与货架进行清洁工作；能否根据实训准备的医药商品品种、规格、剂型、数量等进行正确的分区分类陈列；能否正确使用商品的标价牌及相关提示性标识牌；制作的 POP 是否符合产品特点和场景需求；POP 广告制作是否精美；小组成员对 POP 解说是否完整；工作分工是否明确，小组成员是否有条理地完成每一项任务）。

2. 学生准备　课前进行分组，讨论制作哪些主题产品的 POP，小组讨论并形成 POP 初稿。根据药品陈列与 POP 制作的相关知识与技能要求，查阅相关文献。

【实训步骤】

1. 小组成员接受药品陈列任务，做好分工，设计操作计划。

2. 根据陈列的基本程序，首先对柜台、货架等进行清洁与整理。

3. 根据领取的医药商品的品种、剂型、规格、数量进行分区摆放，确定药品区与非药品区，分别安置处方药与非处方药；内服药与外用药；拆零药品专柜；特殊管理药品专柜；设置中药饮片、保健品等专柜。

4. 设置商品标价牌、商品相关提示性标识。

5. 根据医药商品的有效期以及包装的形状、颜色和大小等，调整商品的陈列布局，做到有效期近的排列在前面，商品陈列整齐、美观并方便识别。

6. POP 制作符合产品的活动主题，文字简洁、整体设计醒目大方。

7. 小组成员代表对 POP 解说完整；小组成员对教师与其他组员的提问，回答准确、合理。

8. 各个小组相互讨论、点评。

9. 教师点评与总结。

【实训思考】

1. 医药商品陈列的技巧有哪些？医药商品陈列时，如何做到先产先销？

2. 药店 POP 制作的要点有哪些？

（周　娜）

实训十　药品储存与养护技能实训

【实训目的】

1. 指导学生掌握药品储存验收的程序，熟悉药品内、外包装及药品外观质量的检查方法。

2. 学会不同性质药品的养护方法及注意事项。

3. 培养学生团队协作精神，养成积极、主动、认真、细致的工作态度。

【实训准备】

1. 教师准备

（1）对模拟药房进行收货、验货场景的布置，设置验收区与待验区。

（2）准备药品实物（也可用药品包装盒代替）及验收记录表。

（3）确定评分细则（评分细则内容包括：能根据不同的药物类型制定不同的验收程序；验收药品的名称、数量、规格、批号、产地等是否一致；证明文件的验收，是否齐全、无误；能对质量可疑或数量不符合的药品作出判断并按要求处理；验收记录填写完整、准确；熟悉药品养护的影响因素及方法；工作分工明确，小组成员有条理地完成收货与验收的每一个程序，树立全员参与质量管理的意识，小组团队具备协作精神）。

2. 学生准备　熟悉药品验收的基本程序及养护知识，查阅相关文献。

【实训步骤】

1. 验收环节任务

（1）任务分配：教师准备不同类型的药品，学生分组抽签领取不同的任务，各小组接到任务单后进行讨论，并设计操作流程。准备的药品类型（示例）：①不同剂型抗感冒药的验收；②不同剂型心脑血管疾病用药的验收；③冷藏药品品种的验收；④进口药品的验收；⑤中药饮片的验收。

（2）各个小组根据任务确定验收的方式、验收的依据及分配小组成员的角色和任务。

（3）收货人员进行收货，按照采购记录，对照供货单位的随货同行单（票）核实药品实物，做到票、账、货相符。核对随货同行单（票）记载的供货单位、生产厂商、药品的通用名称、剂型、规格、批号、数量、收货单位、收货地址、发货日期等内容与采购记录是否相符，如果不符合应当拒收，并通知采购人员处理。收货时应拆除药品运输防护包装，检查药品外包装是否完好，是否出现破损、污染或标识不清等情况。

（4）将药品放置于待验区，验收员逐批进行验收。

（5）对药品质量验收包括药品外观性状、药品包装、标签、说明书及标识。步骤与方法：验收员在待验区内首先检查药品外包装是否符合要求；符合要求的，予以记录并开箱检查药品内包装、标签和说明书是否符合规定；符合规定的，给予记录并根据来货数量抽取规定数量的样品进行外观性状的检查并做好检查记录。在药品验收记录上填写药品的质量状况、验收结论和签字或签章，并将验收记录本归档。通知营业员办理药品的入店手续。

（6）中药饮片验收记录应当包括品名、规格、批号、产地、生产日期、生产厂商、供货单位、到货数量、验收合格数量等，实施批准文号管理的中药饮片还应当记录批准文号。

（7）验收抽取样品应当具有代表性。采取随机抽样检查，整件数量在2件及以下的应当全部抽样检查；整件数量在2件以上的至少抽样检查3件；整件数量在50件以上的，每增加50件（不足50件的按50件计），至少增加抽样检查1件。

（8）非整件药品应逐箱检查，对同一批号的药品，至少随机抽取一个最小包装进行检查。

（9）进口药品相关证明文件验收包括中文说明书、《进口药品注册证》或《医药产品注册证》、《进口药品通关单》或《进口药品检验报告书》，生物制品应有《生物制品批签发合格证》，进口药材应有《进口药材批件》、《进口药材通关单》或《进口药材检验报告书》

（10）规范填写验收记录，做到字迹清楚、内容真实、项目齐全、批号及数量准确、结论明确、签章规范，做好验收记录的保存工作。

2. 养护环节任务

（1）请说出如何对光线敏感的药品进行保养？

（2）请说出不同剂型的药品如何进行养护？

（3）请说出中药饮片的养护方法。

3. 各小组相互讨论、点评

4. 教师点评与总结

【实训思考】

1. 收货过程中，若随货同行单（票）与采购记录、药品实物数量不符时，如何处理？

2. 对于冷藏药品的验收，需要注意什么？

3. 易燃易爆药品的养护需要注意什么？

（周　娜）

实训十一 非处方药的推荐和介绍

【实训目的】

1. 指导学生对社会药店药品销售所需的基本知识与技能得到强化与提高。

2. 要求学生能正确接待顾客，并能向顾客准确推荐药品及灵活应对顾客异议。

3. 培养学生积极、主动、认真、细致的工作态度，树立以人为本的服务理念。

【实训准备】

1. 教师准备

（1）对模拟药店进行非处方药销售场景的布置及相关非处方药品的准备。

（2）确定评分细则（评分细则内容包括：完整的情景对话；语言表达是否清晰、流畅；店员与顾客在推荐药品的对话过程中是否符合场景设置；店员能否灵活应对顾客提出的异议；店员是否能做到关联推介等）。

2. 学生准备 根据非处方药销售的相关知识与技能要求，查阅相关文献。

【实训步骤】

1. 先进行角色扮演分组，每两个学生组成一个小组，分别扮演店员和顾客进行模拟表演训练。

2. 模拟情景对话

药师：您好，请问您需要什么帮助吗？

顾客：哦，我想买点药。

药师：给您自己买吗？

顾客：是的。

药师：请问您有什么不舒服？

顾客：我咽喉不舒服，有些痒，总想咳嗽，偶尔还有些低烧。

药师：您这样的症状持续了多长时间？

顾客：持续了两天，喉咙总感觉有个东西堵塞在那里，好像是有痰，可是想咳嗽又咳不出来，吞也吞不进去，有时刺痒，痒得难受就咳嗽。

药师：您最近是否感冒过或有高烧现象？

顾客：没有。

药师：您以前经常出现咽喉发干、疼痛的症状吗？

顾客：有，自从前年有一次急性扁桃体发炎后，这两年一到秋季或春季就很容易出现咽喉疼痛。

药师：那平时经常喝酒吗？或者比较偏爱辛辣食物吗？

顾客：唉，我们这些生意人，应酬多，喝酒自然免不了，再说我们这个地方的人嘛，无辣不欢呀！没有辣味的菜吃不下。

药师：好的，我大概有所了解了，您这种现象大多是因为慢性咽炎引起的急性发作，我给您推荐清咽丸，这个药可以清热解毒利咽，用于慢性咽炎及其急性发作都有较好的疗效，服用方便，只需要在口中含化，每次1丸，每天2~3次，而且价格也很便宜，并且副作用小。

顾客：那好的，就要这个药了。

药师：另外，建议您买一个体温计回去监测您的体温，您的低烧极有可能是因为扁桃体发炎引起的，先回去进行自我监测，用药 3 天后如果发烧持续不退，建议您就要去医院做个检查。您可以在这边选一个体温计。

顾客：那么多体温计应该都差不多吧，我应该选哪一个？

药师：这里除了有普通体温计外，我们还有电子体温计，使用非常方便。

顾客：都是测量体温的，一个几块钱，一个上百块钱，这个差别也太大了吧。

药师：大哥，您就有所不知了，普通的体温计都是水银式体温计，每回都要甩一下，容易破碎，尤其家里有小孩的要特别注意，一旦破碎，水银污染环境，而且普通体温计对于非专业人员不易读数。像这款电子体温计，测量方便，只需要放在额头前面测量，读数清晰，携带方便，准确度高，误差一般不超过正负 0.1℃。尤其适合于有老花眼的人，另外，家里人和小孩一起使用也不担心会交叉感染。

顾客：那我还是选择这个电子的吧，方便一点。

药师：好的。您还有其他什么需要的吗？

顾客：对了，我差点忘了，我工作的地方有时候空气不太好，帮我拿两包一次性的口罩吧。

药师：好的。为了您的健康，我建议您平常应多饮水，避免辛辣的食物及烟酒。在服药期间，不要使用滋补的中药。如果用药 3 天后，症状无缓解，应该去医院就诊。平时也要注意休息，避免过度劳累。最好能积极参加一些适宜您的体育锻炼，提高自身的免疫力。

顾客：好的，非常感谢！

药师：不客气。最后请您到收银台结账，祝您早日康复！

3. 模拟结束后，由各小组相互讨论、点评。

4. 教师点评与总结。

【实训思考】

1. 接待顾客时需要注意什么？如何应对顾客提出的异议？

2. 用药指导包括哪些内容？

（周　娜）

实训十二　腹泻的用药指导

【实训目的】

1. 运用所学理论知识对腹泻案例进行分析，强化学生对腹泻的临床用药相关知识的理解，培养学生独立分析问题和解决问题的能力。

2. 掌握腹泻的用药指导及健康教育，学会根据不同类型的腹泻给予合理的选药及防治宣教。

【实训准备】

1. 选定不同类型的腹泻案例。

2. 通过合理用药软件查询、收集药品信息。

3. 收集腹泻健康教育相关资料。

【实训步骤】

1. 将每个班级同学分为 5～6 组，分配不同类型的腹泻案例进行分析讨论。

2. 根据案例信息，进行相关药品信息检索、收集、整理（包括合理用药、健康教育以及生活保健等方面的知识）。

3. 根据案例设计情景模拟。

4. 每个班级各实训小组统一汇报答辩，并展示本组所设计的情景模拟作品。

5. 带教教师对每个班级各小组的汇报、作品等进行总结和点评，并指出各小组的优、缺点。

【实训思考】

1. 腹泻的治疗原则与常用药物。

2. 腹泻在用药过程中需要注意什么？

（姚晓坤）

实训十三　普通感冒的用药指导

【实训目的】

1. 学会运用所学理论知识对普通感冒案例进行分析，强化对临床常用抗感冒药合理应用相关知识的理解，培养学生运用理论知识独立分析问题、解决问题的能力。

2. 通过情景模拟，学会根据咨询信息进行科学判断，正确推荐普通感冒的药物治疗并能进行规范的用药指导，培养学生用药咨询与用药指导的职业能力。

3. 掌握普通感冒对症治疗的常用药物及复方制剂的用法、用量，熟悉普通感冒的传播特点与预防措施。能根据防治的基本知识进行合理的健康教育，培养学生"以人为本、规范用药"的职业素养。

【实训准备】

1. 实训场地　校内模拟药房（也可以选择社会药店或药房）。

2. 药品　常用的抗感冒药物如酚麻美敏混悬液、愈酚伪麻口服液、小儿伪麻美芬滴剂、小儿氨酚黄那敏颗粒、复方氨酚烷胺片、氨酚伪麻美芬片（Ⅱ）、氨咖黄敏片、氯芬黄敏片、氨麻美敏片（Ⅱ）等，常用的抗菌药物如罗红霉素片、阿奇霉素片、阿莫西林胶囊等。

3. 案例一　小李，男，3岁，发热，体温38.8℃。问题：①对小李的家长进行详细的病情询问；②依据询问信息作出判断；③制定药物治疗方案并详细说明用法、用量；④给出恰当合理的健康教育。

4. 案例二　王某，女，50岁，因发热、打喷嚏、喉咙干痒前来药店购买感冒药。王某说想要买一盒氨酚伪麻美芬片（Ⅱ）和罗红霉素片，原因是上个星期老伴也是这些症状，家里药箱有这两种药，他吃了3天就好了。经询问，王某1年前被诊断有心脏病。问题：①王某可以用氨酚伪麻美芬片（Ⅱ）吗？需要用罗红霉素片吗？②王某说想吃点药控制症状，太难受了，已影响生活和睡眠。作为药师，你推荐她使用什么药物？③请对王某进行规范的用药指导及健康教育。

【实训步骤】

1. 问病练习

（1）方法：首先，教师引导学生复习巩固普通感冒的概述、临床表现、常用药物治疗及健康教育的基本知识。然后，学生分组，对上述案例进行讨论、分析，罗列药师与患者可能的提问与回答，教师选一组进行案例一情景模拟，其他同学观看并点评。随后，由另一组学生模拟上述案例二情景，其他同学观看并点评。最后，教师引导学生进行总结。

（2）内容

①主要症状：有没有发热、头痛、全身症状、上呼吸道症状（如咳嗽、鼻塞、流鼻涕、咽喉干痒、肿痛）？

②诱因：是不是着凉？有没有过度劳累或应激压力？居家环境与通风情况？有没有去过人多的公共场所？是否与确诊上呼吸道感染患者接触？

③诊疗过程：出现症状后有没有用药？有没有去医院做过检查？是否因其他疾病正在服用药物？

④一般情况：饮食、睡眠、大小便、饮水量规律与否？

⑤既往病史及家族史：有无其他确诊疾病？是否对某些药物过敏？是否有家族遗传病史？

2. 制定药物治疗方案　小组讨论：①案例一中小李是否确诊为普通感冒？需不需要用药？是否有其他辅助降温的方法？若需要用药，制定药物治疗方案。②案例二中王某是否确诊为普通感冒？可以选用氨酚伪麻美芬片（Ⅱ）吗？是否需要用罗红霉素片？王某的用药观念正确吗？讨论后每组推出 1 名代表进行汇报，教师点评，引导学生进行病例分析，并说明依据。

3. 指导用药　根据选择的药品详细说明其药理作用、用法与用量、不良反应及注意事项。

4. 模拟情景对话（示例）

（一位顾客走进店里）

药师：您好！请问有什么需要吗？

患者：我有点头痛、鼻塞、打喷嚏。可能是变天着凉了，想买点药吃。

药师：哦哦，您出现这些症状多久了呢？

患者：有 1 天了，昨天中午开始的。

药师：您有没有发热、全身酸痛或畏寒的现象？

患者：没有，体温我在家量了的，36.8℃。

药师：咳嗽吗？

患者：有点，不很严重的样子，有时候感觉嗓子有点干，咳两下就舒服些。

药师：这样的咳嗽次数多吗？有痰没？

患者：一个小时 1 次到 2 次吧，没有痰。

药师：您精神状态怎么样？

患者：还好。

药师：好的。那您除了头痛、鼻塞、打喷嚏、轻微的咳嗽，还有其他不舒服没？

患者：没有了。

药师：好的。那您之前有在服用药物没？

患者：没有。

药师：有药物过敏史吗？

患者：没有。

药师：好的。那您还有其他疾病吗？比如心脏疾病、高血压、甲亢之类的？

患者：也没有。

药师：好的。再问您一下，你开车吗？或从事高空作业或者操作精密机器吗？

患者：不需要。

药师：好的。根据您的描述，应该是感冒了，建议您服用这个氨麻美敏片，可以退热、减轻鼻塞、缓解打喷嚏和止咳。这个是口服的，您一次吃 1 片，隔 6 个小时吃一次，24 小时内不超过 4 次。

患者：好的。我问一下哦，这个药有没有什么副作用哦？

药师：嗯，这个药在服用过程中可能会出现困倦、精神紧张、轻度头晕、乏力、恶心或呕吐等轻微的不良反应。普通感冒没有特效的抗病毒药物而且会自愈，一般病程在 1 周左右。所以这个药物只是缓解您的不适症状，您在头痛、鼻塞、打喷嚏、咳嗽这些不适症状消失后就可以停药，不需要再用药了。您在服药期间需要多休息、多喝水、少去公共场所，家里多开窗通风。

患者：好的。这个药多少钱？

药师：一盒 12 元。

患者：好的，那我就拿这个吧，谢谢啦！

药师：不客气。如果用药过程中还有什么问题，可以随时到店咨询。1 周后症状不缓解或者更严重了，请您及时去医院哦。

患者：好的，懂了。

药师：嗯，您慢走，祝您早日康复！

（请同学们根据所提供的示例分组设计案例一、案例二的情景模拟）

【实训提示】

由于临床症状复杂多样，普通感冒在药物治疗上采用单一用药不可能缓解所有症状，故抗感冒对症治疗上多采用复方制剂。

1. 由于治疗普通感冒的复方制剂成分复杂且组方存在成分交叉可能，联合用药或短时期内多次用药时需仔细阅读药品说明书，注意是否有相同成分，避免过量使用引起不良反应。

2. 案例一中小李年龄是 3 岁，属于儿童，推荐药物与提供用药指导时要特别注意所选择的药物中是否有针对儿童的重要提示。案例二中王某被诊断有心脏病，选择复方制剂时要特别注意组方成分中是否有禁用/慎用成分；另外，案例二中王某要求使用抗菌药物，由于没有进一步的实验室检查，无法确定是否为细菌感染，应提示王某避免滥用抗菌药物。

3. 普通感冒大部分是由于病毒感染引起，没有特效的抗病毒药物。所谓的抗感冒药物只是针对所出现的不适症状，应提示患者症状消失后就要停药。用药期间可以多喝开水、多休息、放轻松、饮食均衡、室内多开窗通风。如症状不缓解或更加严重，需及时去医院就诊。

【实训思考】

1. 普通感冒的临床表现有哪些？一般在什么季节易感？

2. 儿童选择抗感冒药时要注意什么问题？有心脏病史的患者选择抗感冒药时要注意什么问题？

（刘利军）

实训十四　高血压的用药指导

【实训目的】

1. 运用所学理论知识，学会面向患者开展正确的高血压用药咨询服务，指导患者合理用药。

2. 掌握高血压用药咨询、用药指导的基本程序和注意事项。

3. 熟悉患者用药咨询的内容；树立正确的用药指导观念。

【实训准备】

1. 对模拟药房进行高血压用药咨询场景的布置。

2. 根据高血压用药咨询的内容，查阅高血压用药的相关知识。

【实训步骤】

1. 角色扮演分组 学生进行角色分工，分别扮演药师和患者进行模拟表演训练，教师点评。

2. 案例 一位 55 岁男性患者，在医院做健康体检，检查结果发现血压为 180/112mmHg，心电图：左心室高电压，提示心肌肥厚。心脏超声：左心室舒张功能减退。尿常规（－），血脂和血糖均正常。请对该患者给出用药建议。

【实训思考】

1. 3 级高血压的检查指标有哪些？

2. 高血压联合用药的目的是什么？

3. 卡托普利和氢氯噻嗪分属于五大类抗高血压药物中的哪种类别？其药理作用分别是什么？

（王桂梅）

实训十五　血脂异常的用药指导

【实训目的】

1. 运用课堂教学所学的理论知识，对血脂异常案例进行分析，强化对临床常用调脂药物合理应用相关知识的理解，培养独立分析问题和解决问题的能力。

2. 通过角色扮演，给予血脂异常患者非药物治疗的建议和有效的用药指导。

【实训准备】

1. 社会药店或模拟药店。

2. 案例：患者，男，57 岁，出现血脂异常 2 年余，于 2019 年 6 月就诊。近 2 年来一直口服阿托伐他汀钙片控制血脂。目前血脂：TC 6.80mmol/L，TG 1.84mmol/L，LDL－C 3.97mmol/L，HDL－C 1.03mmol/L。因听别人说服用他汀类调脂药会影响肝功能，故来咨询他汀类药物的不良反应，并询问该类药物对肝脏的损害。

3. 常用调脂药品种：洛伐他汀、辛伐他汀、普伐他汀、氟伐他汀、阿托伐他汀、瑞舒伐他汀，非诺贝特、苯扎贝特等。

【实训步骤】

1. 熟悉案例，分组讨论、分析，教师巡视指导；每组推选代表发言，最后由教师点评、总结。

2. 根据案例设计询问病情与推荐药物的情景对话，分组进行角色扮演。

3. 推荐及指导用药

（1）询问并查阅患者病历，判断血脂异常的类型，并选用合适的药物。

（2）询问患者的生活习惯及服药情况，药师根据患者的情况进行健康宣教。

【实训思考】

    1. 对于血脂异常患者，日常生活习惯应注意哪些事项？

    2. 常用调脂药物的优、缺点有哪些？

（王桂梅）

实训十六　糖尿病的用药指导

【实训目的】

    1. 运用所学的理论知识，对糖尿病案例进行分析，强化对临床常用降糖药物合理应用相关知识的理解，培养独立分析问题和解决问题的能力。

    2. 通过角色扮演，为糖尿病患者推荐合适的降糖药，并给予有效的用药指导和非药物治疗的建议。

    3. 会正确使用血糖仪进行血糖测量。

【实训准备】

    1. 社会药店或模拟药店。

    2. 案例：患者，女，56 岁，其母有糖尿病。因多饮、多尿、多食及消瘦 6 个月而到医院，随机血糖 12.8mmol/L，尿糖（＋＋＋）。曾口服消渴丸，但效果欠佳。初步诊断为 2 型糖尿病，对该患者给出用药建议。

    3. 常用口服降糖药：格列本脲、格列齐特、二甲双胍、阿卡波糖、罗格列酮等。

    4. 血糖仪、血糖试纸、采血器、消毒棉球等。

【实训步骤】

    1. 熟悉案例，进行分组讨论、分析，教师巡视指导；每组推选代表发言，最后由教师点评、总结。

    2. 根据案例设计询问病情与推荐药物的情景对话，分组进行角色扮演。

    3. 进行血糖测量

    （1）清洁双手、晾干，备好血糖仪、血糖试纸、采血器（采血笔、采血针）等。开机，仪器校准。

    （2）将采血针插入采血笔的置针架中，调节笔端深度旋钮，用消毒棉球对手指指尖消毒，等酒精挥发、晾干后，用采血笔在手指指尖采血。

    （3）弃去第一滴血，将第二滴血靠近试纸的吸血区使其直接吸进试纸，将试纸插入测量显示器内。

    （4）从血糖仪上读出血糖值，并记录监测时间和血糖值。

【实训思考】

    1. 糖尿病的综合管理是什么？

    2. 常用的降血糖药物有哪些品种，各有何特点？

（王桂梅）

实训十七　骨质疏松症的用药指导

【实训目的】

1. 运用所学理论知识，学会面向患者开展正确的骨质疏松症用药咨询服务，指导患者合理用药。
2. 掌握骨质疏松症用药咨询、用药指导的基本程序和注意事项。
3. 树立正确用药的指导观念。

【实训准备】

1. 对模拟药房进行骨质疏松症用药咨询场景的布置。
2. 根据骨质疏松症用药咨询的内容，查阅骨质疏松症用药指导的相关知识。

【实训步骤】

1. 角色扮演分组　学生进行角色分工，分别扮演药师和患者进行模拟表演训练，教师点评。

2. 模拟情景对话

药师：您好，请问您需要什么帮助吗？

患者：哦，我想买点治疗骨质疏松症的药物。

药师：给您自己买吗？

患者：是的。

药师：请问您今年有多少岁了？

患者：我今年 50 岁。

药师：您有什么不舒服吗？有没有其他病史？

患者：我近年来一直觉得全身疼痛，腰背部尤其明显，近两年背驼得厉害。去年摔了一跤，造成股骨颈骨折，现在已经痊愈，医生说我有骨质疏松症。

药师：您目前正在用哪些药物治疗？

患者：近一年来我主要吃钙片等药物，但大多数时候是在感觉不舒服的时候才吃。

药师：近期感觉怎么样？去医院检查过吗？

患者：近段时间感觉特别烦躁、焦虑，容易激动，阵发性脸发红、全身发热、出汗多，晚上睡觉易惊醒，感觉全身乏力，容易疲劳。这段时间没有到医院检查。

药师：根据您的叙述，您这症状符合女性绝经期前后骨质疏松症的临床表现，但确诊需要到医院做双能 X 线吸收测定法检查骨密度值来确诊。

患者：那我该吃什么药？

药师：根据您的病史和临床症状，建议您适当补充一些雌、孕激素比较好，如妊马雌酮、甲羟孕酮等；还可以加用降钙素以提高疗效。

患者：好的，谢谢您耐心的指导。

药师：不客气。用药的过程中如果有什么问题，欢迎您随时过来咨询。

【实训思考】

1. 骨质疏松症好发于哪些人群？其临床症状有哪些？
2. 骨质疏松症的治疗药物有哪些？绝经激素治疗应遵循哪些原则？

（薛　强）

实训十八　缺铁性贫血的用药指导

【实训目的】

1. 巩固理论知识，能熟练掌握常用铁剂的适应证及主要不良反应，指导患者合理用药，积极开展用药咨询服务。

2. 正确认知处方，初步审核处方的合法性、规范性与适宜性，并进行处方调配。

3. 树立全心全意为人民健康服务的理念，科学合理为患者问病荐药。

【实训准备】

1. 模拟药房：配置临床常用的治疗缺铁性贫血的药物、处方，并对用药咨询场景进行布置。

2. 实训材料：工作服、实训工具、各种考核表格等。

3. 根据缺铁性贫血患者用药咨询的内容，学生查阅缺铁性贫血用药的相关知识，或提供药房现场问病荐药的微视频或者案例。

【实训步骤】

1. **课前准备**　仪容仪表、个人卫生、柜台卫生、整理药品及货架、检查药品价格标签等。

2. **角色扮演分组**　学生进行角色分工，分别扮演药师和患者进行模拟表演训练，教师点评，同学间互评。

3. **案例分析**　患者，女，28岁，孕32周，1周前进行血常规检查，提示血红蛋白低，出现缺铁性贫血。医生开具处方药如下。

多糖铁复合物胶囊　　　150mg　p.o.　qd

维生素 C 片　　　　　　100mg　p.o.　qd

4. **问病荐药**　咨询患者临床表现，判断其缺铁性贫血的情况，并推荐合适的药物。

5. **处方审核**　初步判断医生开具处方的合法性、规范性与适宜性，并进行正确调配。

6. **用药指导与健康教育**　根据患者需求进行用药指导和健康生活提示，并学会关联用药。

用药提示：①酸性药物维生素 C 可作为还原剂，促进 Fe^{3+} 转化为 Fe^{2+} 而促进吸收；②饭后服用多糖铁复合物胶囊，可减少胃肠道刺激；③服用多糖铁复合物胶囊时，若同时服用其他含铁复合维生素制剂，请提前告知药师；④建议定期进行微量元素检查、血常规检查。

7. **记录并清场**　客观真实地填写原始记录并及时清场。

【实训考核】

根据学生现场表现，教师评价打分，学生之间相互评价，按照5∶5比例计算项目积分，实训过程考核评分表见表4。

表4　实训过程考核评分表

项目要求	考核要求	分值	得分
课前准备	仪容仪表、卫生、销售工具、货架整理、价格标签检查等	20	
问病荐药	药品名称、规格、数量、适应证、用法与用量、不良反应、禁忌证等介绍正确、全面、重点突出、通俗易懂	20	
处方调配	能判断处方的合法性、规范性与适宜性，正确调配处方	20	
用药指导与健康教育	药品销售规范、指导正确，健康教育细致、周到	30	
职业素养	服务质量优秀、问询结束规范	10	

【实训思考】

1. 影响铁剂吸收的因素有哪些？
2. 铁剂分为几类？各自特点是什么？

（王桂梅）

实训十九　支气管哮喘的用药指导

【实训目的】

1. 运用所学理论知识，学会面向患者开展正确的用药指导。
2. 掌握支气管哮喘的常用药物及各自的用药特点。
3. 树立以患者为中心的服务理念。

【实训准备】

1. 对模拟药房进行用药咨询场景的布置。
2. 熟悉支气管哮喘的常用药物，并查阅相关文献。

【实训步骤】

1. 角色扮演分组　学生进行角色分工，分别扮演药师和患者进行模拟表演训练，教师加以点评。

2. 模拟情景对话

药师：您好，请问您需要什么帮助？

患者家属：哦，我想咨询一下支气管哮喘的用药情况。

药师：为您自己吗？

患者家属：不是，为我的孩子。

药师：请问您想咨询哪些方面？

患者家属：这是我儿子的病历摘要，您先看看。

【病历摘要】　患儿，男，6岁7个月。5岁时喘息初次发作被诊断为哮喘，并接受布地奈德气雾剂控制2个月后自行终止治疗。近6个月中，患儿出现3次夜间气促、喘息，家长反映与日间活动量增加有关；每次出现症状时家长自行给患儿吸入布地奈德气雾剂1次/天，持续应用1~2周，症状缓解后停药。患儿反复发作湿疹、皮疹至今，过敏性鼻炎病史1年。就诊前1天因日间运动量加大，夜间再发喘息。

查体显示生命体征正常，呼吸平稳，双肺听诊闻及散在呼气相哮鸣音，全身其他系统未见明显异常。肺功能检查显示第一秒用力呼气容积（FEV_1）占预计值 69.7%，呼气峰流速（PEF）占预计值 58.5%，最大中期呼气流速（MMEF）占预计值 30.2%，用力肺活量（FVC）占预计值 78.6%。用药 15 分钟后，FEV_1 绝对值增加了 380ml，其改善率达 41.7%，MMEF 改善率为 79.2%。

根据患儿反复发作性喘息病史，肺部听诊呼气相哮鸣音体征，明确诊断的特应性皮炎、过敏性鼻炎合并病史，肺功能检查提示可逆性气流受限，"支气管哮喘"诊断成立，同时合并过敏性鼻炎和特应性皮炎。

药师：好的，我看完了，您能给我说说治疗过程吗？

患者家属：好的。开始用布地奈德-福莫特罗干粉吸入剂，每天 2 次吸入，就诊当天接受治疗后再检查，喘息缓解。

治疗 7 周后复查（患者家属出示当时患儿肺功能检查的结果），您看一下：FEV_1 绝对值增加 340ml，改善率为 27.3%；MMEF 改善率为 64.5%；支气管舒张试验阳性。用药期间活动正常，不受限制。不过在治疗第 6 周时有 1 天忘记用药了，晚上出现气促、胸闷，临时吸入药物后症状缓解，医生让按原剂量控制治疗。

治疗 15 周后，白天、晚上均无哮喘症状。但近 2 周早晨起来后打喷嚏增加，再次去医院看医生（患者家属出示检查结果），这是再次检查的结果：FEV_1 绝对值增加 310ml，改善率为 26.8%；MMEF 改善率达 90.4%。医生说，在原有布地奈德的基础上，加服孟鲁司特钠 5mg/d 口服治疗。

药师：现在治疗的效果如何？

患儿家属：效果较好。

药师：下面我给您解释一下医生为您孩子所进行的用药治疗情况，有不清楚或不明白的地方，您可以随时问我。

第一，孩子服用布地奈德-福莫特罗干粉吸入剂，每次 80/4.5μg，每天 2 次吸入，治疗当日哮喘症状即消失，治疗后 8 天肺功能明显改善，并一直持续到治疗 15 周，说明该治疗方案对患儿哮喘症状控制和肺功能改善起效迅速、效果较好，是抗炎治疗和扩张支气管的联合用药治疗方案，是小剂量糖皮质激素联合长效 β_2 受体激动剂吸入剂型的复合制剂。

第二，在治疗第 8 天肺功能得到改善，但在此后 2～3 个月中仍可能表现为通气功能障碍，也反映出孩子是极为典型的气流受限高反应性可变性特征，而且这些肺功能检查结果说明患儿的整体呼吸道对速效型长效 β_2 受体激动剂反应良好，而且可持续到治疗 15 周后。

第三，孩子在治疗 6 周时曾有 1 次忘记用药即出现喘息症状，临时吸入药物后症状缓解，表明在短期控制治疗中突然间断可能是诱发喘息加重的危险因素。孩子哮喘控制治疗 15 周后肺功能没有进一步改善，仍显示小气道气流受限，因此在原有控制治疗基础上联用孟鲁司特钠。我建议您按照医生的治疗方案，再服用 4 周，然后复诊看一下治疗情况。

药师：好了，我先解释这么多，您看看还有什么问题吗？

患者家属：暂时没有了，我也大体听明白了您的解释，谢谢您的耐心指导。

药师：不客气。用药过程中出现什么问题，欢迎随时来咨询。

【实训思考】

1. 何为支气管哮喘？

2. 支气管哮喘的常用药物有哪些？各自的适应证是什么？

（薛　强）

实训二十　消化性溃疡的用药指导

【实训目的】

1. 学会运用所学的理论知识，对消化性溃疡案例进行分析；巩固治疗消化性溃疡常用药物的合理应用原则，培养独立分析问题和解决问题的能力。

2. 通过角色扮演，学会正确推荐和介绍治疗消化性溃疡的药物，培养用药指导和用药咨询的能力。

3. 掌握治疗消化性溃疡的常用药物及其用量、用法。

4. 树立以患者为本的服务理念。

【实训准备】

1. 对模拟药房/社会药房进行用药咨询场景的布置。

2. 常用消化性溃疡治疗药物：盐酸雷尼替丁胶囊、法莫替丁片、奥美拉唑肠溶胶囊、枸橼酸铋钾胶囊、复方铝酸铋片、铝碳酸镁片、泮托拉唑钠肠溶胶囊、雷贝拉唑钠肠溶胶囊等。

3. 案例一：患者，男性，35岁。主诉上腹部疼痛1年，加重3天。患者1年前开始间断性出现上腹部疼痛，呈钝痛，空腹时加重，进食后可缓解，无夜间痛，同时伴反酸、嗳气、烧心。3天前饮酒后腹痛加重，呈绞痛，伴有恶心，无呕吐。门诊胃镜显示"十二指肠球部前壁可见 $0.8cm \times 1.0cm$ 大小的溃疡"，医生考虑为消化性溃疡。问题：①向患者详细询问病情；②此患者的诊断依据是什么；③为患者推荐相关治疗药物。

4. 案例二：患者，女性，31岁。主诉反复上腹疼痛3年，多于空腹发生。胃镜显示"十二指肠球部溃疡"，Hp阳性，医生考虑为消化性溃疡。备选方案：①奥美拉唑；②替硝唑+枸橼酸铋钾；③硫糖铝胶囊+克拉霉素+兰索拉唑；④阿莫西林+奥美拉唑+克拉霉素；⑤阿莫西林+奥美拉唑+雷尼替丁+甲硝唑。请分析上面哪个方案最合理？并给出理由和用药指导。

【实训步骤】

1. 问病练习

（1）方法：每2位同学一组进行练习，依据上述案例，让学生进行角色（患者和药师）扮演，先列出患者可能针对疾病用药提出的问题，并进行相关咨询练习，其余同学注意观看，最后教师点评。

（2）内容

①主要症状：上腹疼痛居中或偏左（偏右），隐痛还是胀痛，有无放射痛，餐前或餐后出现，进食后是否缓解？好发时间？

②诱因：饮食是否规律？工作、生活环境如何？是否用药（非甾体抗炎药或糖皮质激素）？近期有无压力与应激？

③伴随症状：有无反酸、嗳气、上腹饱胀、厌食？有无黑便？

④诊疗经过：发病后用过什么药物治疗，有无效果？做过什么检查，能否确诊？

⑤一般情况：饮食、睡眠、大小便、体重有无改变？工作、生活是否受影响？

⑥既往病史及家族史：家中有无相同症状患者？

2. 讨论　分组讨论，指出其问病和回答的成功和不足之处，每组推出 1 位同学代表发言。

3. 优化问病练习　在总结讨论结果的基础上，另选 2 位同学再次进行问病练习。

4. 制定药物治疗方案

（1）分组讨论，能否将上述案例确诊为消化性溃疡？列出诊断依据，制定药物治疗方案。每组推出 1 位同学代表发言。

（2）教师总结，进行案例分析，详细说明给药依据。

5. 介绍消化性溃疡的常用治疗药物　说明药品的作用特点、用法与用量、不良反应及用药注意事项。

6. 模拟情景对话（示例）

一位顾客表情痛苦地走进店里，高声叫喊："药师，我胃痛死了，给我来盒止痛药吧。"

药师：胃痛是不可以随便吃止痛药的，您先和我说说，您是吃过饭后痛？还是肚子饿了痛啊？

患者：一快到中午就开始痛。

药师：那您吃过早饭吗？

患者：我一般都不吃早饭的，上班都来不及，哪有时间啊。

药师：那您有反酸、烧心的感觉吗？夜里会痛吗？

患者：有时候是反酸、烧心的感觉，夜里常会痛。

药师：吃饭后会好些吗？

患者：以前饭吃过就感觉好多了，现在不行了，还是会痛。

药师：您以前有没有去医院做过什么检查呢？

患者：半个月前曾经去过医院，做过 X 线钡餐检查，也吃了药，但就是治不好，总是反复发作。

药师：那检查结果如何？

患者：医生说是胃溃疡。

药师：哦，您的胃溃疡现在看来严重了，要赶紧治疗，还要改掉您三餐不规律、不吃早饭的不良生活习惯。

患者：那现在我该吃点什么药呢？

药师：医生给您开过什么药没有？

患者：医生当时给我开了两种药，雷尼替丁和枸橼酸铋钾，吃完只好了几天，现在又疼起来了，我该怎么办？

药师：我建议您换用疗效更好的奥美拉唑这类药。最好每天早、晚空腹各吃一粒奥美拉唑，这样要连续服用至少一个月。

患者：啊，要那么长时间啊？

药师：是的，您一定要坚持吃啊，否则胃痛还是会不断严重下去的。另外，还要注意饮食规律，早饭是一定要吃的，尽量不吃辣椒，不喝浓茶、咖啡等刺激性饮食，空腹时不要喝牛奶。有空一定要去医院消化科做个仔细的检查！

患者：我努力坚持吧，谢谢。

药师：不客气！服药过程中有什么问题可以随时过来咨询。

（患者拿着药去收银台付款）

【实训思考】

1. 消化性溃疡临床表现的三大特点是什么？好发于什么季节？常见诱因是什么？

2. 常用的 H_2 受体阻断剂和质子泵抑制剂有哪些？如何应用？有什么不良反应？应向患者交代怎样用药？

3. 枸橼酸铋钾治疗消化性溃疡的机制是什么？如何应用？有什么不良反应？应向患者交代怎样用药？

（葛 蕾）

实训二十一　帕金森病的用药指导

【实训目的】

1. 掌握帕金森病的临床表现和药物治疗原则。
2. 熟悉抗帕金森病药物的不良反应和用药注意事项。

【实训准备】

1. 示例案例：患者，男性，62 岁，明确诊断帕金森病 1 年，服用左旋多巴后有胃肠道不适症状，听邻居介绍服用维生素 B_6 有缓解胃肠道症状的作用，擅自到社区药店购买维生素 B_6，当店员得知患者的用药情况后，拒绝给予销售。请分析原因，准备帕金森病患者的用药咨询资料，如宣传单、题板等。

2. 复习有关帕金森病的发病机制、临床表现、治疗原则和治疗方法等有关资料，提前分析健康教育人群情况，确定角色扮演分工等；准备帕金森病患者用药指导的资料；准备模拟情景训练常用药品包装及说明书等。

【实训步骤】

1. 确定课题　可以根据当地实际，确定对帕金森病患者及其家属进行药物治疗的指导与健康教育内容，复习巩固有关疾病知识。

2. 调研拓展　通过问卷调查、网络检索等手段了解当地帕金森病的发病情况及用药依从性情况，熟悉有关药物的商品名，搜集整理药品说明书和其他辅助材料或道具等，了解其他治疗方法或手段，并记录整理。

3. 小组研讨　以 4～10 人为一个小组，根据目的和要求进行合作性研讨，重点分析用药指导所要达到的目标、采用的方法和技巧，拟定方案，并进行组内试讲等。

4. 模拟演练　每组派代表扮演药师和帕金森病患者，借助道具在实训场所具体实施模拟情景用药指导，其他各组同学评价实际效果，教师讲评，并根据考核表进行评分考核（表5）。

5. 拓展实施　根据课程安排的实际情况，有选择地到社区或医院对帕金森病患者进行实际的用药指导，同时客观记录实际效果，作为方案延展性评价的重要依据。

6. 现场实施　到药店或模拟药房进行实际的用药指导，同时客观记录实际效果，作为方案评价的主要依据。

【实训考核】

选取帕金森病案例及问病荐药场景，通过训练制定有关用药指导方案，按照表5完成以上实训技能的考核。

表5 实训技能考核表

项目	考核内容		标准分（100）	评分标准	得分
职业素养（5分）	衣帽整洁，仪表端庄		2	学生着工作服；女生不得披散头发；不得穿拖鞋	
	尊重患者，尽职尽责		1	注意对待患者的态度和严谨的工作作风	
	专业扎实，语言清晰		2	理论基础好，能较好地开展专业指导	
实训实施（65分）	沟通能力（10分）	与帕金森病患者的沟通技巧	5	参考人际沟通相关知识，考生回答有关用药咨询沟通技巧的内容	
		针对帕金森病患者的问病荐药礼仪	5	面对考官：见面问候（2分），离开道别（3分）	
	专业能力（55分）	针对帕金森病患者情况或有关病历资料做出疾病判断	10	疾病判断正确（5分）；解释正确（5分）	
		确定帕金森病患者的治疗目标	10	结合帕金森病患者的病理特点，对所诊断疾病的类型和临床表现进行准确评估（2分）；正确对临床治疗目标进行评价（3分）；与患者有效沟通，使患者及家属增强用药依从性（5分）	
		正确推荐药物	10	根据帕金森疾病患者的病情特点推荐一个/一组正确药物（5分）。阐明剂量逐步递增方案的依据，实施个体化用药，提高用药依从性（5分）	
		正确指导帕金森病患者阅读药品说明书相关知识	15	指出说明书的格式内容：教师展示一份说明书，考生能正确解读。能正确解释药物的作用、可能出现的不良反应及处理方法（5分）。根据说明书指导帕金森病的合理用药要点（10分）	
		正确实施用药教育	10	针对帕金森病所推荐治疗药物的用药注意事项（5分），并提出健康指导策略（5分）	
理论知识（30分）	疾病的治疗原则或策略		5	帕金森病患者的药物治疗原则或选药要点	
	相关药物的药理作用和用药途径		15	所推荐药物的药理作用和用药途径，说出一个正确药理作用和用药途径各1分，总分不超过10分；能准确表达（5分）	
	相关药物常见不良反应		10	所推荐药物的不良反应，说出一个正确不良反应得2分，总分不超过10分	
合计					

【实训思考】

1. 根据帕金森病患者的特点，药师应如何开展合理用药指导工作？

2. 当帕金森病患者同时患有多种疾病，不同疾病用药存在配伍禁忌时，应如何处理？

（熊存全）

常用实验室检查指标参考值

医学实验室检查指标为诊断疾病的重要依据，亦是疾病治疗中需要监控的指标。药师在参与药学监护、用药方案设计和调整时，要善于学习和掌握常用医学实验室检查的正常参考范围数据，并了解其指标异常的主要临床意义，以便于与医师沟通，观察疾病的病理状态和进程，对药物治疗方案和疾病的监测指标作出判断，提高疗效和减少药物不良反应的发生率。

鉴于实验方法、试剂和临床习惯的不同，检查结果的正常参考范围可能略有差异。本附录所述各项检查结果的正常值范围仅供参阅。

一、血常规检查

1. 白细胞计数（WBC）

成人末梢血：$(4.0 \sim 10.0) \times 10^9/L$

成人静脉血：$(3.5 \sim 10.0) \times 10^9/L$

新生儿：$(15.0 \sim 20.0) \times 10^9/L$

6 个月至 2 岁婴幼儿：$(11.0 \sim 12.0) \times 10^9/L$

2. 白细胞分类计数（WBC DC）

中性粒细胞：$0.50 \sim 0.70$（$50\% \sim 70\%$）

嗜酸性粒细胞：成人 $0.01 \sim 0.05$（$1\% \sim 5\%$）；儿童 $0.005 \sim 0.05$（$0.5\% \sim 5\%$）

嗜碱性粒细胞：$0 \sim 0.01$（$0\% \sim 1\%$）

淋巴细胞：$0.20 \sim 0.40$（$20\% \sim 40\%$）

单核细胞：$0.03 \sim 0.08$（$3\% \sim 8\%$）

3. 红细胞计数（RBC）

男性：$(4.0 \sim 5.5) \times 10^{12}/L$

女性：$(3.5 \sim 5.0) \times 10^{12}/L$

新生儿：$(6.0 \sim 7.0) \times 10^{12}/L$

婴儿：$(5.2 \sim 7.0) \times 10^{12}/L$

儿童：$(4.2 \sim 5.2) \times 10^{12}/L$

4. 血红蛋白（Hb）

男性：$120 \sim 160$ g/L

女性：$110 \sim 150$ g/L

新生儿：$170 \sim 200$ g/L

5. 血小板计数（PLT）

$(100 \sim 300) \times 10^9/L$

6. 红细胞沉降率（ESR）

男性：0～15mm/h

女性：0～20mm/h

二、尿常规检查

1. 尿液酸碱度（pH）

干化学试带法　晨尿：pH 5.5～6.5；随机尿：pH 4.5～8.0

2. 尿比重（SG）

成人晨尿：1.015～1.025

成人随机尿：1.003～1.030（一般为1.010～1.025）

新生儿：1.002～1.004

3. 尿蛋白（PRO）

定性试验：阴性

定量试验：<100mg/L，<150mg/24h尿

4. 尿液隐血（BLD）

尿血红蛋白试管法：阴性

尿肌红蛋白试管法：阴性

5. 尿沉渣白细胞（LEU）

干化学试带法：阴性

镜检法：正常人混匀一滴尿 WBC <0～3 个/HPF，离心尿 WBC <0～5 个/HPF

全自动尿有形成分分析仪法（混匀尿）：男性 WBC <0～12/μl，女性 WBC <0～26/μl

6. 尿沉渣管型

镜检法：0 或偶见（0～1 个/HPF 透明管型）

7. 尿沉渣结晶

正常的尿液中有少量磷酸盐、草酸盐和尿酸盐等结晶

8. 尿葡萄糖（GLU）

定性试验：阴性

定量试验：成人 <0.56～5.0mmol/24h尿

　　　　　新生儿 <1.11mmol/L

　　　　　儿童 <0.28mmol/L

9. 尿酮体（KET）

定性试验：阴性

10. 尿胆红素（BIL）

定性：阴性

11. 尿肌酐

婴儿：88～177μmol/（24h·kg）尿

儿童：71～195μmol/（24h·kg）尿

成人：男性 7.1～17.7mmol/24h尿

女性 5.3 ~ 15.9mmol/24h 尿

12. 尿尿酸

磷钨酸还原法：1.5 ~ 4.4mmol/24h 尿

13. 尿淀粉酶

0 ~ 1200U/L，80 ~ 300 苏氏单位/小时

三、粪常规检查

1. 粪外观

正常人的粪外观色泽为黄褐色，婴儿为黄色，均为柱状软便。有臭味，有少量黏液但肉眼不可见

2. 粪隐血　阴性

3. 粪便细胞显微镜检查

红细胞：无

白细胞：无或偶见

上皮细胞：偶见

细菌：正常菌群

真菌：少量

寄生虫卵：无致病性虫卵

四、肝功能与乙型肝炎血清免疫学检查

1. 丙氨酸氨基转移酶（ALT）

速率法：成人 < 40U/L

2. 天门冬氨酸氨基转移酶（AST）

速率法：成人 < 40U/L

3. γ－谷氨酰转移酶（GGT）

男性：10 ~ 60U/L

女性：7 ~ 45U/L

4. 碱性磷酸酶（ALP）

男性：45 ~ 125U/L

女性：20 ~ 49 岁　35 ~ 100U/L；50 ~ 79 岁　50 ~ 135U/L

5. 总蛋白、白蛋白和球蛋白

总蛋白（TP）　双缩脲法　新生儿：46 ~ 70g/L；成人：60 ~ 80g/L

白蛋白（ALB）　溴甲酚绿法　新生儿：28 ~ 44g/L；成人：35 ~ 55g/L

球蛋白（GLO）：20 ~ 30g/L

A/G 比值：(1.5 ~ 2.5)：1

6. 乙型肝炎病毒表面抗原（HBsAg）

ELISA 法或化学发光法：阴性

7. 乙型肝炎病毒表面抗体（HBsAb）

ELISA 法或化学发光法：阴性

8. 乙型肝炎病毒 e 抗原（HBeAg）

ELISA 法或化学发光法：阴性

9. 乙型肝炎病毒 e 抗体（HBeAb）

ELISA 法或化学发光法：阴性

10. 乙型肝炎病毒核心抗体（HBcAb）

ELISA 法或化学发光法：阴性

五、肾功能检查

1. 血清尿素氮（BUN）

成人：3.2~7.1mmol/L

儿童：1.8~6.5mmol/L

2. 血肌酐（Cr）

男性：57~111μmol/L

女性：41~81μmol/L

六、其他常用血液生化检查

1. 淀粉酶（AMY）

血清：35~135U/L

2. 总胆固醇（TC）

<5.2mmol/L

3. 三酰甘油（TG）

0.56~1.70mmol/L

4. 低密度脂蛋白胆固醇（LDL-C）

2.1~3.1mmol/L

5. 高密度脂蛋白胆固醇（HDL-C）

1.03~2.07mmol/L

6. 血糖

空腹血糖　成人：3.9~6.1mmol/L

　　　　　儿童：3.3~5.5mmol/L

餐后 2 小时血糖：<7.8mmol/L

7. 糖化血红蛋白

高效液相色谱法 5.0%~8.0%

参考文献

[1] 国家药品监督管理局执业药师资格认证中心．杜小莉，王秋梅．药学综合知识与技能［M］．8 版．北京：中国医药科技出版社，2020．

[2] 陈地龙，张庆．药学服务实务［M］．北京：中国医药科技出版社，2017．

[3] 熊存全，秦红兵，姚伟．临床药物治疗学［M］．北京：中国医药科技出版社，2020．

[4] 郝伟，陆林．精神病学［M］．8 版．北京：人民卫生出版社，2018．

[5] 中国高血压防治指南修订委员会．中国高血压防治指南（2018 年修订版）［J］．中国心血管杂志，2019，24（1）：24 - 56．

[6] 中国血脂管理指南修订联合专家委员会．中国血脂管理指南（2023 年）［J］．中国循环杂志，2023，38（3）：237 - 260．

[7] 中华医学会糖尿病学分会．中国 2 型糖尿病防治指南（2020 年版）［J］．中华糖尿病杂志，2021，13（4）：315 - 409．

[8] 中华医学会糖尿病学分会．中国 1 型糖尿病胰岛素治疗指南［J］．中华糖尿病杂志，2016，8（10）：591 - 597．

[9] 中国医师协会呼吸医师分会，中国医师协会急诊医师分会．普通感冒规范诊治的专家共识（2012 年版）［J］．中华内科杂志，2012，51（4）：330 - 333．

[10] 国家卫生健康委员会，国家中医药管理局．流行性感冒诊疗方案（2020 年版）［J］．传染病信息，2020，33（5）：385 - 390．

[11] 中华医学会呼吸病学分会哮喘学组．支气管哮喘防治指南（2020 年版）［J］．中华结核和呼吸杂志，2020，43（12）：1023 - 1048．

[12] 国家卫生计生委合理用药专家委员会，中国药师协会．冠心病合理用药指南（第 2 版）［J］．中国医学前沿杂志，2018，10（6）：1 - 130．

[13] 中华消化杂志编委会．消化性溃疡诊断与治疗规范（2016 年，西安）［J］．中华消化杂志，2016，36（8）：508 - 513．

[14] 中华医学会血液学分会红细胞疾病（贫血）学组．铁缺乏症和缺铁性贫血诊治和预防多学科专家共识［J］．中华医学杂志，2018，98（28）：2233 - 2237．

[15] 中华传染病杂志编辑委员会．发热待查诊治专家共识［J］．中华传染病杂志，2017，35（11）：641 - 655．

[16] 罗双红，舒敏，温杨，等．中国 0 至 5 岁儿童病因不明急性发热诊断和处理若干问题循证指南（标准版）［J］．中国循证儿科杂志，2016，11（2）：81 - 96．

[17] 中华医学会消化病学分会胃肠动力学组，功能性胃肠病协作组．中国慢性便秘专家共识意见（2019，广州）［J］．中华消化杂志，2019，39（9）：577 - 598．

[18] 缪晓辉，冉陆，张文宏，等．成人急性感染性腹泻诊疗专家共识［J］．中华消化杂志，2013，33（12）：793 - 802．

［19］中华医学会儿科学分会消化学组，中华儿科杂志编辑委员会．中国儿童急性感染性腹泻病临床实践指南［J］．中华儿科杂志，2016，54（7）：483－488.

［20］国家卫生健康委，国家中医药管理局．儿童急性感染性腹泻病诊疗规范（2020年版）［J］．传染病信息，2021，34（1）：前插1－8.

［21］中华医学会内分泌学分会．中国高尿酸血症与痛风诊疗指南（2019）［J］．中华内分泌代谢杂志，2020，36（1）：1－13

［22］中华医学会感染病学分会，中华医学会肝病学分会．慢性乙型肝炎防治指南（2019年版）［J］．中华肝脏病杂志，2019，27（12）：938－961.

［23］中国睡眠研究会．中国失眠症诊断和治疗指南［J］．中华医学杂志，2017，97（24）：1844－1856.

［24］中华医学会神经病学分会帕金森病及运动障碍学组，中国医师协会神经内科医师分会帕金森病及运动障碍专业委员会．中国帕金森病治疗指南（第四版）［J］．中华神经科杂志，2020，53（12）：973－986.

［25］中华医学会骨质疏松和骨矿盐疾病分会．原发性骨质疏松症诊疗指南（2022）［J］．中国全科医学，2023，26（14）：1671－1691.